女子栄養大学 栄養のなるほど実《じつ》験《けん》室《しつ》

研究室で検証しました！

調理によって栄養はどう変わるか

監修
吉田企世子
女子栄養大学名誉教授

女子栄養大学出版部

科学的なデータを「家庭で健康的でおいしい料理を作る」ことに役立ててほしい。

この本の根本にあるのは、「家庭で健康的でおいしい料理を作ってほしい」という思いです。

日ごろ、料理をしている中で、疑問に思ったことについて実験し、その結果を科学的なデータで示しています。これらは、すべて月刊誌『栄養と料理』の企画として、女子栄養大学や女子栄養大学短期大学部の先生方が、実験・検証して、それを記事にしてきたものです。ですから、料理や調理の専門家のお墨つきです。

現在では『日本食品標準成分表』が改訂されるたびに食品の新しいデータが発表されています。掲載している実験は、現在ほど食品の栄養データがないころのものもありますので、実験結果が『日本食品標準成分表』のデータと同じ数値というわけではありません。ですが、きちんと実験・検証したものですので、傾向は把握できます。ですので、この本で紹介した科学的なデータを、調理をするうえで、栄養成分を生かしたり、できるだけ栄養成分を残したり、あるいは不要なものを除いたり、と効率よく料理を作ることに役立てていただければと思います。とはいえ、栄養的な面だけでなく、おいしさという面もふまえた内容になっています。もちろん、実験データや数値は、絶対的なものではありません。あくまでも、目安とお考えください。

皆様の食卓が健康的で、心も豊かな食生活を送れるよう、この本がお手伝いできると幸いです。

この本の見方

例／図2　せん切りキャベツの浸水時間の違いによる官能評価

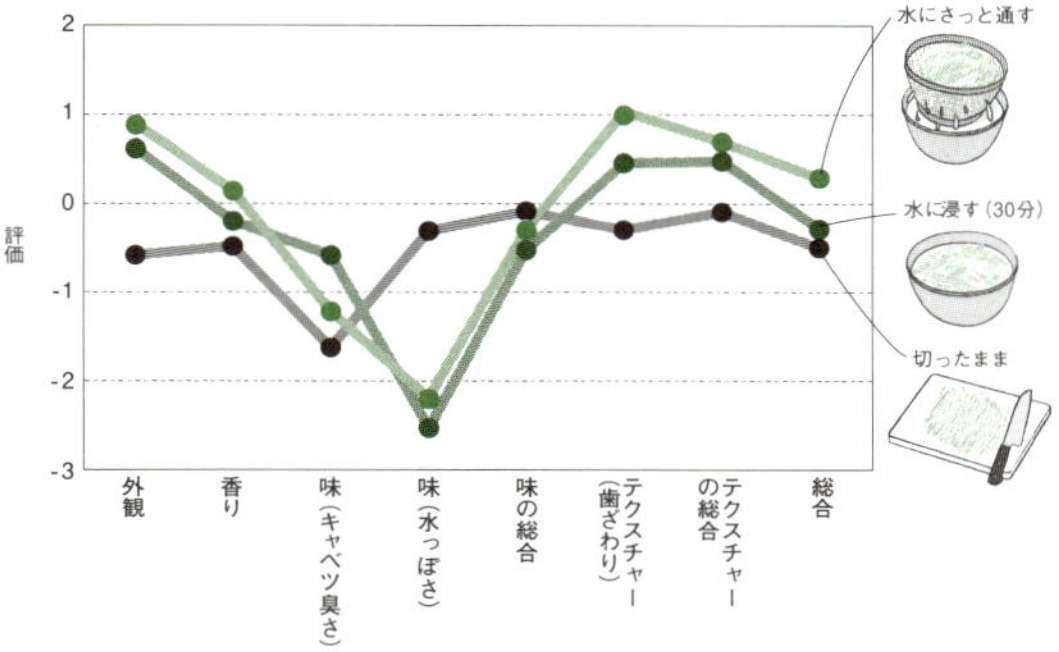

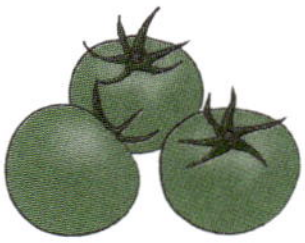

味の官能評価とは

●人の五感（視覚・聴覚・臭覚・味覚・触覚）を使って食べ物の外観や香り、味、テクスチャー（かたさ、なめらかさ等）などの特性や嗜好《しこう》を調べることです。

官能評価の図の見方

●評価項目を横軸に、評価点数を縦軸にとって評価の平均点数を図に表わしました（例／図2）。

評価者について

●女子栄養大学と女子栄養短期大学部の教職員および学生で行ないました。

料理のレシピについて

●レシピにある1カップは200㎖、大さじ1は15㎖、小さじ1は5㎖、ミニスプーンは1㎖です。

●レシピの分量は、基本的に正味重量（下処理したあとの重量）で示しています。

●料理に使用した塩は精製塩（小さじ1＝6g）です。

●塩分は、食塩相当量（ナトリウムの量を食塩に換算した量）のことです。

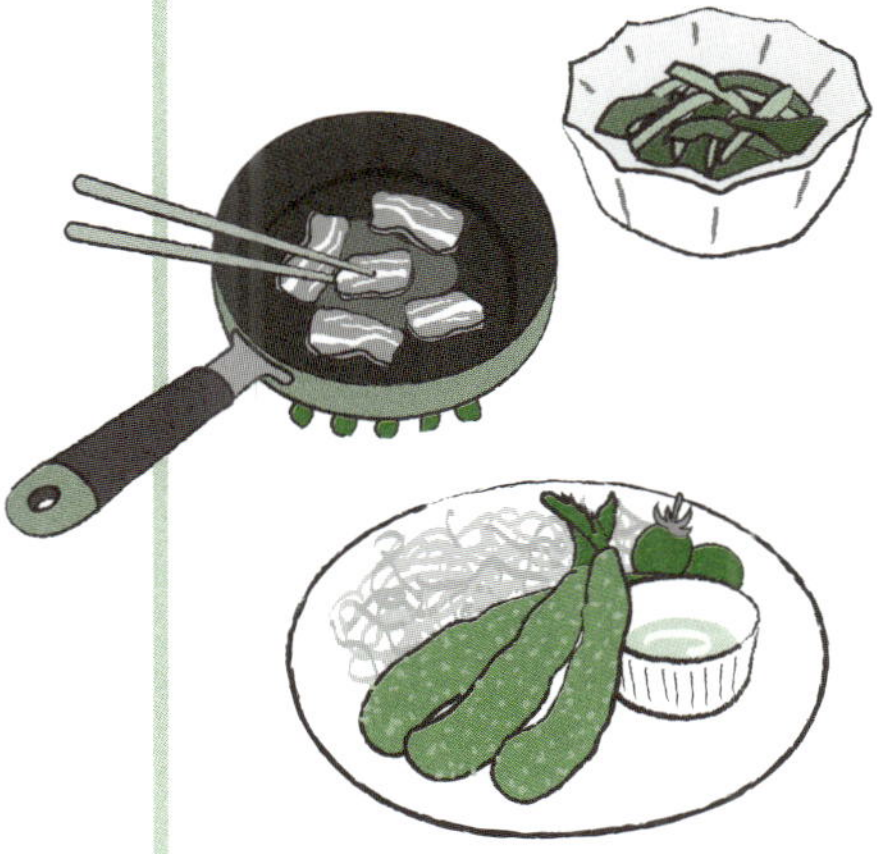

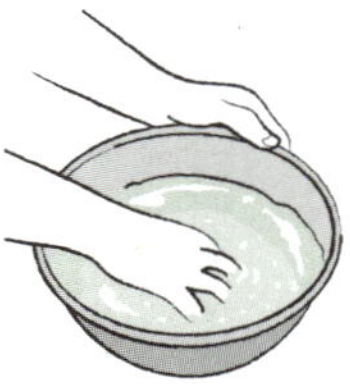

カリウム

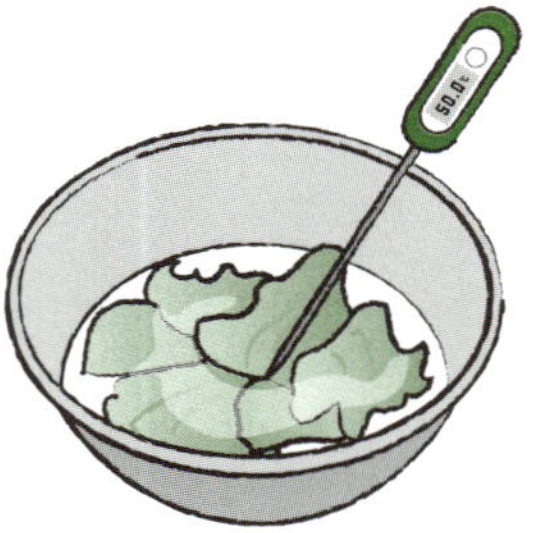

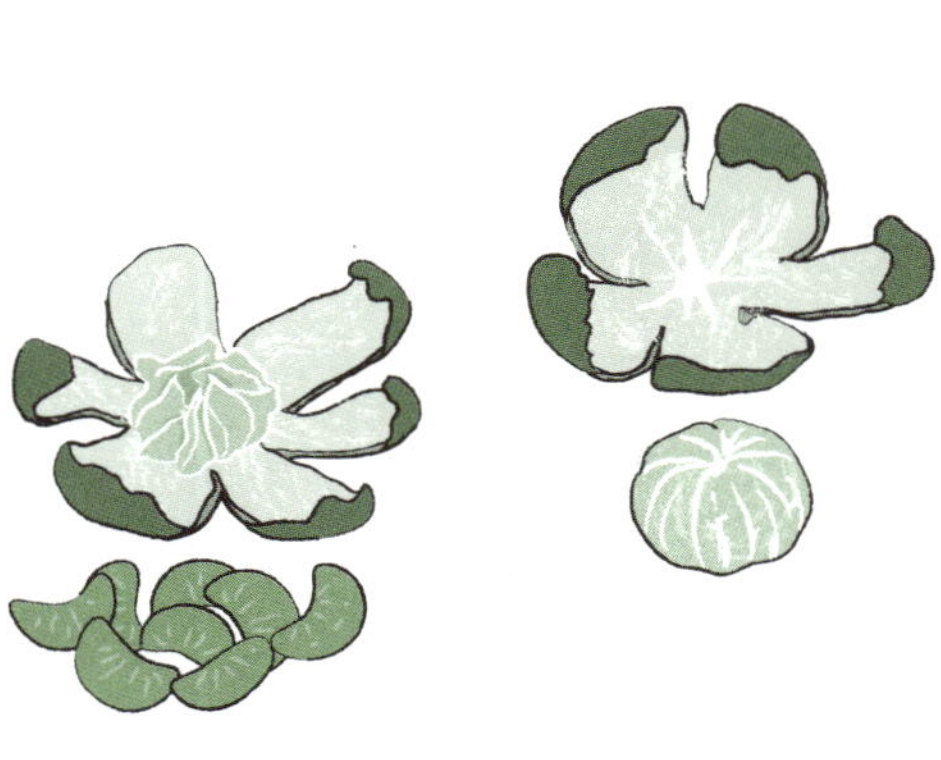

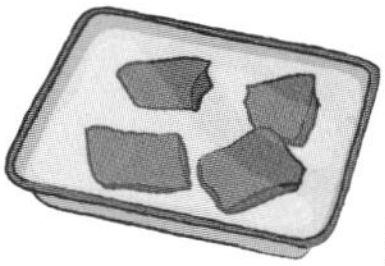
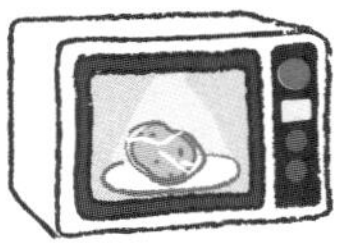
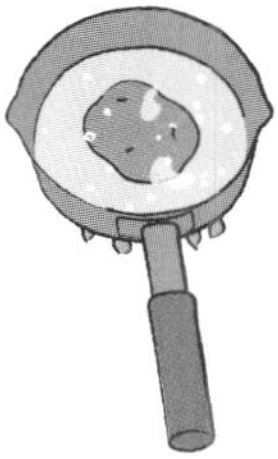

コラム

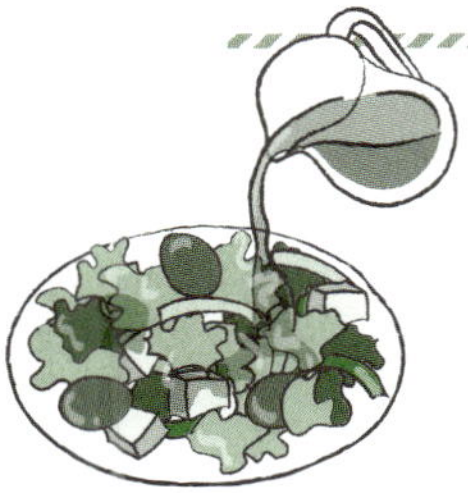

レタスを水にさらした場合と"50℃洗い"[注1]をした場合、カリウムの残存率はどちらが高い？

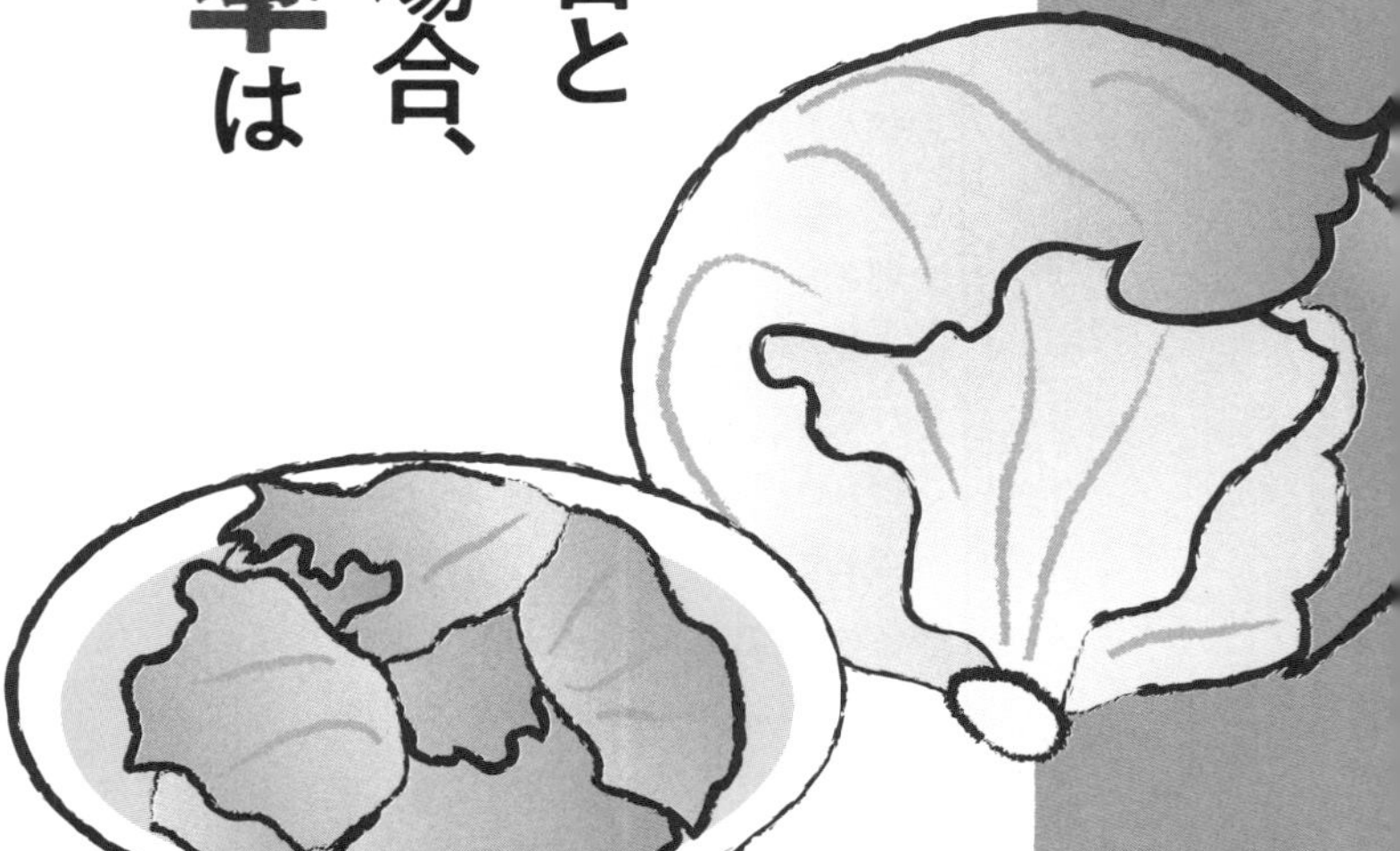

さらす時間が短時間であれば、50℃洗いのほうがカリウムの残存率は高い。

レタスは水にさらすとシャキッとなります。ですが、カリウムなどの水溶性のミネラルは、洗う、さらすなどの調理によって損失してしまいます。そこで、レタスを水にさらした場合と以前に話題になった50℃洗いをした場合のカリウムの残存率を比較しました。

実験の結果、50℃洗いは水にさらした場合に比べてレタスのカリウムの損失を抑制できる可能性があることがわかりました。

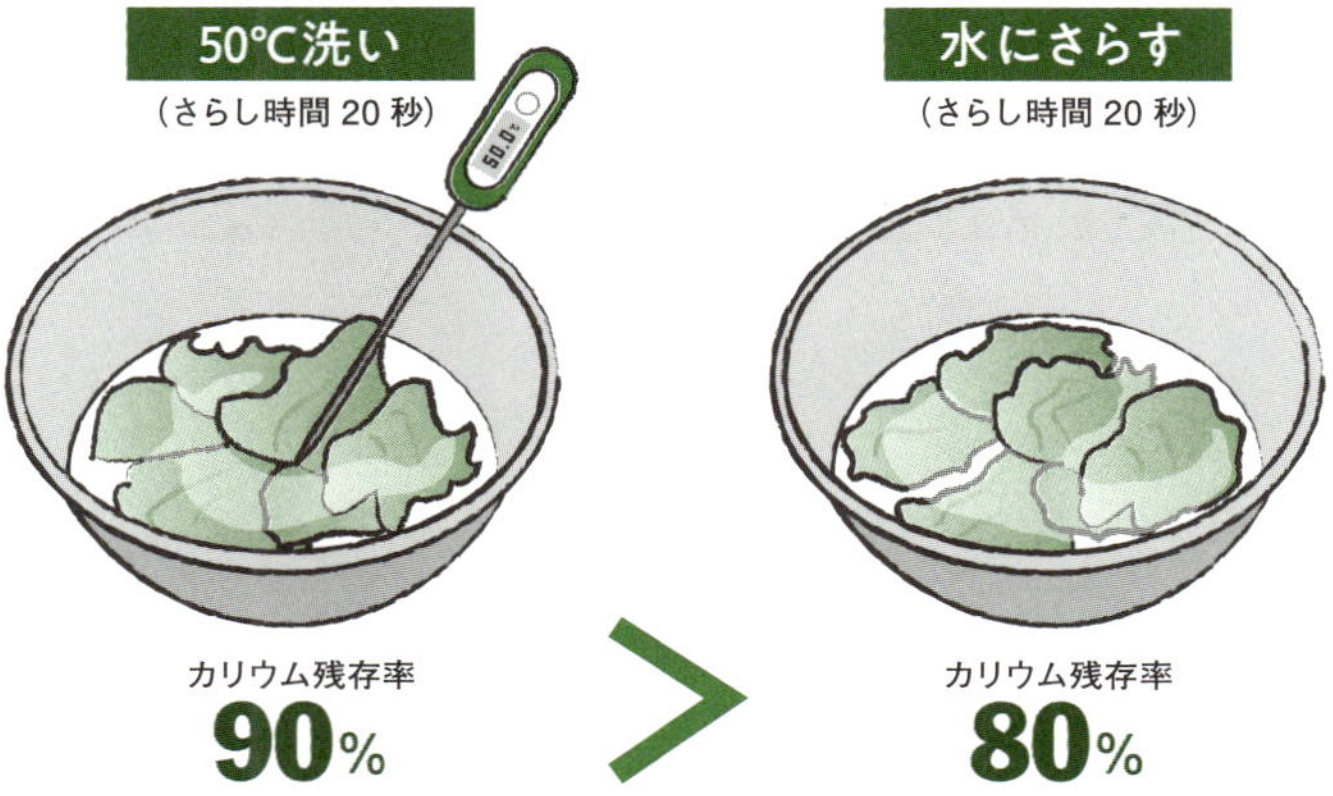

注1 〝50℃洗い〟とは、食材を50℃の湯で洗ったり、つけておいたりすること。「色を鮮やかにする」、「保存期間が長くなる」などの効果があるといわれている。

検証

レタスを水にさらした場合と50℃洗いした場合のカリウムの残存率を比較する。

水にさらす

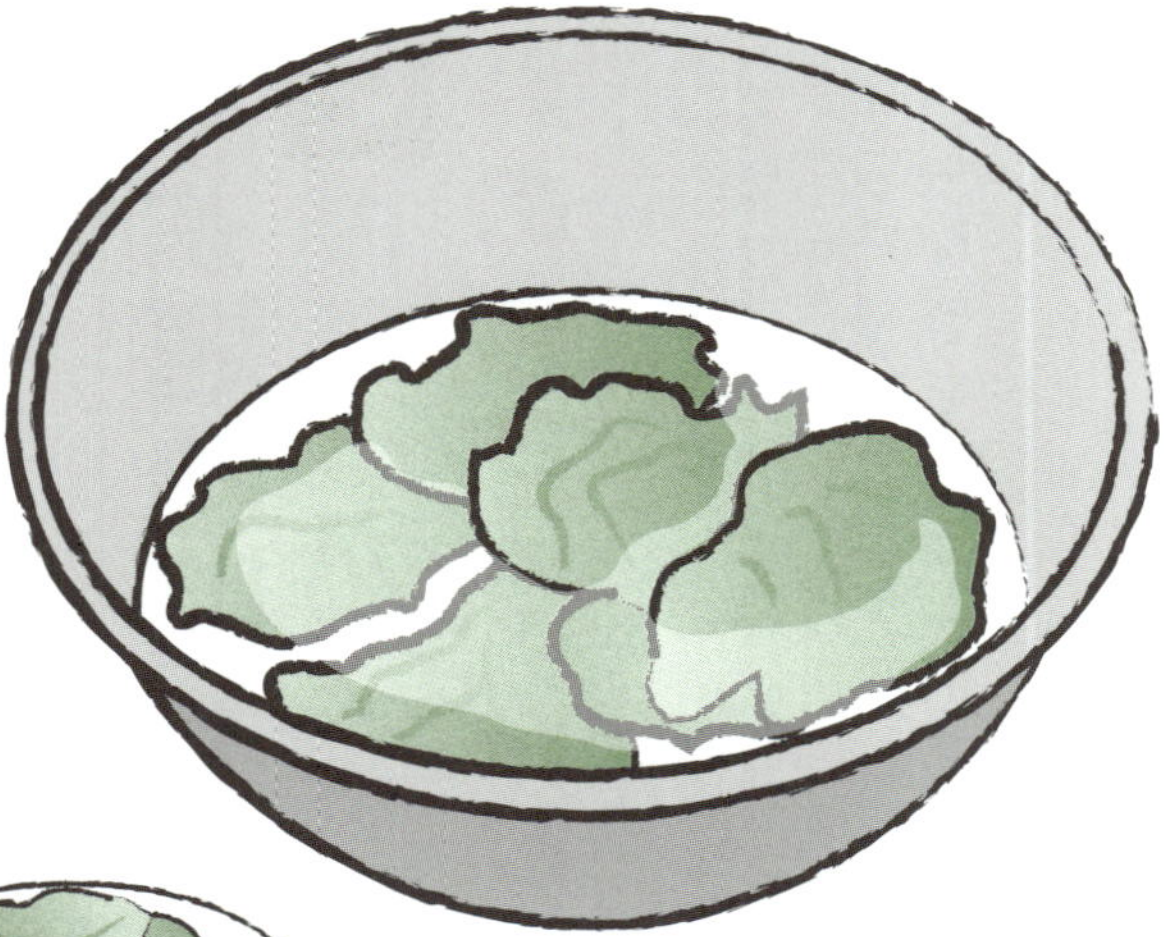

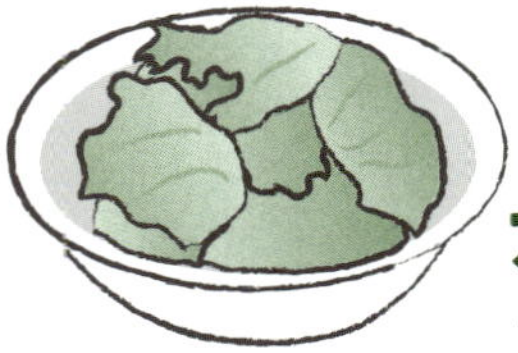

カリウムの残存率 80%

カリウム含有量 173mg／100g

なにもせずにそのままのレタス

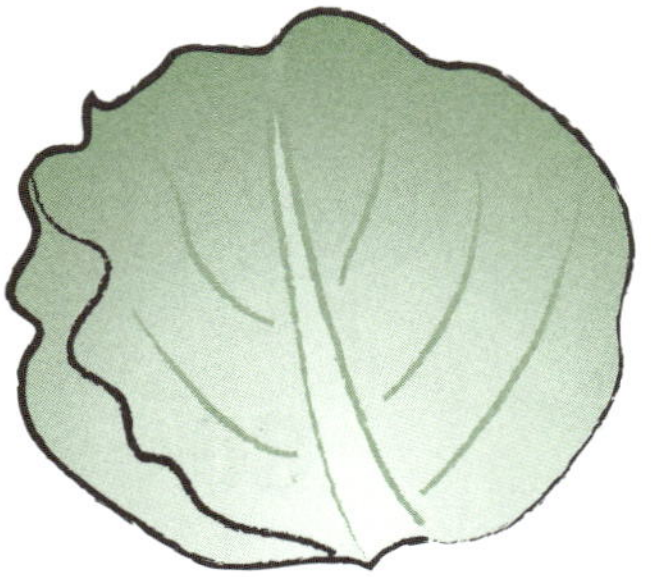

カリウム含有量
217mg／100g

50℃洗い

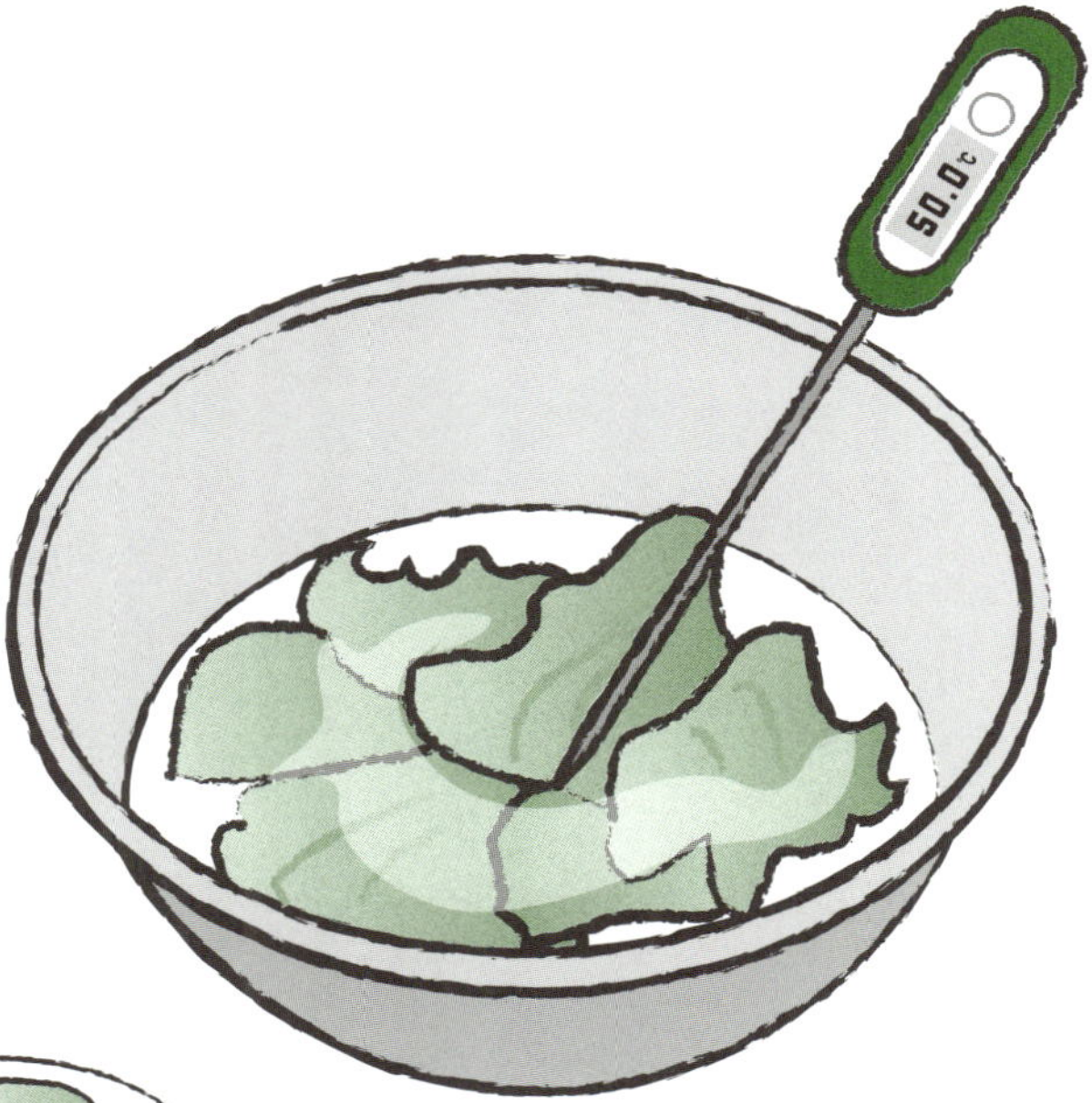

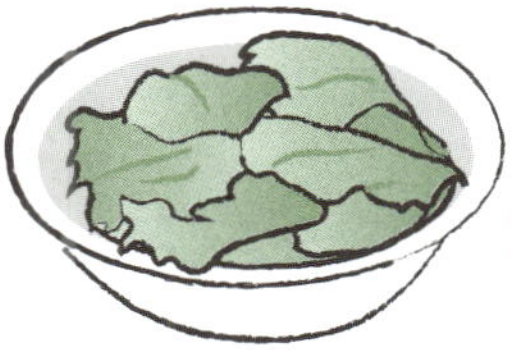

カリウムの残存率 90%

カリウム含有量 196mg／100g

【実験方法】

●レタスはいたんだ葉を捨て、外葉をさらに２～３枚除き、１枚40g 前後の葉を３枚用意した。

●１枚はなにもせずそのまま、カリウム含有量の測定を行なった。

●１枚は水 500mℓに、１枚は 50℃の湯 500mℓに、それぞれ 20 秒間さらしたのち、ざるにあげて余分な水分をキッチンペーパーで吸いとり、カリウム含有量を測定した。

●上記の作業を計３個のレタスで行ない、平均値を結果としてまとめた。

水にとけて 損失しやすい カリウム

カリウムは水溶性のミネラルで、洗う、さらす、ゆでこぼすなどの調理によって損失しやすい栄養素の一つです。

食材を水にさらすことで得られる効果は「辛味やえぐ味など好ましくない味やにおいを除く」、「変色防止」、「シャキシャキとした食感の維持」などですが、一方で水溶性のミネラルやビタミンなどの栄養素がとけ出してしまいます。食品を小さく切るほど損失率が大きくなることがわかっていますが、さらす水の温度は損失率にどれくらい影響するのでしょうか。

レタスを、水にさらした場合と50℃洗いをした場合とでカリウム含有量を比較しました。

結論 さらす時間が短時間であれば 50℃のほうがカリウムの残存率は高い。

レタスは短時間水にさらすとシャキッとなりますが、長時間さらすとうま味が抜けてしまいます。今回はさらす時間は20秒に設定して実験を行ないました。なにもせずそのままのレタスのカリウムが100gあたり217㎎であったのに対し、実験の結果、水に20秒さらしたレタスは173㎎（残存率80％）、50℃の湯に20秒さらしたレタスは196㎎（残存率90％）でした（図1）。

今回の結果から、50℃の湯は水に比べてレタスのカリウムの損失を抑制できる可能性があることがわかりました。このような結果になった理由は、あくまで推測ですが、①野菜が50℃の湯にさらされると気孔[注2]を開き、水分を吸収するため、カリウムなど水溶性の成分の一部は細胞内への湯の流入によって押し戻される（もしくは損失が阻害される）状態となる。②その後、水分の吸収が収まると溶出が始まる、この時間差が残存率の差につながったと考えられます。さらす時間が長くなれば、どちらも損失量は多くなるでしょう。なお、レタスと同様にキャベツ等の葉野菜では、カリウムの損失率は類似の傾向が出ると考えられます。

一方、水にさらしたレタスと50℃の湯にさらしたレタスを食べ比べてみたところ、水にさらしたレタスのほうが、レタスらしい味わいが残っていました。50℃の湯にさらしたものはくせがなく、甘味が感じられました。また、50℃にさらしたレタスのほうが色合いがよく、張りがありました。

一般的に50℃洗いでは48～52℃でなければ効果がないといわれています。湯を用意し、温度を計測する手間はかかりますが、カリウムの摂取量を増やしたい人は試してみてはいかがでしょうか。

注2　葉の表皮に存在する小さな穴のこと。水を蒸散させたり、二酸化炭素をとり込んだり、光合成によって産出される酸素を放出したりしている。

図1　水さらしと50℃洗いによるレタスのカリウムの含有量と残存率

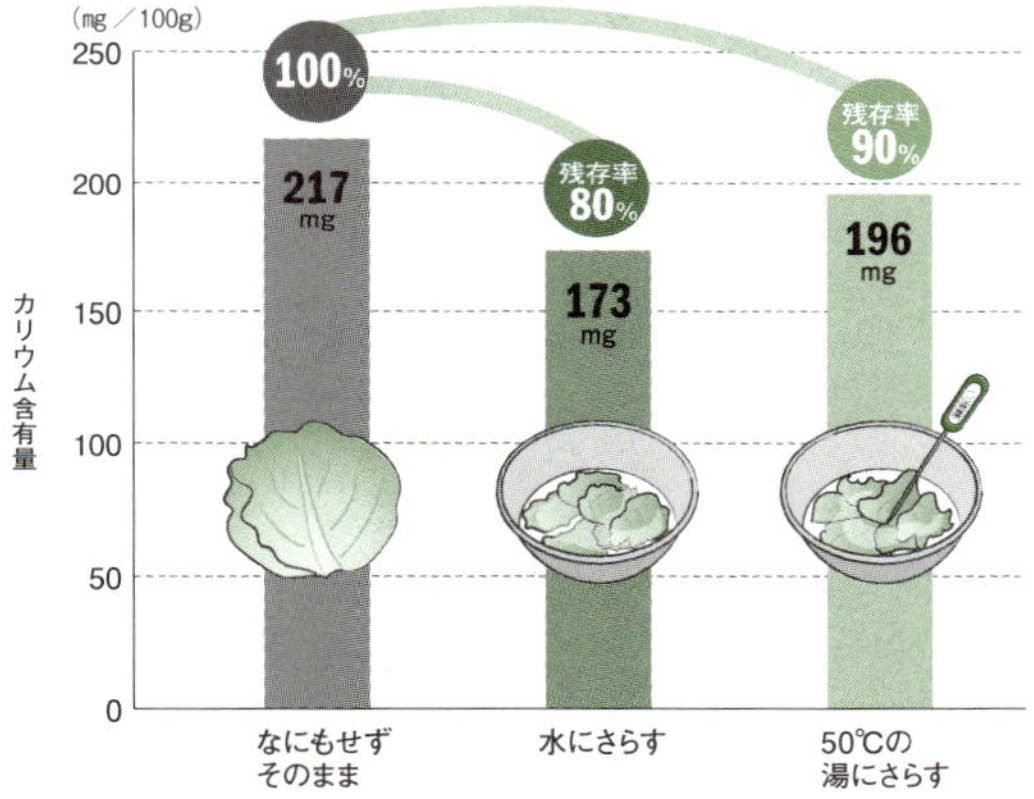

コラム

多いほうがよい?　少ないほうがよい?

カリウムと健康の関係

カリウムはナトリウムの排泄《はいせつ》を促し、高血圧の予防につながります。また、心臓や筋肉の機能を調整する働きがあることも知られています。生活習慣病の予防・改善のため積極的に摂取したい成分です。

しかし、腎機能が低下すると尿中にカリウムを排泄することがむずかしくなります。そのため、血中のカリウム濃度が上がり、高カリウム血症となることがあります。重篤な場合は不整脈から心不全を引き起こす恐れがあるため、腎機能が低下した人は医師の指示に従い、カリウムの摂取量の制限が必要となる場合があります。

大根の切り方の違いでカリウムの残存率は違うのか。

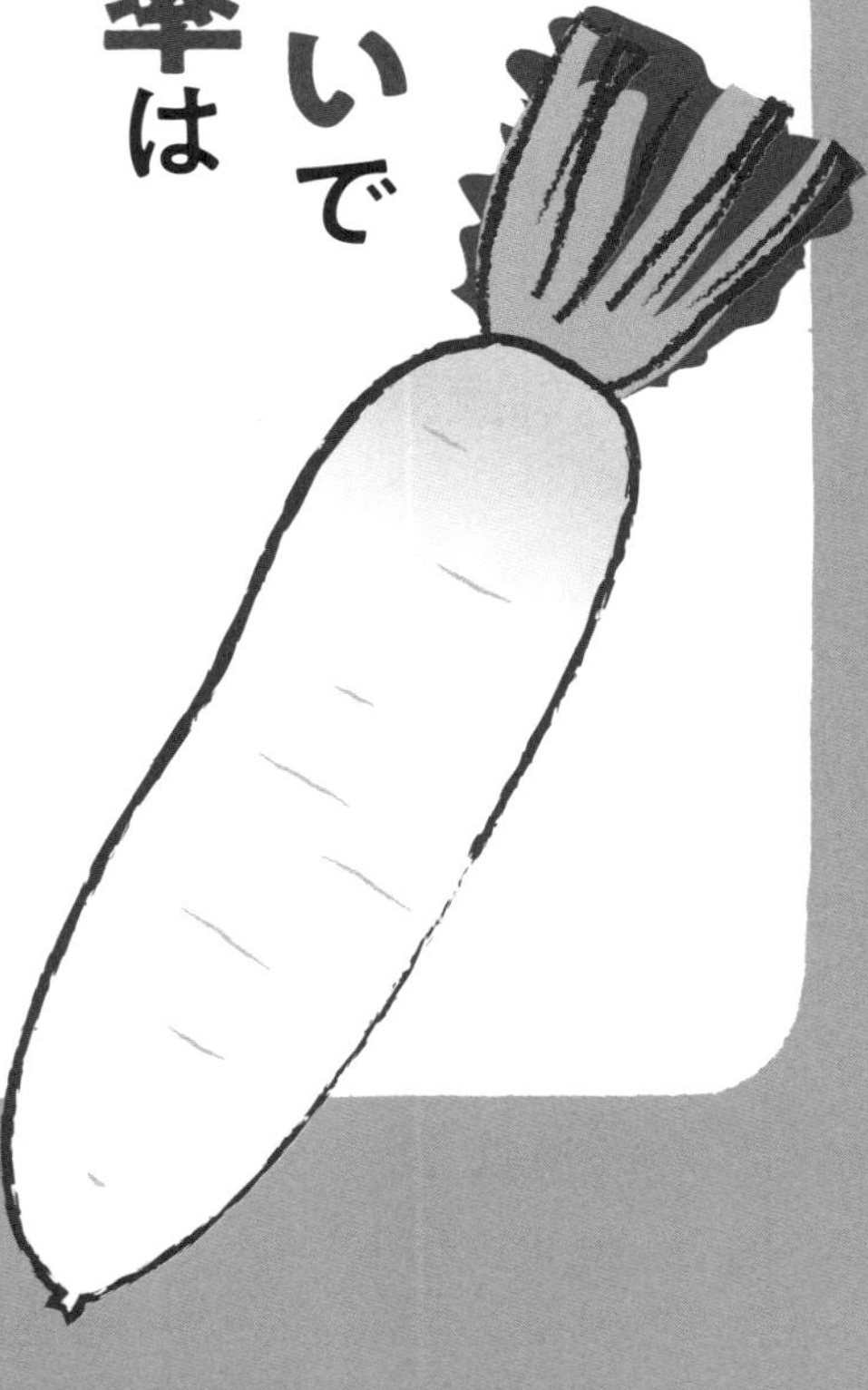

細胞がこわれるほど栄養成分も**損失しやすい。**

大根を「繊維に沿って切り、水にさらしたもの」と「繊維を断って切り、水にさらしたもの」のそれぞれのカリウムを[注1]無水物換算値で比較しました。

実験の結果、前者のカリウム残存率は90％、後者は80％でした。後者の「繊維を断ち切るように切る」切り方は「繊維に添って切る」場合よりも"細胞がこわれやすい"ので、細胞がこわれるほど栄養成分の損失が大きくなることが確認できました。

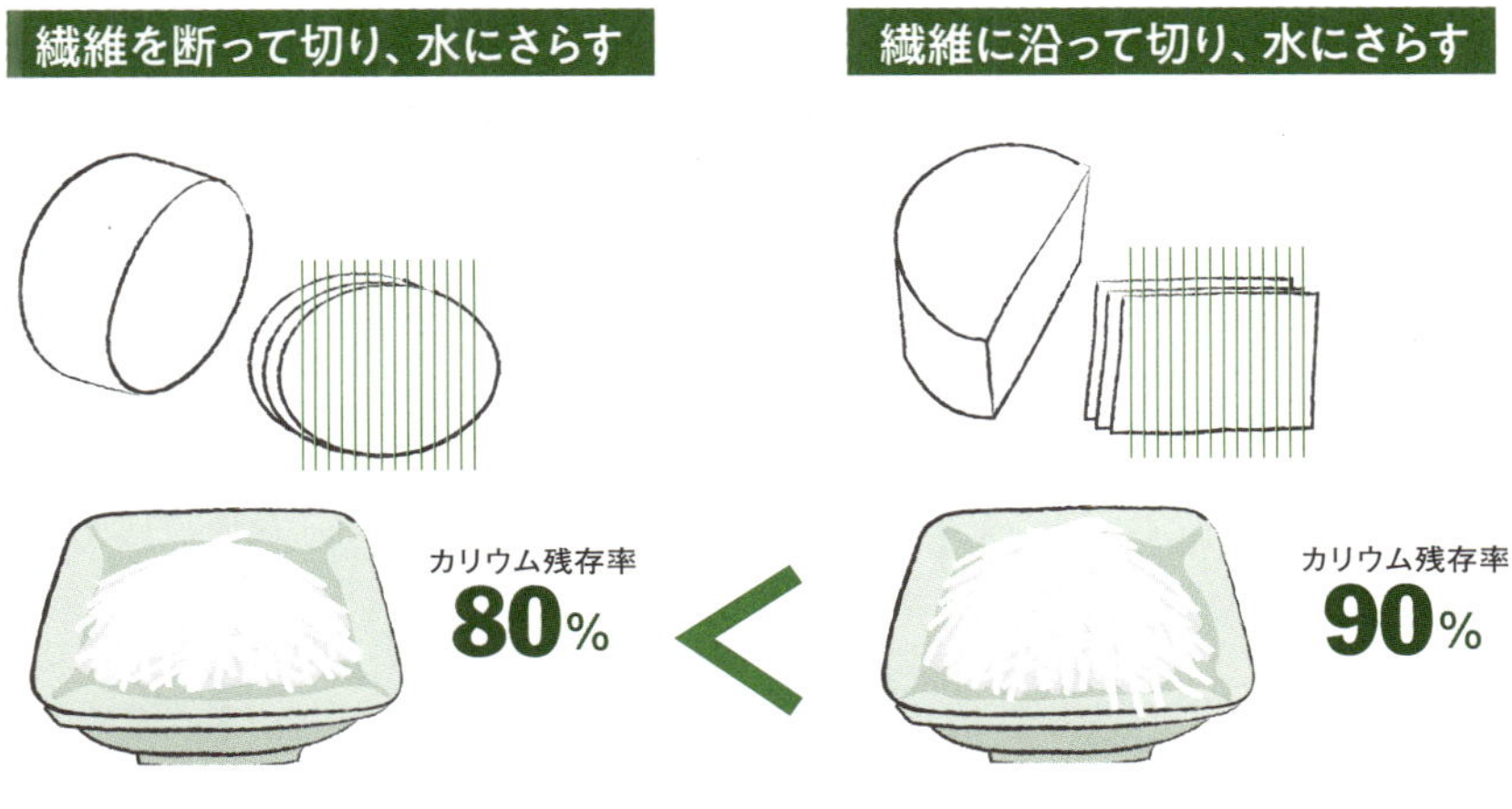

検証

大根の切り方の違いによるカリウムの残存率を比較する。

繊維に沿って切り、水にさらす

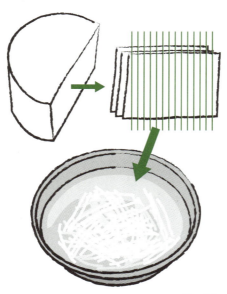

カリウムの残存率 90%

カリウム含有量 246mg／100g

なにもせずにそのままの大根

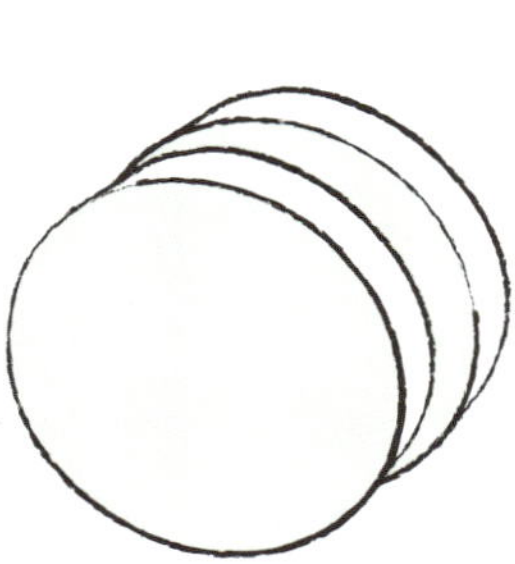

カリウム含有量
273mg／100g

繊維を断って切り、水にさらす

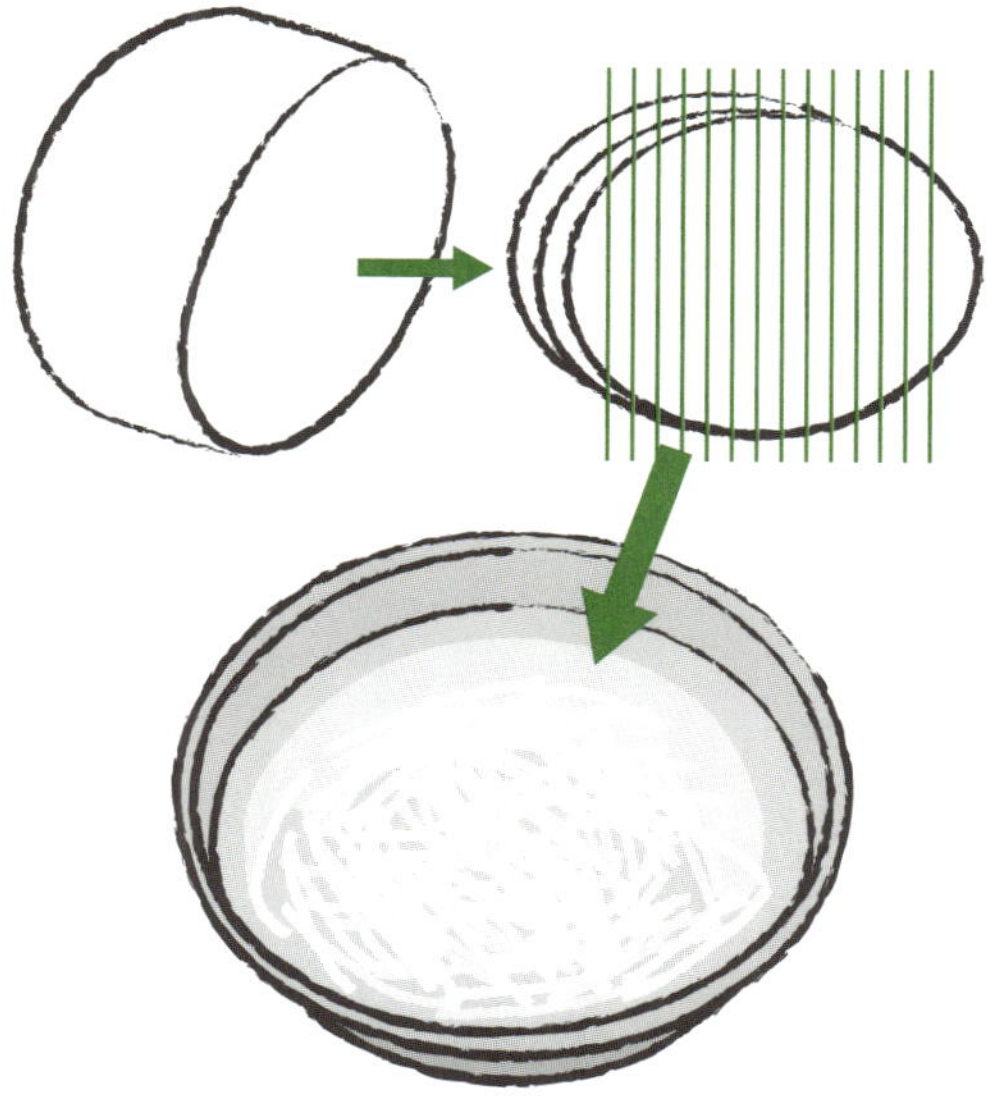

カリウムの残存率 80％

カリウム含有量 218㎎／ 100g

【実験方法】

- 大根は中央部の 6㎝分を測定用に切り分け、1 ～ 2㎜厚さで皮を除いた。
- 断面の両側を 5㎜厚さずつ切り落とし、この部分をなにもせずそのまま（未処理）、カリウム含有量の測定を行なった。
- 残りの部分は 2 等分し、一方を繊維に沿ってせん切りにし、もう一方を繊維を断ってせん切りにした。
- せん切りにした大根は10倍量の純水（不純物を除いた水）に 5 分間さらしたのち、ざるにあげて水きりし、カリウム含有量を測定した。
- 上記の作業を 2 本の大根で行ない、平均値を結果としてまとめた。

切り方の違いでカリウムの残存率は違うのか。

調理で頻度が高い「切る」作業は食感や風味、加熱時間にも影響するおいしさの重要な因子です。

たとえば、大根の場合、サラダにするには繊維の方向に沿って切り、煮物には繊維を断ち切るように切ります。この切り方は、〝細胞がこわれにくい〟、〝細胞がこわれやすい〟という表現にいいかえることができます。

細胞がこわれにくい繊維に沿った切り方はシャキシャキとした歯ごたえが残るのでサラダなどに適し、細胞がこわれやすい繊維を断つ切り方は大根がやわらかくなり、味もしみ込みやすくなるので煮物に適しているといえるでしょう。では、栄養成分の残存量には、切り方はどのくらい影響を与えるでしょうか。大根の切り方の違いによるカリウム含有量を比較しました。大根サラダを想定し、せん切り後、水にさらしました。ただし、大根を水にさらすと食感がよくなりますが、長くさらすと風味が失われるだけでなくカリウムの損失量が増すため、5分に設定しました。

結論 細胞がこわれるほど栄養成分も損失しやすい。

なにもせずそのまま（未処理）の大根のカリウムが100gあたり273mgであったのに対し、繊維に沿ってせん切りにし、水にさらした場合の残存量は186mg、繊維を断つようにせん切りにし、水にさらした場合の残存量は188mgで、いずれの残存率も約70％となりました。この結果からは、切り方の違いがカリウムの残存量に影響することはないように見えますが、本当でしょうか。大根は水にさらしたときの重量変動が大きく、また、繊維を断って切った大根のほうが水分が失われやすいことを示唆するデータが得られています。

食品の栄養成分の含有量は、食品中の水分量の影響を受けて変動します。野菜は特に水分が多い食品のため、1％未満のわずかな水分量の違いが、見かけの栄養成分の含有量を大きく変えてしまう場合があります。そこで、食品分析の分野では、水分含有量の違いによる影響を除き、純粋に目的成分の含有量の違いを比較するために、無水物換算値[注1]を用いています。

今回の結果を無水物換算値で比較すると、繊維に沿ってせん切りにした大根ではカリウム残存率は90％、繊維を断つようにせん切りにした大根では80％でした。実験結果を当てはめれば、口に入るカリウムの量はなにもせずそのまま（未処理）の大根が100gあたり273mgなので、同じ大根100gを繊維に沿ってせん切りしたものでは246mg相当（90％）、繊維を断つようにせん切りしたものでは218mg相当（80％）になります（図1）。細胞がこわれるほど栄養成分の損失が大きくなることが確認できました。大根に限らず、野菜のカリウムなど水溶性成分の損失をおさえるためには、繊維に沿った切り方を意識するとよいでしょう。

図1 大根の切り方の違いによるカリウムの含有量と残存率
（無水物換算値で比較）

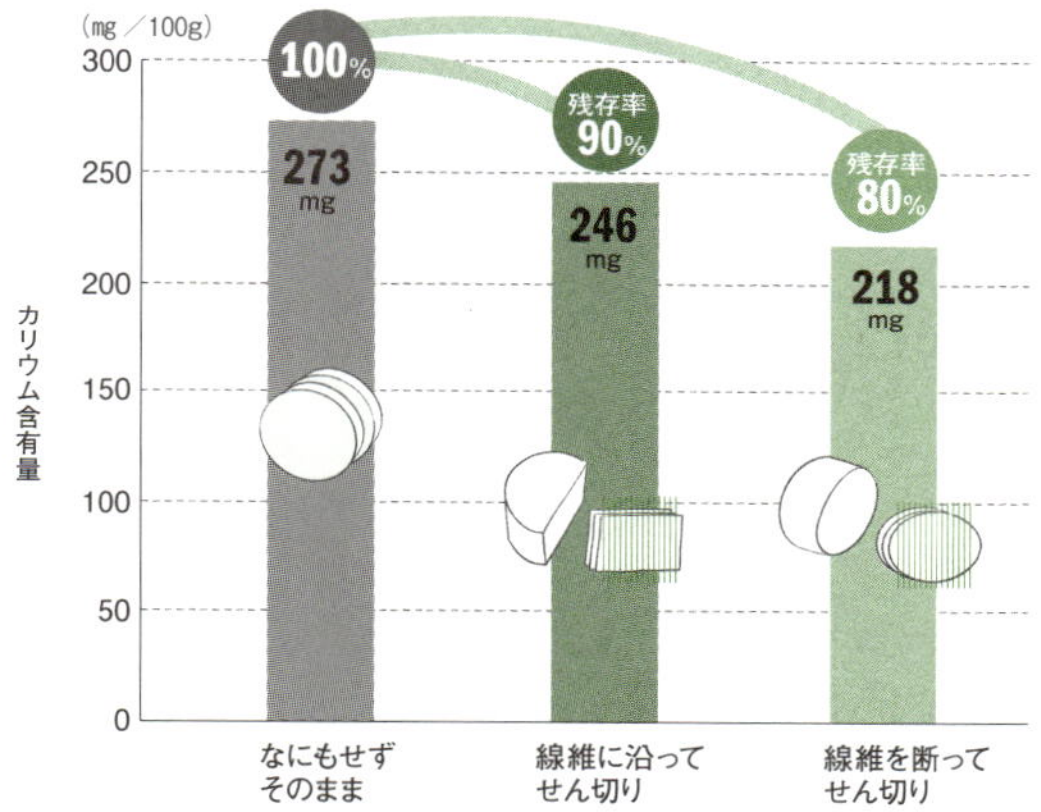

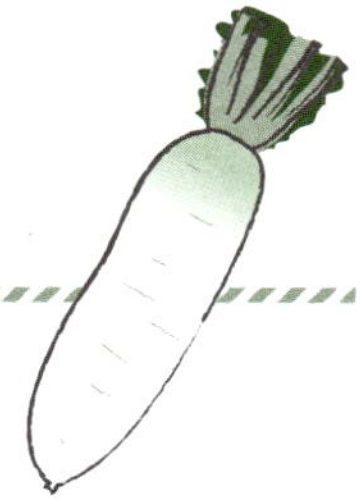

コラム

大根のカリウム残存率は どれくらいか

カリウム等の水溶性成分は表面積が大きくなるほど水に浸したときの水への溶出量が増し、残存率が低くなります。

江後の報告[※1]によると、大根の輪切り（0.5cm厚さ）、さいの目切り（1cm角）、せん切りのそれぞれ150gを200mℓの水に30分間浸し、水きりした場合のカリウム残存率は、それぞれ96%、91%、62%。おろし大根15gでは69%、おろし大根15gに200mℓの水を加えて15秒間攪拌《かくはん》し、水きりすると残存率は８%でした。また、ゆでる場合は、水量が多く、ゆで時間が長いほどカリウムの残存率は低くなります。[※2]

注１　水分を除いた固形物の含有量を表わした値。乾物換算値ともいう。
※１　江後迪子：別府大学短期大学部紀要　6, 1-8, 1987
※２　井上和子：栄養学雑誌　30(5),191-197,1972

みかんの食べ方の違いで、口に入るカリウムはどれだけ違うか。

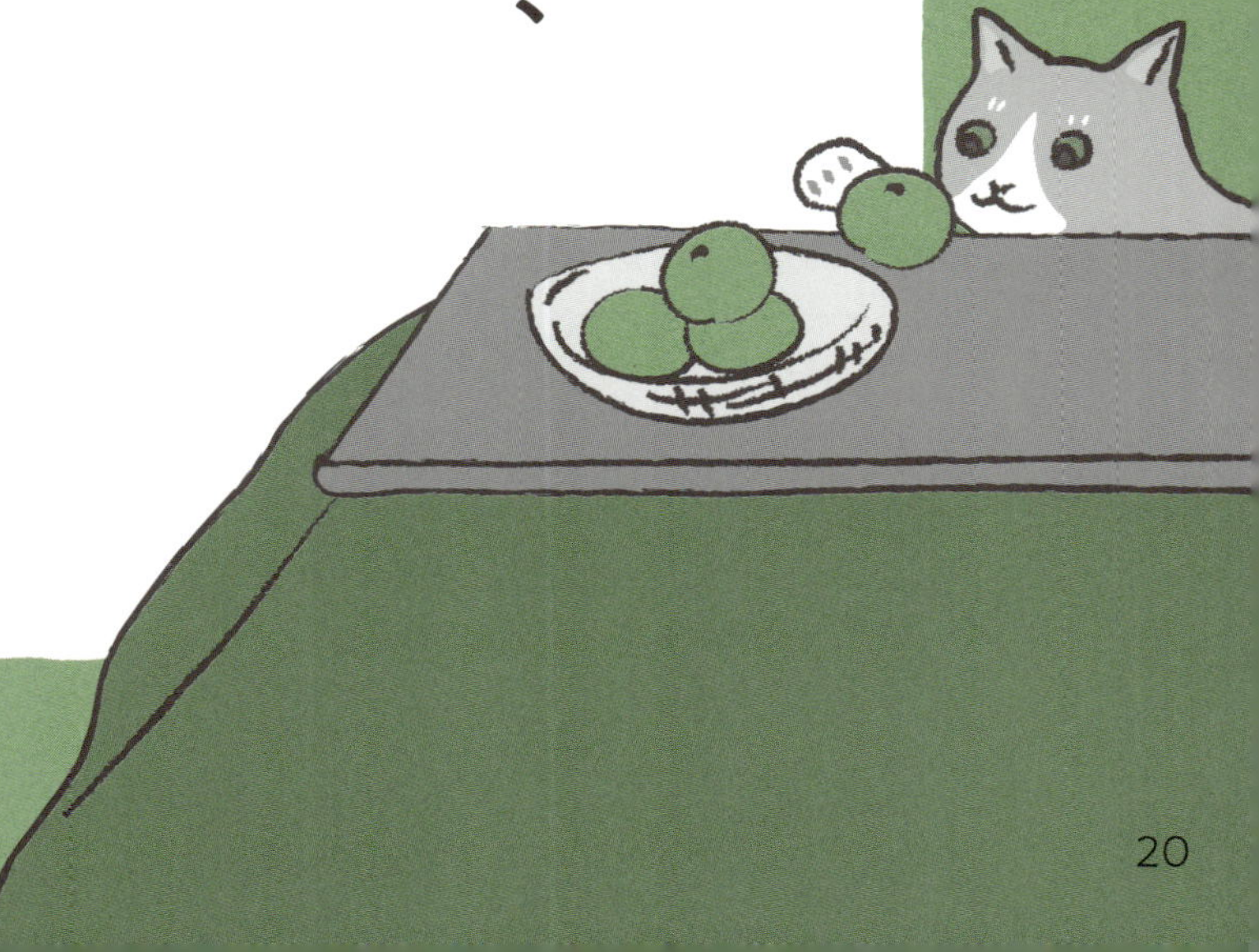

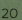

みかん1個で比べると**薄皮ごと食べる**ほうが1.1倍多い。

みかん1個（105g）を「薄皮ごと食べる」と「果肉だけ食べる」という食べ方の違いで、口に入るカリウムの量を調べました。
実験の結果、薄皮ごと食べると97.8mg、果肉だけを食べると87.4mgとなります。薄皮ごと食べることで、果肉だけ食べるよりも1.1倍多くカリウムを摂取できることが明らかとなりました。

果肉だけ食べる

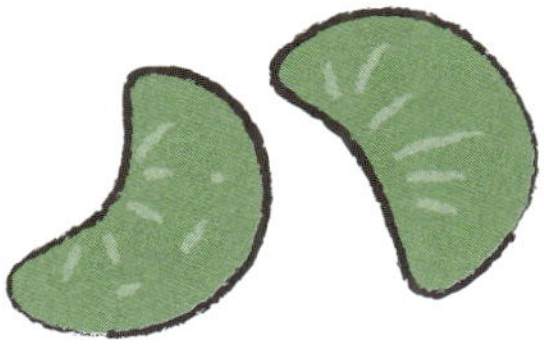

カリウム
87.4mg

＜

薄皮ごと食べる

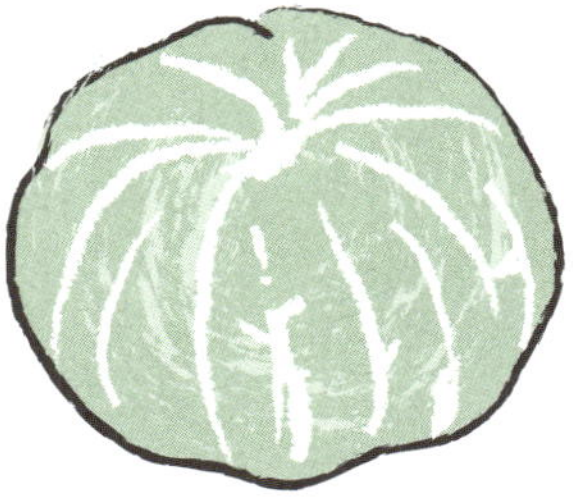

カリウム
97.8mg

検証

みかんの食べ方の違いによる、口に入るカリウムを比較する。

薄皮ごと食べる

（1個分約82g）

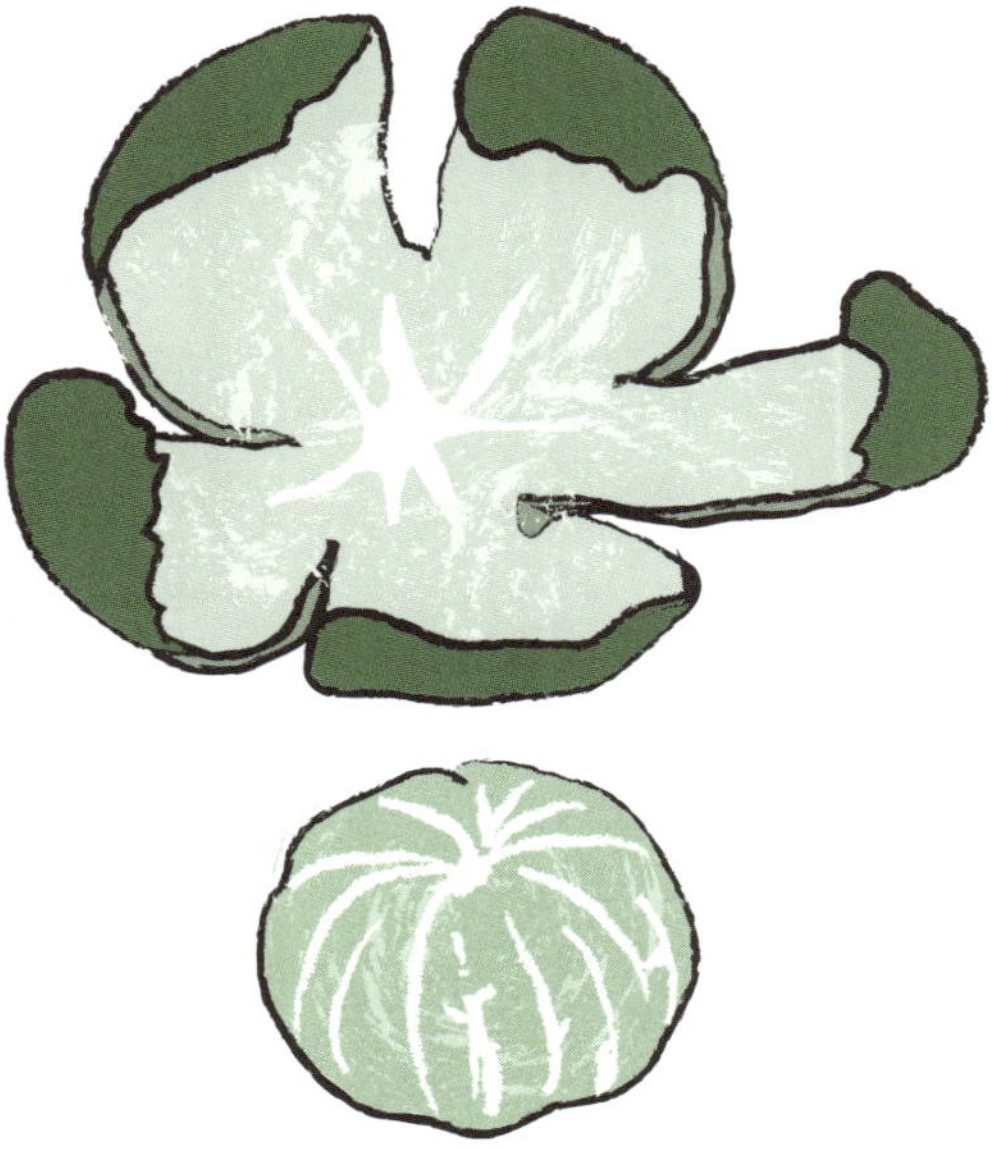

カリウム含有量 97.8mg

【実験方法】

- Sサイズ（皮つきの平均重量：105g）のみかん5個を準備した。
- 皮（外果皮・中果皮）、白い筋（内果皮）を除いたあと、薄皮（じょうのう膜）と果肉（砂じょう）に分け、それぞれのカリウム含量を測定した。
- みかん5個の平均値を結果としてまとめた。

果肉だけを食べる

（1個分約76g）

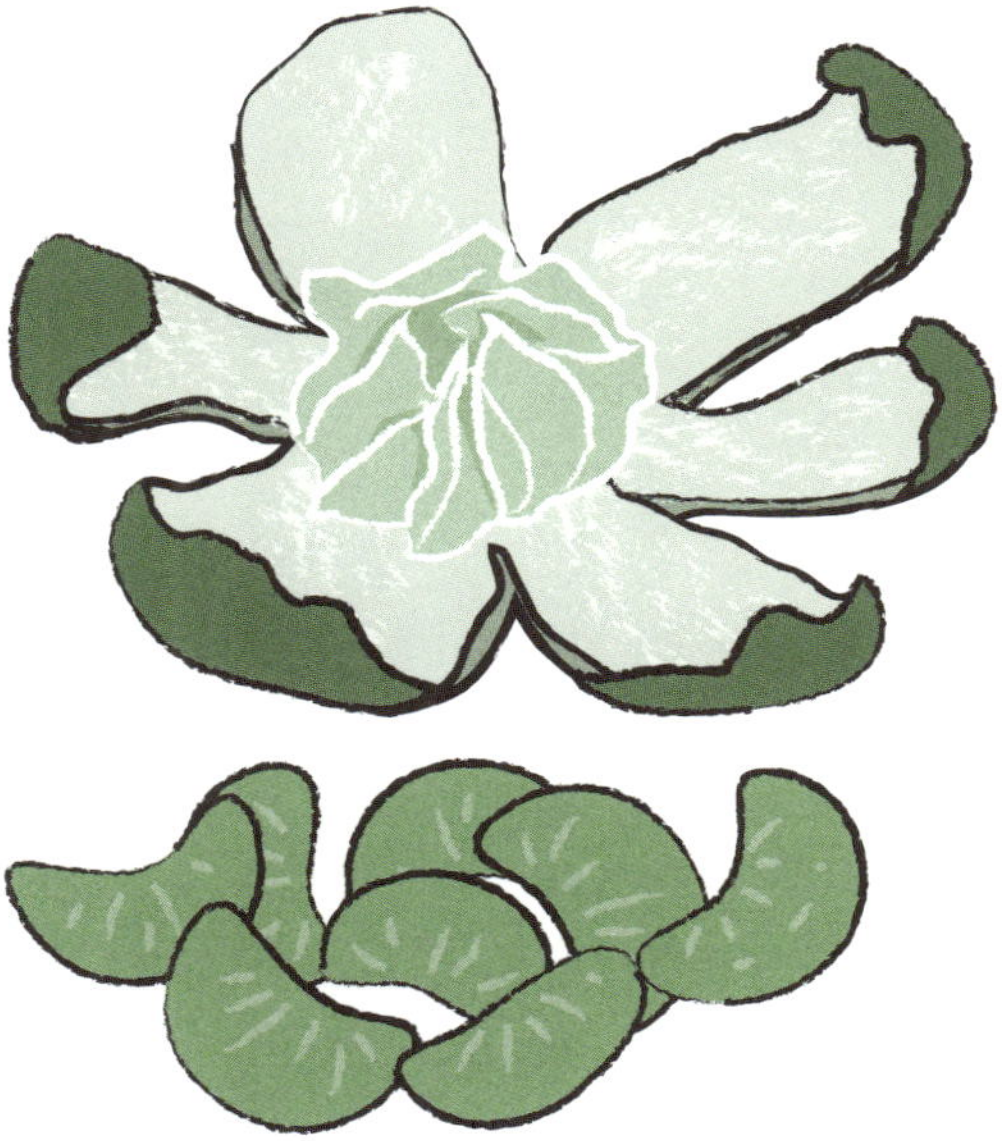

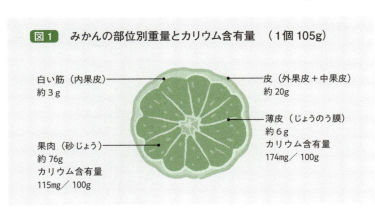

カリウム含有量 87.4mg

図1　みかんの部位別重量とカリウム含有量　（1個 105g）

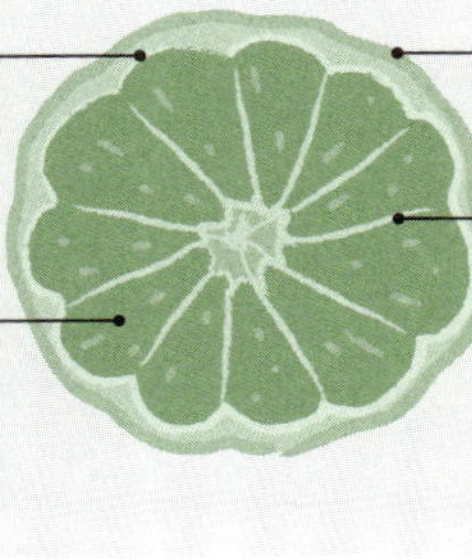

白い筋（内果皮）
約3g

皮（外果皮＋中果皮）
約20g

薄皮（じょうのう膜）
約6g
カリウム含有量
174mg／100g

果肉（砂じょう）
約76g
カリウム含有量
115mg／100g

みかんは どうやって食べる？

日本の冬といえばこたつとみかんです。こたつは年々減ってきているそうですが、ある調査によると保有率48％以上とまだまだ人気のようです（２０１４年１月調べ、回答者数約４万７０００人）。

ところで、みかんはどうやって食べていますか。薄皮ごと食べますか。それとも薄皮は残して果肉だけを食べますか。300人を対象にしたインターネットでのアンケートによると41％の人（123人）が「薄皮を残して果肉だけ食べる」と回答しました。みかんの薄皮は食物繊維の摂取源にもなるので、薄皮ごと食べるほうが一般的と予想していましたが、薄皮を残す人も意外と多いという結果でした。

コラム１

みかんの缶詰めのカリウム量は？

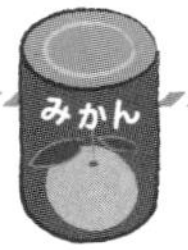

みかんの缶詰めにはきれいな果肉だけが詰まっています。酸・アルカリ処理により薄皮を分解除去し、水で充分に洗浄するなどの製造過程を経ていますが、缶詰めのみかんの果肉中のカリウム量は製造過程でほとんど変化がないという実験結果[※1]があります。

コラム２

保存中にカリウムが半減!?

「日本食品標準成分表2015年版（七訂）」では、うんしゅうみかん（果肉のみ）の生100gあたりのカリウム量は150㎎、缶詰めでは果肉100gあたり75㎎、液汁100gあたり75㎎と記載されています。果肉中の含有量だけを見ると半分に減っているように思えますが、液汁中の75㎎と合計すれば生と同じ150㎎。つまり、缶詰めのみかんの果肉中のカリウムは、製造過程で損失するのではなく、保存している間に液汁に移行することで減少すると考えることができます。カリウムの摂取を控えたい人は、缶詰めの液汁をしっかり捨て、果肉だけを食べるとよいでしょう。ちなみに、みかん果汁100%のジュース中のカリウム量は保存中に減ったりしませんので、カリウムの摂取を控えたい人はご注意ください。

※1　中山美津子：高知学園短期大学紀要 23, 723-736, 1992

結論

みかん1個で比べると 薄皮ごと食べるほうが1.1倍多い。

みかんを「薄皮ごと食べる」と「薄皮は残して果肉だけ食べる」という食べ方の違いによって、口に入るカリウムの量はどれだけ違うかを調べてみました。

分析の結果ですが、薄皮100gあたりのカリウム含有量は174mg、果肉100gあたりでは115mgでした。単純に比較すると、薄皮には果肉の1.5倍のカリウムが含まれているといえます。

しかし、薄皮だけを100gも食べることはまずないでしょう。テレビや雑誌など巷《ちまた》の健康情報では、栄養成分量を「○○の○倍」、「○○含有量No.1」などの表現で紹介していることがあります。これは100gあたりの数値で比較していることも多いので注意が必要です。実際に口に入る量とは大きくかけ離れており、日常的に食べる量で比較をしなければまったく意味がありません。

では、改めて今回の実験結果をみかん1個を食べたときの摂取量で考えてみましょう。今回実験に用いたみかん1個（Sサイズ105g）あたりの部位別重量を図1（23ページ参照）に示しました。果肉が約76gなのに対し、薄皮は約6g。薄皮は果肉に比べればずっと量が少ないことが数字からもおわかりいただけると思います。

みかん1個を食べたとき口に入るカリウムの量を算出すると、薄皮ごと食べると97.8mg、果肉だけを食べると87.4mgとなります（図2）。薄皮ごと食べることで、果肉だけ食べるよりも1.1倍多くのカリウムを摂取できることが明らかとなりました。あたりまえのようですが、みかんを薄皮ごと食べるほうが、カリウムの摂取量が多くなります。

図2 みかん1個（105g）を食べたときのカリウム摂取量

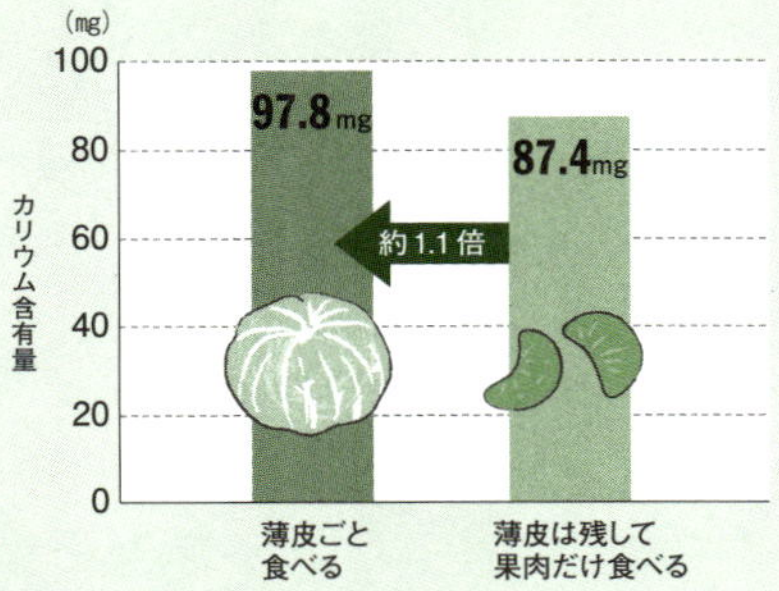

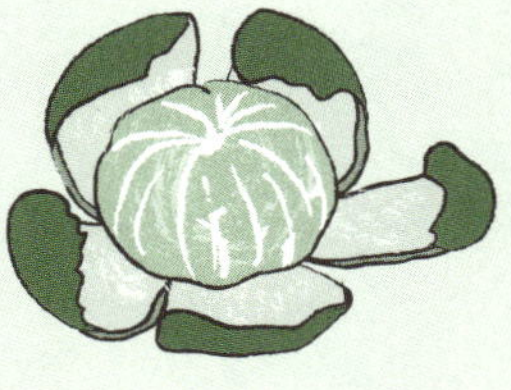

切り干し大根はもどし時間でカリウムの含有量はどれだけ違うか。

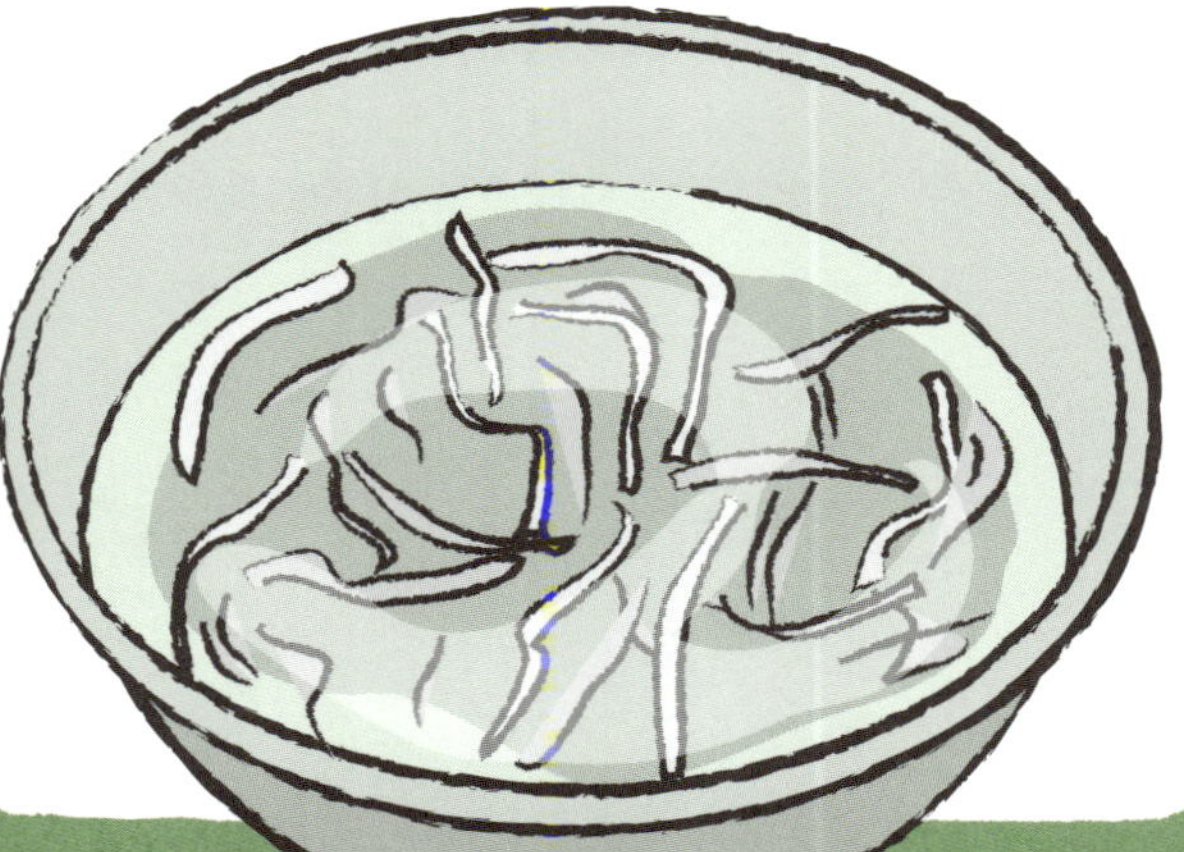

30分もどしたものより**15分もどしたもの**のほうが、カリウム含有量は**1.3倍多い。**

切り干し大根のもどし時間の違いによるカリウム含有量を比較しました。

実験の結果、切り干し大根の乾物10gのカリウム含有量は313mg、これを水で15分もどしたものは98mg（残存率31％）、30分もどしたものは75mg（残存率24％）でした

もどし時間の違いはたった15分間ですが、カリウム量には約20mgの差が生じました。

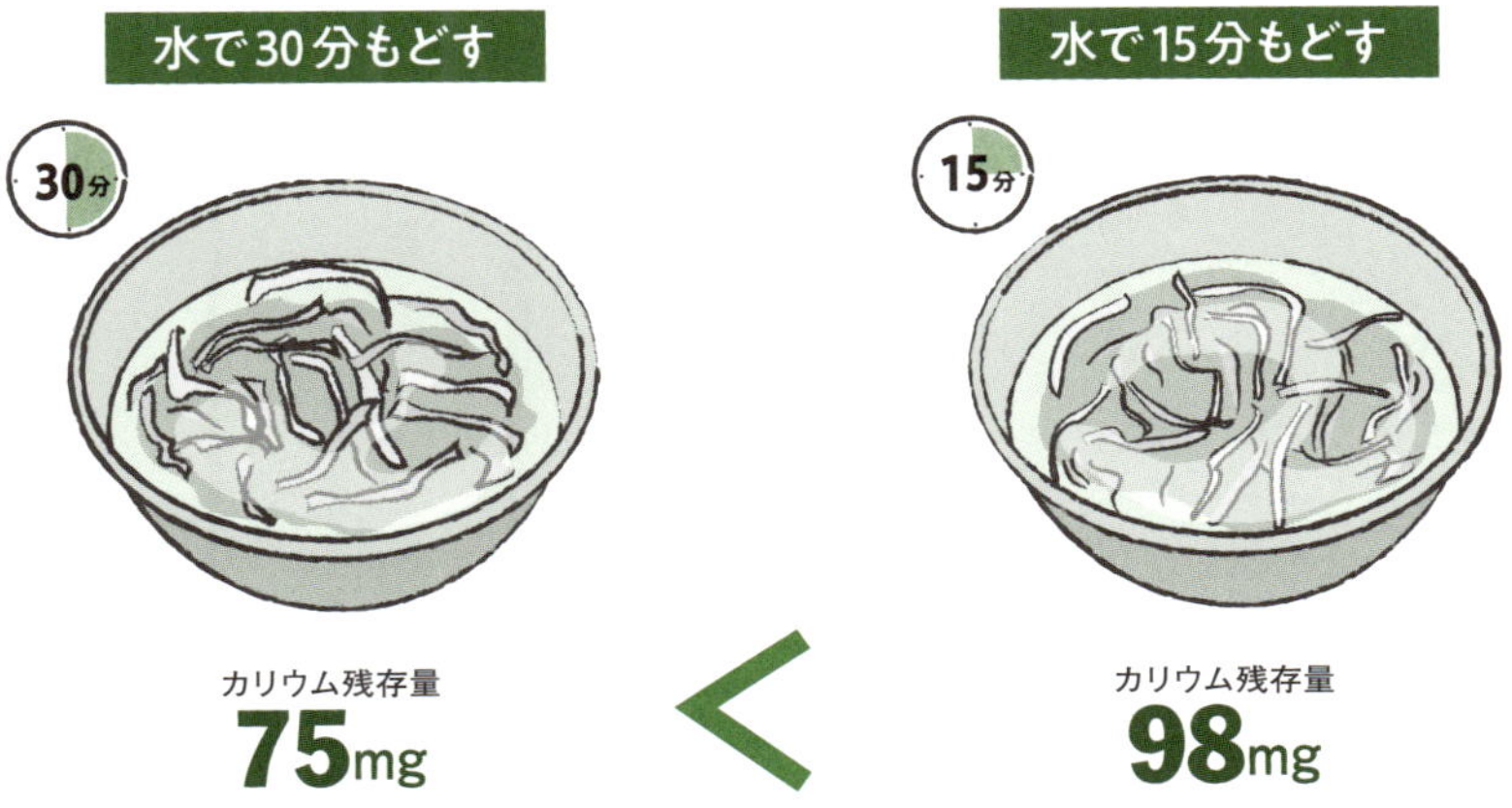

検証

切り干し大根のもどし時間の違いによるカリウムの含有量を比較する。

水で 15 分もどす

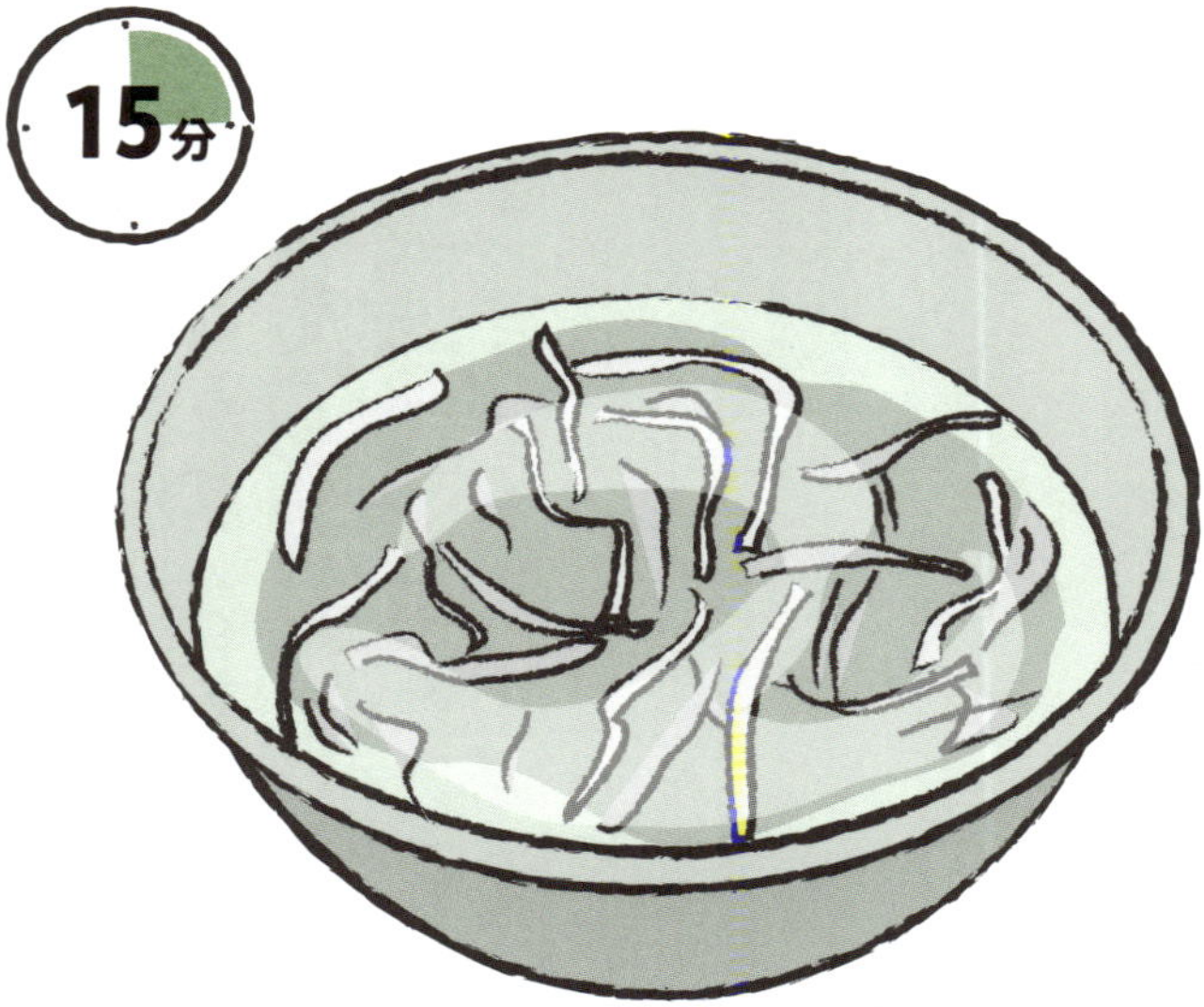

B カリウムの残存量 98mg

カリウムの残存率 31%

【実験方法】

- 切り干し大根（乾物）1袋を3等分し、それぞれから 10gをとり分けてA、B、Cとした。
- Aはなにもせず、そのままカリウム含有量を測定した。
- BとCは、それぞれ 30 倍量の純水（不純物を除いた水）に浸し、静止した状態で置いた。
- Bは 15 分後、Cは30分後にざるにあげて水きりし、それぞれのカリウム含有量を測定した。

水で30分もどす

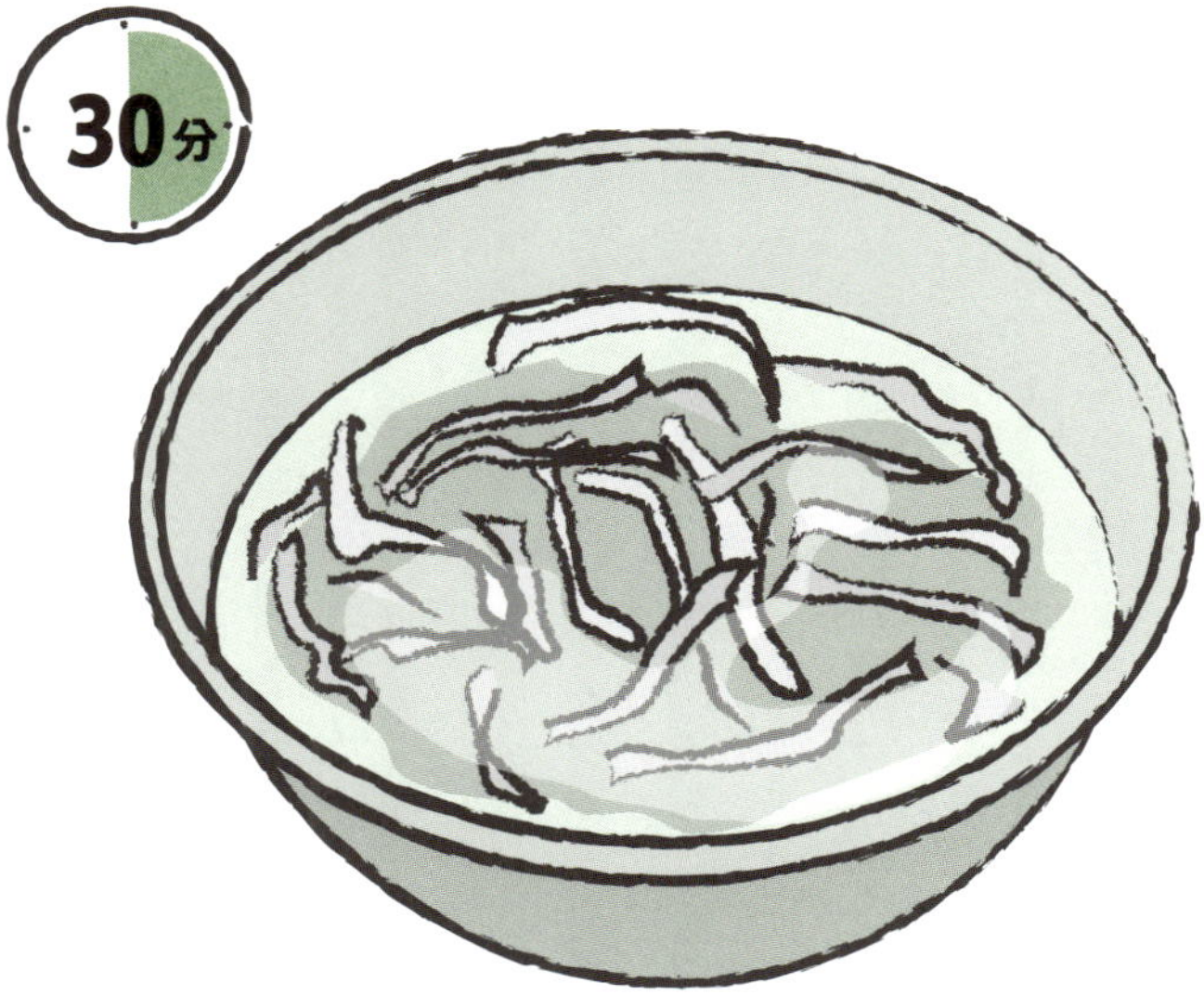

C カリウムの残存量 75mg

カリウムの残存率 24%

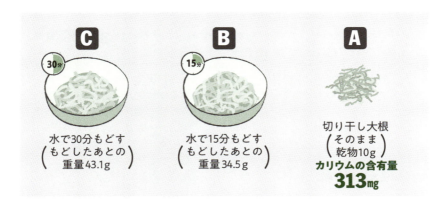

C

水で30分もどす
（もどしたあとの重量43.1g）

B

水で15分もどす
（もどしたあとの重量34.5g）

A

切り干し大根
（そのまま乾物10g）
カリウムの含有量
313mg

乾物は**もどし時間によって**カリウムの含有量は違うのか。

乾物は通常の調理工程の前に「もどす」という特有の作業が必要です。めんどうと敬遠されるかたもいるかもしれませんが、乾物は長期保存ができるので、いざというときの備えになります。また、切るなどの下処理がすんでいるため、生ごみがほとんど出ないのも利点でしょう。さらに、乾物ならではのおいしさを味わうことができます。

乾物のもどし方は、食品の種類によって異なり、多くの場合、製品パッケージの裏面などに記載されています。その方法に従うことが、じょうずにもどすコツでもあります。とはいえ、別の作業をしていると、ついうっかり時間を忘れ、長くおきすぎてしまうこともあるのではないでしょうか。

その場合のカリウム含有量を切り干し大根を使って実験をしました。水もどし時間の違いによる切り干し大根のカリウム含有量を比較するため、購入したメーカーの推奨時間である「水で15分もどす」と、誤って長くおきすぎてしまったと想定した「水で30分もどす」で比較しました。

コラム1

切り干し大根の長期保存後のカリウム量は？

切り干し大根は長期保存できるのが魅力ですが、保存期間中にカリウムなどのミネラル含有量は変化するのでしょうか。切り干し大根の賞味期限は包装後6か月が目安ですが、−20℃の冷凍保存、4℃の冷蔵保存、20℃の室温保存のいずれの場合でも、カリウム、ナトリウム、カルシウムは購入後から12か月の保存中にほとんど変化がなかったという実験結果があります[※1]。

コラム2

冷凍、冷蔵保存で変色は防げる

ところで、保存していた切り干し大根が茶褐色に変化してしまったことはありませんか。これは、切り干し大根に含まれるポリフェノール類の酸化やメイラード反応によるもの。褐変しても食べられますが、見た目が悪くなるので防ぎたいですね。

変色は20℃で保存した場合、購入1か月後から徐々に変化が見られましたが、−20℃、4℃では購入後18か月でもほとんど変化が見られなかったという報告があります[※1]。

※1 日本調理科学会誌　40 (2),67-73, 2007

結論

30分もどしたものより**15分もどしたもの**のほうが、カリウム含有量は**1.3倍多い。**

切り干し大根の乾物10gは、水で15分もどすことで34.5gと約3倍、30分もどすことで43.1gと約4倍にそれぞれ重量が増えました。カリウムの含有量は、なにもせずそのままのものは313㎎、水で15分もどしたものは98㎎、水で30分もどしたものは75㎎でした。なにもせずそのままのものと比較すると、カリウムの残存率は15分もどしたものでは31%、30分もどしたものでは24%でした（図1）。もどし時間の違いはたった15分間ですが、カリウム量には約20㎎の差が生じました。

また、食品中のカリウムなど、ミネラル総量のおおよその目安になるといわれる灰分《はいぶん》量（食品を燃焼したあとに残る灰の量）は水で15分もどしたものは0.22gでしたが、30分もどしたものでは0.15gに減少し、カリウム以外にも、もどし時間が長いほど損失が多くなるミネラルが存在すると考えられます。

さらに、食べ比べてみたところ、味わいにも違いが認められました。15分もどしたものは切り干し大根の風味があり、おいしく感じましたが、30分もどしたものは水っぽくうま味が弱くなっているように感じました。

以上のことから、切り干し大根の水もどしでは、栄養的にも味わいの面からも適切なもどし時間を守ることの重要性が明らかとなりました。ついうっかりもどしすぎてしまわないように留意し、切り干し大根をじょうずに活用しましょう。

図1　切り干し大根（乾物 10g）をもどしたときの時間によるカリウムの含有量と残存率

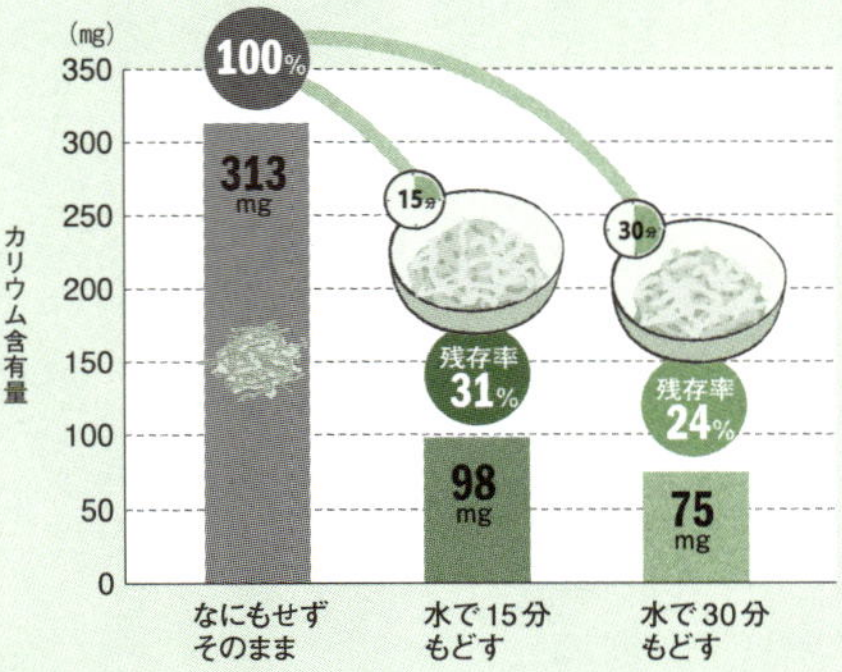

じゃが芋をゆでるときの状態の違いでカリウムの残存率はどれだけ違うか。

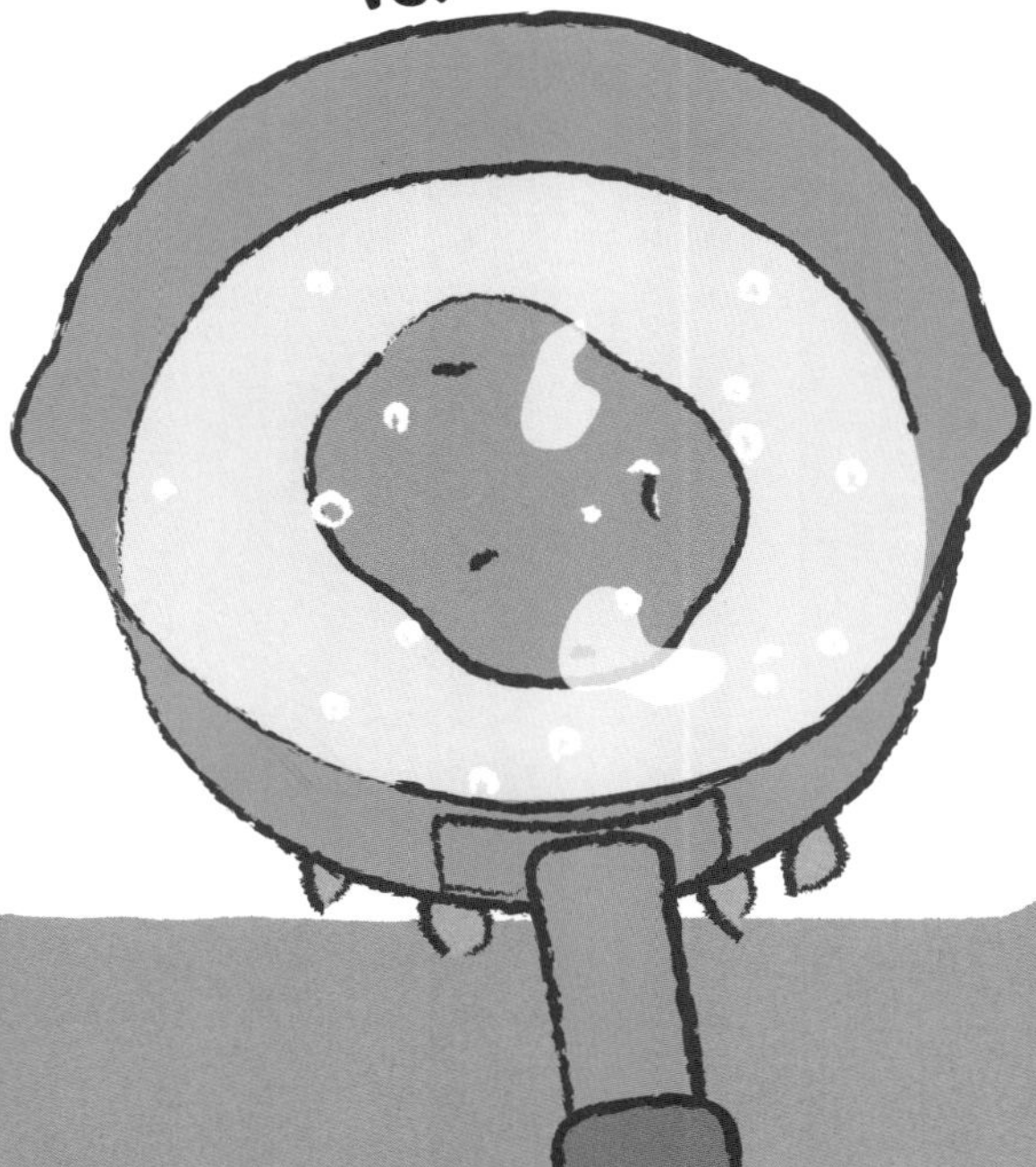

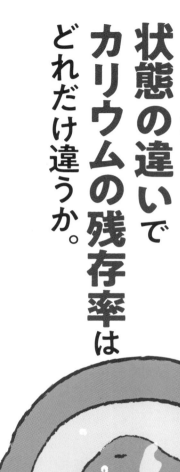

一口大に切ってゆでたじゃが芋はカリウムの残存率が約半分になる。

じゃが芋の切り方の違いによるカリウムの残存率を比較しました。

実験の結果、カリウムの含有量は、生のじゃが芋が100gあたり416mgであったのに対し、皮つきでまるのままゆでたものは353mg（残存率85％）、皮をむいて一口大に切ってからゆでたものは223mg（残存率54％）でした。一口大に切ってゆでると大幅にカリウムが溶出することがわかりました。

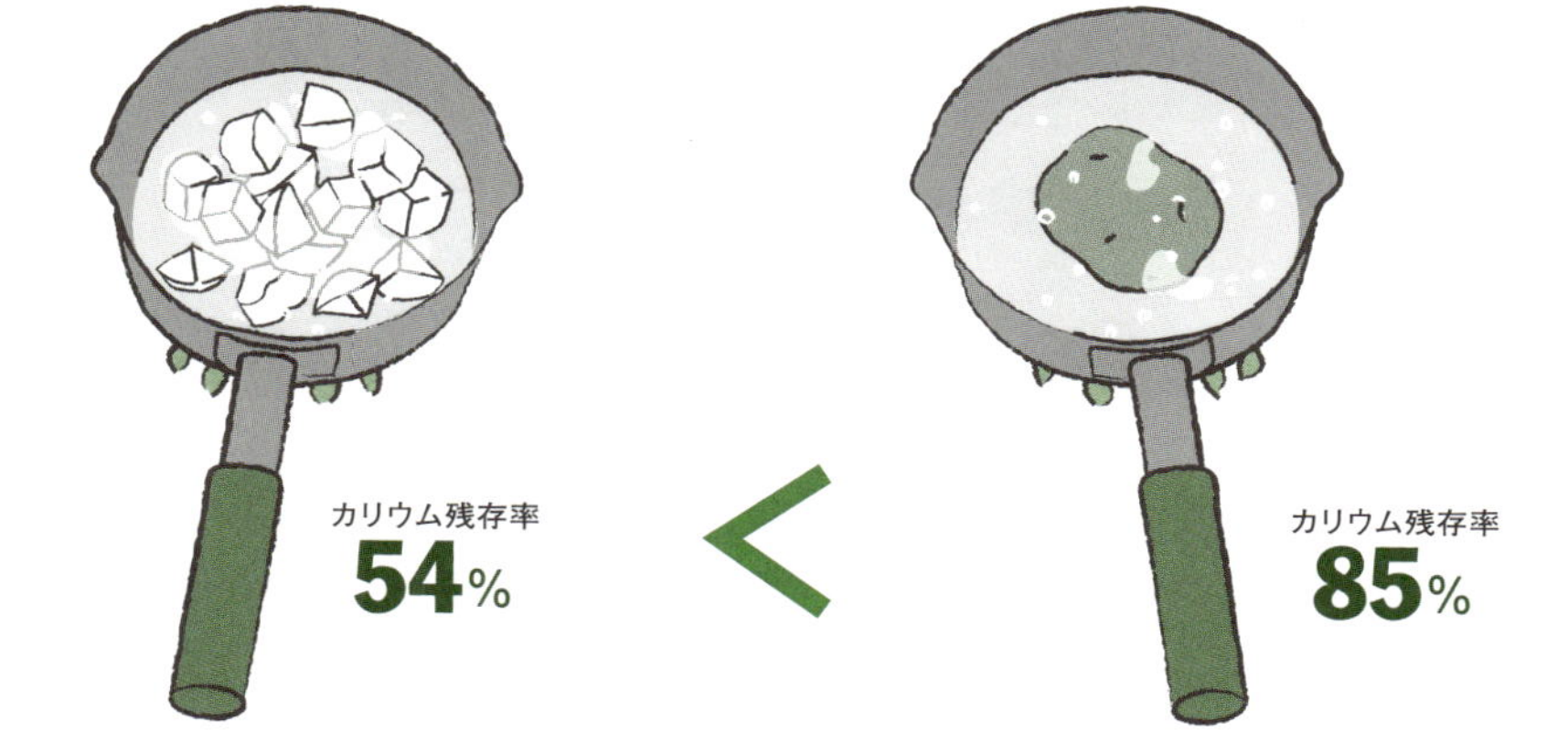

検証

じゃが芋をゆでるときの状態の違いによるカリウムの含有量を比較する。

皮つきでまるのままゆでる

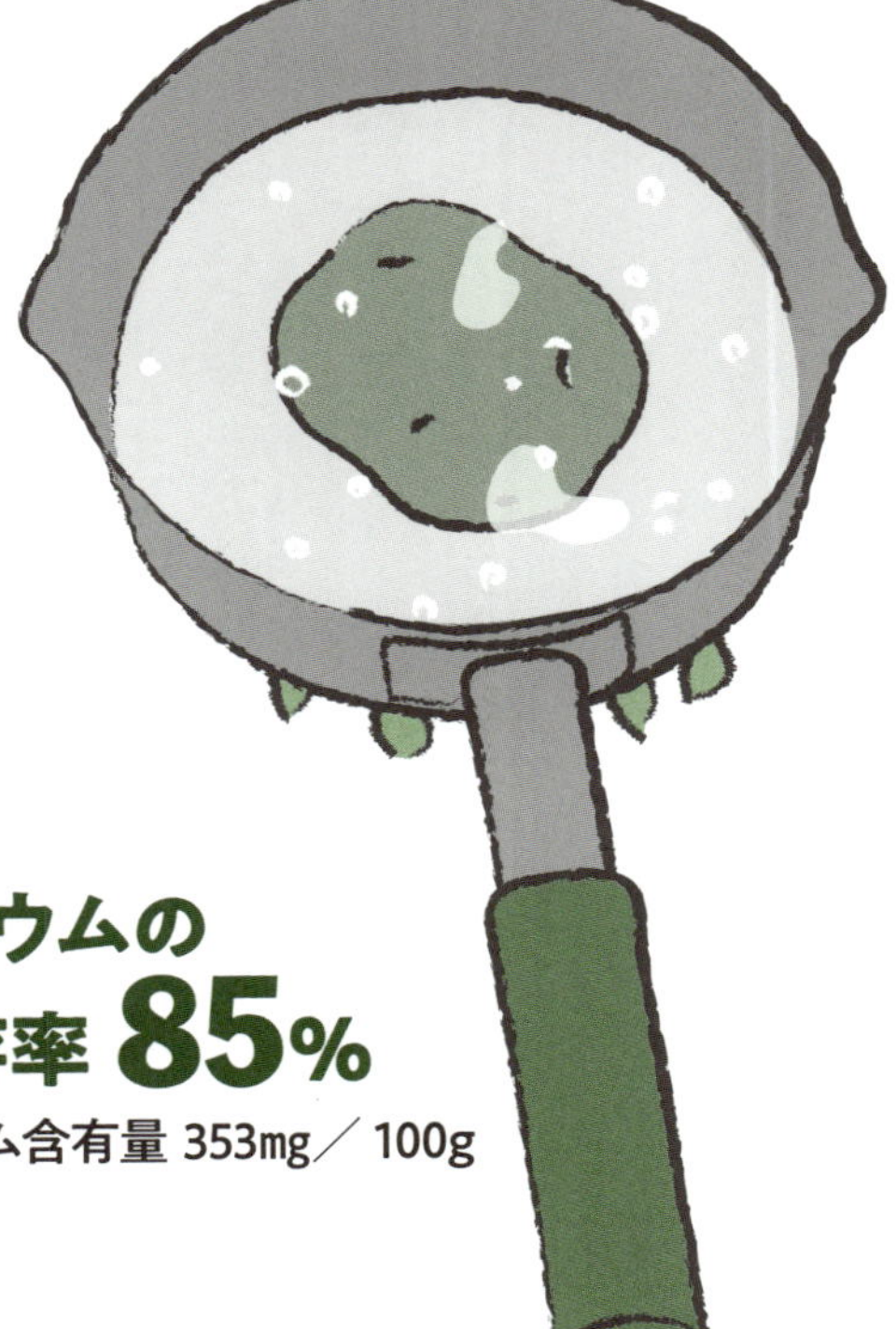

カリウムの残存率 85%

カリウム含有量 353mg／100g

生（非加熱）のままのじゃが芋

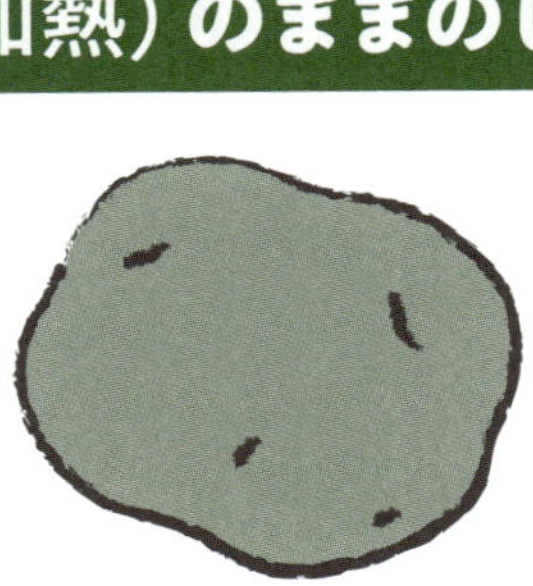

カリウム含有量 416mg／100g

皮をむいて一口大に切ってからゆでる

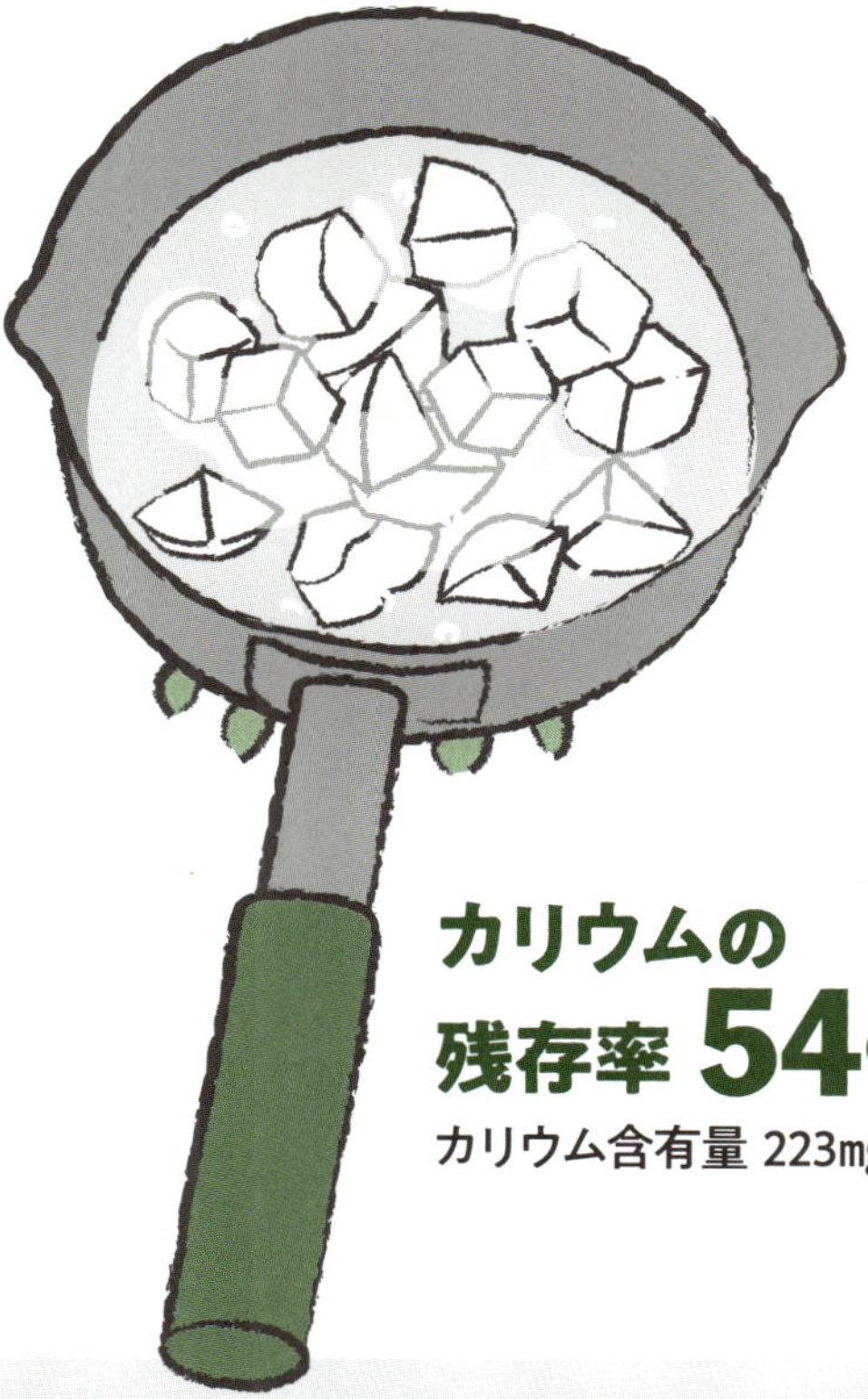

カリウムの残存率 54%

カリウム含有量 223mg／100g

【実験方法】

- じゃが芋（男爵薯《いも》）を 20 個購入し、傷などがあるものを除いてから、測定用に重量の近いものをそろえ、3 個ずつ 3 組に分けた。
- 1 組は生（非加熱）のまま、カリウム含有量を測定した。
- もう 1 組は皮つきでまるのまま小なべに入れ、ひたひたの水を加え、火が通るまで約 30 分間ゆでた。
- 残りの 1 組は皮をむいて一口大に切り、小なべに入れて、ひたひたの水を加え、火が通るまで約15 分間ゆでた。
- ゆで上がったものを室温でさましてからカリウム含有量を測定した。
- 結果はすべて、じゃが芋 3 個分の平均値で示した。

じゃが芋は **ゆで方で** カリウムの含有量は違うのか。

　じゃが芋にはたくさんの品種が存在しますが、その知名度と収穫量から二大品種といえば、男爵薯とメークインでしょう。じゃが芋は品種によって特性が異なり、男爵薯のような粉質系は粉吹き芋やポテトサラダ向き、メークインのような粘質系は煮物や揚げ物に向いています。

　じゃが芋に着目し、ハンバーグなど料理のつけ合わせを想定して、男爵薯を皮つきでまるのままゆでてから手で皮をむいたものと、包丁で皮をむいて一口大に切ってからゆでたもののカリウム残存率の違いを比較しました。

　火が通るまでのゆで時間は、皮つきでまるのままのものは約30分、皮をむいてから一口大に切ったものは約15分でした。

コラム

栄養成分の損失が少ないじゃが芋の保存方法は？

　じゃが芋はカリウムのほかにもビタミンCを多く含んでいるのが特徴です。また、長期間貯蔵できるのも利点です。では、保存期間中にビタミンCの量はどのくらい変化するでしょうか。

　じゃが芋を冷蔵（4℃）で保存すると、ビタミンCの含有量は最初の１か月間で顕著に減少し、3か月後には収穫直後の3分の1から半分にまで減少したという分析結果[※1]が出ています。また、同じ日に収穫した男爵薯を冷蔵（4℃）と冷暗所（15℃）で保存すると、冷暗所のほうが冷蔵保存よりもビタミンC残存率が高かった、という結果[※1]が出ています。

　じゃが芋は低温障害[注1]を起こしやすい野菜で、低温での長期保存には向かないと考えられています。このように、保存方法の違いは栄養成分の含有量の変動にも関係するため、食材に合った保存方法を選択することが重要です。

※1 日本調理科学会誌　32 (2) ,102-108, 1999
注1 冷蔵保存に不向きな野菜や果物を冷蔵保存したさいに発生する障害のこと。表面に褐変が現われたり、軟化する等の品質劣化や、ビタミンCの減少など栄養成分の損失を招く。

結論

一口大に切ってゆでたじゃが芋は カリウム残存率が約半分になる。

　カリウムの含有量は、生のじゃが芋が100gあたり416mgであったのに対し、皮つきでまるのままゆでたものは353mg、皮をむいて一口大に切ってからゆでたものは223mgでした。それぞれ残存率で示すと、生のじゃが芋に対し、皮つきでまるのままゆでたものは85%、一口大に切ってからゆでたものは54%でした（図1）。

　一般にじゃが芋は、加熱調理によって主成分であるでんぷんが糊化し、ビタミンCをはじめとする水溶性のビタミン・ミネラルが溶出しにくいといわれています。しかし、この結果から、皮をむいたり、一口大に切るなどしてじゃが芋の切り口に水が直接触れる面積が増えると、加熱調理でもカリウムの溶出量が多くなることが明らかとなりました。

味わいもそれぞれに違う。

　食べ比べてみると、皮つきでまるのままゆでたものはじゃが芋のアクっぽさが残っています。しかし、これはじゃが芋の味わいでもあります。皮をむき、一口大に切ったものはアクが抜けてさっぱりとした味わいになります。

　一口大に切ってゆでると、皮つきでまるのままゆでた場合と比べて加熱時間は半分ですが、カリウムの量はまるのままゆでたものと比べて約60%になります。味や調理時間、カリウムの残存量から好みの調理法を選ぶとよいでしょう。

　また、日本の食糧問題の一つに食品廃棄があります。注目を集めている食品ロス（食べられるのに捨てられてしまう食品）を含め、水分を多く含む生ごみは焼却されにくく、生ごみが増えることは処理エネルギーのむだ使いになると考えられています。

　今回の実験で廃棄率（食べないで捨てた割合）を比較したところ、生のじゃが芋の皮を包丁でむいた場合は廃棄率は約9%でした。皮つきでまるのままゆでてから、手で皮をむいた場合は約4%でした。ほんのわずかな差ではありますが、家庭での調理が食糧・環境問題にも直結していることを意識して調理法をくふうしてみるのもよいですね。

図1　じゃが芋をゆでたときの切り方によるカリウムの含有量と残存率

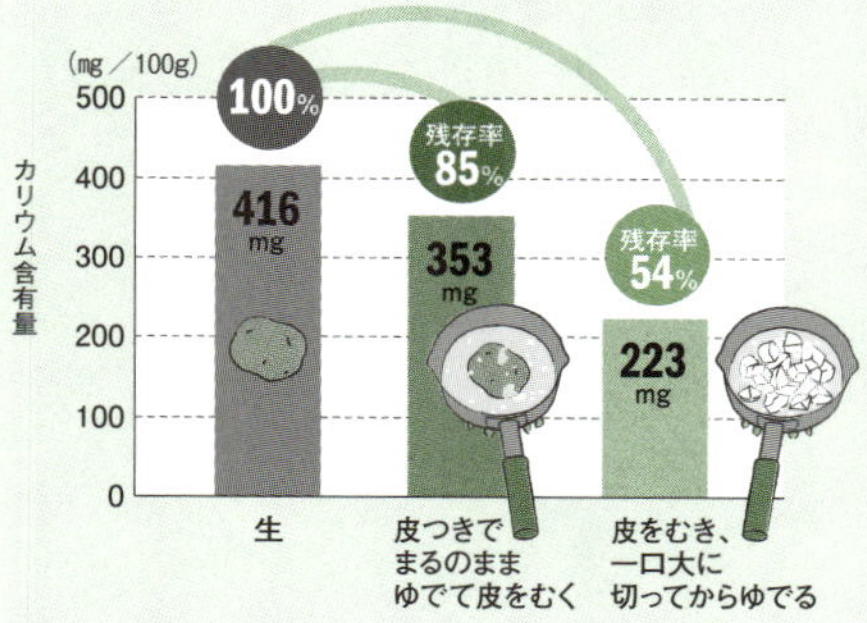

米の洗米の回数の違いで
ごはんの
カリウムの残存量は
どれだけ違うか。

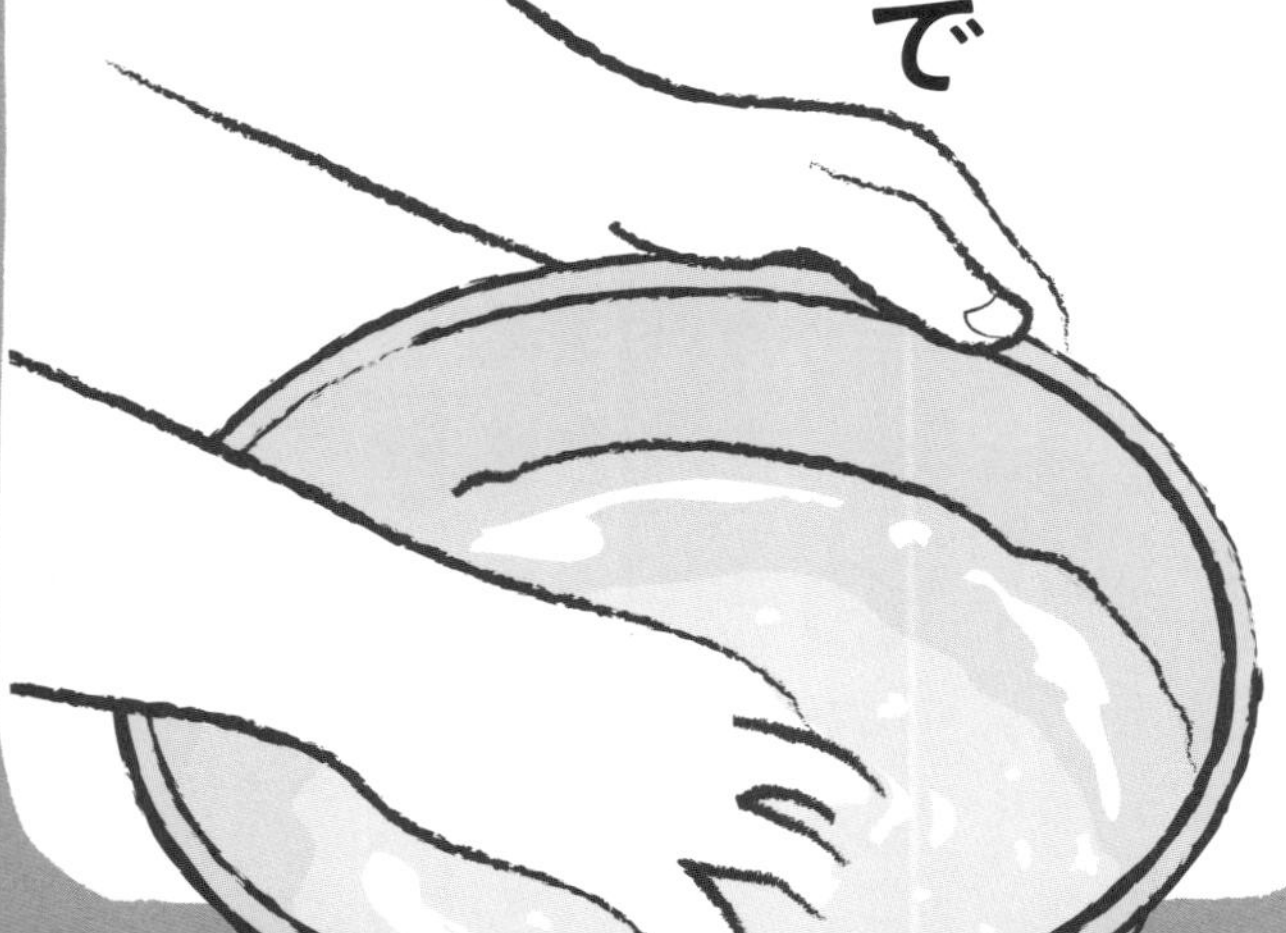

ほんのわずかな差だが
洗米するほど
カリウムと風味が**減る。**

3回洗米した米と7回洗米した米を、炊飯器を使って純水で炊いたごはんのカリウム量を比較しました。

実験の結果、3回洗米して炊飯したごはんのカリウム含有量は65mg、7回洗米して炊飯したごはんでは58mgでした。ほんのわずかな差ではありますが、洗米回数が増すほどカリウム残存量が少なくなります。

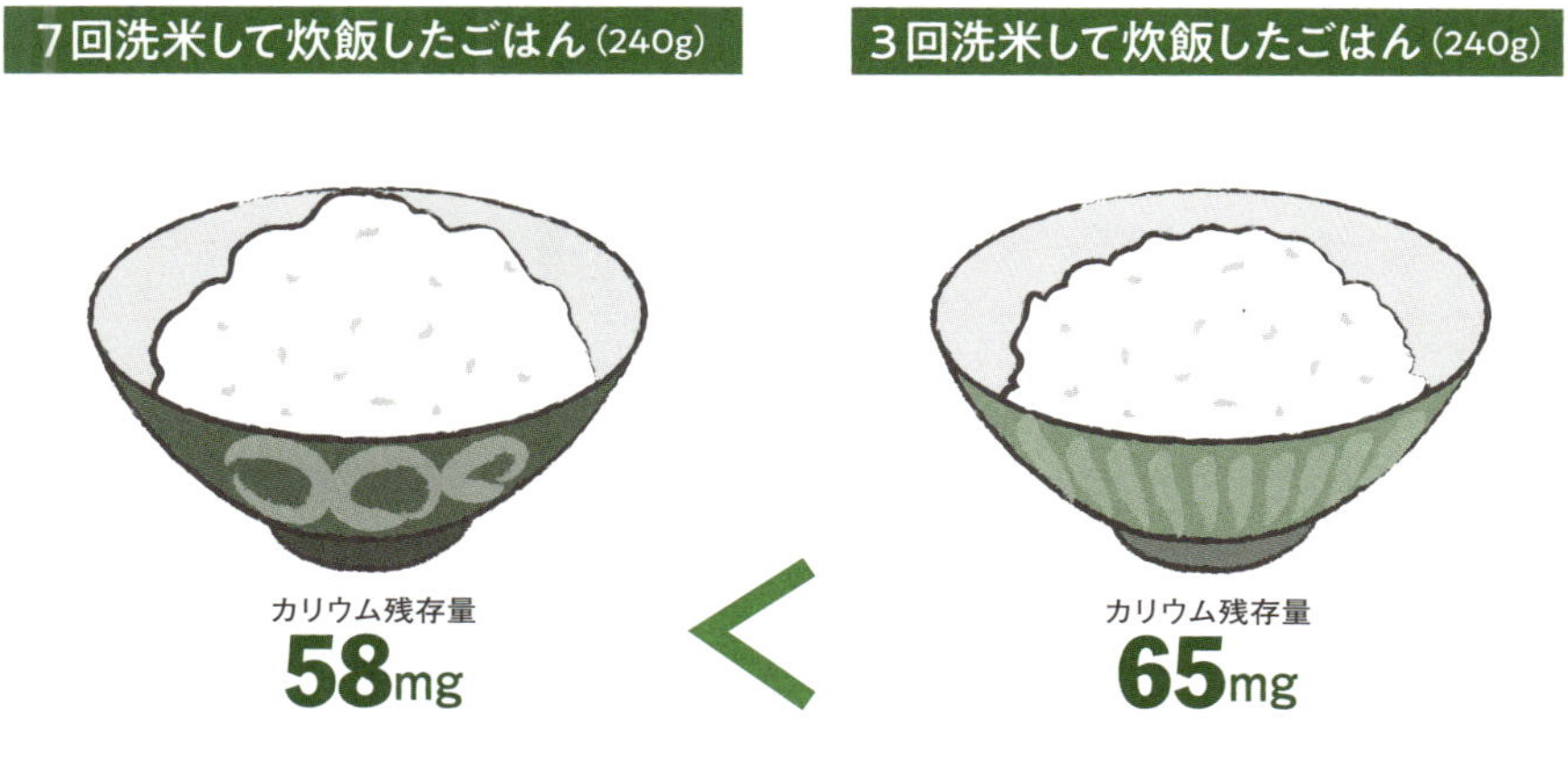

検証

米の洗米の回数の違いによるごはんのカリウムの含有量を比較する。

3回洗米して炊飯したごはん

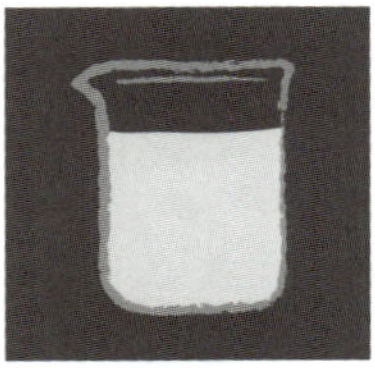

3回目に洗米して捨てた水は、まだ少し白濁が濃い。

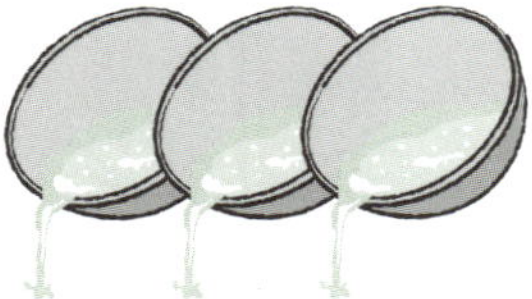

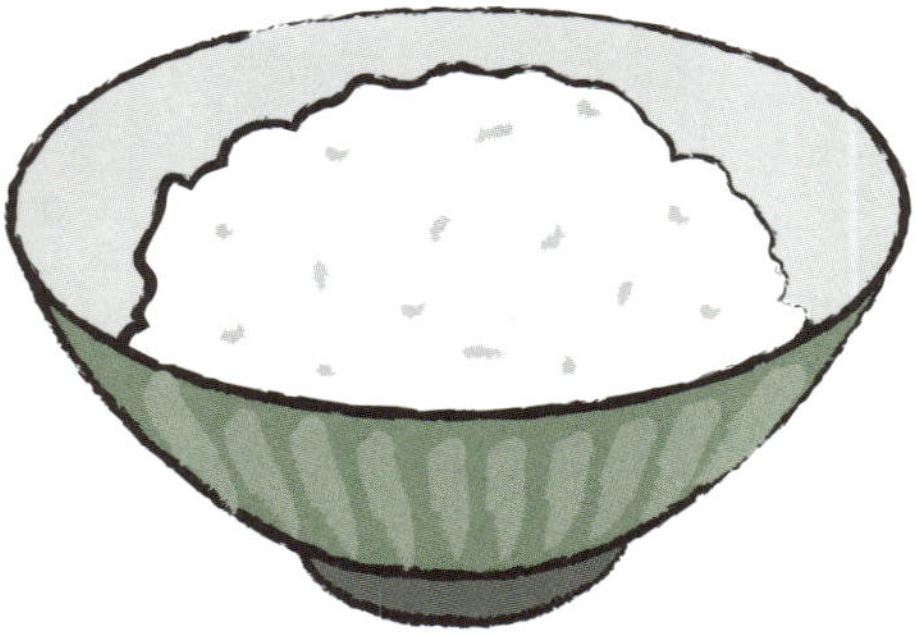

カリウム含有量 65mg

炊飯による米の重量変化　2.4倍　米100g→ごはん240g
ごはん100gあたりのカリウム含有量　27.1mg

【実験方法】

● 2kgの米1袋を用意し、1合(150g)と、2合(300g)6組とに分けた。
●米150gは粉砕し、カリウム含有量を2回測定した。その平均値から、100gあたりの数値を算出した。
●米300gは各々ボールに入れ、純水(不純物を除いた水)600mℓを各々に加えて洗米(10回かきまわして水を捨てる)した。洗米を3回したものを3回洗米、7回したものを7回洗米とした。

7回洗米して炊飯したごはん

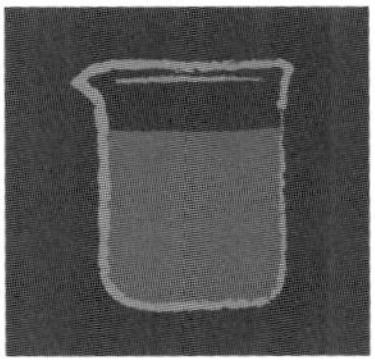

7回目に洗米して捨てた水は、少し白濁しているが透明に近い。

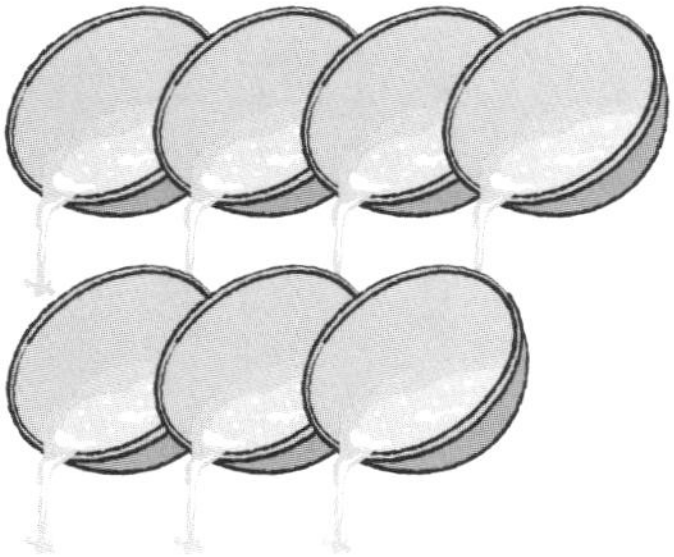

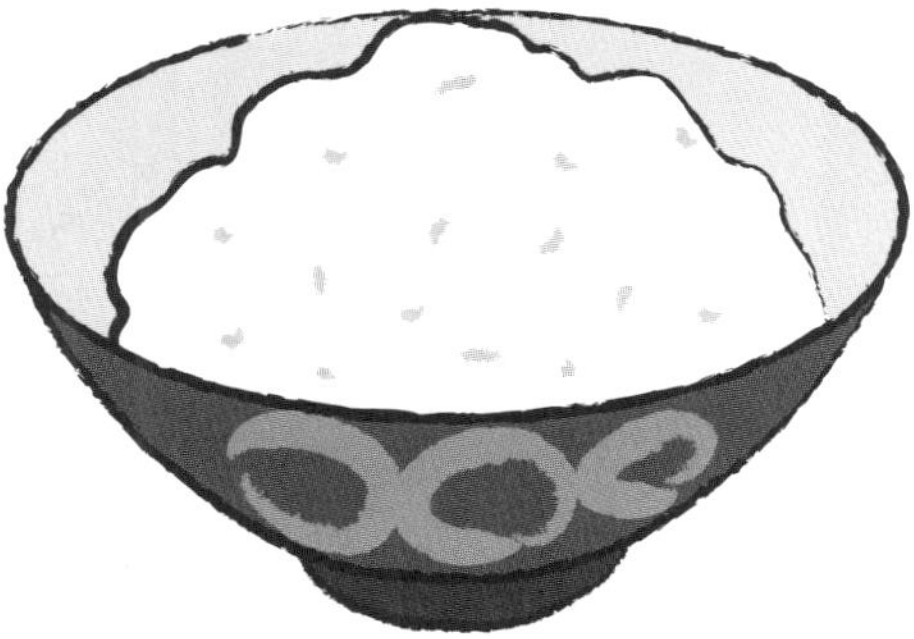

カリウム含有量 58mg

炊飯による米の重量変化　2.4倍　米100g→ごはん240g
ごはん100gあたりのカリウム含有量　24.2mg

●洗米した米をそれぞれ炊飯器に入れ、２合の目盛りまで純水を加えて普通に炊き、各々のカリウム含有量を測定した。米100gあたりのごはんのカリウム含有量を算出し、それぞれ３組の平均値を結果とした。

米の洗米の回数は何回が適当なのか。

日本人は昔から米を主食としています。第二次世界大戦後、日本の食事は著しく変化し、食の多様化に伴って米の摂取量は大きく減少しました。国民1人あたり1年間の消費量で見ると、1962年度の118.3kgをピークにして、2005年度には61.4kgと約半減、2015年には54.6kgにまで少なくなりました。注1

しかし、市場に出まわる「米」にはある変化が見られるようです。「くまさんの力」「元気つくし」「おいでまい」。なんだかわかりますか？　これらは日本穀物検定協会が年に一度発表する全国のお米の「食味ランキング」において、基準米（複数産地コシヒカリのブレンド米）よりも優れていると評価された2014年度産の米の品種名です（2018年度もランキングが出ています）。米を好みやこだわりに合わせて選ぶ時代になったのです。

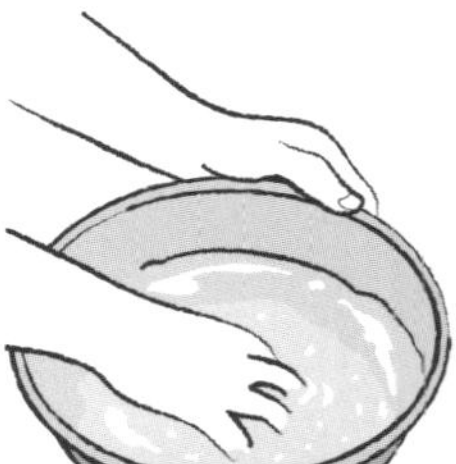

せっかく選んだ米は、おいしく味わいたいもの。そのために重要な手順として〝洗米〟があります。かつては〝米をとぐ〟といい、ぬかをしっかり除くために、強くみがくようにとぐことがおいしいごはんを炊くコツとされていました。しかし、近年は精米中や精米後にぬかを除去する工程が加えられ、私たちがスーパーマーケットなどで購入する米にぬかがついていることはほとんどありません。したがってとぐ必要もなく、若干のよごれなどを洗い流す洗米で充分になりました。

インターネット上で300人を対象に行なったアンケートによると、洗米の回数は3回が最も多く27.7％（83人）、次いで2回と5回が同率で14.7％（44人）、3番目に多いのは7回以上で10.3％（31人）でした。そこで、今回は最も多かった3回洗米と、7回洗米で実験し、米の洗米回数の違いがカリウム残存率に及ぼす影響について比較しました。

注1　関東農政局HPより（http://www.maff.go.jp/kanto/syokuryou/okomegohan.html；2019年5月15日確認）
公益社団法人　米穀安定供給確保支援機構HPより
（http://www.komenet.jp/jukyuudb/822.html；2019.5.15確認）

結論

ほんのわずかな差だが 洗米するほどカリウムと風味が減る。

比較したのは3回洗米した米と、7回洗米した米を炊飯器で純水で炊いたごはんのカリウム量です。米100gあたりのカリウム含有量が106㎎であったのに対し、3回洗米して炊飯したごはん（240g）のカリウム含有量は65㎎、7回洗米して炊飯したごはん（240g）では58㎎でした（図1）。ごはん100gあたりに換算すると、カリウム量は3回洗米したもので27.1㎎、7回洗米したものでは24.2㎎です。ほんのわずかな差ではありますが、洗米回数が増すほどカリウム残存量が少なくなることは明らかです。

食べ比べてみると、7回洗米したものよりも3回洗米したもののほうがごはんの風味が豊かで、甘味を感じました。7回洗米したものはさっぱりとした味わいでした。控えめに洗米することが、米の風味を残したおいしいごはんを炊くコツになりそうです。

図1 米100gあたりの精米回数の違いによるカリウムの含有量と残存率

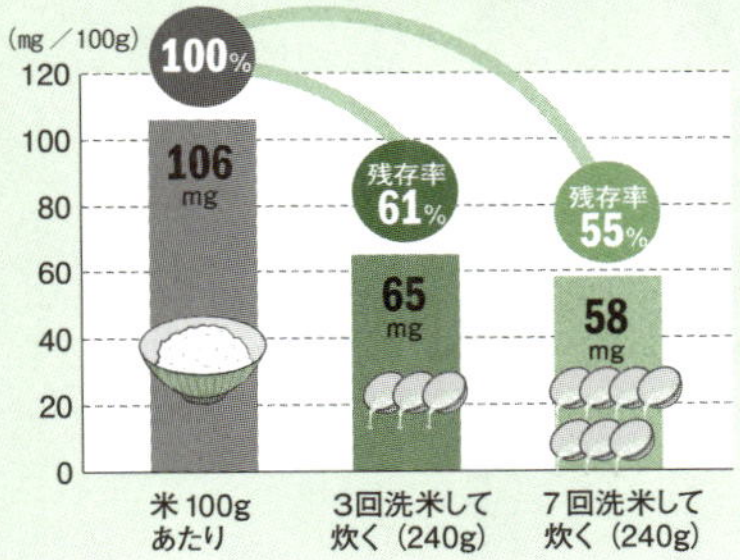

コラム

精白米と無洗米のミネラル含有量の変化は？

コシヒカリの精白米とBG精米法の無洗米（水を用いずにぬかを除去する精米法で無洗米市場の約7割を占める。BはBran=ぬか、GはGrind=削る）を、同条件で炊飯したごはんのミネラル残存率を比較した研究[※1]があります。

精白米のごはんでは、米と比べてマグネシウムの残存率が40%と最も低く、高いものでもカルシウム・亜鉛の80%でした。この減少の主要因は洗米に伴う溶出であると説明されています。一方、BG精米法の無洗米のごはんでは米と比較して残存率が低いものでも銅77%、マンガン83%、鉄84%、マグネシウム94%であり、その他のミネラル（カルシウム、リン、ナトリウム、カリウム、亜鉛）にはほとんど損失が見られなかったとしています。

また、炊飯に伴うミネラル量の変動には、炊飯に用いる水中のミネラルが影響し、水道水を用いた場合には特にナトリウムやカルシウムが、米に比べて炊飯後のごはんで1.5～2倍程度に増加したという報告[※2]があります。

※1 日本食品科学工学会誌　46（11）,731-738,1995
※2 日本栄養・食糧学会誌　43（1）,31-42,1990

豚レバーは血抜きをすると含有する鉄は損失するか。

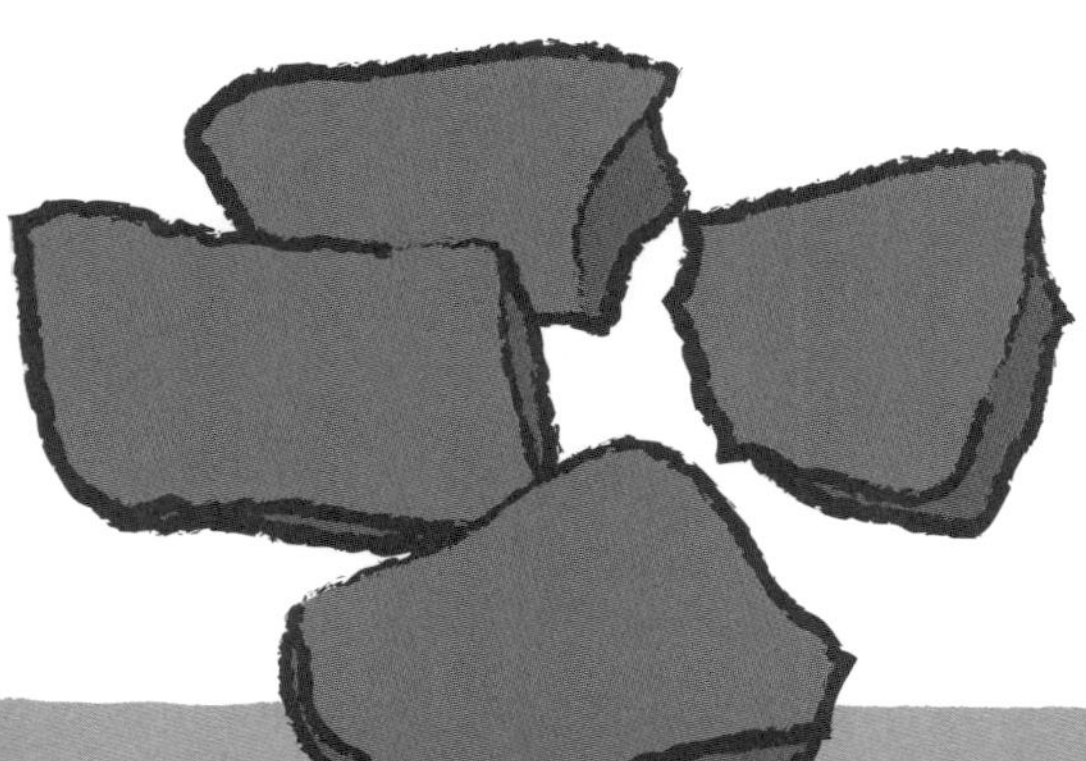

血抜きをしても鉄はほとんど損失しない。

豚レバーは血抜きなどの下処理によって鉄はどれだけ損失するのでしょうか。豚レバーを2種類の血抜きの方法で実験しました。

実験の結果、ため水に30分間浸す場合、92％の鉄が残り、牛乳に30分間浸す場合、97％の鉄が残りました。

実験の結果をまとめると、血抜きをしても鉄はほとんど残りますし、生臭さやレバー独特の臭みが抜けることがわかりました。レバーは、それぞれの目的に合わせて下処理をすることで、鉄もとれ、料理がおいしく食べられます。

牛乳に30分間浸す

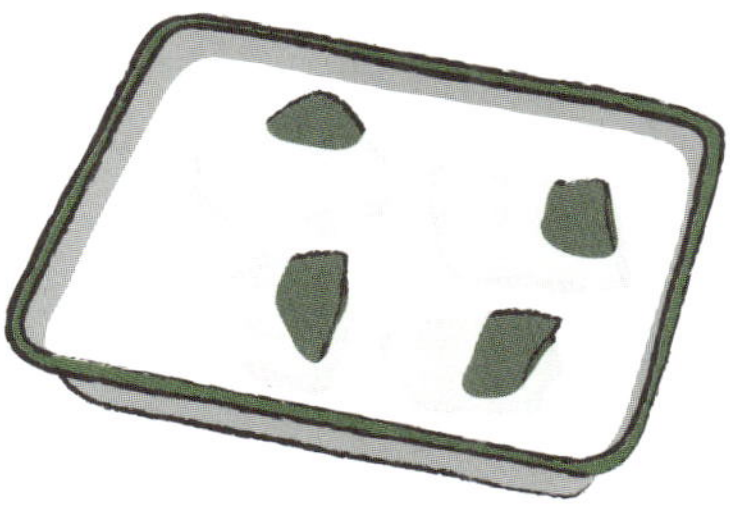

鉄の残存率
97％

ため水に30分間浸す

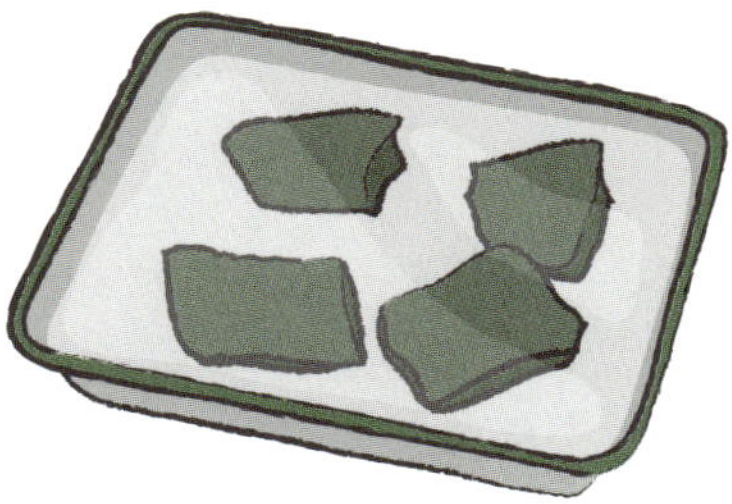

鉄の残存率
92％

検証

血抜きの方法の違いによる鉄の残存率を比較する。

ため水に30分間浸す

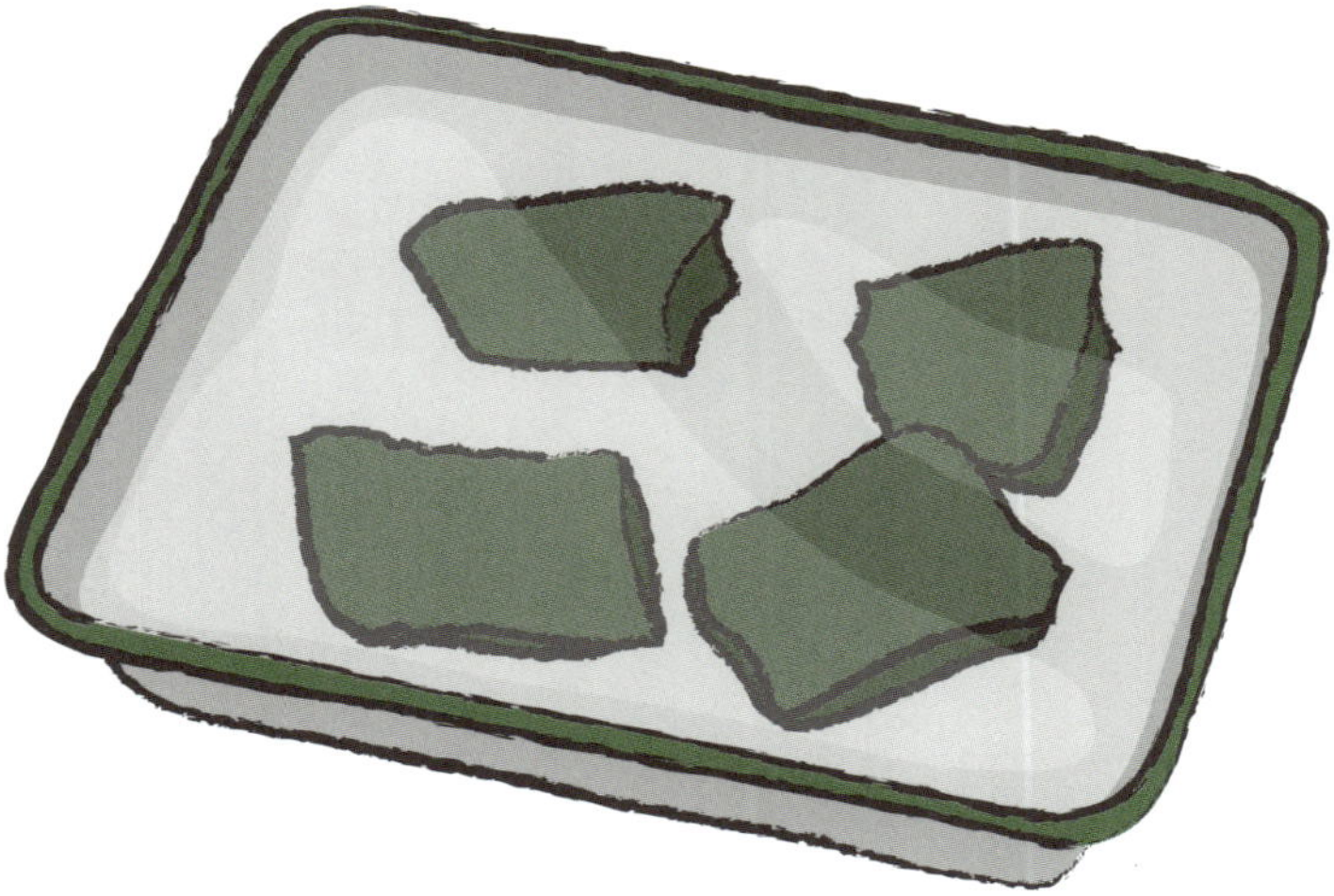

鉄の残存率 92%

【実験条件】

● レバー（豚レバーのかたまりの中心部分から 5×6×0.5cm幅[20g] に切ったもの）を5倍重量の水に30分間浸す。

牛乳に30分間浸す

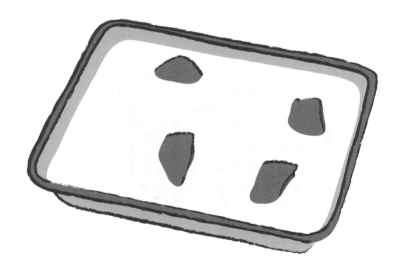

鉄の残存率 97%

【実験条件】

● レバー（豚レバーのかたまりの中心部分から 5×6 ×0.5cm幅［20g］に切ったもの）を5倍重量の牛乳に30分間浸す。

レバーをおいしく食べるには、下処理が必要。

レバーは脂質が少なくてたんぱく質が多く、おまけにビタミン類やミネラルも非常に豊富な食品です。ビタミンではA・C・B群が多く含まれています。ミネラルでは亜鉛や鉄が多く、豚のレバー100g中に鉄は13.0mgとリッチに含まれます。日本人の成人女子の一日の鉄の摂取推奨量は10.5mgです。鉄は女性にとって不足しがちなので、レバーはぜひとってほしい食品です。

たとえば、新鮮であれば牛レバーは、生食が効果的ですが、牛も豚も現在は衛生上、生食は禁止されています。ですので、レバーを食べるために加熱調理をします。しかし、レバーには独特のにおいがあり、下処理をしないでいきなり調理をすると仕上がった料理に臭みが残ります。そのため一般には、水や牛乳に浸して血抜きをする、しょうがやねぎや月桂樹の葉などといっしょにゆでこぼす、などの下処理をして独特の臭みを除きます。

ところで、レバーの鉄は血液中のヘモグロビン（血色素）中に存在しています。血抜きは、血液を除去することなので、この下処理によってレバー中の鉄は損失することはないのでしょうか。そこで、血抜きの方法によってどれだけ鉄が損失するかを実験しました。

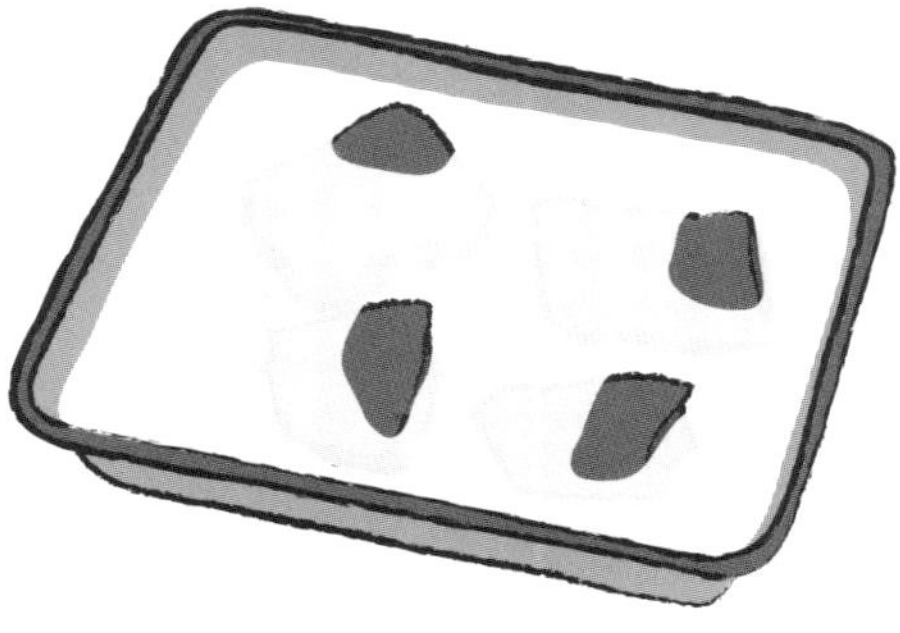

結論 レバーは血抜きをしても鉄はほとんど残る。

　ため水に30分間浸す場合と、牛乳に30分間浸す場合の2種類の実験を行ないました。その結果、水に浸すと92％の鉄が残り、牛乳に浸すと97％残ることがわかりました（図1）。

　血抜きをすると血液中の鉄もいっしょに外に流れ出ます。減少した鉄はこのような理由によって失われたと考えられます。

　また、牛乳はにおいを吸着する性質があります。ですから牛乳に浸すと臭みが除かれて仕上がった料理が食べやすくなります。

　以上をまとめると血抜きをしても鉄はほとんど残り、生臭さやレバー独特の臭みが抜けるので、それぞれの目的に合わせて下処理をしたうえで料理をするとよいでしょう。

　最後に、今回の実験条件下では鉄の損失はほとんどありませんでしたが、浸す水や牛乳などの液体の量や浸す時間、液体に接する切り口の面積が変わると今回の結果とは異なる場合もあると考えられます。また、下処理後の加熱調理による鉄の損失は少なく、さらに切り方などの条件によって損失率のばらつきが出るので、調理後の鉄の残存率はなかなか確定しにくいようです。

図1 豚レバー（乾物）[注1] 100g 中の鉄の含有量と残存率[注2]

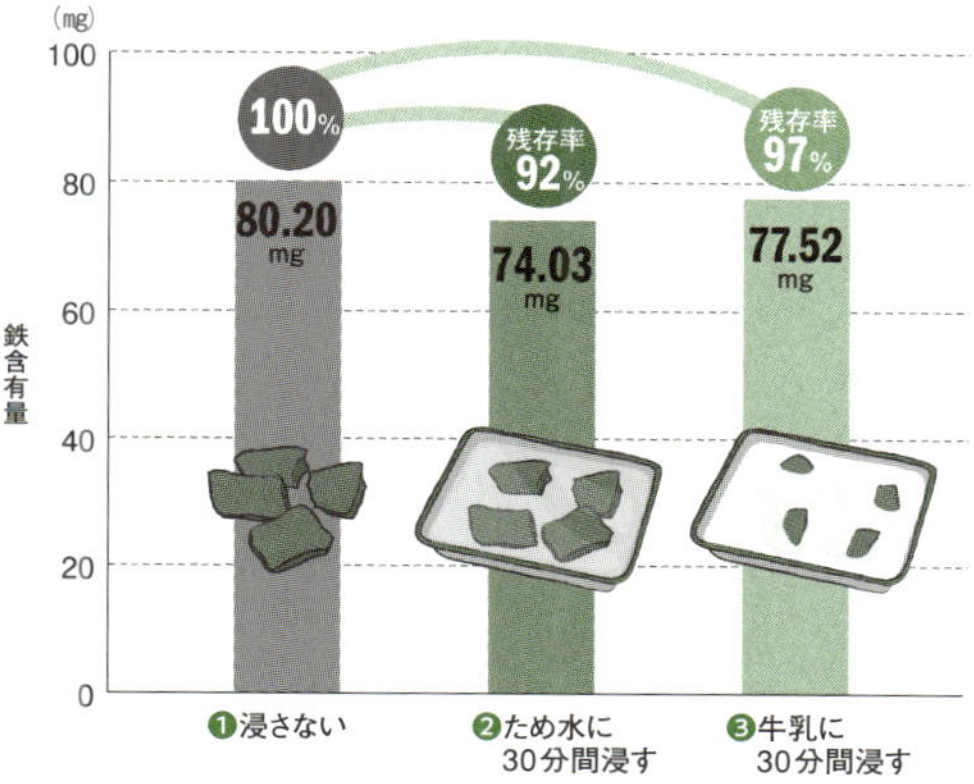

注1　レバーの水分含有量には差があるので、レバーから水分を除いたもの（乾物）100gに換算して比較し、鉄量を算出した。
注2　レバー（乾物）中の鉄含有量を基に割り出した。

【実験方法】

❶浸さない　豚レバーのかたまりの中心部分から５×６×0.5cm幅（20g）に切ったもの。
❷ため水に30分間浸す　①のレバーを5倍重量の水に30分間浸す。
❸牛乳に30分間浸す　①のレバーを5倍重量の牛乳に30分間浸す。

【測定方法】

レバーを乾式灰化法で灰化させた後、誘導結合プラズマ発光分光分析計にて測定。

鶏レバーは血抜きをすると含有する鉄は損失するか。

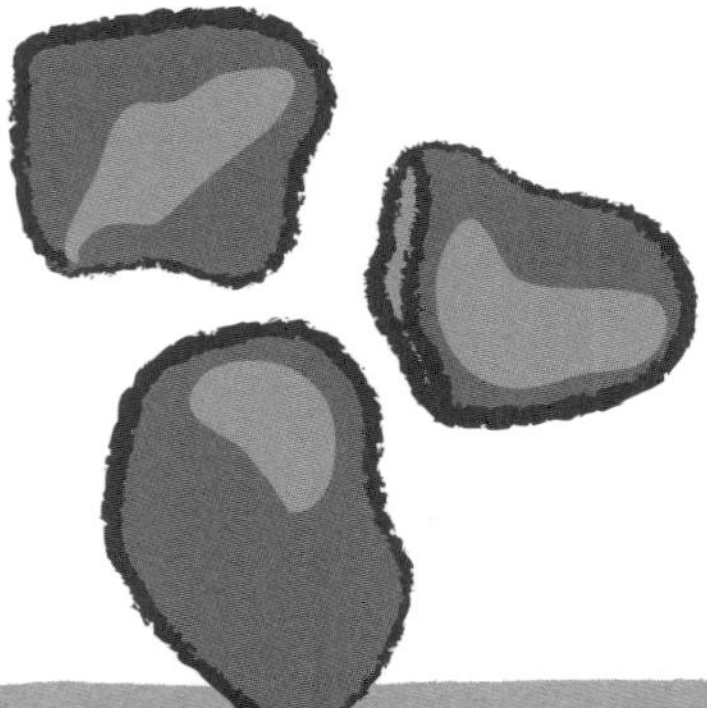

血抜きによる下処理では、鉄はほとんど損失しない。

鶏レバーは血抜きなどの下処理によって鉄はどれだけ損失するのでしょうか。鶏レバー100gを2種類の血抜きの方法で実験しました。

実験の結果、なにもせずそのままのものが11.5mgに対して、水に30分間浸したもの11.4mg(残存率99%)、牛乳に30分間浸したもの12.1mg(残存率105%)でした。血抜き処理をしても鉄はほとんど損失していませんでした。

牛乳に30分間浸したもの

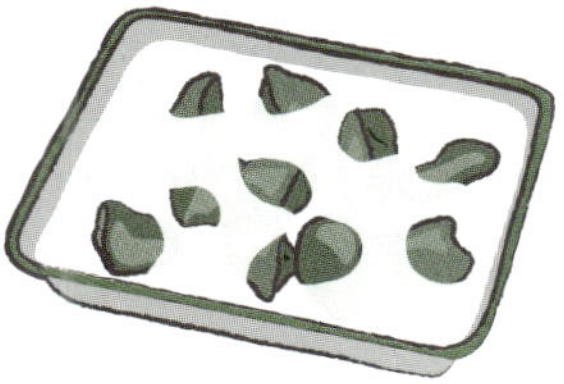

鉄含有量
12.1mg
(残存率 105%)

なにもせずそのままのもの

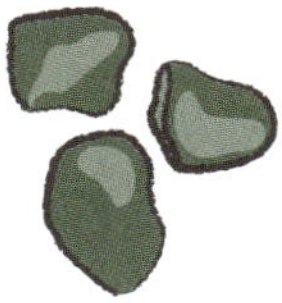

鉄含有量
11.5mg

水に30分間浸したもの

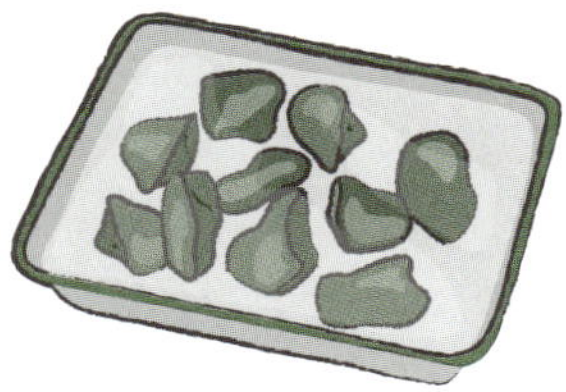

鉄含有量
11.4mg
(残存率 99%)

検証

鶏レバーの血抜きの方法の違いによる鉄の含有量を測定する。

水に30分間浸す

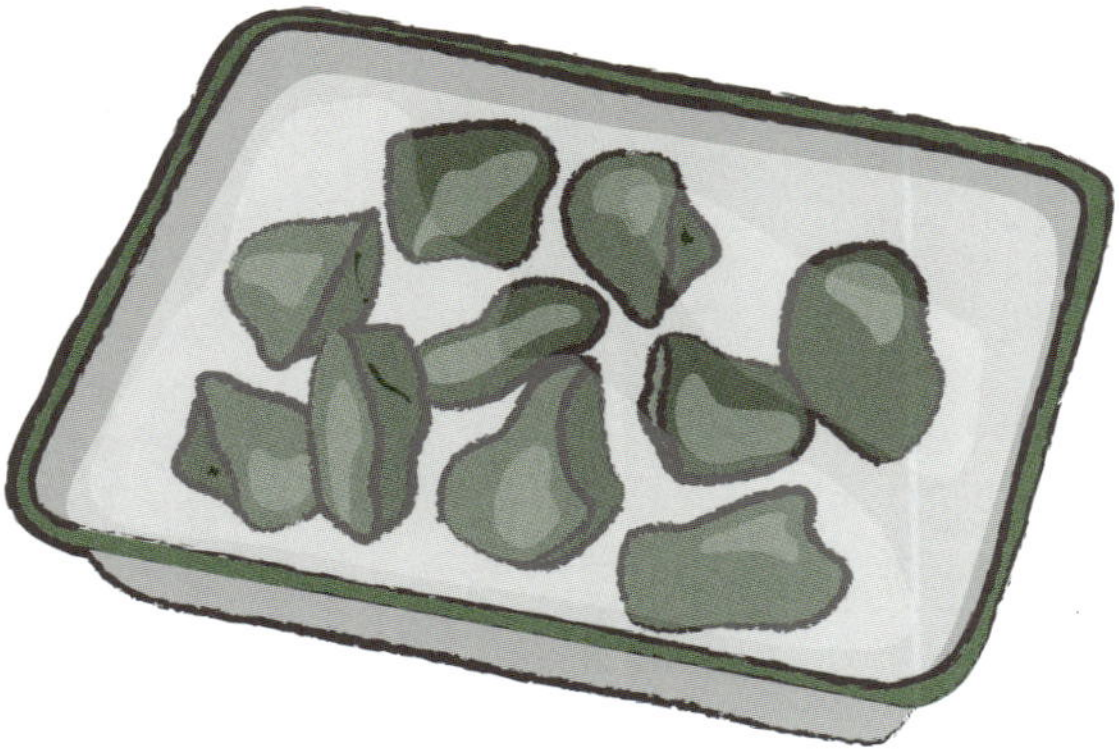

鉄含有量 **11.4**mg（残存率 99%）

なにもせずそのままのもの

鉄含有量 **11.5**mg

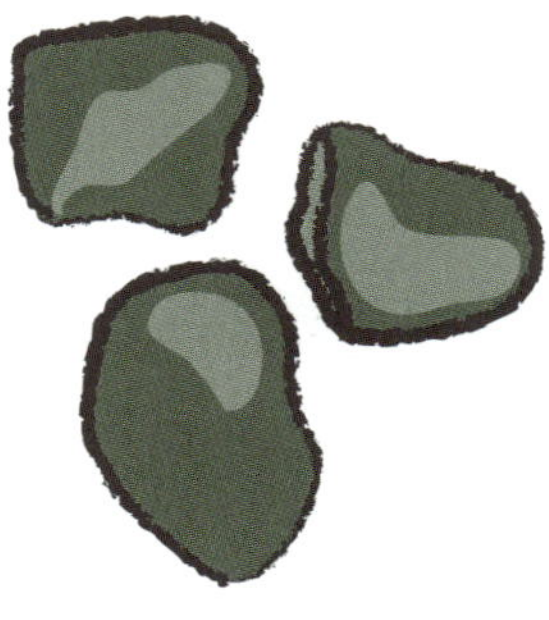

牛乳に30分間浸す

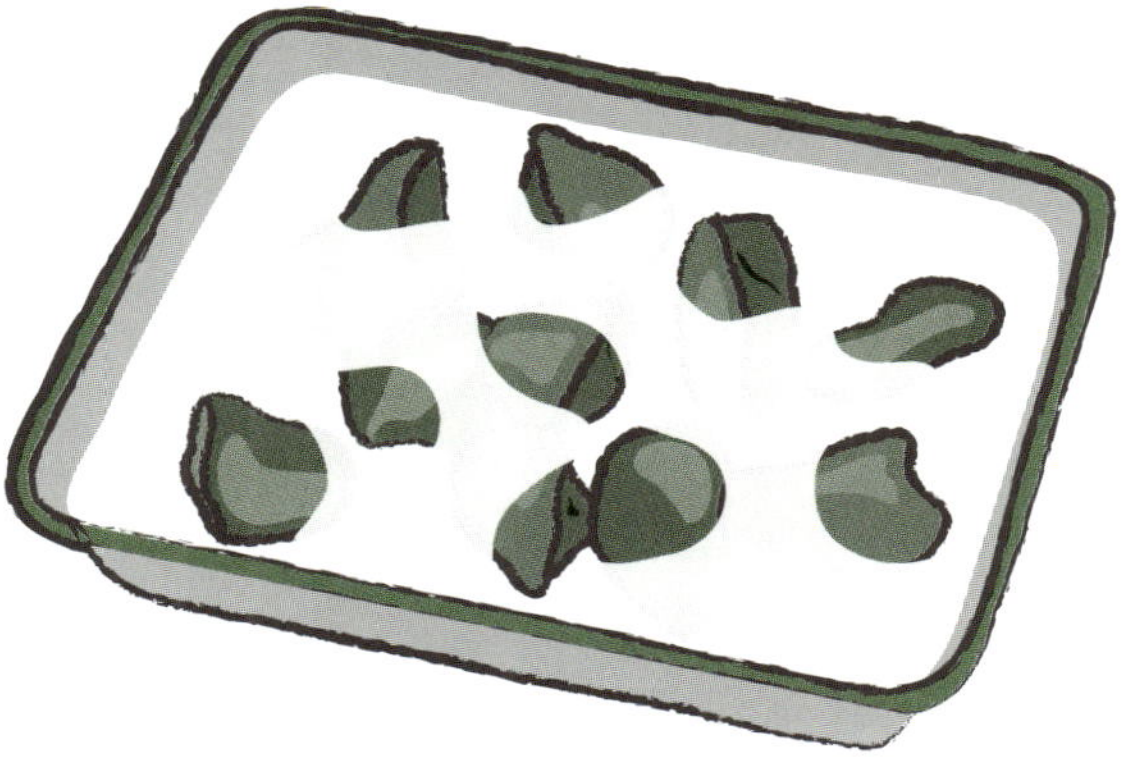

鉄含有量 12.1mg（残存率105%）

【実験条件】

● 鶏レバーを2kgほど準備し、ハツ、血管、脂肪、血塊を切り除いた。大きさがそろうように100gずつに切り分け、3組用意し、「なにもせずそのまま」「水に浸して血抜き」「牛乳に浸して血抜き」用に分けた。
● なにもせずそのまま：鶏レバー100g。
● 水に浸す：一口大に切り分けた鶏レバー100gを、5倍量の純水（500mℓ）に30分間浸してから水けをきり、キッチンペーパーで余分な水分を除く。
● 牛乳に浸す：一口大に切り分けた鶏レバー100gを、純水の代わりに約5倍量の牛乳(500mℓ)に30分間浸し、キッチンペーパーで余分な汁けを除く。
● それぞれ2回行ない、それぞれの分析値を平均して結果に示した。

【測定方法】

● それぞれのレバーをフードプロセッサーにかけてペースト状にし、一定量を採取して乾式灰化（試料を高温で燃焼して有機化合物を分解除去し、無機物にすること）した。酸溶液でミネラル分を抽出後、鉄含有量を測定した。

鉄の補給食品として優秀なレバー。

日本では特に月経のある10～40歳代女性の鉄欠乏、鉄欠乏性貧血の発症頻度の増加が指摘されています。また、2013年の国民健康・栄養調査の結果では、月経のある女性において鉄の平均的摂取量は「日本人の食事摂取基準（2015年版）」の推奨量[注1]を満たしていません。鉄が不足しないよう、意識して鉄の摂取源となる食品をとり入れる必要があります。

鉄の効率的な摂取源として、レバーがあります。レバーは吸収率の高いヘム鉄を多く含んでいますが、独特の臭みがあるため、敬遠されることも多いようです。この臭みを緩和するために行なわれるのが、水や牛乳に浸す「血抜き」、あるいは「ゆでこぼす」などの下処理です。これらの下処理によって鉄はどれだけ損失するのでしょうか。鶏レバーの血抜きを水と牛乳で実験し、鉄の残存率を比較しました。

注1　「日本人の食事摂取基準（2015年版）」では鉄を最も必要とするのは10～14歳の月経がある女子で、一日の推奨量は14mg。そのほか、15歳以上の女性で月経がある人は一日10.5mg、月経のない人は6.0～7.0mgが推奨量。

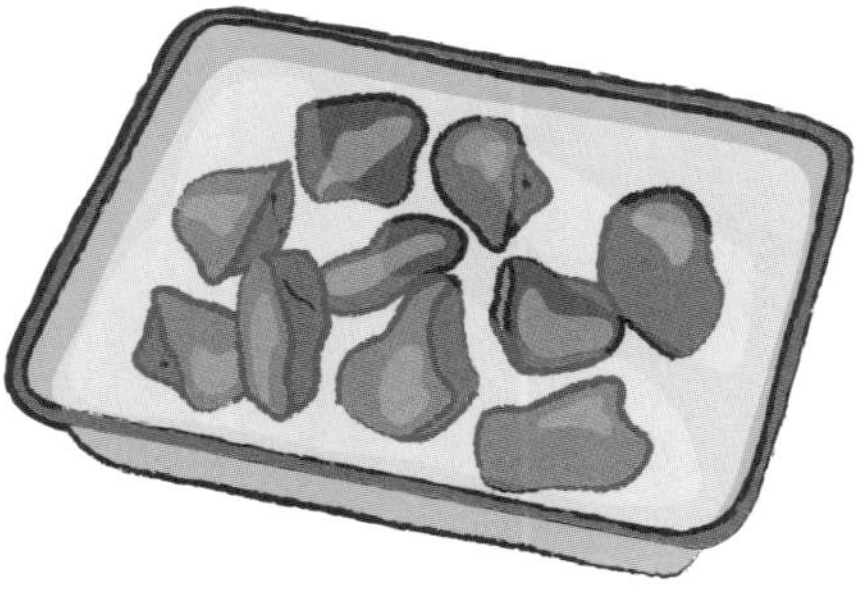

結論

血抜きによる下処理では、鉄はほとんど損失しない。

100gの鶏レバーでなにもせずそのままのもの、500mℓの純水（レバーの5倍量）に30分間浸したもの、500mℓの牛乳（レバーの約5倍量）に30分間浸したものの3種類を比較しました。分析の結果、鶏レバーの生100gあたりの鉄含有量は、なにもせずそのままのものは11.5mg、水に浸したものは11.4mg（残存率99％）、牛乳に浸したものは12.1mg（残存率105％）でした（図1）。水に浸したことによる鉄の損失はほとんど見られませんでした。牛乳に浸したものはわずかに鉄量が増加しましたが、これは牛乳の影響だけでなくレバーの個体差などが影響していると考えられます。

豚レバーについては、44ページから豚レバーで同様の実験を紹介しています。なにもせずそのままの豚レバーと比較した鉄の残存率は、水に浸したものは92％、牛乳に浸したものは97％でした。鶏レバーと豚レバーを5倍量程度の水や牛乳に30分間浸して血抜きを行なう下処理では、鉄損失を考慮する必要はほとんどないと考えられます。

下処理後の鶏レバーを加熱して食べ比べたところ、どちらも臭みがやわらいでいましたが、牛乳に浸したもののほうがより臭みが少ないと感じました。好みに合わせた下処理を行ない、レバーをじょうずに食卓にとり入れましょう。

図1　鶏レバー100gあたりの血抜きによる鉄の含有量と残存率

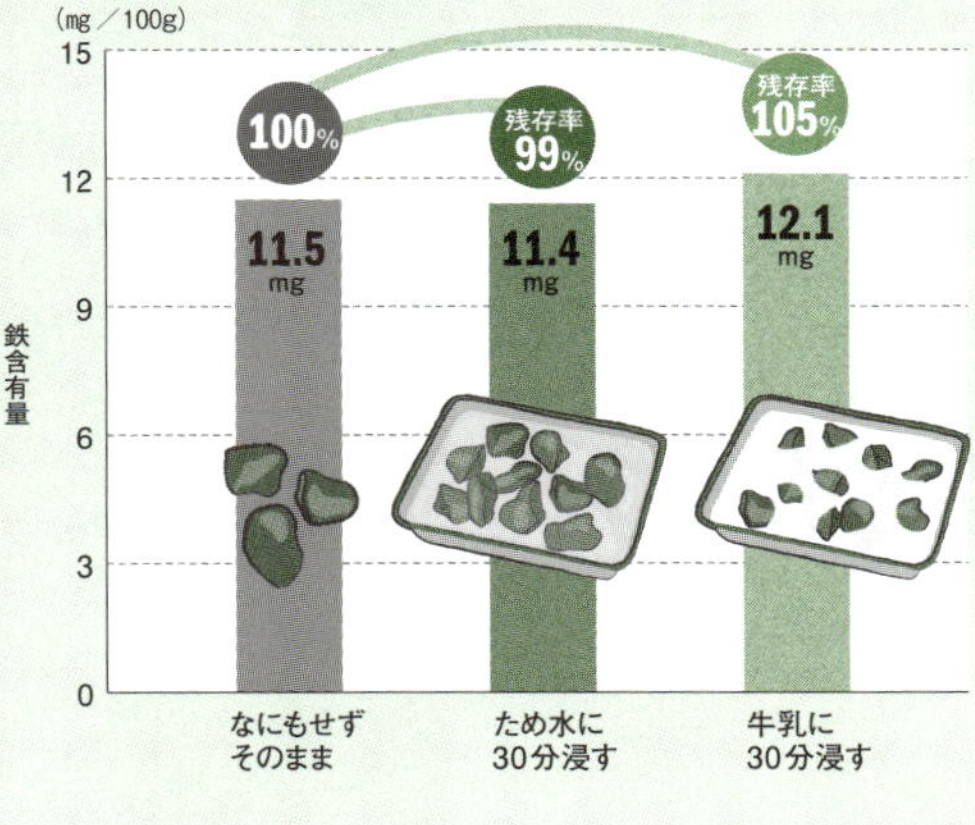

コラム1

鶏レバーの下処理で 鉄以外のミネラル含有量はどう変化する?

鶏レバーの血抜きの実験では、鉄以外に、表にあるミネラルについても分析を行ないました。結果は表1のとおりです。残存率が最も低かったのは、水で血抜きを行なった場合の銅で残存率は83%でした。牛乳に浸したものでは、牛乳中のカルシウムが付加され、カルシウム含有量が2倍以上に増加していましたが、もともとのレバーのカルシウム含有量が少ないので微増といえます。

表1 鶏レバー100gあたりのミネラルの含有量と残存率

	なにもせず そのまま 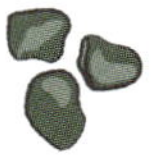	水に 30分浸す 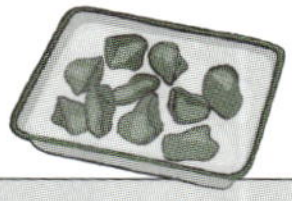	牛乳に 30分浸す 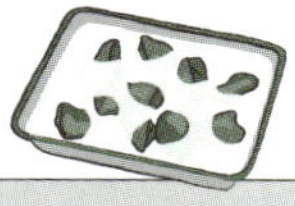
カルシウム	6mg（100%）	6mg（100%）	13mg（217%）
マグネシウム	20mg（100%）	18mg（90%）	20mg（100%）
リン	294mg（100%）	272mg（93%）	297mg（101%）
亜鉛	3.0mg（100%）	2.7mg（90%）	2.9mg（97%）
銅	0.23mg（100%）	0.19mg（83%）	0.21mg（91%）
マンガン	0.17mg（100%）	0.15mg（88%）	0.15mg（88%）

コラム2

「焼く」、「煮る」の違いで鉄含有量はどう変化する?

豚レバーを4.0×5.0×0.5cmの大きさに切りそろえ、焼き物(フッ素樹脂加工グリルを用いて、強30秒、中1分で両面加熱した乾式加熱)と煮物(2倍量の水で60分間加熱した湿式加熱)の加熱調理を行ない、鉄残存率を調べた実験があります[※1]。焼き物の鉄残存率は98%であり、鉄の損失はほとんど見られませんでした(図2)。一方、煮物では鉄残存率は51%であり、煮物の鉄の損失が大きいことが明らかとなりました(図2)。

図2
調理法の違いによる鉄の残存率

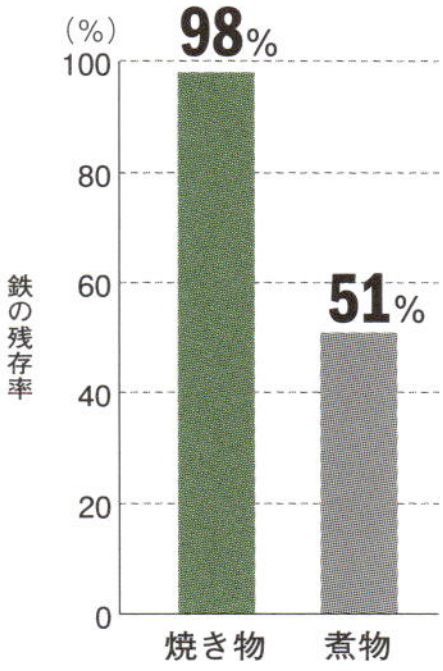

なお煮物では、上記と別の実験ですが、加熱時間を2分、15分、30分、60分として鉄残存率を比較した実験があります。いずれもおおむね64%前後の残存率で、加熱時間の長短は鉄の損失量に大差を与えないという結果でした。

※1 日本調理科学会誌 33(2), 229-235, 2000

コラム3

レバーの臭みを軽減する調理法は?

鶏、牛、豚のレバーを用い、調理温度によってにおいを軽減できるかを調べた実験があります[※2]。比較したのは100℃と180℃でそれぞれ加熱したレバーソテーです。官能評価ではレバーを苦手とする主要因である「生臭さ」の評価において、すべてのレバーで180℃でソテーしたほうが生臭くないという結果でした。「味の好ましさ」の評価においても鶏、豚レバーでは180℃のソテーが好まれ、牛レバーでは有意差はないものの、同じく180℃のソテーが好まれる結果でした。レバーの臭みが苦手なかたには、高温で調理したレバーソテーがおすすめです。

※2 日本調理科学会誌 36(1), 2-7, 2003

ひじきの種類による水戻し後の鉄の残存率は違うのか。

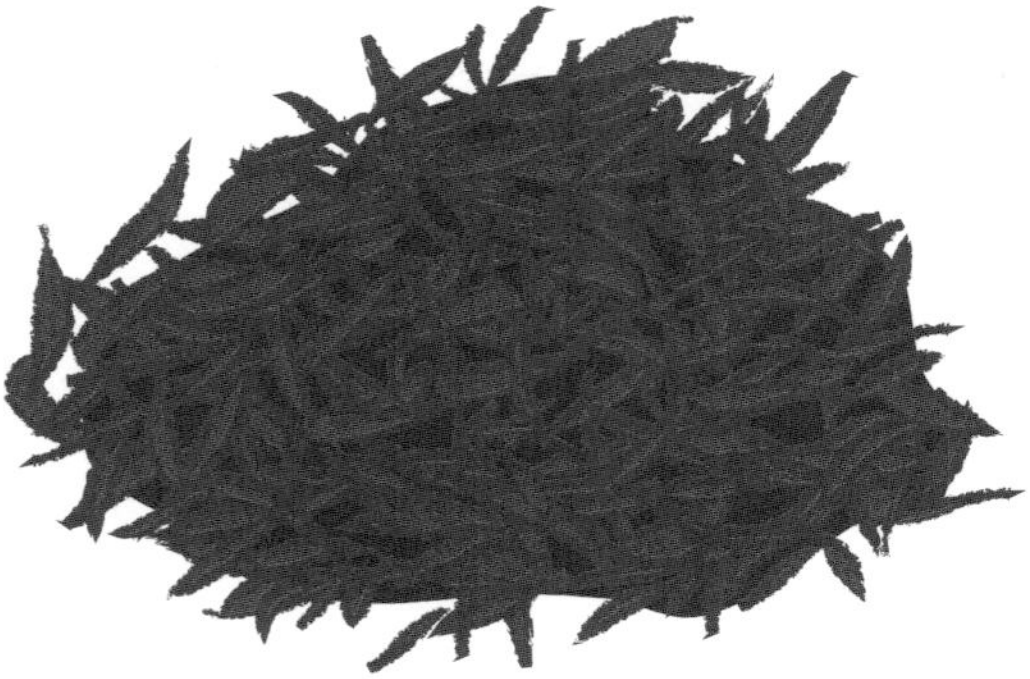

芽ひじきのほうが、鉄の残存率が高い。

乾物は、水もどしの下処理が必要な食材です。水もどしによって鉄はどのくらい減るのでしょうか。芽ひじきと長ひじきについて水もどし後の鉄の残存率を比較しました。

実験の結果、芽ひじきの水もどし後の鉄の残存率は92％。長ひじきの水もどし後の鉄の残存率は76％でした。芽ひじきは長ひじきと比べると水もどしによる損失が少ないことが明らかになりました。

長ひじき

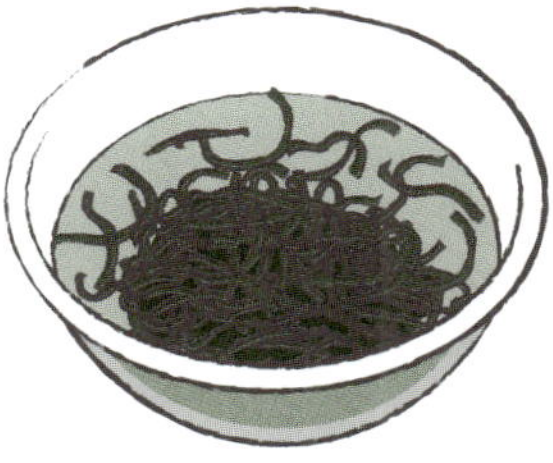

鉄の残存率
76%

＜

芽ひじき

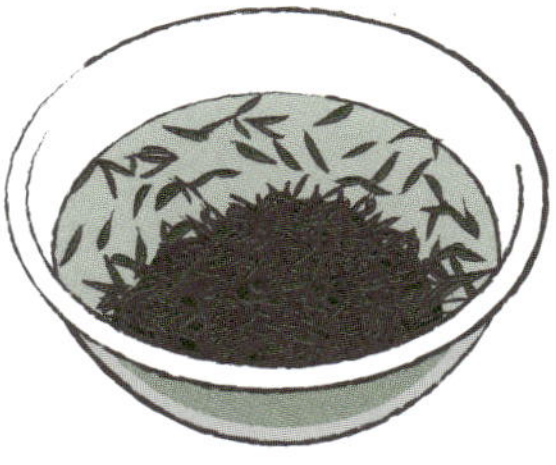

鉄の残存率
92%

検証

ひじきの種類による水戻し後の鉄の残存率を比較する。

芽ひじき

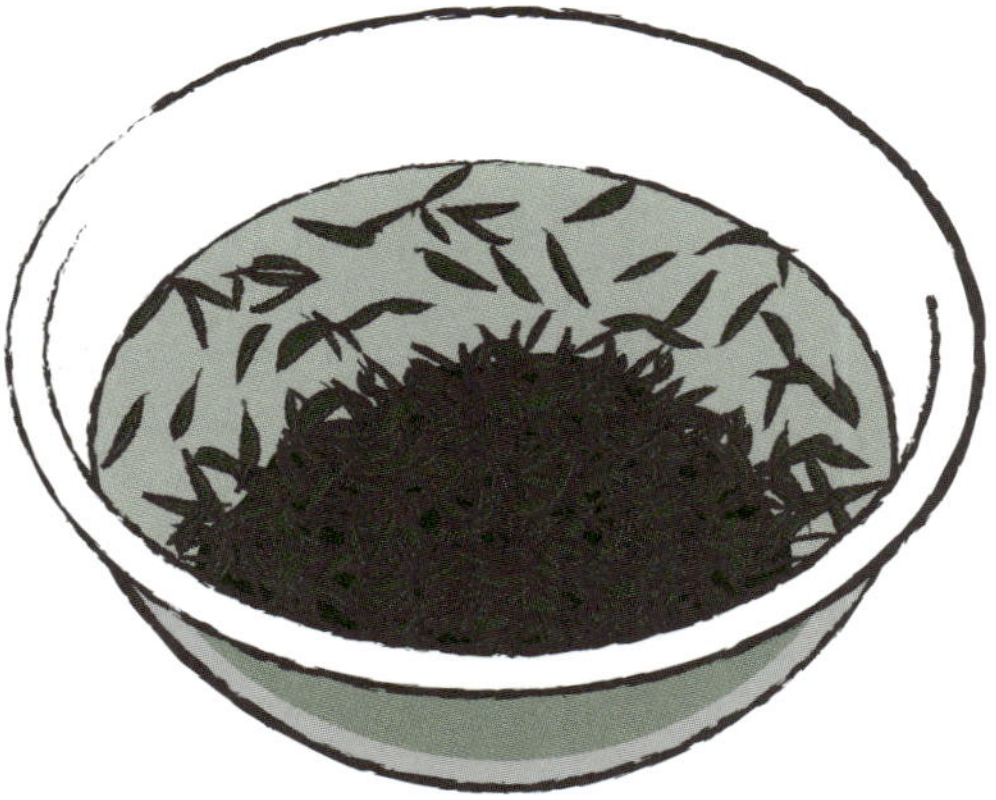

鉄の残存率 92%

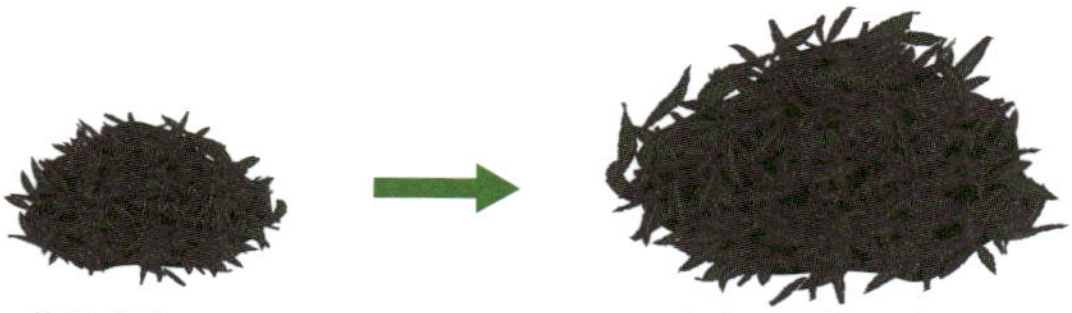

芽ひじき
乾物 10g あたりの
鉄含有量　**2.30**mg

水もどし後は重量
約 10 倍の 104g
鉄残存量　**2.12**mg
鉄残存率　92%

【実験条件】

- 乾物の芽ひじき、長ひじきを１袋ずつ用意し、それぞれを２等分した。
- 一方はそれぞれ未処理のままコーヒーミルで粉砕した。
- もう一方は、それぞれ10gを採取してボールに入れ、40倍量の純水（400mℓ）を加えて30分間静置し、水もどしした。ざるで充分に水をきり、フードプロセッサーにかけて粉砕した。
- 灰化試料をそれぞれ３つずつ準備し、それぞれの測定値を平均して結果に示した。

長ひじき

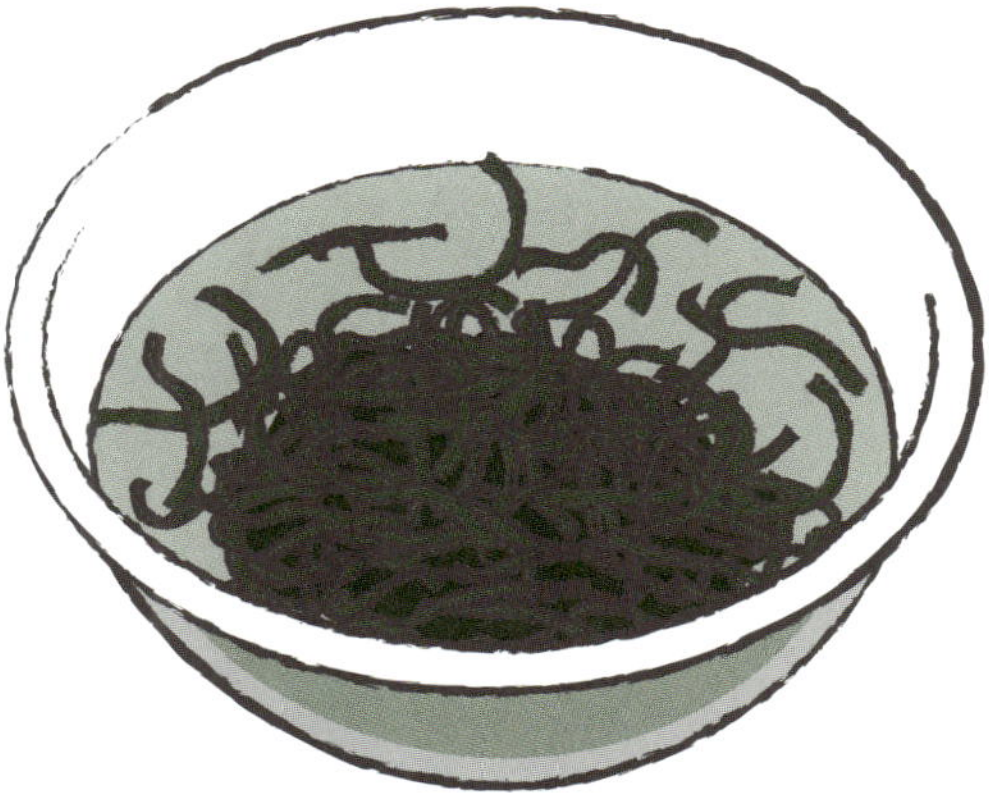

鉄の残存率 76%

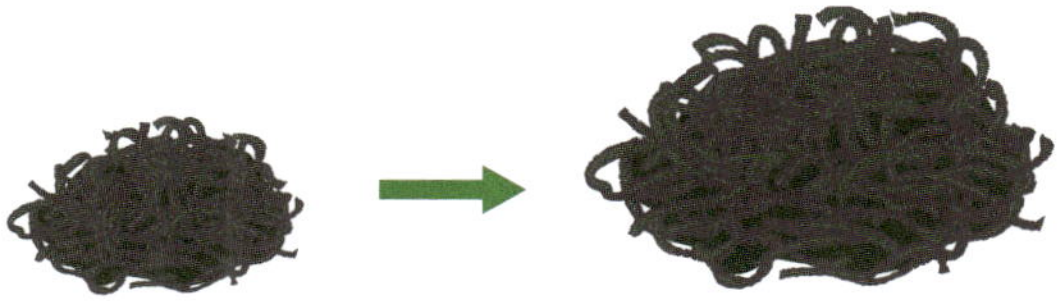

長ひじき
乾物 10g あたりの
鉄含有量　**0.29**mg

水もどし後は重量
約 5 倍の 53g
鉄残存量　**0.22**mg
鉄残存率　76%

【測定方法】

●一定量を採取して乾式灰化（試料を高温で燃焼して有機化合物を分解除去し、無機物にすること）した。灰化試料に酸溶液を加えてミネラル分を抽出し、鉄含有量を測定した。

鉄の補給源として**便利で手軽**な乾物。

鉄は日本人にとって、ふだんの食事から必要量を摂取することがむずかしい栄養素の一つです。注1

鉄含有量の多い食品をしっかり食べることも必要ですが、「ちりも積もれば山となる」の精神で鉄源となる食材をふだんの食事に〝ちょい足し〟する技を身につけたいものです。長期保存が可能で、思い立ったらすぐ使える食材といえば、乾物です。乾物は、水もどしの下処理が必要な食材です。水もどしによって鉄はどのくらい減るのでしょうか。芽ひじきと長ひじきをとり上げ、水もどし後の鉄の残存率を比較しました。

注1　「日本人の食事摂取基準（２０１５年版）」では鉄を最も必要とするのは10～14歳の月経がある女子で、一日の推奨量は14㎎。そのほか、15歳以上の女性で月経がある人は一日10.5㎎、月経のない人は6.0～7.0㎎が推奨量。

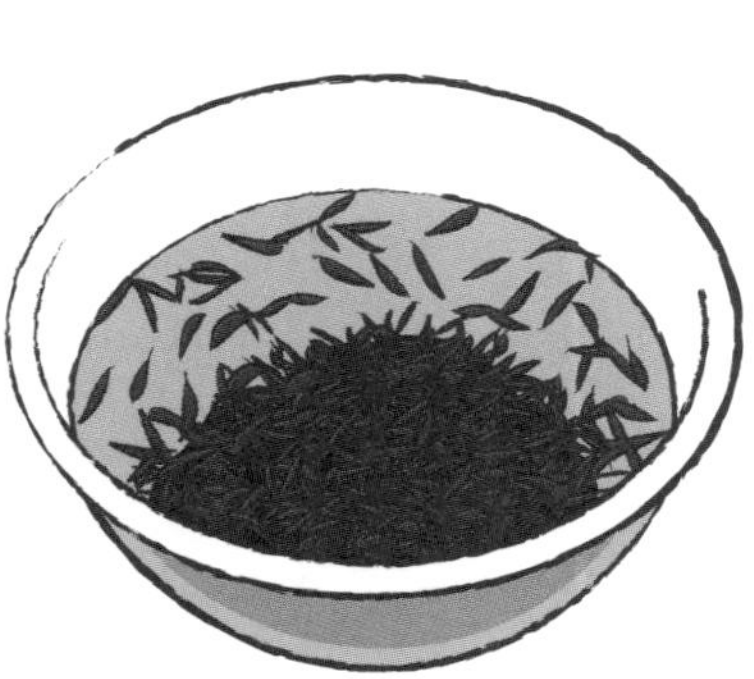

結論

芽ひじきのほうが鉄の残存率が高い。

用意したのは乾物の芽ひじきと長ひじきです。芽ひじきはひじきの葉の部分、長ひじきはひじきの茎の部分です。ともに乾物10gを40倍量の水（400mℓ）に30分間つけてもどし、もどす前ともどしたあとで鉄含有量を比較しました。結果は図1のとおりです。芽ひじき乾物10gあたりの鉄含有量は2.30mg、水もどし後は重量が約10倍の104gとなり、鉄残存量は2.12mg。残存率は92%で、水もどしによる損失が少ないという結果でした。一方、長ひじき乾物10gあたりの鉄含有量は0.29mg、水もどし後は重量が約5倍の53gとなり、鉄残存量は0.22mg。残存率は76%と、芽ひじきに比べると水もどしによる損失が大きいことが明らかとなりました。

このような残存率の違いが生じるはっきりとした理由はわかりませんが、長ひじきの製造のさいは、芽ひじきに加工される葉の部分を落とす作業があります。家庭でも長ひじきを水もどしするときは、長いものを適当な長さに折ることも多いでしょう。このようなことから、長ひじきは芽ひじきに比べて組織損傷を受ける機会が多く、損傷部位からの鉄の損失が多くなった可能性が考えられます。

しかし、「水戻しならびに温湯戻しによるヒジキ中ミネラル成分の減少」を調べた研究では、60分間の水もどしによる鉄の溶出率は芽ひじき、長ひじきともに5～10%（残存率90～95%）であったと報告されており[※1]、今回の実験結果と一部異なっています。乾燥ひじきにはいくつかの製造方法があるため、その違いがミネラル損失に影響している可能性も考えられます。水もどしによる、より正確な鉄溶出率を知るためにはさらなる検討が不可欠なようです。

※1 微量栄養素研究　23,42-46,2006

図1　ひじき乾物10gあたりの水もどし後の鉄の含有量と残存率

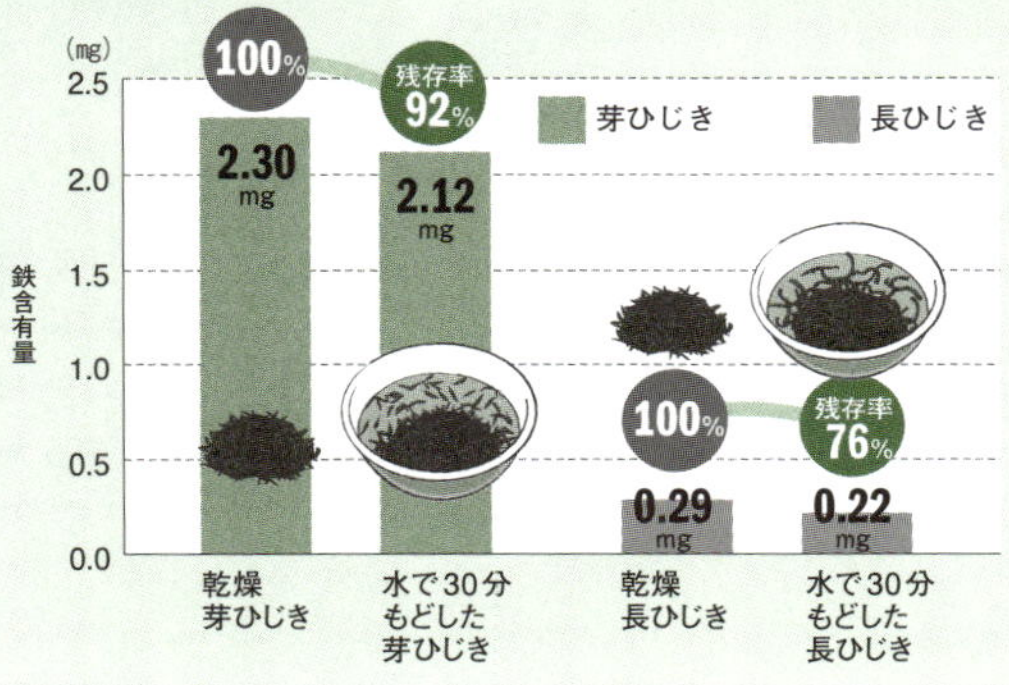

コラム1

芽ひじきと長ひじきの鉄含有量の差

この実験では、芽ひじきと長ひじきの鉄含有量には約8倍の差がありました。芽ひじきと長ひじきの水もどしや湯もどしによる鉄の溶出量を計測した研究によると、溶出量は長ひじきよりも芽ひじきのほうが多いという結果でした[※2]。これは、芽ひじきのほうがもとの鉄含有量が多いためだと推測できますが、鉄含有量を比較した文献は見当たりませんでした。成分含有量は産地等によってばらつきがありますが（コラム２参照）、傾向として鉄含有量は長ひじきより芽ひじきのほうが多いようです。

※２　微量栄養素研究　23,42-46,2006
　　　X線分析の追歩　45,203-209,2014

図２　芽ひじきと長ひじき

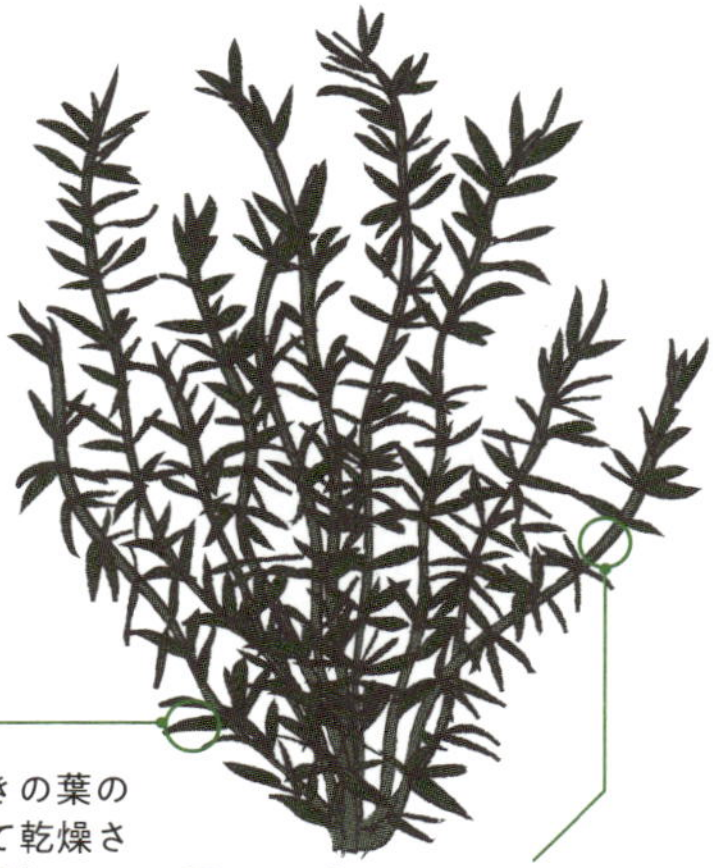

芽ひじき／ひじきの葉のような部分を集めて乾燥させたもの。短くて細かい。

長ひじき／ひじきの茎や枝のような部分を集めて乾燥させたもの。太くて長い。

コラム2

ひじきのカルシウムの溶出率の変化

ひじきは鉄だけでなくカルシウムも豊富です。

長ひじきを8℃と20℃の水にそれぞれ60分間つけて（浸漬）もどし、カルシウムの溶出量を調べた研究では、いずれも時間経過とともに溶出量の増加が観察されたものの、60分後の溶出率は8℃で6.8%程度（残存率93.2%）、20℃で9.2%程度（残存率90.8%）であったと報告されています[※3]。同じ研究でカリウムの溶出率を調べた結果では、浸漬60分後において、8℃で34.7%程度の溶出（残存率65.3%）、20℃で41.7%程度の溶出（残存率58.3%）が見られたとしています。大きな差ではありませんが、浸漬温度が高いほうが、溶出量が多くなる傾向はあるようです。

※3 京都府立大学学術報告（理学・生活科学）32,29-36,1981

図３　ひじきの水もどし後のカルシウムとカリウムの溶出率と残存率

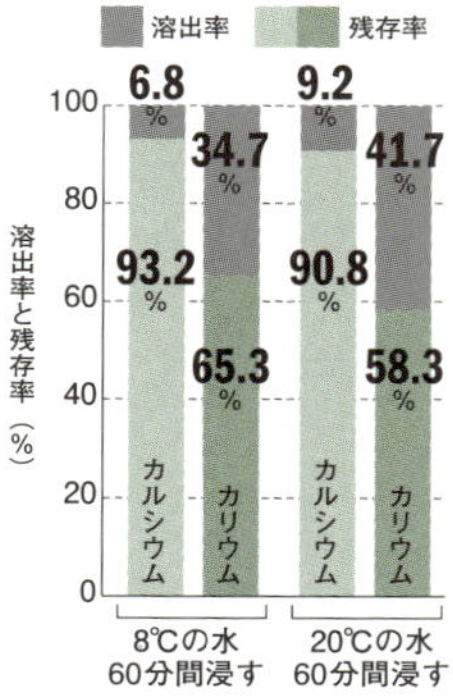

ひじきのミネラル含有量のばらつきはどう考える?

食品中の成分含有量は多くの要因の影響を受けます。たとえば野菜類の場合、品種、生産地、栽培方法、栽培時期などによって数倍～数十倍の差が見られます。

製造元の異なる7検体の乾燥ヒジキについて、ミネラル含有量を測定した研究結果を表1に示しました[※4]。すべてのミネラルで含有量に幅がありますが、鉄には11倍の差が見られます。差の要因としては、国内産ひじきの場合、乾燥ひじき製造時に用いた釜の材質（鉄製かステンレス製か）の違いが顕著であり、「日本食品標準成分表2015年版（七訂）」では、可食部100gあたりの鉄含有量が、鉄釜使用のほしひじき（乾）で58.2mg、ステンレス釜使用では6.2mgと記載されています。

食品中の成分含有量は、品種や産地、製造や加工方法など複数の要因によって変化するものです。そのため、食品成分表値は変動要因を考慮し、「年間を通じて普通に摂取する場合の全国的な平均値」で表わされています。１つの数値にこだわりすぎず、さまざまな食品を適量食べるように心がけましょう。その結果、１年間で平均するとおおむね成分表の数値に近い栄養成分を摂取できると考えられます。

※4 東京都健康案研究センター研究年報　55,163-167,2005

表1
乾燥ひじきのミネラル含有量
（7 検体を測定）

ミネラル	含有量
鉄	8～88mg
カルシウム	1000～1500mg
マグネシウム	540～910mg
リン	60～150mg
亜鉛	0.5～3.9mg
銅	0.08～0.22mg
マンガン	0.65～1.77mg

鉄びん、「鉄玉子」で沸かした湯の鉄の含有量はどのくらいか。

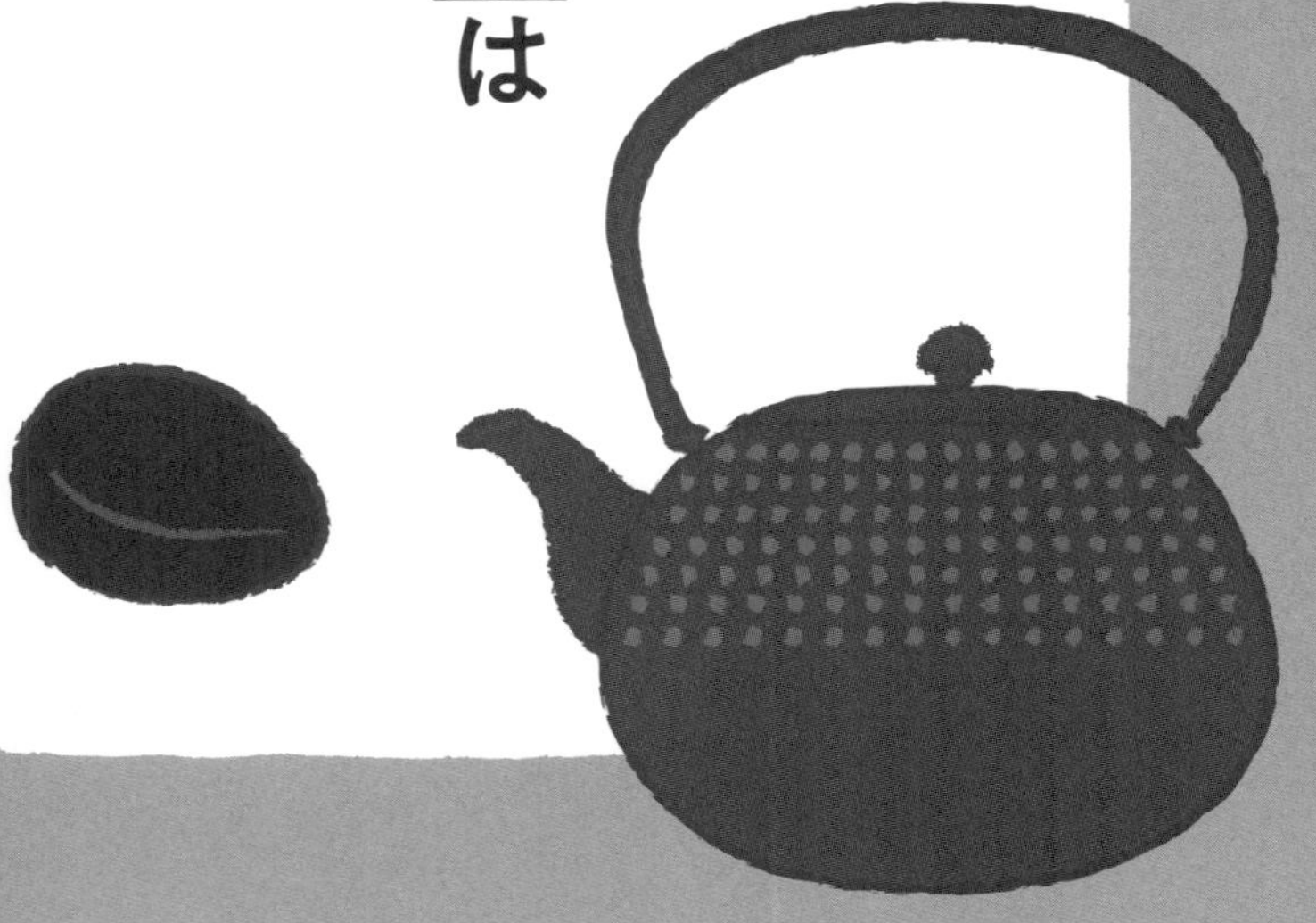

鉄びんからは鉄の溶出を確認できなかった。

「鉄びんで沸かした湯」と、「鉄玉子を入れたステンレス製のやかんで沸かした湯」の鉄の含有量を測定しました。

実験の結果、「鉄びんで沸かした湯」では0mg、「鉄玉子」を入れたステンレス製やかんで沸かした湯では0.045mgでした。

鉄びんで沸かした湯

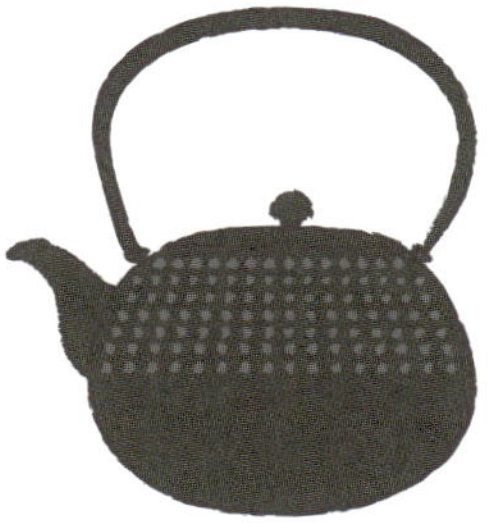

鉄含有量

0mg／ℓ

鉄玉子を入れたステンレス製のやかんで沸かした湯

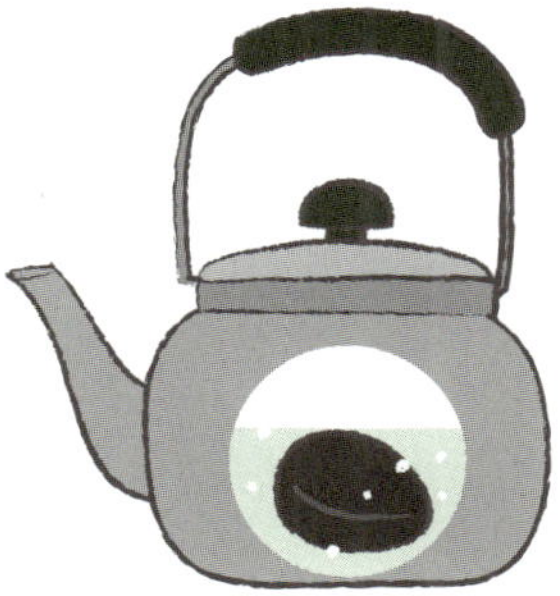

鉄含有量

0.045mg／ℓ

検証

鉄びんと「鉄玉子」を使って沸かした湯の鉄含有量を計る。

鉄びんで沸かした湯

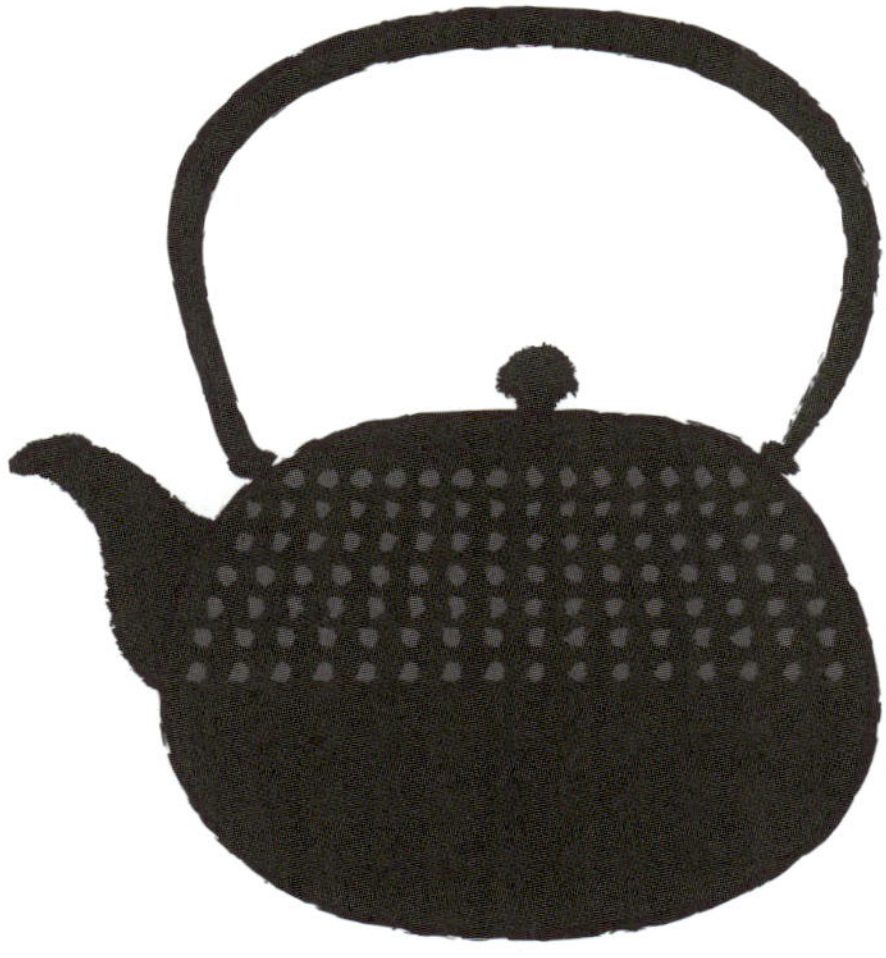

鉄含有量 0mg／ℓ

【実験条件】

●水道水 300mℓを「南部鉄びん（漆加工のないもの、使用年数２年）」、「ステンレス製のやかん」、「鉄玉子を入れたステンレス製のやかん」の３パターンで沸騰させ、溶出した鉄の量を分析した。

●総加熱時間は５分間（沸騰状態の維持 30 秒間）。

●それぞれ同じ条件で３回ずつ湯を沸かし、２回目と３回目の平均値を結果とした。

鉄玉子を入れたステンレス製のやかんで沸かした湯

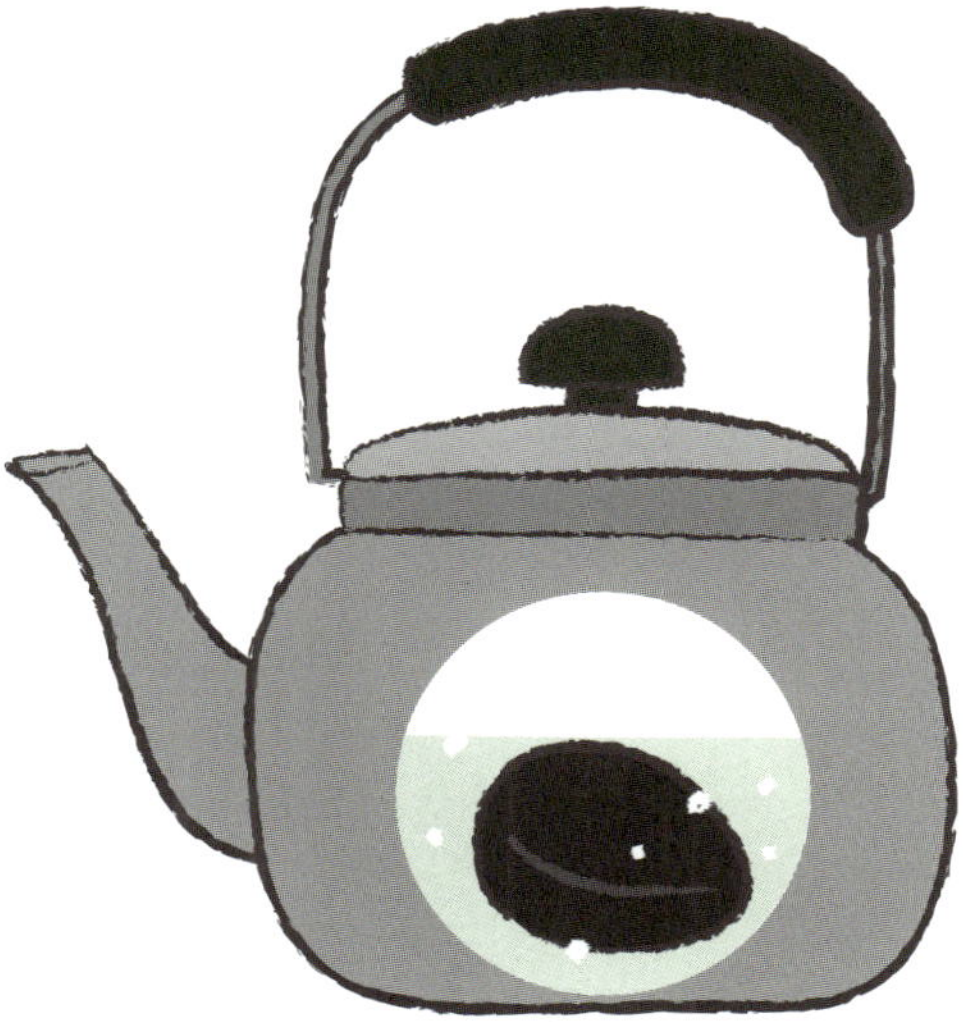

鉄含有量 0.045mg／ℓ

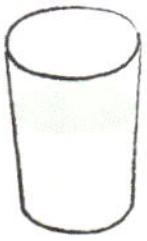

なにもせず
そのままの
水道水の
鉄含有量 0mg

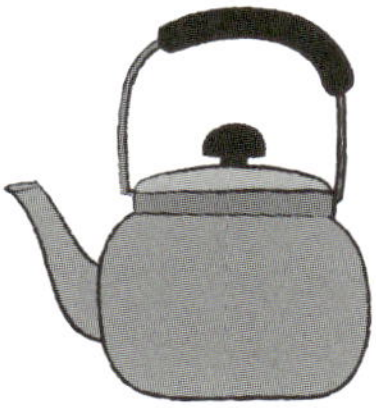

ステンレス製
やかんのみで
沸かした湯の
鉄含有量 0mg

【鉄玉子とは】

● 卵の形をした南部鉄の商品名。なすの漬物や黒豆の煮物の色を鮮やかにする効果があるとされる。鉄びんよりも小さいので軽く、鉄玉子を入れて湯を沸かすことで、鉄の補給が期待できるとされる。

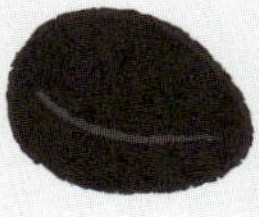

調理器具によって
鉄の含有量が変わるのか。

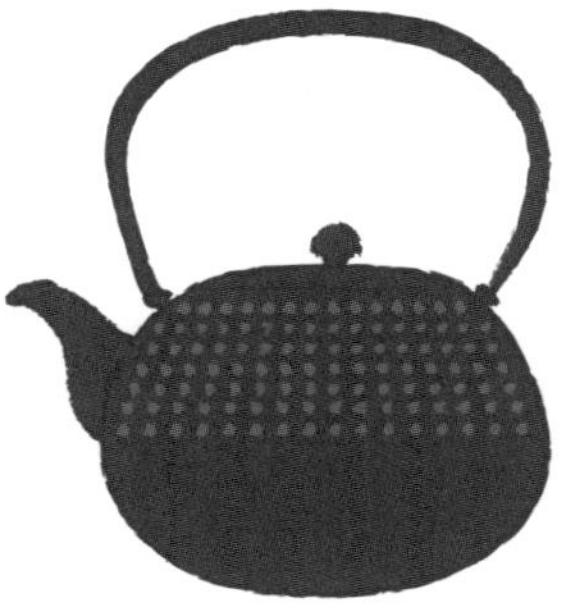

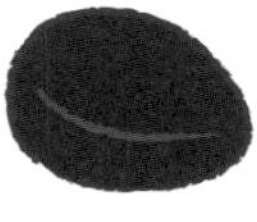

食品成分の含有量を変化させる要因はさまざまですが、「調理器具」による影響も知られています。その代表的な成分が「鉄」であり、鉄製の調理器具を使用すると、器具から鉄が溶出し、料理中の食品の鉄含有量が増えると考えられています。しかしながら、鉄製の調理器具は重く、手入れを怠るとすぐにさびるなど、使用の手軽さに欠けることから、日常的に利用している人の割合は少ないようです。

今回は、代表的な鉄製調理器具の一つである南部鉄びんと、鉄びんに比べて手軽に活用できる「鉄玉子」をとり上げ、お湯を沸かす過程で溶出する鉄量を、「鉄びんで沸かした湯」と、「鉄玉子を入れたステンレス製のやかんで沸かした湯」で比較しました。

結論

鉄びんからは鉄の溶出を確認できなかった。

なにもせずそのままの水道水の鉄含有量は0mgです。この水道水を用いて沸かした湯1ℓあたりの鉄含有量は、鉄びんで沸かした湯では0mg、「鉄玉子」を入れたステンレス製やかんで沸かした湯では0.045mg（湯300mℓあたり約0.01mg）でした（図1）。なお、ステンレス製やかんのみで沸かした湯の鉄は0mgでした。

残念なことに、今回の実験では、期待していた鉄びんからの鉄の溶出を確認することができませんでした。他の研究結果では、鉄びんで純水[注1]1ℓを30分間加熱し、沸騰直後、5分後、10分後、30分後に鉄量を計測し、各時間で鉄の溶出が0.2mg／ℓ前後検出されたとする報告があります。[※1]他方、別の研究では、水道水500mℓを鉄びん（漆加工のないもの）で30分間加熱した結果、鉄の溶出は最大で0.03mg／ℓとごく微量しか認められなかったと報告されています。[※2]

今回の実験で鉄びんからの鉄溶出を確認できなかった理由ははっきりとわかりませんが、原因として加熱時間が短かったこと、鉄びんの大きさ（容量1.2ℓ）に対して沸かす水の量が少なかった（鉄びんに接触する水の面積が少なかった）ことが考えられます。また、鉄びんの使用頻度や使用年数、さらには鉄びんの製造方法の違いも影響する可能性があります。条件の異なる鉄びんを用意し、加熱時間や一回に沸騰させる水量の違いなど、多方面からの検証を行なう必要がありそうです。

注1　不純物を除いた水
※1　日本調理科学会誌 36(1), 39-44, 2003
※2　日本食品工学会誌 5(2), 105-111, 2004

図1　鉄びん、鉄玉子を用いて沸かした湯の鉄含有量

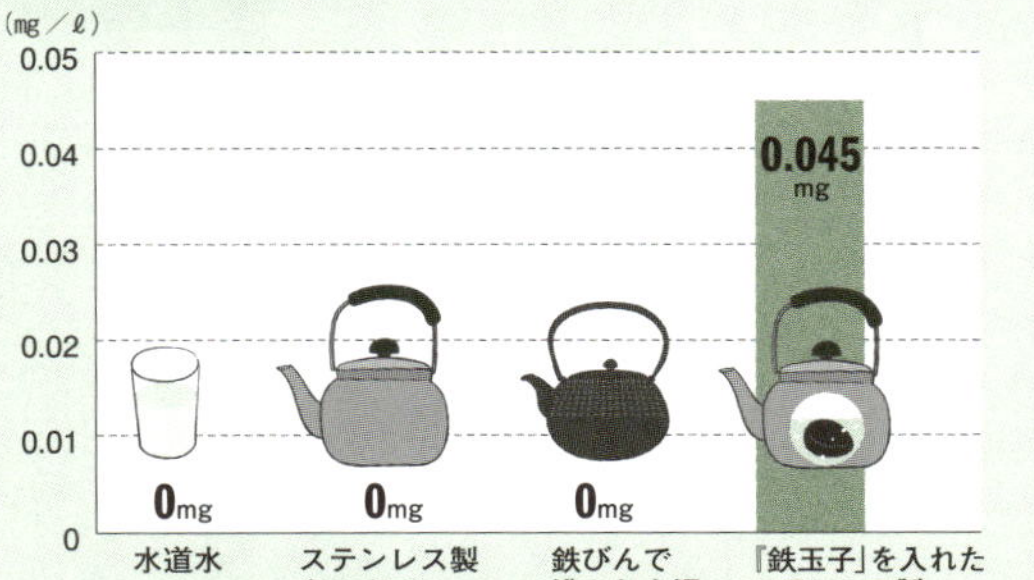

コラム1

安価な外国製鉄びんでは お茶の成分溶出が少ない

外国製の安価な鉄びんを使用した場合、お茶の味が違うなどの異変を感じる人がいるようです。鉄びんはさび止めなどの目的で漆加工されているものが多いのですが、「漆加工なしの南部鉄びん」、「漆加工された南部鉄びん」、「中国製の漆加工なしの鉄びん」を各２個、計６個の鉄びんでそれぞれ湯を沸かし、その水質について比較した研究があります[※3]。その結果、中国製は国産の南部鉄びんに比べ、pHや硬度を指標とした水質変化が大きいことが観察され、これらの鉄びんで沸かした湯で抹茶をたてると、南部鉄びんに比べて中国製の鉄びんでは、抹茶のアミノ酸やタンニンの溶出が少ないことが確認されました。このことが、“味が違う”という使用者の印象の違いに影響しているのではないかと考察されています。

※3 日本食品工学会誌 5 (2), 105-111, 2004

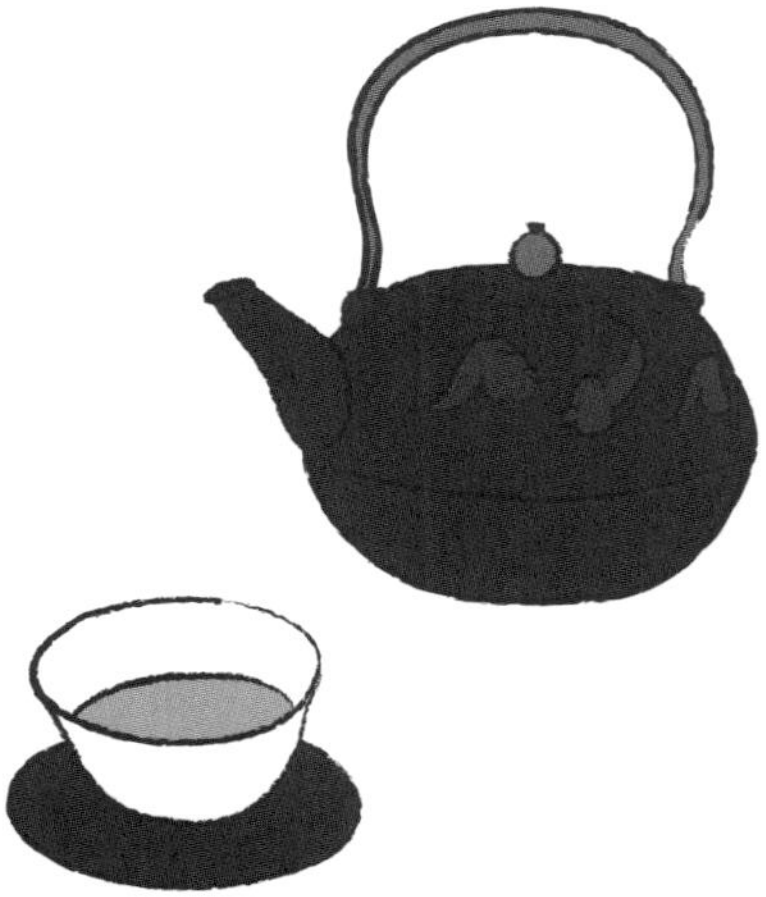

コラム2

鉄なべからの鉄の補給は 酸味のある煮込み料理がおすすめ

鉄なべや鉄びんから溶出する鉄は、吸収されやすい二価鉄の割合が多いことが知られています。しかし一般的に二価鉄は酸化して、吸収されにくい三価鉄に転換されやすいといわれています。鉄なべで「水」、「1%食塩水」、「10%食酢水」を沸騰させた場合の二価鉄の割合を分析した研究では、10%食酢水の場合に最も二価鉄の割合が高かったと報告しています[※4]。沸騰してから1分後に室温におき、その「直後」、「60分後」、「240分後」の二価鉄の割合を調べると、水と1%食塩水では時間の経過とともに二価鉄の割合が10%以上減少しましたが、10%食酢水では減少率が5%以下と小さく、安定性が高かったとしています。

鉄なべから鉄の溶出量を増やして鉄を補給するには、食酢あるいはトマトなど酸味のある食材を加えて酸性度を高めた煮込み料理を、できたてでいただくのがよいでしょう。

※4 日本調理科学会誌 36 (1), 39-44, 2003

コラム3

金属アレルギーの人は 調理器具の金属溶出にも注意

全身型金属アレルギーでは、調理による調理器具からの重金属の溶出量を知ることは重要と考えられています。

アルマイト、アルミ（フッ素加工）、ホーロー、ステンレス、スズびき銅、鉄（強化シリコン焼付塗装）の6種類のなべを用いて、「純水500㎖」および「5%酢酸水500㎖」を1時間加熱したあとのクロム、マンガン、鉄、コバルト、ニッケル、銅、亜鉛、スズ、鉛の9種類の重金属の溶出量（接触表面積100㎠あたり）を比較した研究があります。金属アレルギーの原因となりやすい金属では、ステンレスのなべからはニッケルと酢酸水を用いたときのみクロムが、スズびき銅のなべからはスズが溶出。ホーローなべでは酢酸水を用いたときのみコバルトが溶出しました[※5]。どの金属も酸性のものを加熱したときほど溶出率が高まるようです。

※5 日本家政学会誌 43 (3), 229-233, 1992

鉄製および フッ素樹脂加工の フライパンでいためた 玉ねぎの鉄の含有量は どのくらいか。

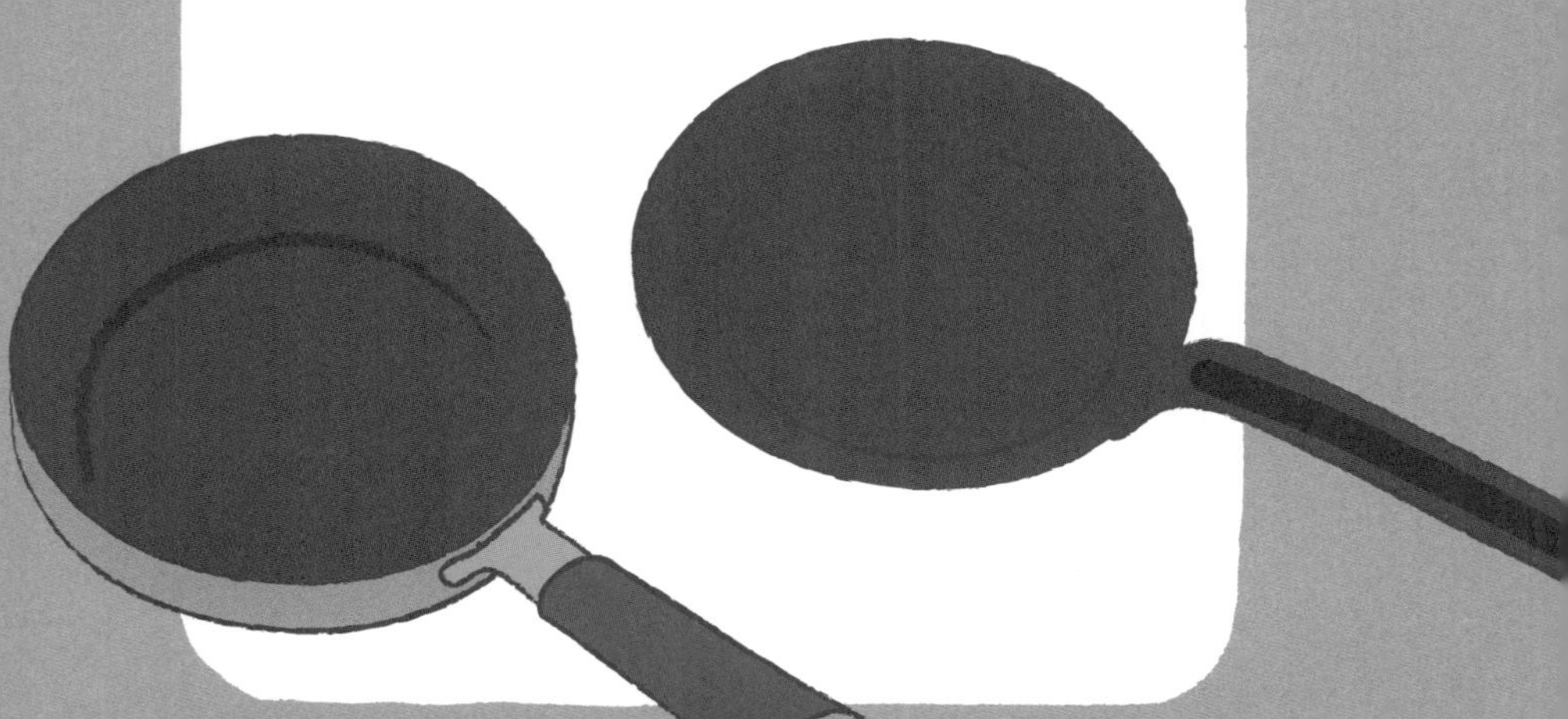

どちらも鉄量は ほとんど変わらない。

鉄製およびフッ素樹脂加工のフライパンで玉ねぎをしんなりとなるまでいためて、鉄の含有量を分析しました。

実験の結果、鉄のフライパンでいためたものは0.16mg（残存率100％）、フッ素樹脂加工のフライパンでいためたものは0.14mg（残存率88％）。いずれもフライパンからの鉄の溶出は見られませんでした。

フッ素樹脂加工のフライパン

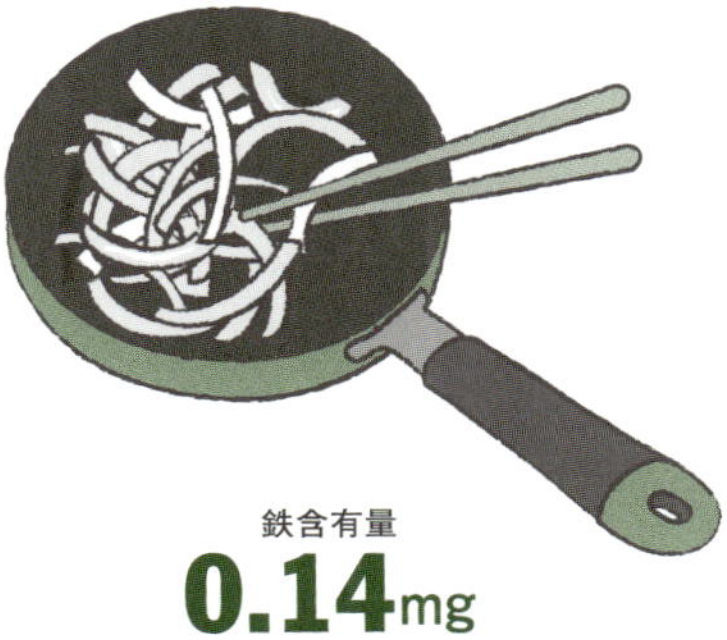

鉄含有量
0.14mg
（残存率 88％）

鉄のフライパン

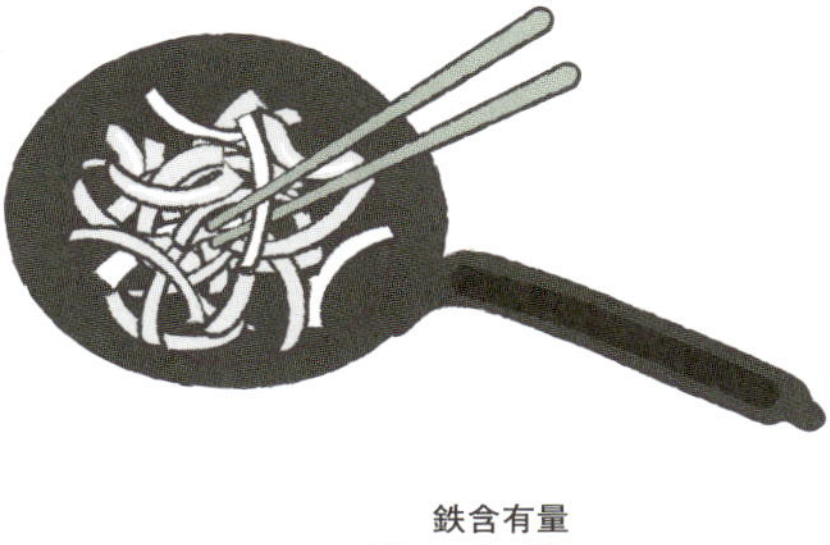

鉄含有量
0.16mg
（残存率 100％）

● 生の玉ねぎの 100g あたりの鉄含有量　0.16mg

検証

鉄製およびフッ素樹脂加工のフライパンでいためた玉ねぎの鉄含有量を計る。

鉄のフライパン

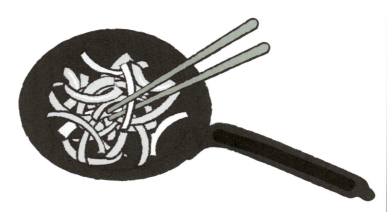

鉄含有量 0.16mg（残存率 100%）

生の玉ねぎの 100g あたり

鉄含有量 0.16mg

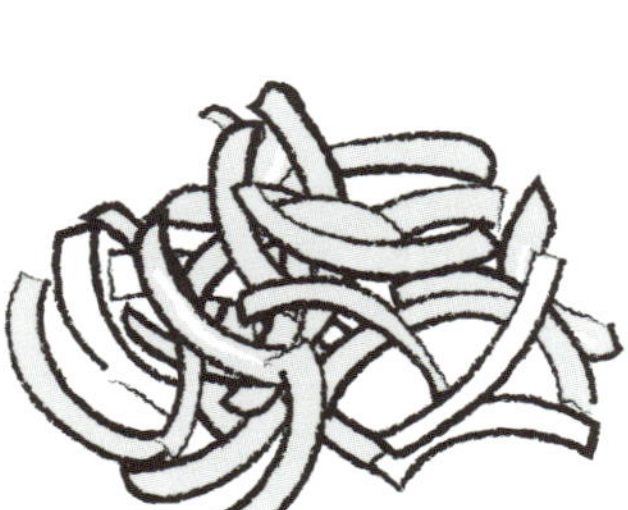

フッ素樹脂加工のフライパン

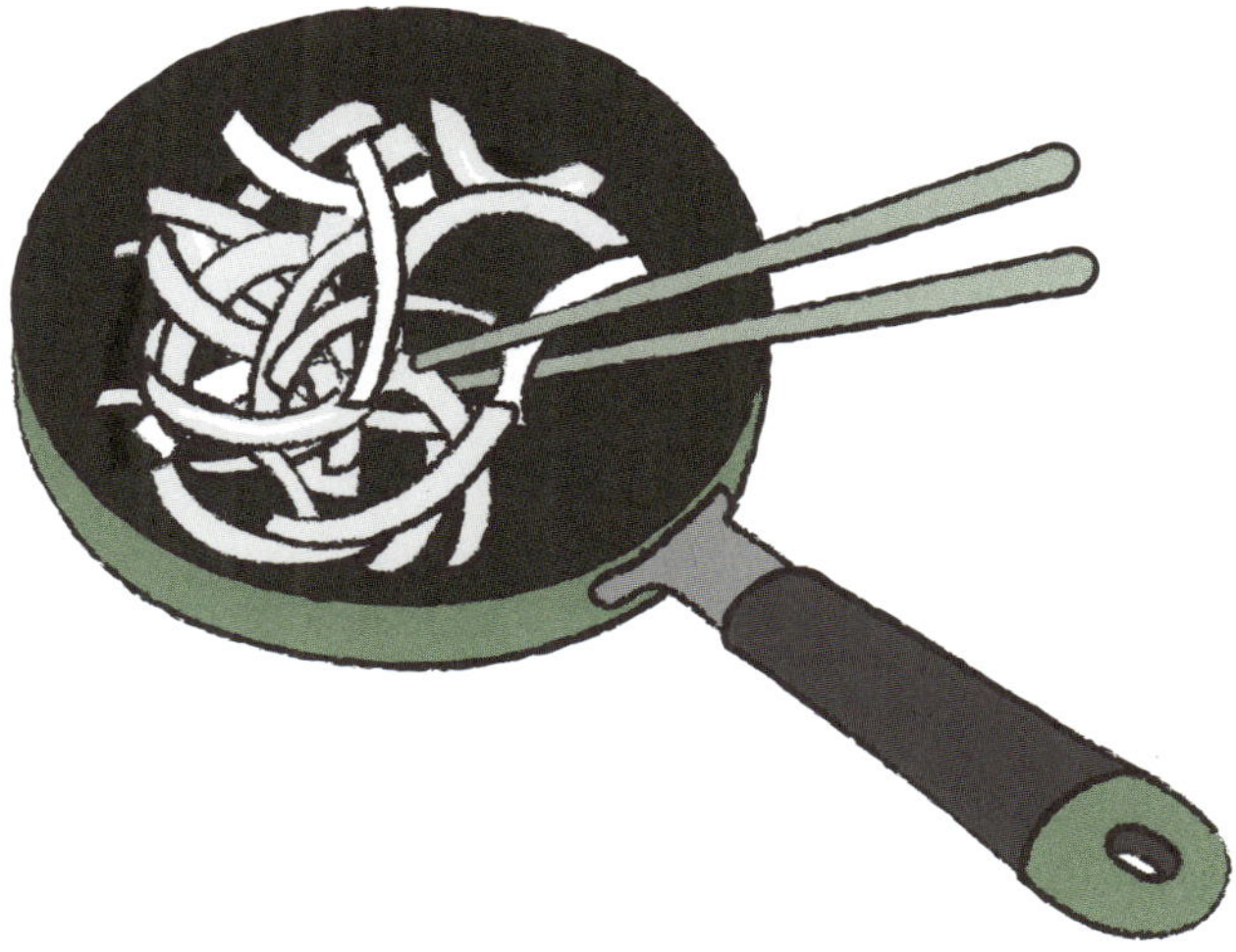

鉄含有量 0.14mg（残存率 88%）

【実験条件】

●いたみのない玉ねぎ５個の皮をむき、洗って水けを除く。縦に切り、３～４㎜幅に切った。

●1個の玉ねぎをそれぞれ「生（未処理）」、「鉄のフライパンでいためる」、「フッ素樹脂加工のフライパンでいためる」の３つに分けた。このとき、いためる玉ねぎは、それぞれ玉ねぎ５個分で100gとなるようにした。

●各フライパンに小さじ１の油を入れて加熱し、油がなじんだら余分な油をふきとり、それぞれ玉ねぎ（100g）を入れ、しんなりとなるまで中火でいためた。加熱時間は、鉄のフライパンは4分30秒、フッ素樹脂加工のフライパンは5分30秒であった。それぞれ、いため上がりは水けが残らないようにした。

●生およびいためた玉ねぎを、それぞれ均一になるように細かく切り、鉄含有量を測定した。この実験を３回行ない、結果は生の玉ねぎは可食部100gあたり、いためた玉ねぎは生100gあたりの換算値で示した。

調理器具によって
鉄の含有量が変わるのか。

鉄の調理器具と調理した食品の鉄含有量との関係を検証するため、鉄製およびフッ素樹脂加工のフライパンで玉ねぎをしんなりとなるまでいためて、鉄の含有量を分析しました。火が通るまでの加熱時間は鉄のフライパンのほうが1分ほど短くなりました。

結論

鉄製もフッ素樹脂加工のものも 鉄含有量は、ほとんど変わらない。

鉄の含有量は、3回の実験の平均値で比較すると、生の玉ねぎが100gあたり0.24mgに対し、鉄のフライパンでいためたものは0.14mg（残存率58%）、フッ素樹脂加工のフライパンでいためたものは0.19mg（残存率79%）。いためたものは、ほとんどが生より鉄含有量が少なくなっていました（図1）。

しかし、フッ素樹脂加工のフライパンの結果にばらつきがあったため、再分析を行ないました。

再分析では、鉄量の変化をより明確に把握するために、油を使用せずに行ないました。鉄含有量の平均値は、生の玉ねぎが100gあたり0.16mg、鉄のフライパンでいためたものが0.16mg（残存率100%）、フッ素樹脂加工のフライパンでいためたものは0.14mg（残存率88%）でした。再分析の結果、短時間のいため調理では調理器具の影響を受けにくいことが明らかとなりました。

油を使用したいため調理で、鉄量が元の食品の含有量よりも減少した理由は不明ですが、中国野菜の加熱調理による無機成分の変化を調べ、油を使用した、いため調理後の鉄残存率が60〜83%の範囲であったという研究結果があります[※1]。この結果は先述の本実験における残存率と酷似しています。調理による食品成分含有量の変動は、油などの副材料による影響も考慮する必要がありそうです。

従来、鉄製調理器具の使用は鉄分補給に役立つと考えられてきましたが、前回の鉄びんに続き、今回も鉄量は増えませんでした。しかし、金属成分はトマトなどの酸性の食品と触れることで溶出しやすいことが知られています。また、鉄欠乏性貧血のラットに鉄なべから溶出した鉄（10％食酢液で溶出した鉄）を摂取させると、鉄剤として利用される「硫酸第一鉄」と同等の貧血改善効果が認められたとする報告があり[※2]、調理条件によっては鉄製の調理器具が鉄の有効な供給源となる可能性も考えられます。また、鉄は中毒を起こしにくい金属と考えられており、全身型金属アレルギーや器具・容器からの金属溶出による事故[注1]を回避するという観点においても有用であるといえそうです。

※1 調理科学 27 (3), 191-196, 1994
※2 日本家政学会誌 47 (11), 1073-1078, 1996
注1 東京都福祉保健局：http://www.fukushihoken.metro.tokyo.jp/shokuhin/foods_archives/publications/foodDygiene/pdf/foodDygiene_h05/foodDygiene_h05-04-3.pdf（2019 年 5 月 19 日現在）

図 1　鉄およびフッ素樹脂加工のフライパンでいためた玉ねぎの鉄の含有量と残存率（生 100g あたり）

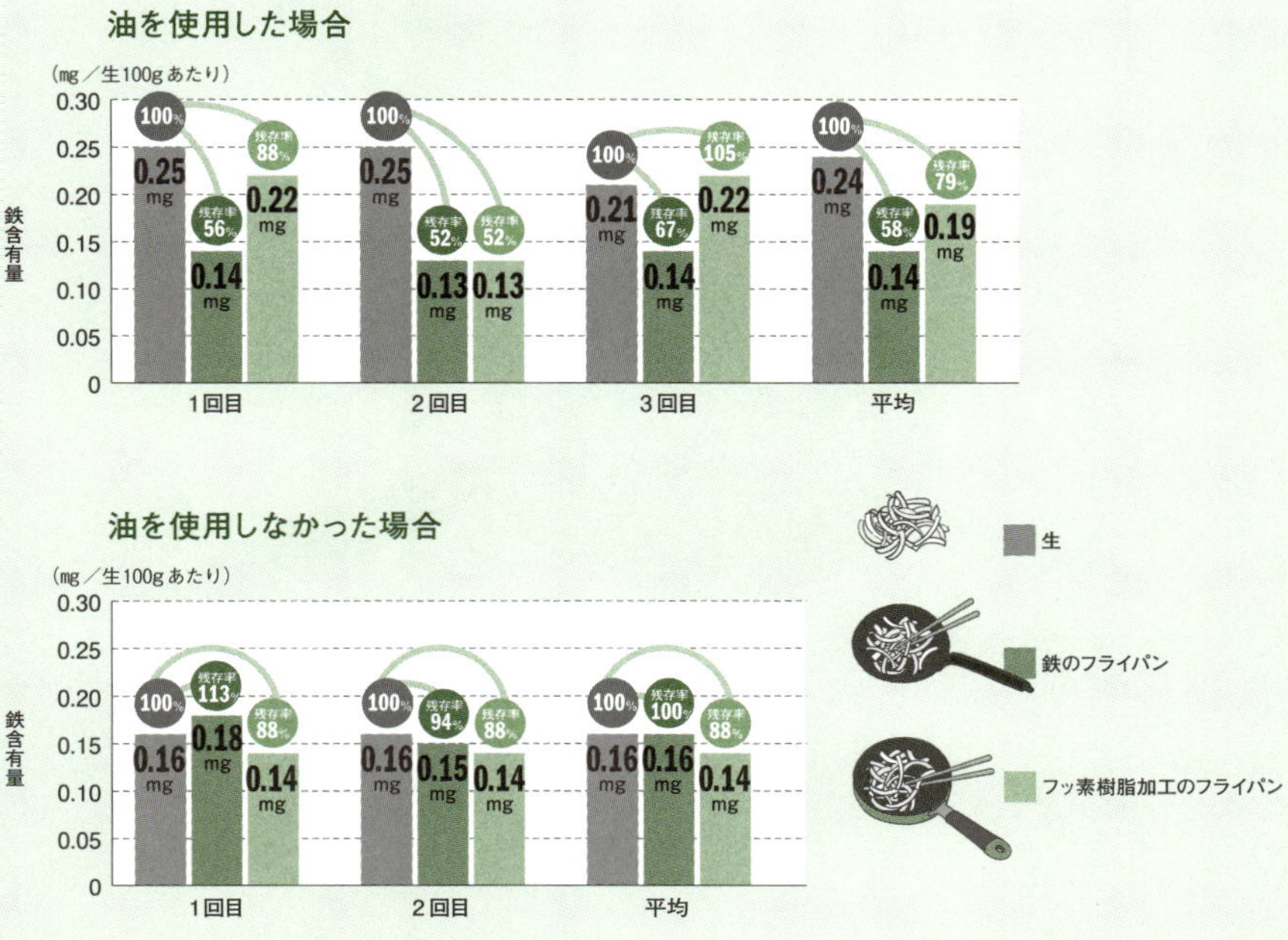

コラム1

油を使用すると鉄の溶出が少ない?

料理の多くは、その調理過程で調味料や油が使われています。鉄なべを用い、玉ねぎを食材として、油、食塩、トマトケチャップ、食酢の4つの影響を比較した研究[※3]によると、次のような結果が出ています。

①鉄の溶出量は食酢、トマトケチャップ、食塩の順に多く、中でも食酢を加えた場合に鉄溶出量が顕著に増加した。

②単純な油いためによる鉄溶出量は微量であり、油の使用が鉄溶出量を減少させる傾向が見られた。

副材料の違いは鉄なべからの鉄溶出量に影響するようです。

※3　日本調理科学会誌 36 (1), 39-44, 2003

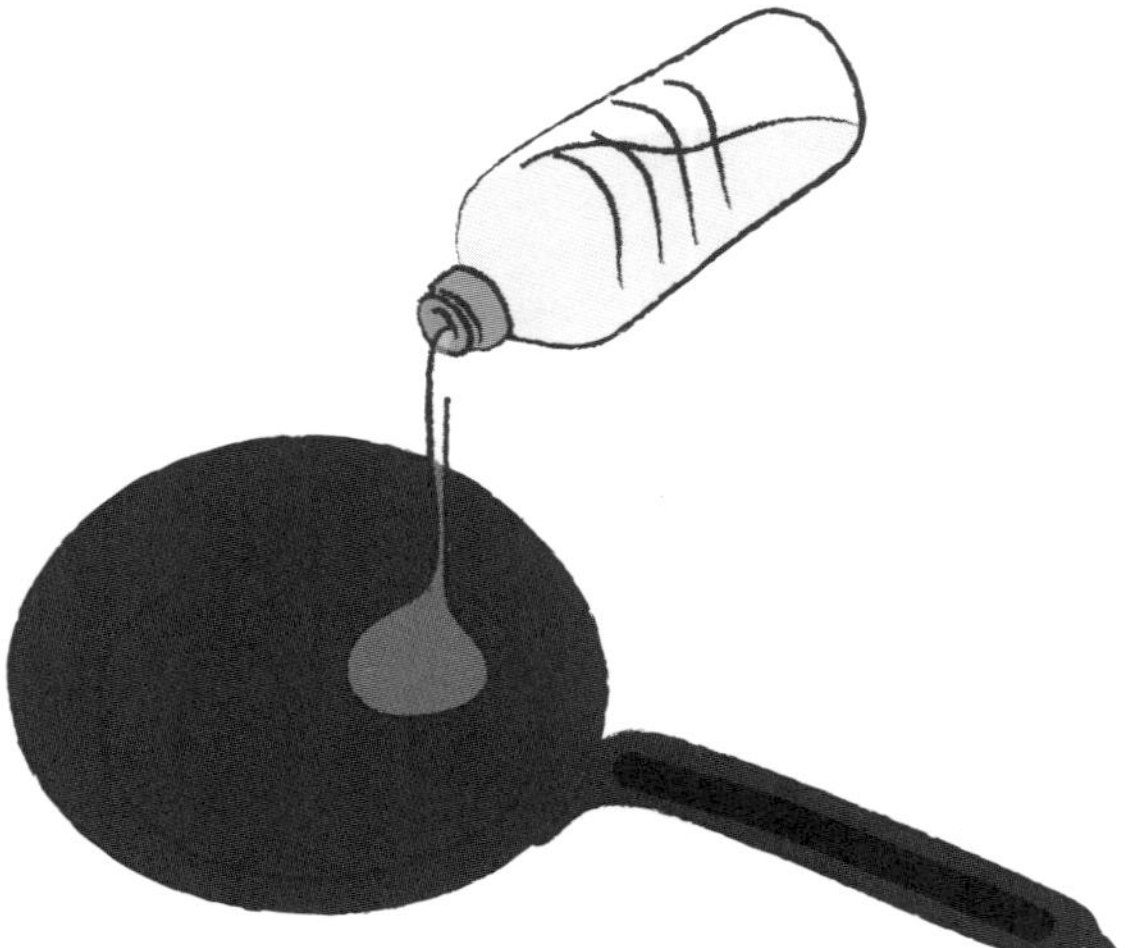

コラム2

さびた包丁でビタミンCが減少!?

鉄は重要な栄養素の一つですが、一方で食品を変色させたりビタミンCを分解する化学的性質を持っています。鉄製の包丁を「さびなし」、「さびつき」、「とぎたて」の3つを用意し、野菜、果物を切った場合のビタミンC含有量や色への影響を調べた研究[※4]があります。その中で、玉ねぎを各包丁で5㎜程度のみじん切りにし、4倍量の水を加えて98℃で5分加熱したものは、「さびつき」「とぎたて」では「さびなし」に比べてビタミンC残存量が約25%程度少ないという結果が出ています。

この現象について、「鉄の包丁から食品に移行した鉄が、還元型ビタミンCを酸化して不安定な酸化型ビタミンCに変え、さらにビタミンC効力のない物質に分解していく」こと、また、「『さびつき』や『とぎたて』の包丁では調理食品へ移行する鉄量が多いため、ビタミンCの酸化が進みやすく、残存率が低くなる」と説明しています。鉄製包丁は、さびさせないことが重要のようです。

※4　東京家政大学研究紀要. 2, 自然科学 19, 15-19, 1979

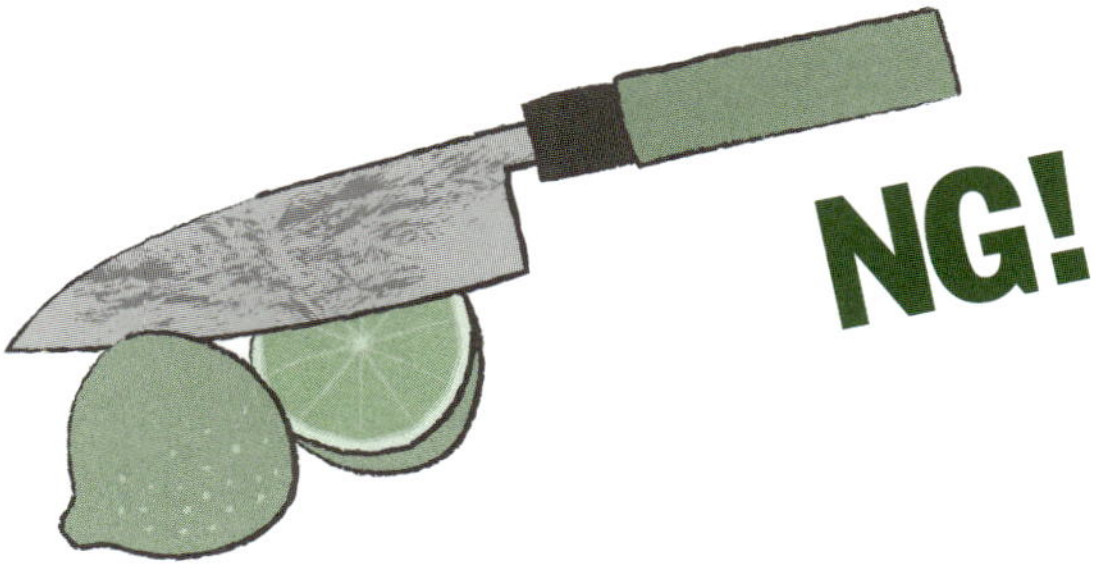

あずきを圧力なべと普通なべとで煮た場合、どちらがビタミンB_1・B_2を損失しやすいか。

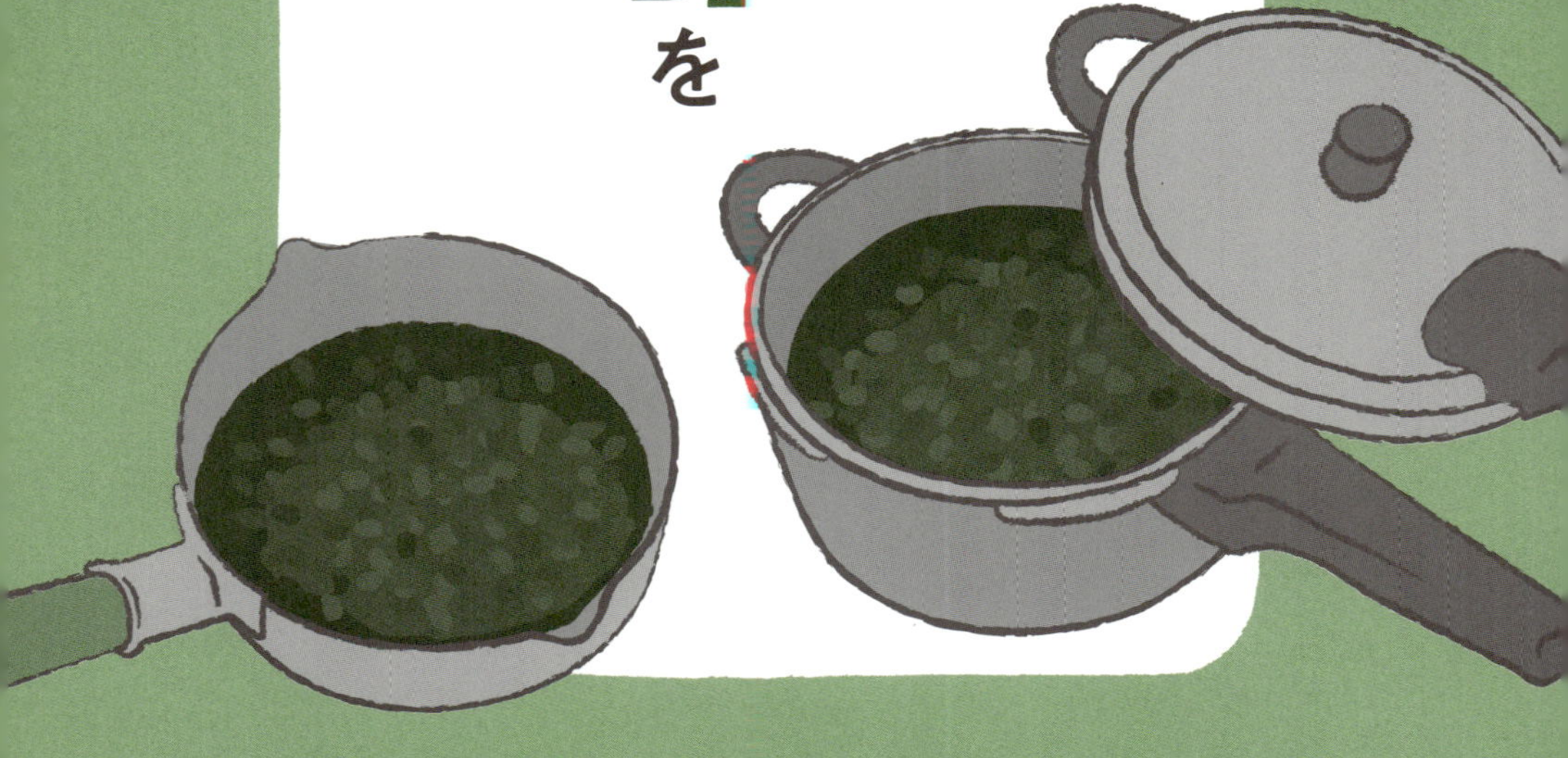

圧力なべで煮たほうが B_1・B_2ともに損失しやすい。

圧力なべで煮たほうがビタミンB_1・B_2ともに損失しやすい。

高圧がかかると破壊されやすいといわれるビタミンB_1・B_2を、あずきを使って圧力なべと普通なべとで煮た場合の残存率に違いがあるかどうかを調べました。

実験の結果、ビタミンB_1の残存率は圧力なべは51%、普通なべは63%。ビタミンB_2の残存率は圧力なべは50%、普通なべは63%でした。つまり、ビタミンB_1・B_2ともに、圧力なべを使うと損失が多く、普通なべを使ったほうが残存率は高くなるようです。

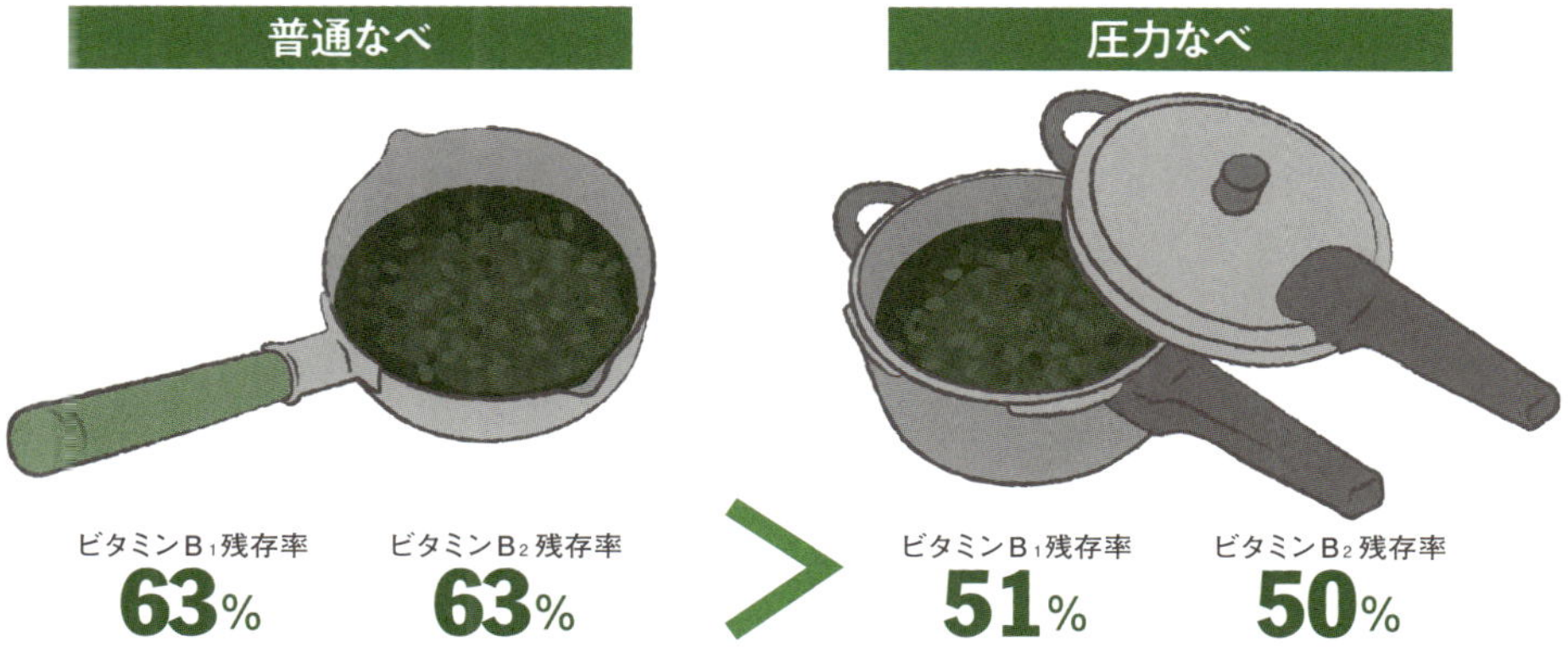

検証

圧力なべと普通なべで煮たあずきのビタミンB_1・B_2の残存率を比較する。

圧力なべ

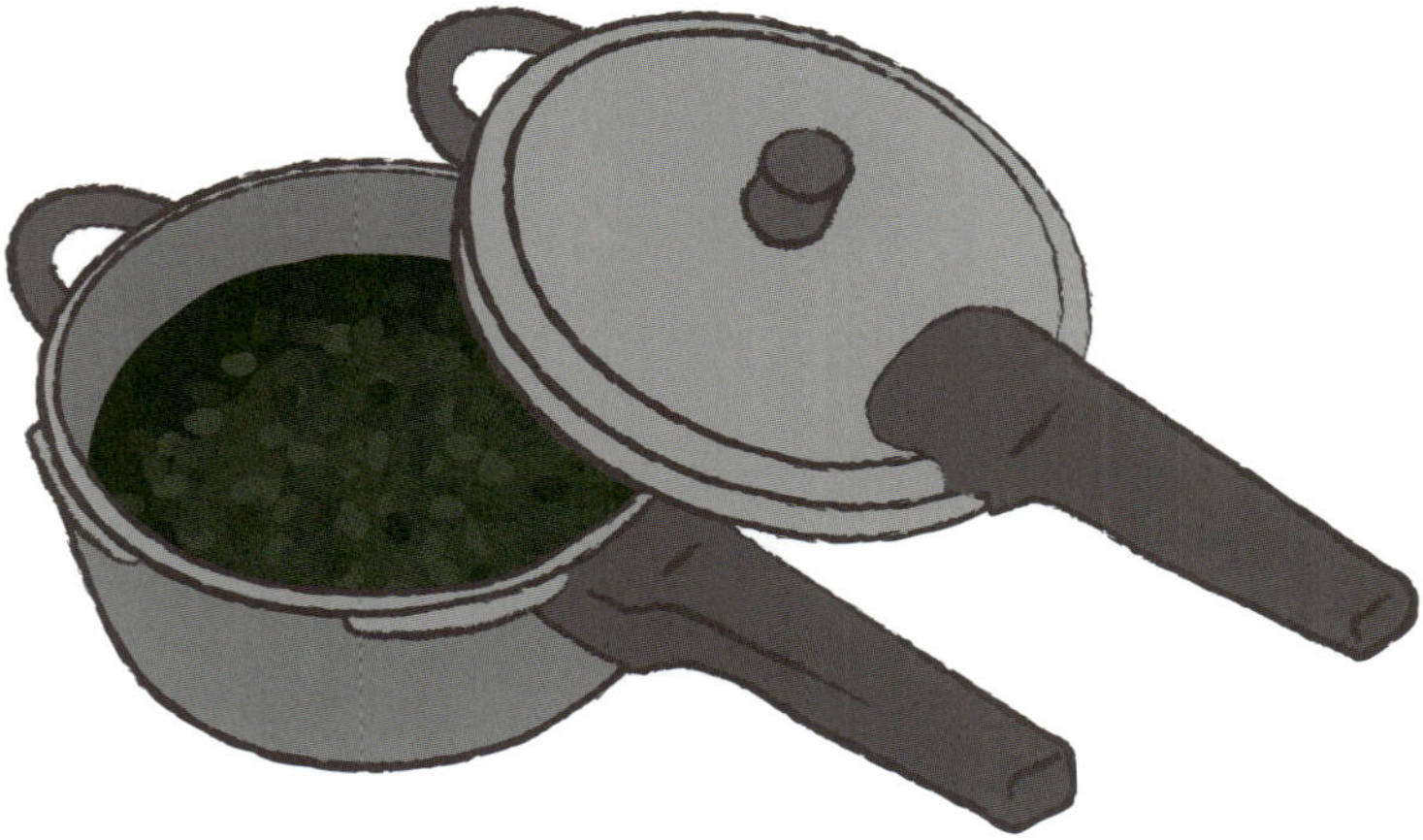

ビタミンB_1 残存率 51%

ビタミンB_2 残存率 50%

【実験条件】

● あずきは350gを計りとり、3回水洗いをして水きりをする。ボールに入れて800gの水に浸して１晩おく。

●圧力なべで煮る　圧力なべにボールの中身をそっくり移して強火で8分35秒煮る。弱火で5分煮たら火を消し、15分放置する。

【測定方法】

生のあずきは乳鉢で摩砕する。圧力なべと普通なべで煮たあずきも同様にすりつぶしてから、①ビタミンB_1はチオクルム法で、②ビタミンB_2はルミフラビン法によって定量した。

普通なべ

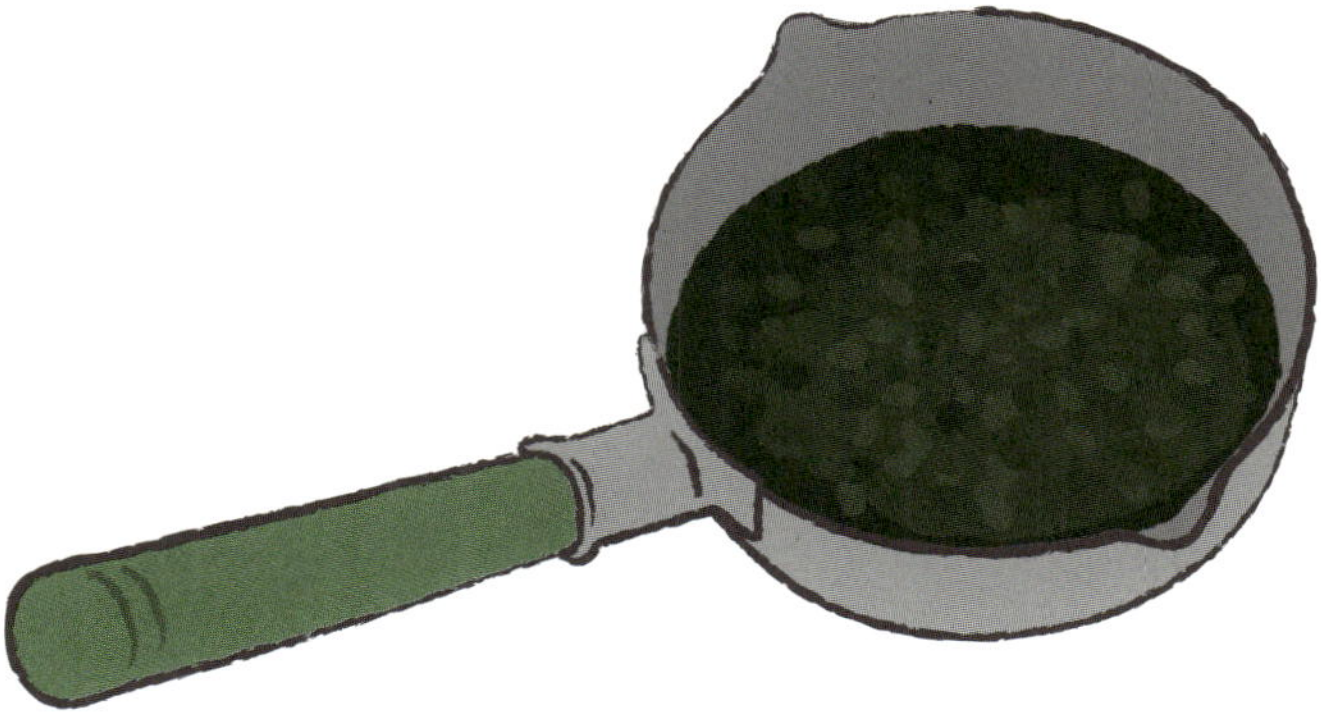

ビタミンB_1 残存率 63%
ビタミンB_2 残存率 63%

【実験条件】

●あずきは350gを計りとり、3回水洗いをして水きりをする。ボールに入れて800gの水に浸して１晩おく。

●普通なべで煮る　ふやかしたあずきをざるにあけて水けをきる。あずきをなべに移して水を400g入れ、強火で6分25秒煮る。さらに弱火にして33分35秒煮る。途中で水がなくなった時点（17分経過時、26分経過時）で水を200gずつ加える。

【測定方法】

生のあずきは乳鉢で摩砕する。圧力なべと普通なべで煮たあずきも同様にすりつぶしてから、①ビタミンB_1はチオクルム法で、②ビタミンB_2はルミフラビン法によって定量した。

ビタミンB_1・B_2は高圧で壊れやすいのか。

豆類を調理するさい、時間を短縮するために圧力なべを用いる場合が少なくありません。豆類は一般にビタミンB_1・B_2を多く含んでいるのでこれらの栄養素を摂取できる重要な供給源になっています。しかし圧力なべ調理のように食品に高圧がかかった場合、ビタミンB_1・B_2は破壊されやすい栄養素であるといわれています。

そこで豆類の一つであるあずきに注目して普通なべと圧力なべとで煮た場合のビタミンB_1・B_2の減少量に違いがあるかどうかを調べてみました。

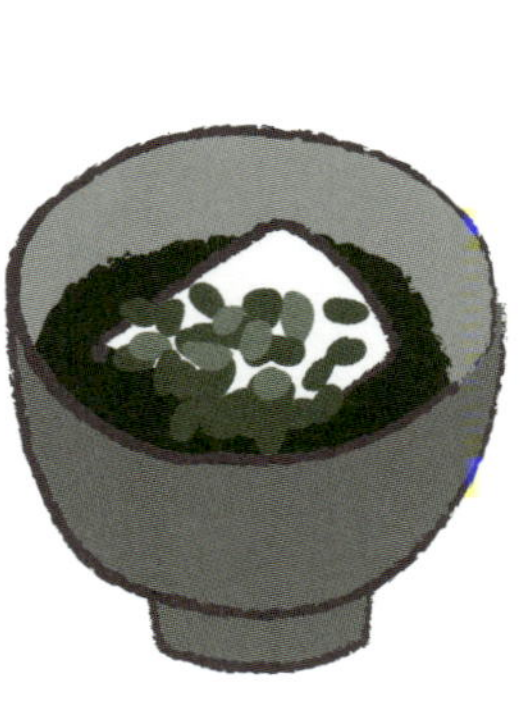

結論

圧力なべで煮たほうがビタミンB_1・B_2の損失率が高い。

図1のように圧力なべを使ったほうがビタミンB_1・B_2の減り方が大きいことがわかりました。なぜ圧力なべのほうが減少量が大きいのでしょうか。

普通なべの場合、水が沸騰する温度は平地（＝1気圧）では摂氏100℃ですが、家庭用の圧力なべの場合は1.5～2.0気圧になるので沸点は110～120℃に上がります。

一般に加熱温度が摂氏100℃以上になるとビタミンB_1・B_2の破壊率は大きくなるといわれています。普通なべで加熱すると調理時間は長くなりますが、水の温度は100℃前後ですからビタミンB_1・B_2の損失量は少ないことになります。

また、煮汁中にとけ出したビタミンB_1・B_2が破壊される量は圧力なべのほうが多いわけです。

なべであずきや大豆などの豆類をやわらかく煮るには時間がかかるので敬遠されがちですが、圧力なべを用いると短時間で煮ることができます。普通なべと比較するとビタミンB_1・B_2の損失量はやや大きくなりますが、早く煮ることができるという利点があげられます。

最後に、図1によると確かに圧力なべのほうがビタミンB_1・B_2の減少量は多いのですが、一日の栄養所要量から見ると、圧力なべでこわれたビタミンB_1・B_2量はわずかですからこの程度の損失量は問題にしなくてもよいでしょう。

図1　あずきに含まれるビタミンB_1・B_2の含有量と残存率（水分含有量を考慮した値）

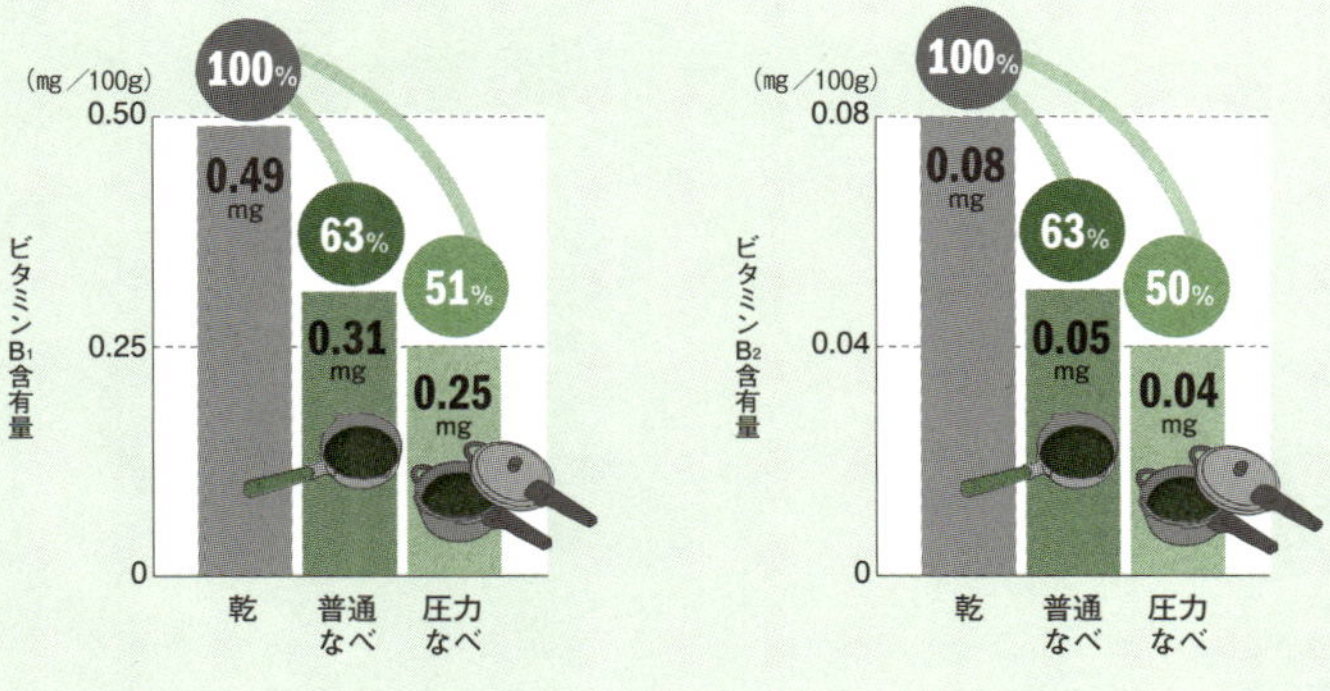

さつま芋のビタミンB_1は揚げると損失するか。

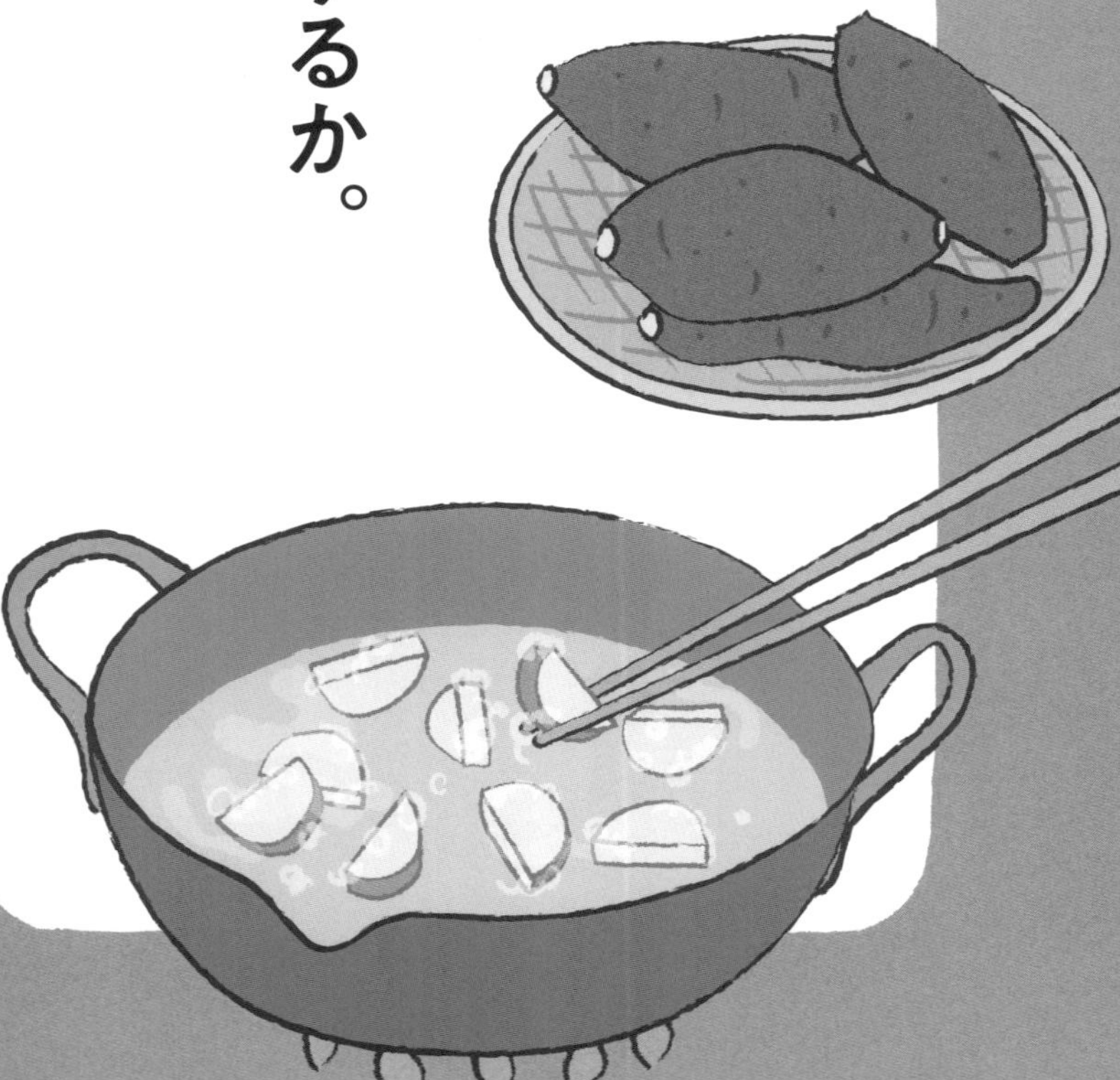

ビタミンB_1は揚げることによる加熱によって損失するが、その量はわずか。

ビタミンB_1は揚げ物にした場合、どの程度残存するのでしょうか。さつま芋で実験をしました。さつま芋に小麦粉をつけて160℃に熱した油で3分間と5分間の両方法で揚げてそれぞれのビタミンB_1量を調べてみました。

実験の結果、ビタミンB_1の残存率は、3分間揚げた場合は89%、5分間揚げた場合は78%です。長く揚げるほど損失率は大きくなりますが、損失量で考えるとそれほど多くはないようです。

3分間揚げる

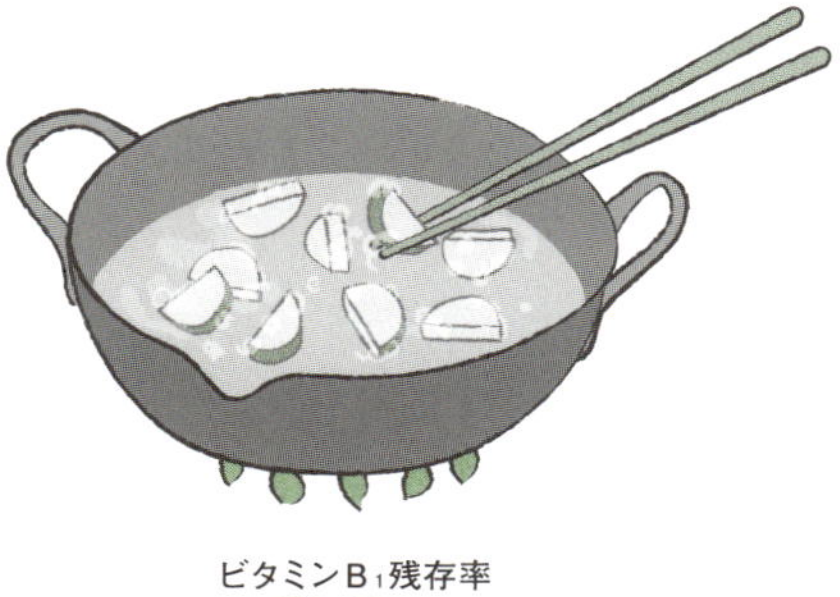

ビタミンB_1残存率
92%

5分間揚げる

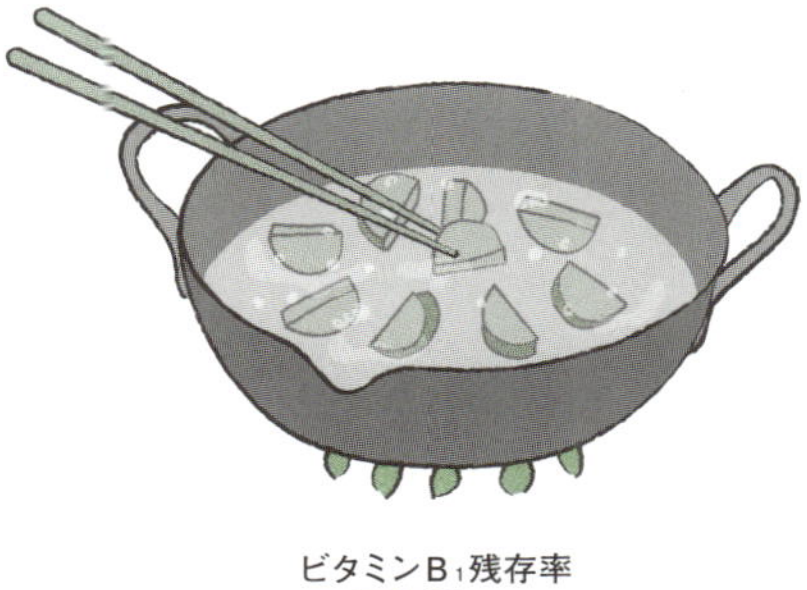

ビタミンB_1残存率
78%

検証

さつま芋を揚げる時間の違いによるビタミンB_1の残存率を比較する。

3分間揚げる

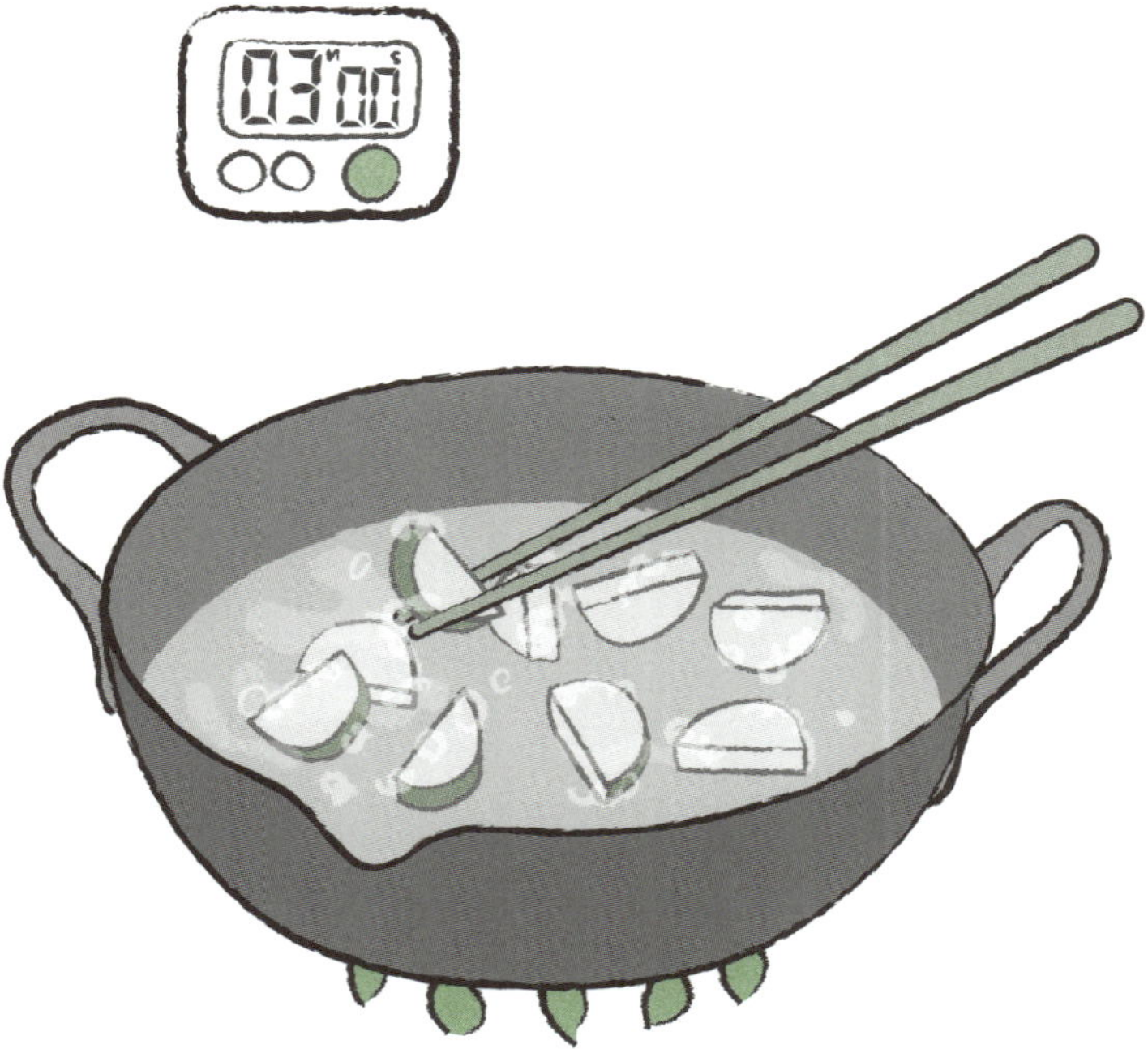

ビタミンB_1　残存率 89%

【実験条件】

● さつま芋を0.7cm厚さに切って半月切りにする。小麦粉をまぶして160℃の揚げ油で３分間揚げる。

【測定方法】

さつま芋の小麦粉でできた表層を除いてチオクロム蛍光法で分析した。

5分間揚げる

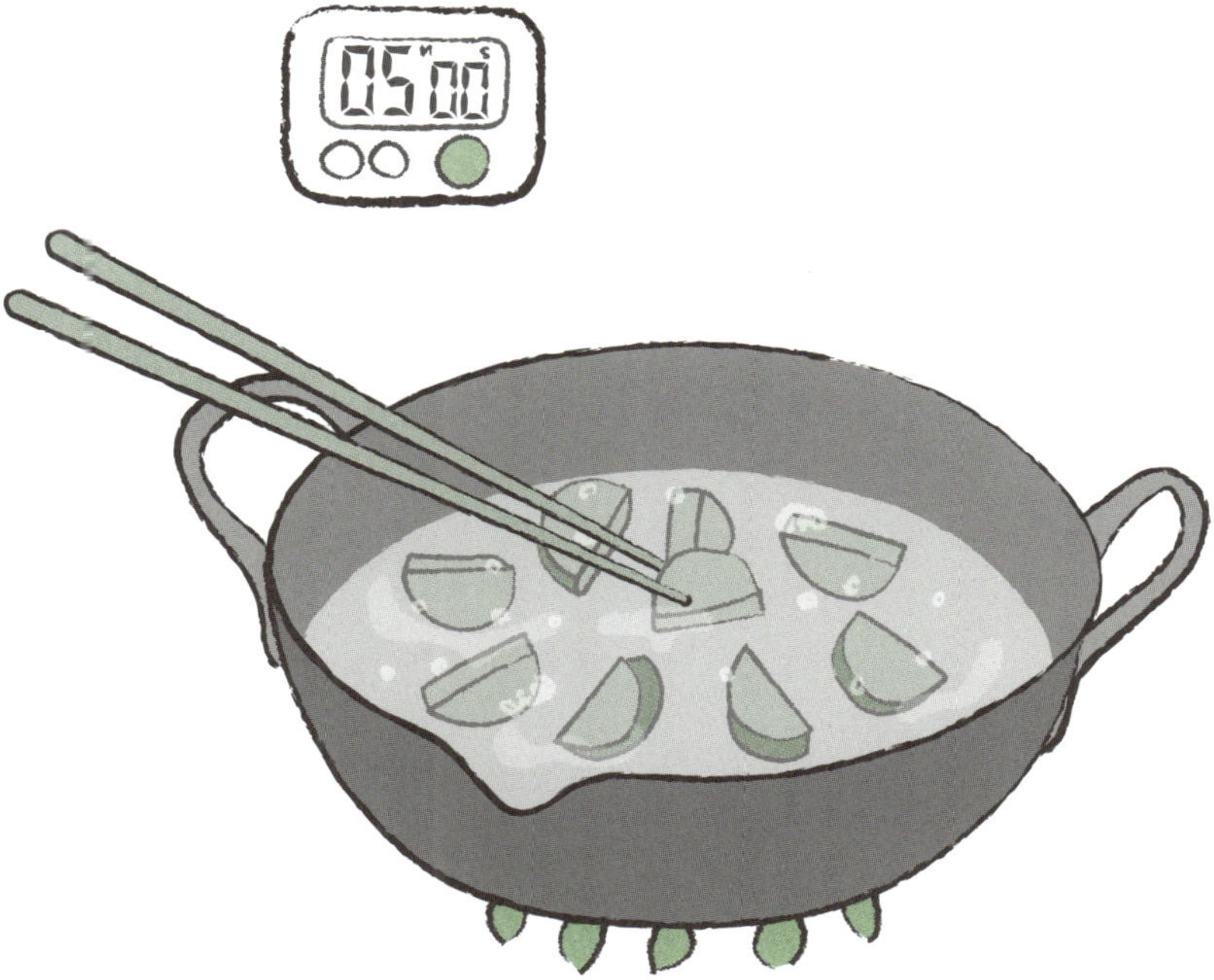

ビタミンB_1 残存率78%

【実験条件】

● さつま芋を0.7cm厚さに切って半月切りにする。小麦粉をまぶして160℃の揚げ油で5分間揚げる。

【測定方法】

さつま芋の小麦粉でできた表層を除いてチオクロム蛍光法で分析した。

加熱に弱いビタミンB_1は
揚げるとどのくらいで損失するのか。

さつま芋はビタミンB_1を含んでおり、ビタミンB_1の供給源として期待できる食品です。しかしビタミンB_1は水にとけやすく、熱によって変化するので、調理によって一部が損失しやすい栄養素だといえます。

では、揚げ物にした場合、どの程度ビタミンB_1は残存するのでしょうか。さつま芋を揚げた実験をもとに説明します。

図1は0.7㎝厚さの半月切りにしたさつま芋に小麦粉をまぶして160℃で3分間と、同温度で5分間の2つの方法で揚げた結果です。

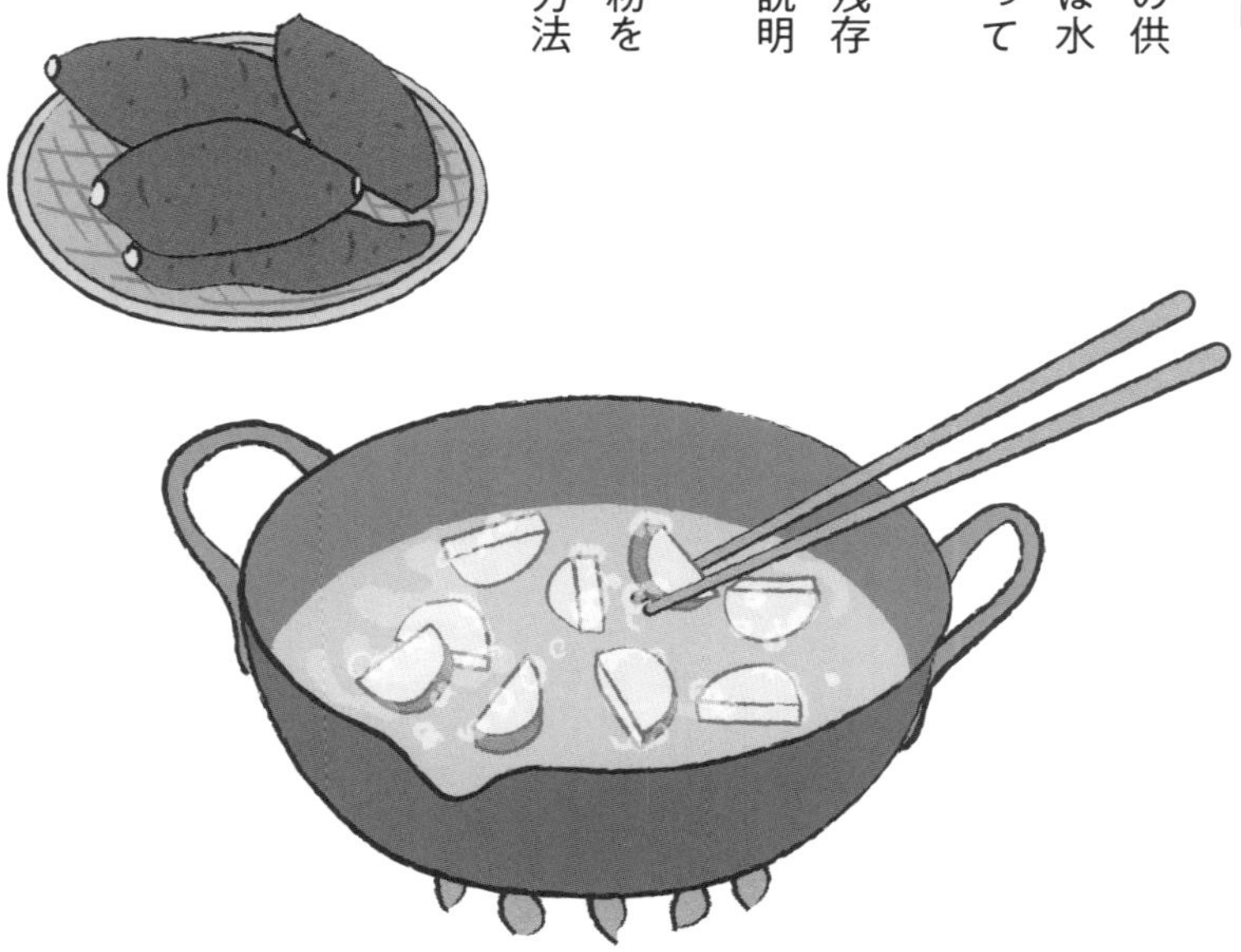

結論 ビタミンB_1・B_2は5分間揚げるほうが損失するが、**その量はわずか。**

一般に、芋類を揚げるときの温度は160℃です（最終的には180℃にしますが）。3分間揚げたときのビタミンB_1の残存率は89%、5分間揚げたときは78%です（図1）。損失量を考えるとそれほど多くはないといえます。ただ、加熱時間が長いほど損失が大きくなるようです。

実際にも0.7㎝厚さのさつま芋であれば3分間揚げると中までほどよく火が通って色もきれいにつきます。よって家庭で普通に揚げる条件下では損失量は問題にするほどではないでしょう。

揚げ物の場合は、必要以上に加熱すると表面の色も濃くなって外観上も好ましくありませんし、脱水量も大きくなっておいしさが失われます。最適の揚げ条件で調理すると外見上も栄養上も好ましく仕上がるのです。

ビタミンB_1は水にとけますが油にはとけにくい成分です。だから油で揚げるときにはさつま芋中のビタミンB_1は外にはとけ出しにくいのです。

逆に、油にとけやすいカロテンなどの成分はどうなのでしょうか。天ぷらの場合は、素材のまわりに衣がくまなくついているので油にはとけ出ないようです。

一般に、さつま芋の天ぷらは、切ったさつま芋を水にさらし、水けをふきとってから衣（水に小麦粉と卵をといたもの）につけて揚げます。今回の実験では下準備を省略していますが、仮にこのとおりに下準備をしても、芋からのビタミンB_1の流出はわずかでこの実験とほとんど同じ結果になるだろうと推測できます。

図1
揚げ時間によるさつま芋（100g）中のビタミンB_1の含有量と残存率の変化（揚げ油の温度160℃）

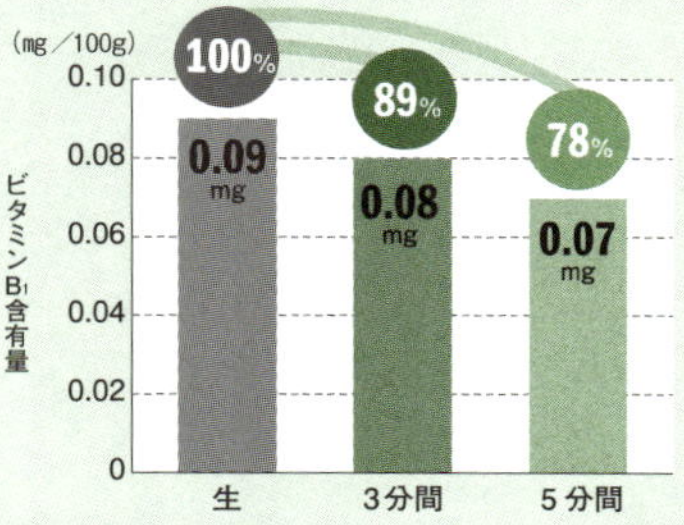

野菜の葉酸は、調理によってどれだけ減少するか。

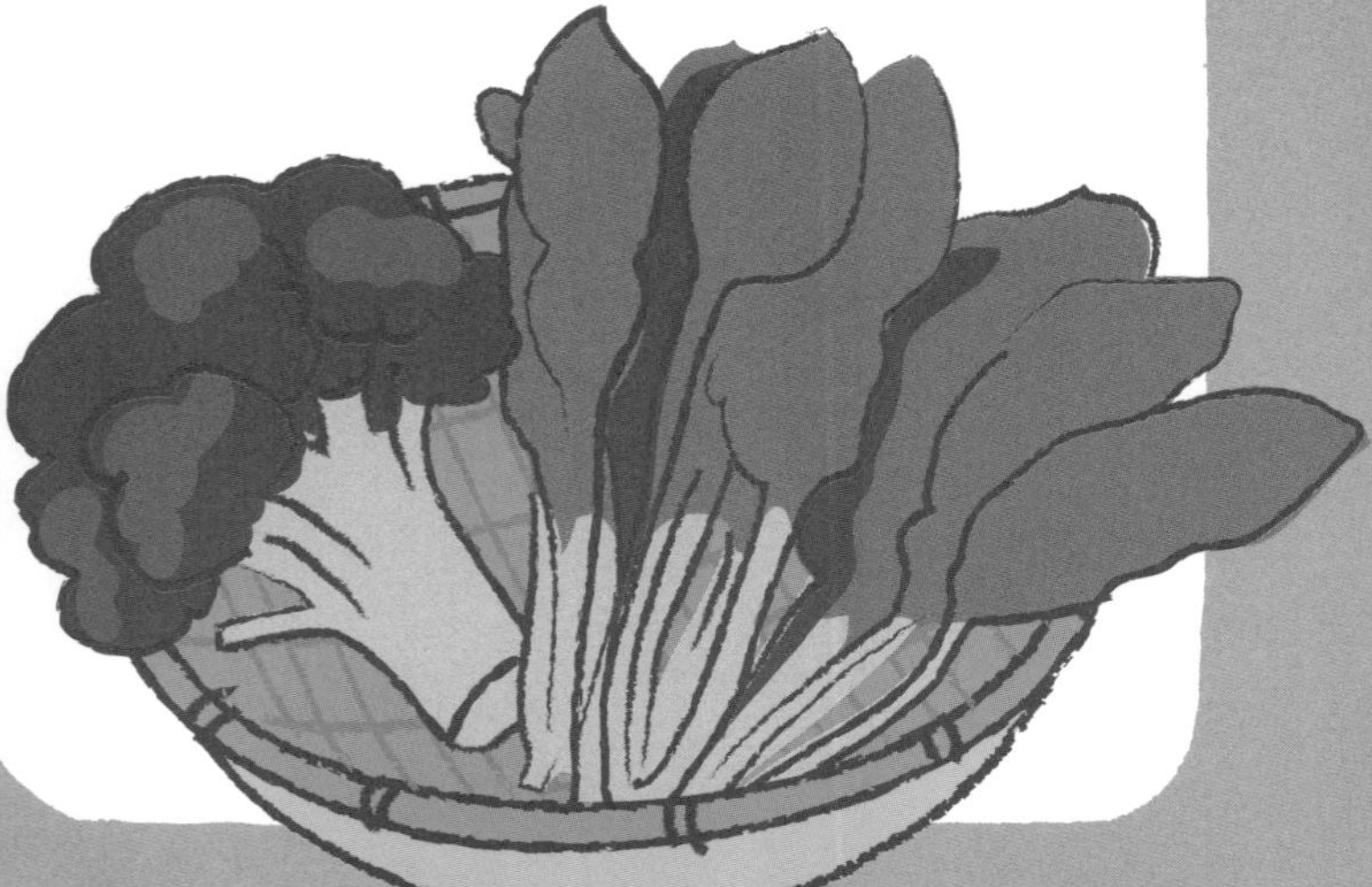

ほうれん草の葉酸は、

ゆでるよりも
いためるほうが
減りにくい。

ほうれん草は、いためるよりもゆでたほうが葉酸の損失量が多くなります。これは、葉酸が水溶性ビタミンであり、ゆで湯にある程度とけ出ていくためと考えられます。

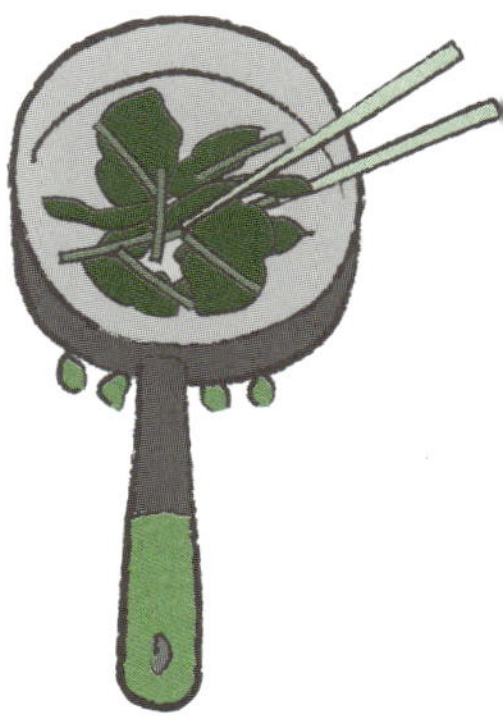

ブロッコリーの葉酸は、

ゆでるよりも
電子レンジ加熱
のほうが
保持される。

ブロッコリーは、ゆでるよりも電子レンジ加熱のほうが葉酸の損失量が少なくなります。また、重量あたりの葉酸量が多くなりましたが、これは、電子レンジ加熱ではブロッコリーの水分量が減るためと考えられます。

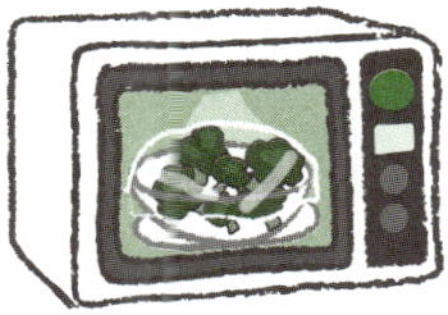

検証 葉酸を効率よくとるための調理法はどれか。

葉酸はほうれん草やブロッコリー、グリーンアスパラガスなどの野菜に多く含まれるビタミンですが、調理によって失われやすい性質があります。これは、葉酸が水にとけやすい、光や熱に弱い、などの性質を持つためです。調理によって葉酸は実際にどのくらい減少するのでしょうか。ほうれん草とブロッコリーを実測してみました。

ほうれん草を実測

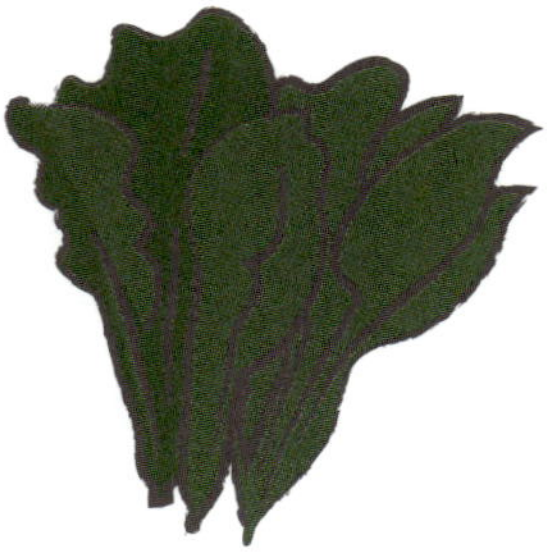

生のほうれん草

埼玉県坂戸市産で冬に収穫したもの。以下同様。

葉酸 272 µg/100g

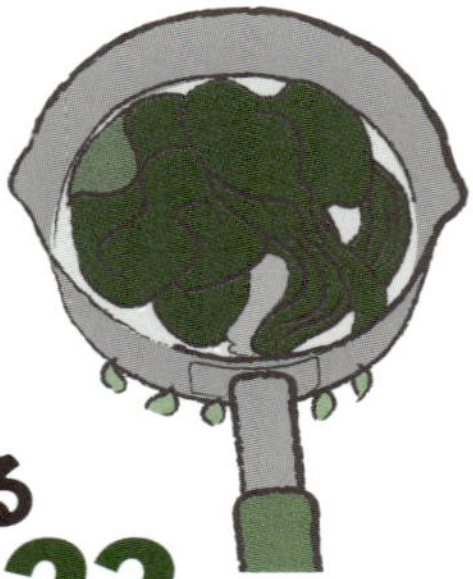

ゆでる

葉酸 223 µg/100g

1.5ℓの沸騰湯で生のほうれん草150gを1分間ゆで、冷水にとってさまし、軽く水けを絞った。

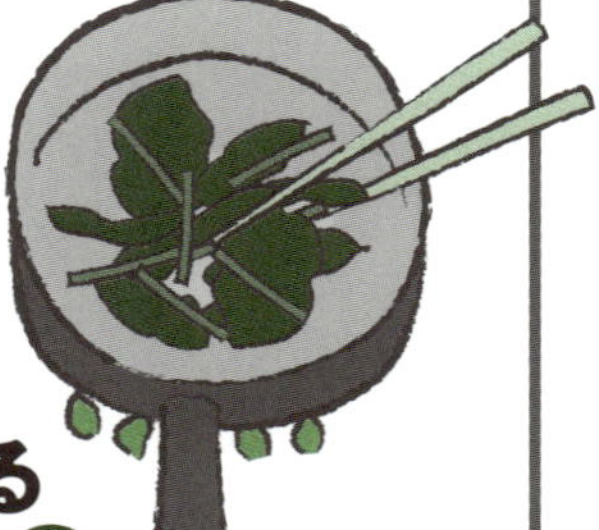

いためる

葉酸 268 µg/100g

フライパンにサラダ油を熱し、生のほうれん草100gを1分30秒いためた。

図1　調理方法の違いによるほうれん草の葉酸の含有量

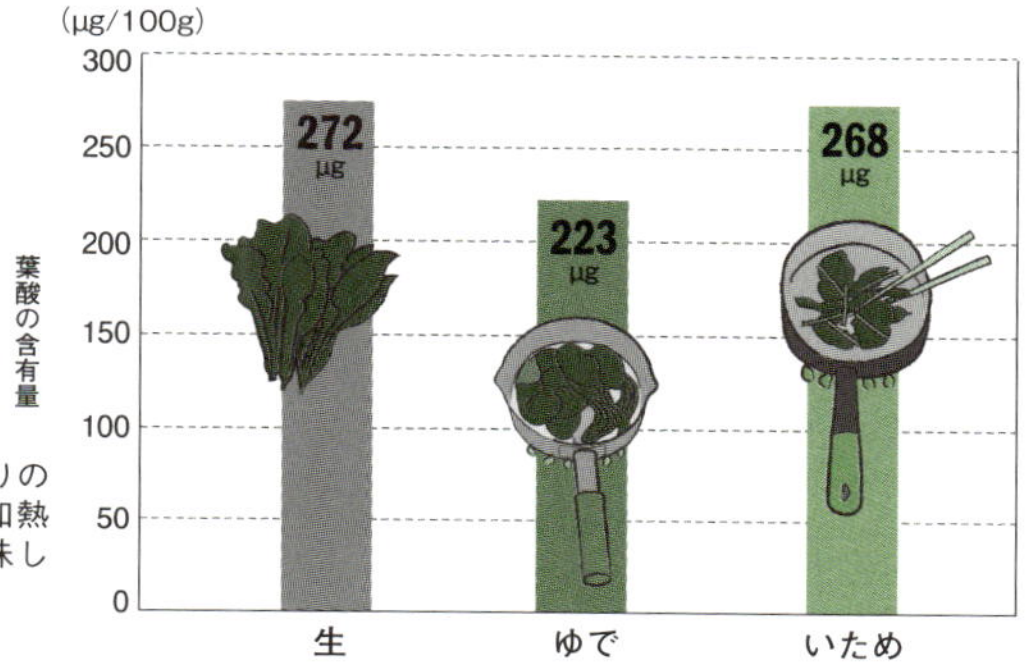

●数値は100gあたりの葉酸の量であり、加熱後の重量変化は加味していない。

結論

ほうれん草の葉酸は、ゆでるよりもいためるほうが減りにくい！

ほうれん草は、ゆでた場合はいためた場合よりも葉酸の損失量が多いという結果でした（図1）。これは、葉酸が水溶性ビタミンであり、ゆで湯にある程度とけ出ていくためと考えられます。今回は、葉酸を豊富に含むほうれん草を用いましたが、ほうれん草はアクが強いので実際の調理ではゆでてアクを抜くほうがおいしくいただけます。アクの少ない野菜は、葉酸の損失をできるだけ少なくするために、ゆでずにいためる調理をおすすめします。

また、野菜のビタミンは、収穫されたあと徐々に失われていくので、購入したらできるだけ早めに食べましょう。

おまけの実測　産地で異なるほうれん草の葉酸の量

自然の食材は、産地や収穫時期、収穫してからの経過時間、保存状態などにより、栄養素の量に差が生じます。今回は初夏にとれた3県のほうれん草を比較してみました（図2）。

なお、「食品成分表」の「通年平均」の値は年間を通じて普通に摂取する場合の全国的な平均値を表わしています。

図2　産地別ほうれん草の葉酸の実測値

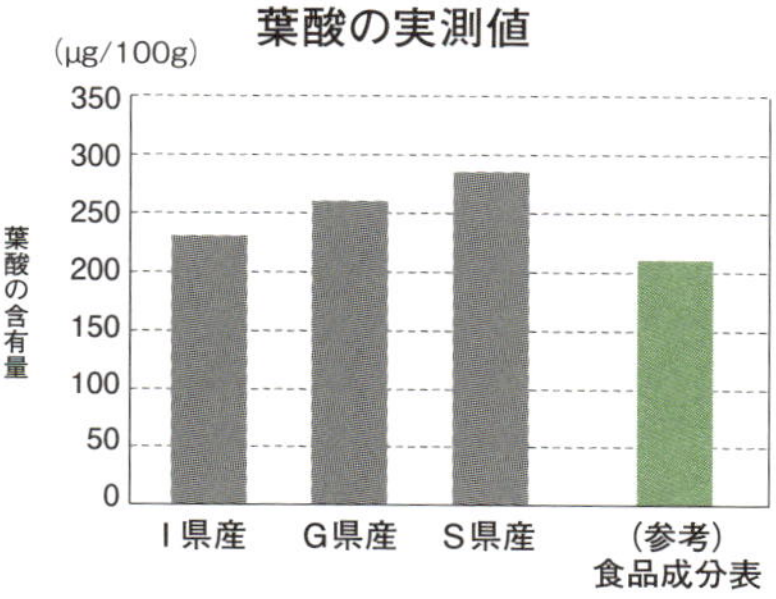

ブロッコリーを実測

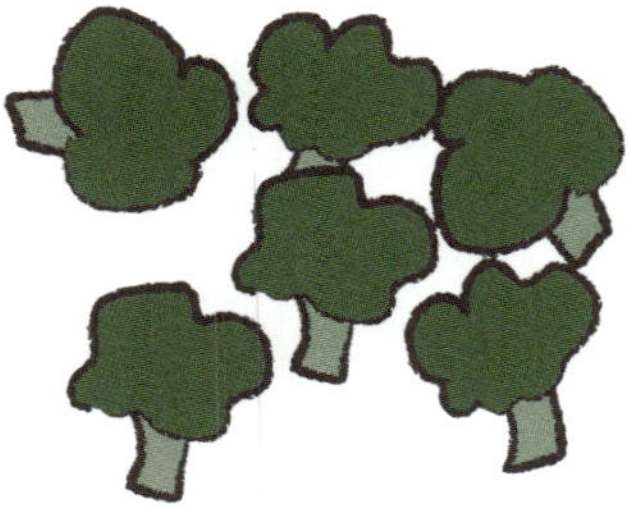

生のブロッコリー

埼玉県坂戸市産で冬に収穫したもの。以下同様。茎は花序《かじょ》の部分に比べて生で食べることが少ないためとり除いた。

（花序）

葉酸 156 μg/100g

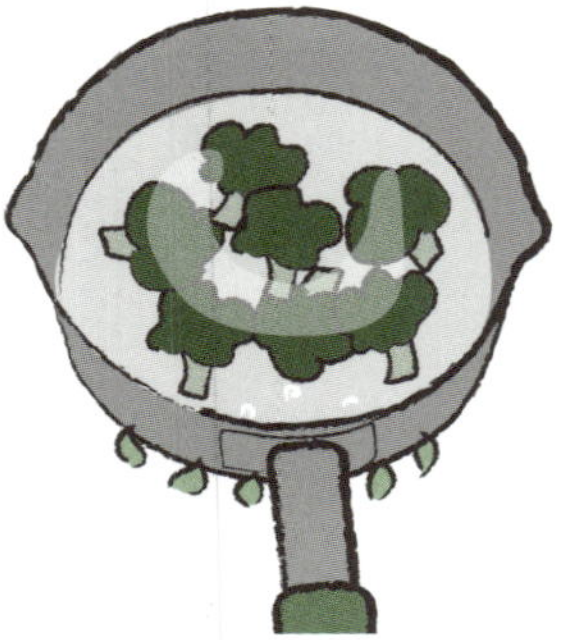

ゆでる

1ℓの沸騰湯で花序は２分間、茎は３分間ゆでた。

（花序）

葉酸 106 μg/100g

（茎）

葉酸 120 μg/100g

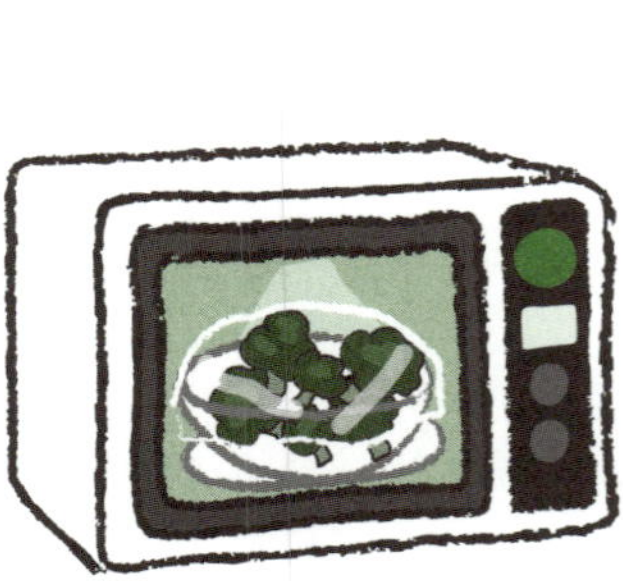

電子レンジ加熱

電子レンジ（500W）で花序を１分間加熱した。

（花序）

葉酸 188 μg/100g

図3
生とゆでたブロッコリーの葉酸の実測値（花序）

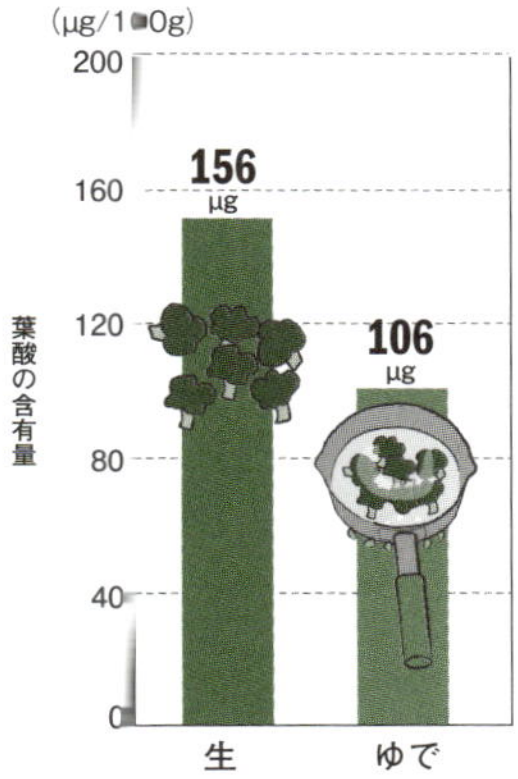

図4
ゆでた花序と茎の葉酸の実測値

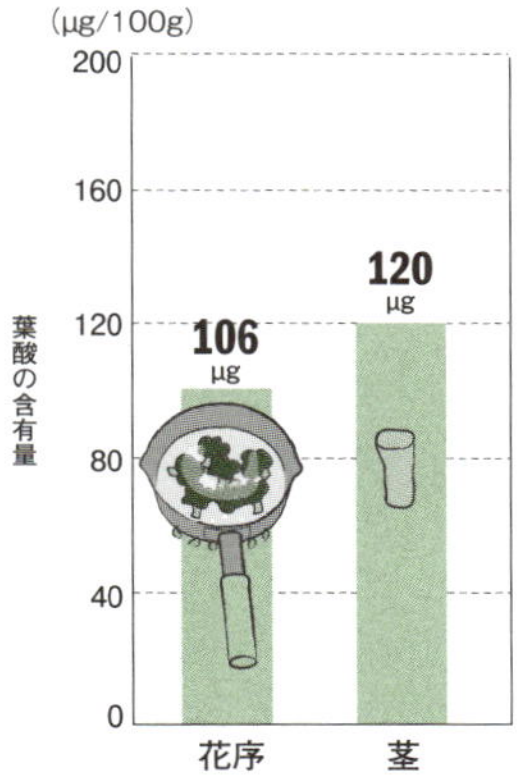

図5
加熱方法の違いによる葉酸の実測値（花序）

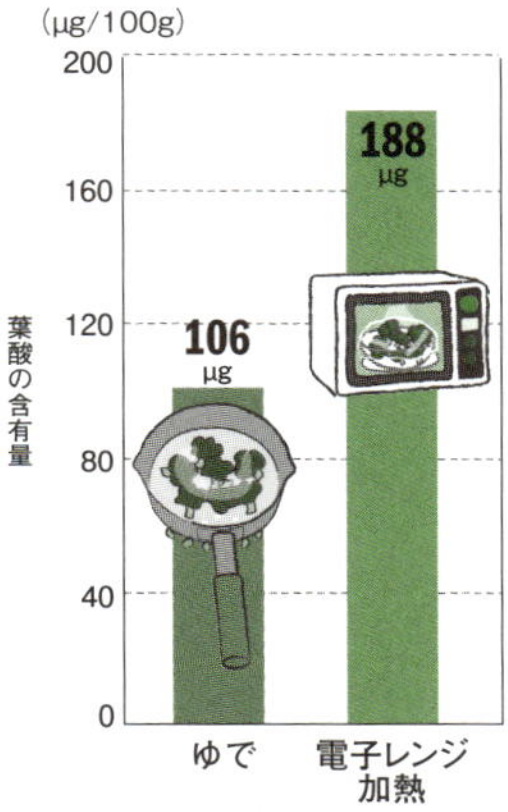

茎にも葉酸が豊富！

●数値は 100 g あたりの葉酸の量であり、加熱後の重量変化は加味していない。

結論

ブロッコリーの葉酸は電子レンジ加熱のほうが保持される。

ゆでるよりも電子レンジ加熱のほうが葉酸の損失量が少なく、重量あたりの葉酸量は多くなるという結果でした（図5）。これは、電子レンジ加熱では水分量が減るためと考えられます。また、花序だけでなく茎にも葉酸が豊富です（図4）。かたい茎の部分を捨てていた人も、料理に利用して、茎も食べるとよいでしょう。

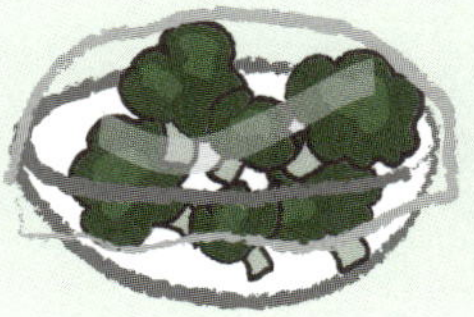

平成２１年度坂戸市大学連携地域創造事業実施結果報告書
団体名：女子栄養大学　さかど葉酸プロジェクトチーム
代表者：平岡真実

葉酸を効率よくとる方法

蒸し物、いため物、汁物などがおすすめ

葉酸は水にとけやすいため、ゆでると、ある程度ゆで湯へ流れ出ていきます。実測では、生のものと比べて、ゆでたほうれん草は約20％、ゆでたブロッコリーは約30％、葉酸の含有量が少なくなりました。葉酸の損失をできるだけ少なくしたい場合は、ゆでずに加熱する蒸し物やいため物がおすすめ。葉酸がとけ出た湯や煮汁がむだなくとれる汁物もよいでしょう。

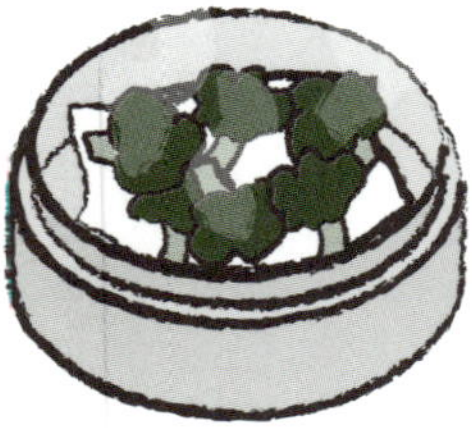

野菜は光を遮断して保存しましょう

葉酸は光に当たると徐々に分解される性質があります。また、収穫されてから時間がたつと、ほかのビタミンと同様に葉酸の量も減っていきます。野菜は買ってきたらなるべく早く使いきり、保存するときは新聞紙などで包んで光を遮りましょう。

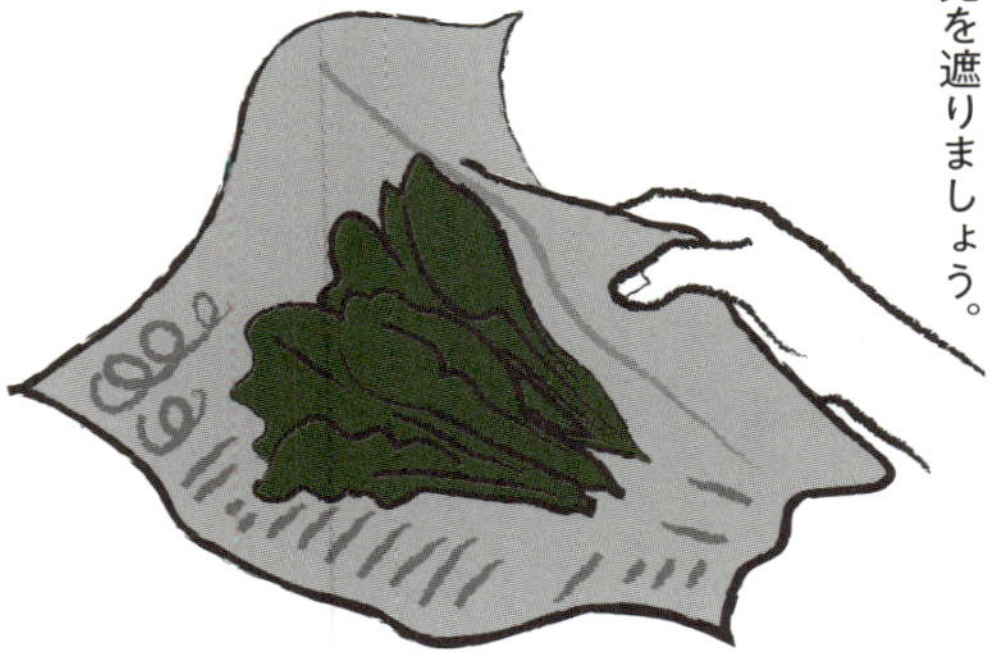

熱に対してはわりと安定

熱に弱いといわれる葉酸ですが、今回の実験で1分30秒いためたほうれん草の葉酸の残存率は98.5％、他の文献からは、3分蒸したほうれん草の葉酸の損失率は0％というデータが得られています。加熱による損失はさほど気にすることはないと考えられますが、調理による栄養素の損失率は食品ごとに異なります。より多くの食品の変動データで傾向を見る必要があると思います。

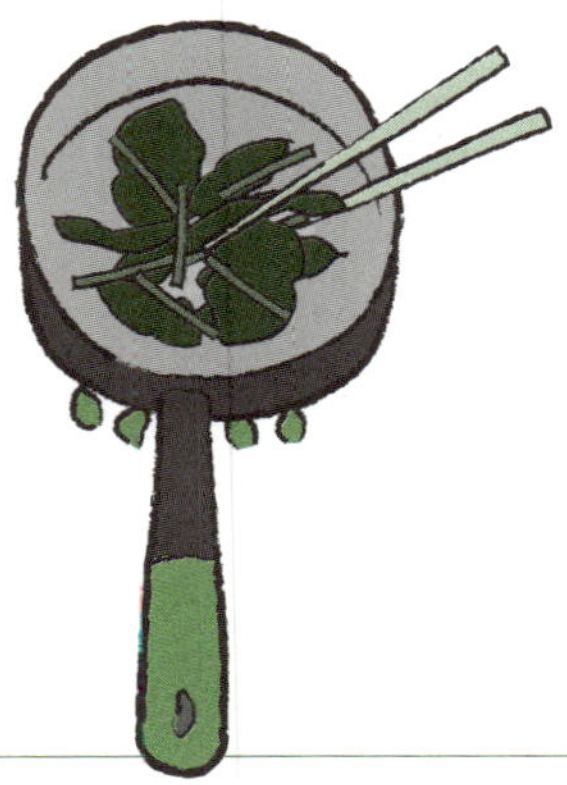

調べてみました！

葉酸には吸収されやすい葉酸と吸収されにくい葉酸があります。

食品中に含まれる葉酸には、「ポリグルタミン酸型葉酸」と「モノグルタミン酸型葉酸」の2種類があり、内訳は前者が75%、後者が25%といわれています。前者は、モノグルタミン酸型葉酸に代謝されてから吸収されるため、これら2種類の葉酸の体内での利用効率は異なります。一般に葉酸と呼ばれているのは、ポリグルタミン酸型葉酸とモノグルタミン酸型葉酸の混合物で、食品成分表には合計値が記されています。

今回17品の食品について、総葉酸量とモノグルタミン酸型葉酸を測定したところ、卵や納豆、マグロなどのたんぱく質の豊富な食品にもモノグルタミン酸型葉酸を含む割合が比較的高い傾向が見られました。

食品中の総葉酸量＝
ポリグルタミン酸型葉酸
＋
モノグルタミン酸型葉酸

図6
実測した総葉酸量中のモノグルタミン酸型葉酸含有量

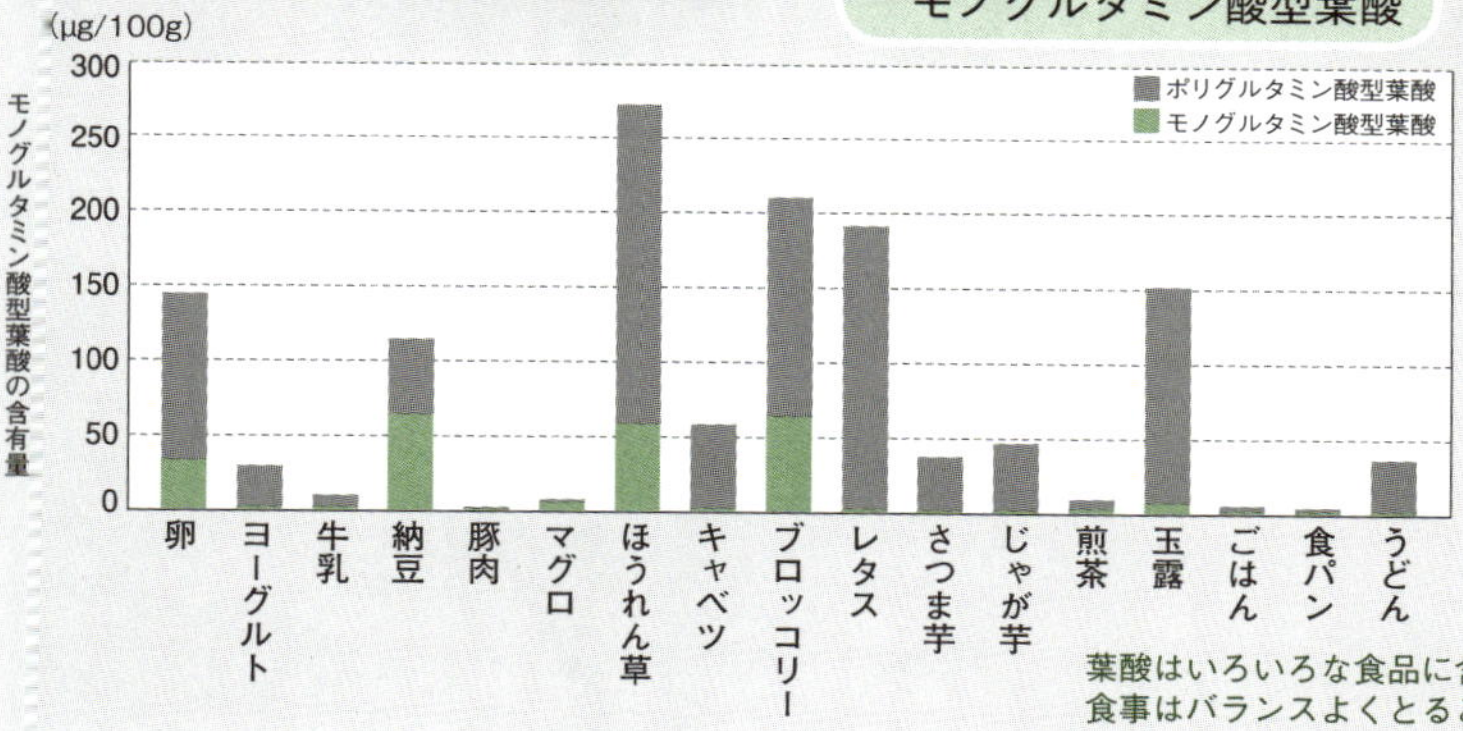

葉酸はいろいろな食品に含まれるので、食事はバランスよくとることが鉄則です！

小島早貴：日本人の食事における遊離型葉酸とポリグルタミン酸型葉酸の分別定量. 女子栄養大学大学院修士論文（2007）

おまけの実験　市販のペットボトルの緑茶と、きゅうすでいれた緑茶の葉酸の量を実測！

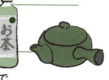

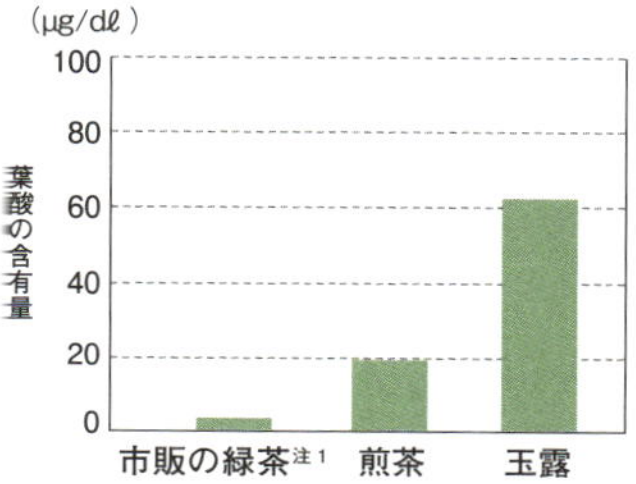

注1　市販のペットボトル入り緑茶7種類を測定した平均値。

葉酸をとるならいれたてのお茶で

緑茶（煎《せん》茶浸出液）には100gあたり16μgの葉酸が含まれます（「食品成分表」より）。ペットボトル入りの緑茶7種類ときゅうすでいれた煎茶と玉露の葉酸を実測すると、ペットボトル入りの緑茶はかなり少ない値でした。

葉酸は光によって分解される性質があるため、光を通すペットボトル入りの緑茶では葉酸が減ることが一因として考えられます。

もみじおろし中のビタミンCは時間の経過に従って減少するか。

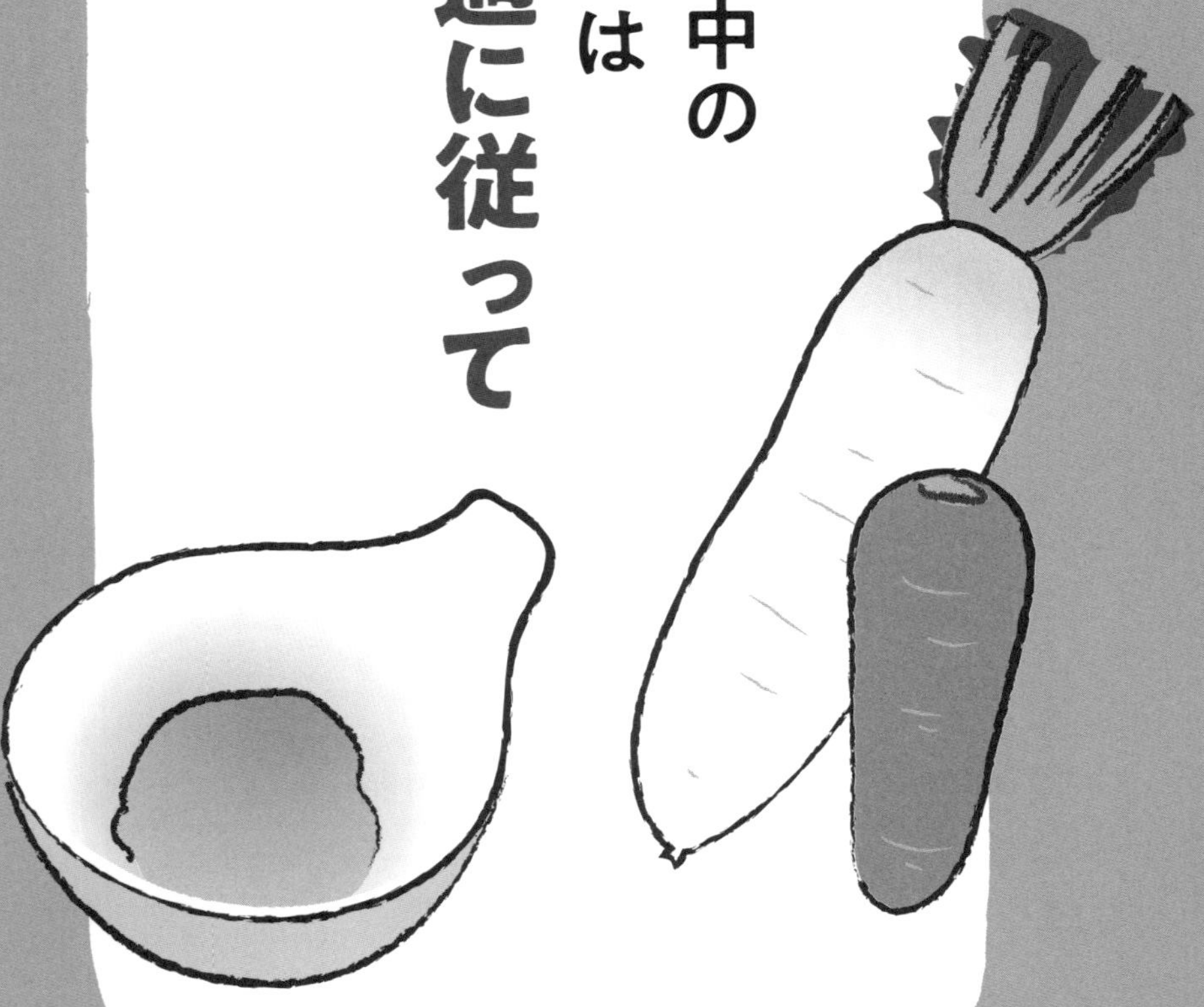

1時間経過してもビタミンCはあまり変わらない。

「大根のビタミンCはにんじんに含まれているアスコルビナーゼによって破壊され、時間の経過とともに減少する」という従来の定説がまだ流布しているようです。これについて検証するため、実験を行ないました。

実験の結果、総ビタミンC量は60分後の残存率は91％でした。今回の実験によって、もみじおろし中のビタミンCは時間がたってもほとんど減少しないことが証明されました。

もみじおろし 60分後

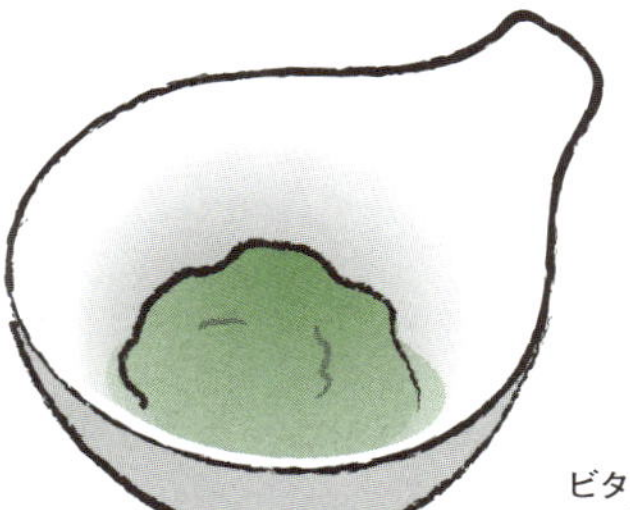

ビタミンC残存率

91%

検証

もみじおろしの時間経過とビタミンCの残存率を比較する。

もみじおろし　0分

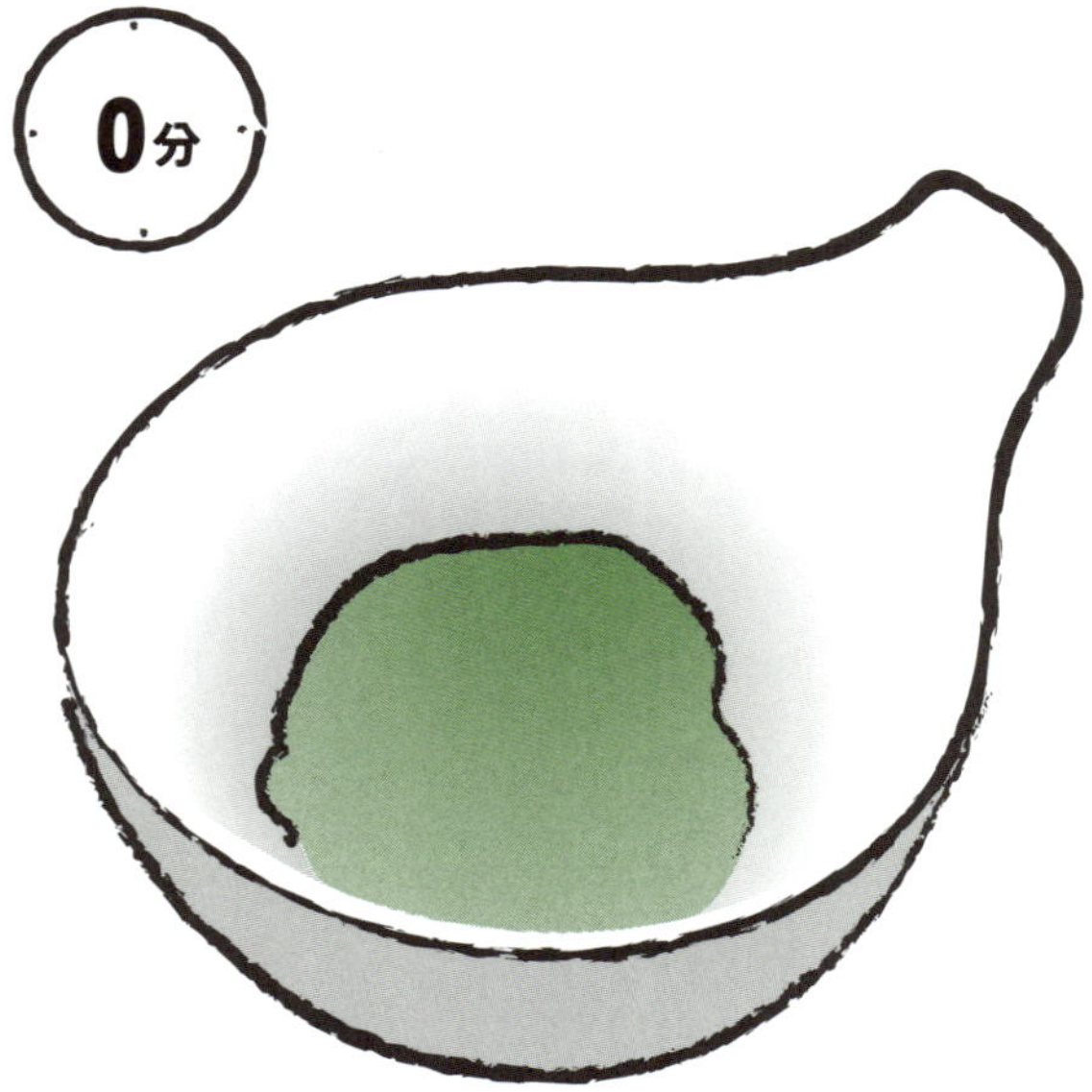

ビタミンC残存率 100%

【実験条件】

プラスチック製のおろし器で大根とにんじんを４対１の割合でおろし、０分後に、総ビタミンC量（還元型ビタミンCと酸化型ビタミンCの合計量）と酸化型ビタミンC量を定量した。

もみじおろし　60 分後

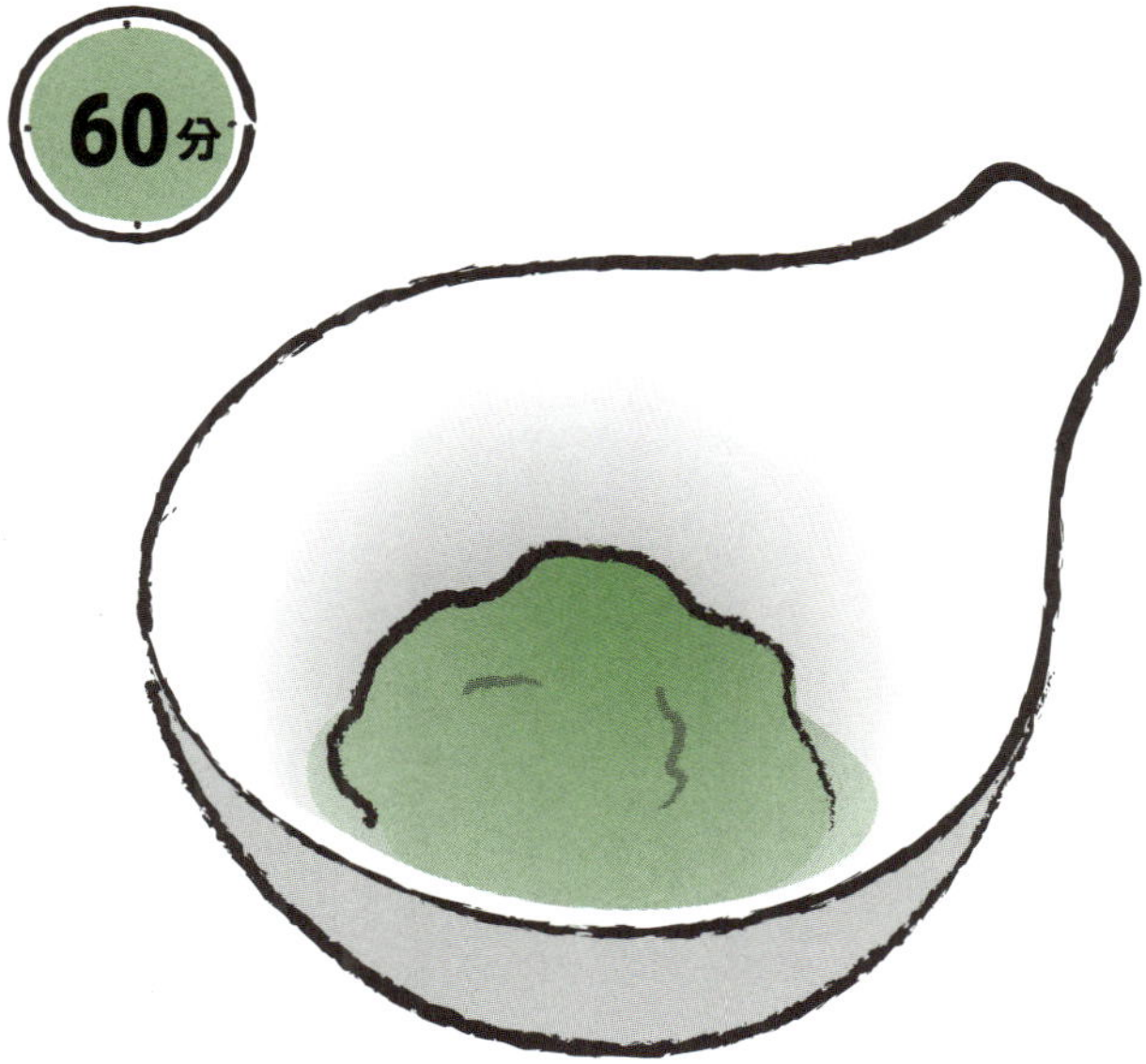

ビタミンC残存率 91%

【実験条件】

プラスチック製のおろし器で大根とにんじんを４対１の割合でおろし、60 分後に、総ビタミンC量（還元型ビタミンCと酸化型ビタミンCの合計量）と酸化型ビタミンC量を定量した。

結論

もみじおろしは、時間が経過してもビタミンCの損失は少ない。

60分経過してもビタミンCの量に変わりはない。

もみじおろしは大根とにんじんをおろして混ぜ合わせたものです。もみじおろし中のビタミンC量の報告については、「大根のビタミンCはにんじんに含まれているアスコルビナーゼによって破壊され、時間の経過とともに減少する」という従来の定説がまだ流布しているようです。しかしビタミンCの特性や分析法についてはつねに新しい情報が報告されています。実際に、現在では先のアスコルビナーゼという酵素名は学術書には見当たりません。

そこで現在の分析方法や見解に基づいてビタミンCの残存率を調べてみました。

ビタミンCには、還元型ビタミンC（L-アスコルビン酸）とこれが酸化して生成する酸化型ビタミンC（デヒドロアスコルビン酸）の2つの型があります。以前は酸化型ビタミンCの効力は還元型のより劣るもの（2分の1の効力）とされていました。しかしその後のさまざまな研究により、酸化型ビタミンCにも還元型と同等の効力があることが証明されたことなどから現在ではこの2つの型の合計量を総ビタミンC量としています。1982年に公表した『四訂日本食品標準成分表』からはこの考え方を導入しています。

図1に見るとおり、酸化型ビタミンCは15分後には73%、60分後には81%に増加しました。もみじおろしのにんじんに含まれているアスコルビン酸酸化酵素（還元型ビタミンCを酸化する酵素）によって還元型ビタミンCの酸化が進んだことが考えられます。酸化型が増えるということはそれに伴って還元型が減ることになります。あくまでも推測ですが、かつていわれていた「ビタミンCが減少する」という報告は、還元型ビタミンCだけを指していたのかもしれません。

図1でわかるとおり、総ビタミンC量は60分後の残存率は91%でした。今回の実験により、もみじおろし中のビタミンC量は時間がたってもほとんど減少しないことが証明されたのです。ですから、紅白なますも同様と考えられます。

このように時間をおいてもビタミンCは減少しません。ですが、やはり料理は作った直後に食べるほうがおいしいでしょう。

図1　時間経過によるもみじおろし中のビタミンCの残存率の変化

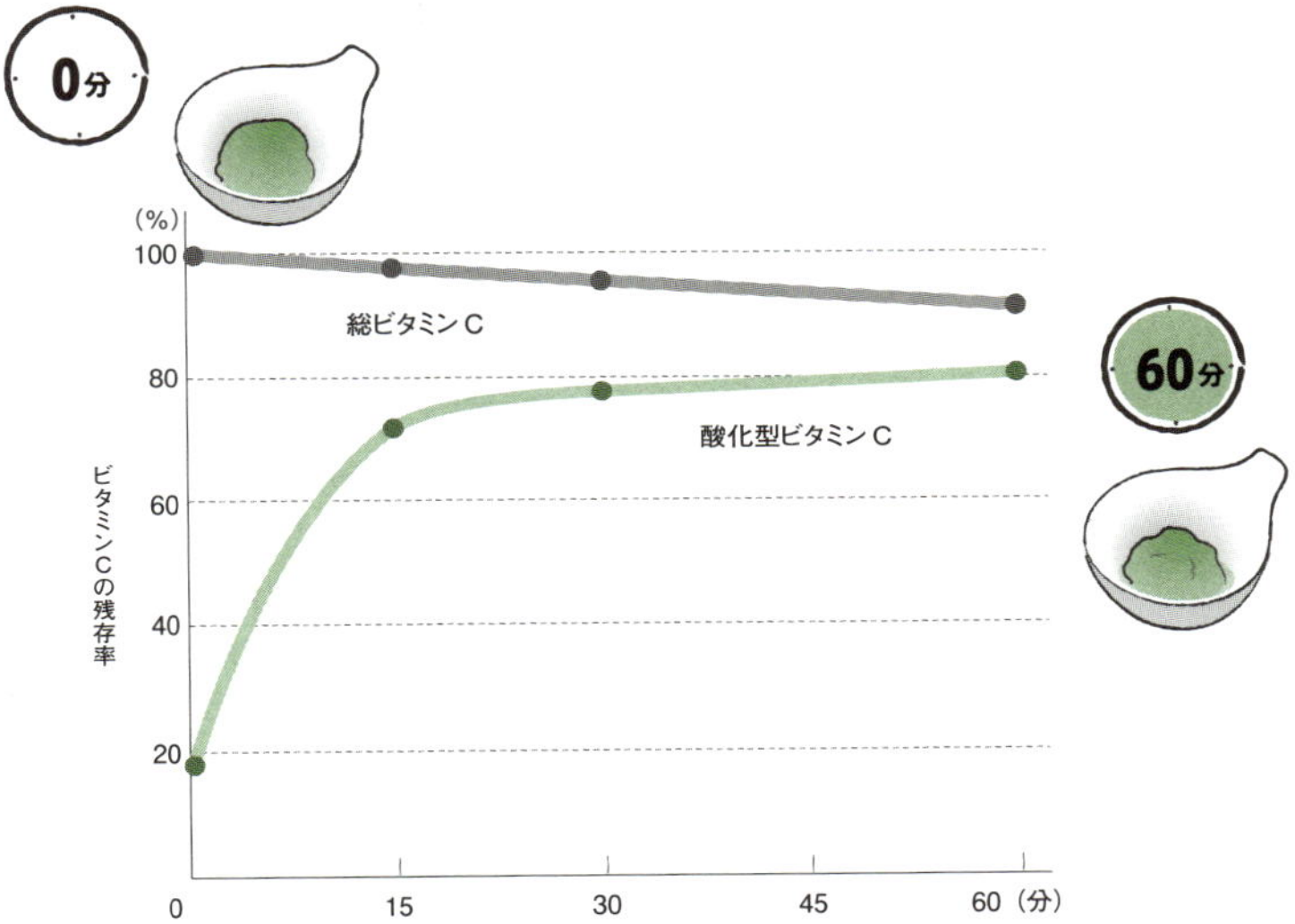

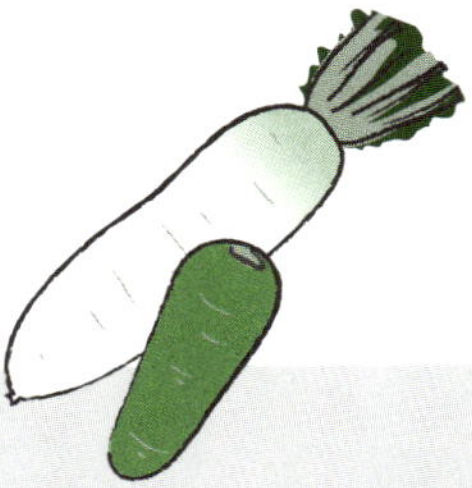

【実験条件】

プラスチック製のおろし器で大根とにんじんを４対１の割合でおろし、総ビタミンC量（還元型ビタミンCと酸化型ビタミンCの合計量）と酸化型ビタミンC量を０分、15分、30分、60分経過ごとに定量する。

【測定方法】

高速液体クロマトグラフ法（「日本食品標準成分表」で用いる分析方法）による。

ビタミンCは、汁物ならむだなくとれるのか。

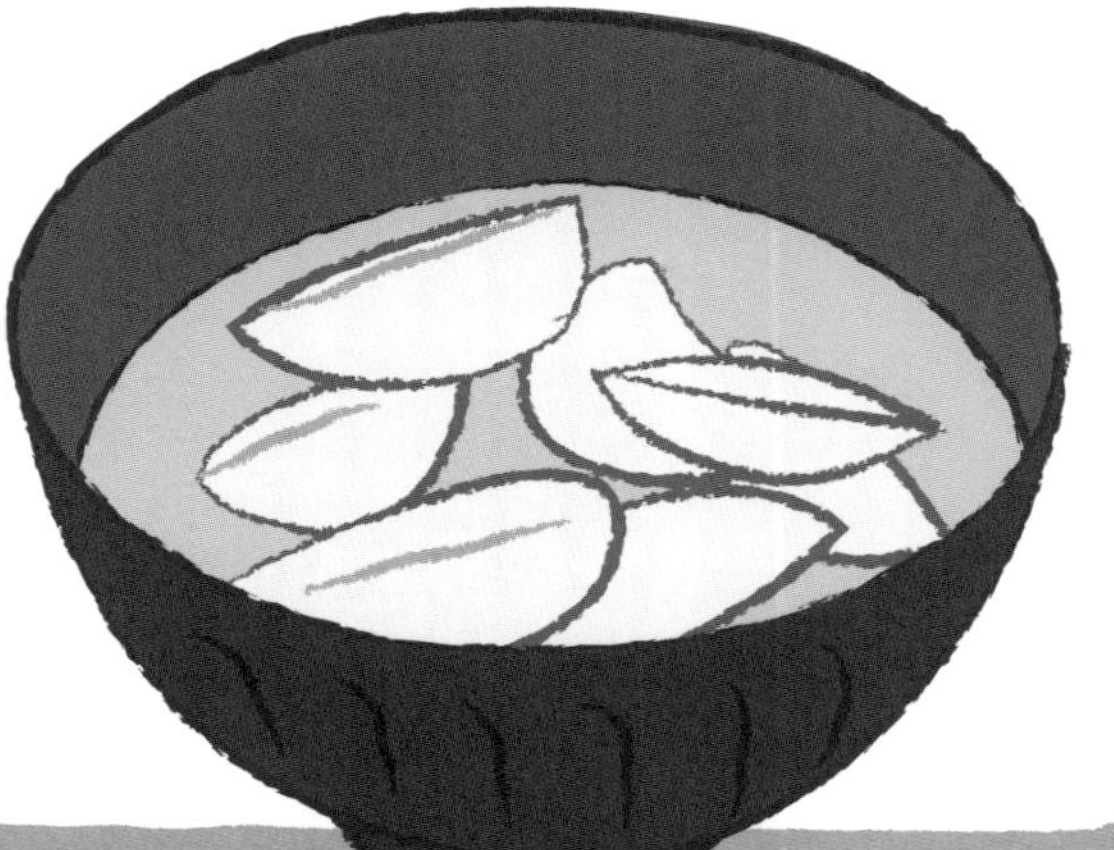

汁物は、ビタミンCの損失の少ない食べ方である。

ビタミンCは水に溶けやすい水溶性の成分であることから、汁ごと食べるみそ汁とポタージュが、ビタミンC摂取源として意義があるかどうかを検証しました。

実験の結果、かぶを主材料にした場合、ビタミンCの残存率は、みそ汁は99％、ポタージュは87％で、どちらもビタミンCの損失の少ない食べ方といえます。

かぶのポタージュ

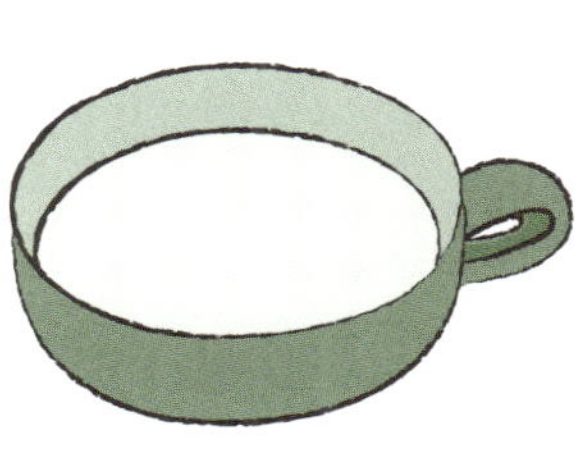

ビタミンC残存率
87％

かぶのみそ汁

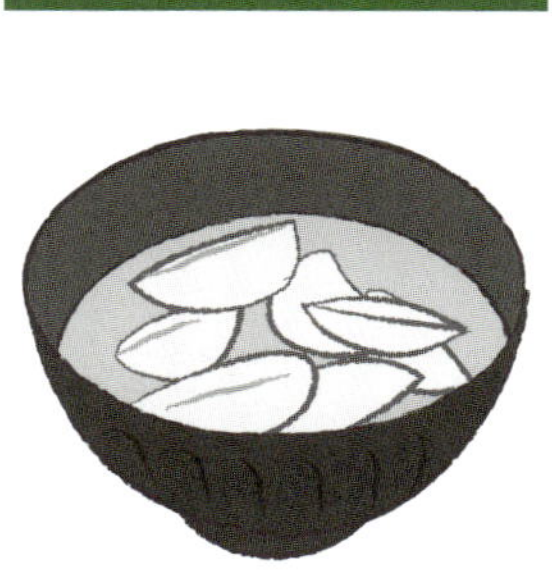

ビタミンC残存率
99％

検証

かぶを使ったみそ汁とポタージュのビタミンCの残存率を計る。

かぶのみそ汁

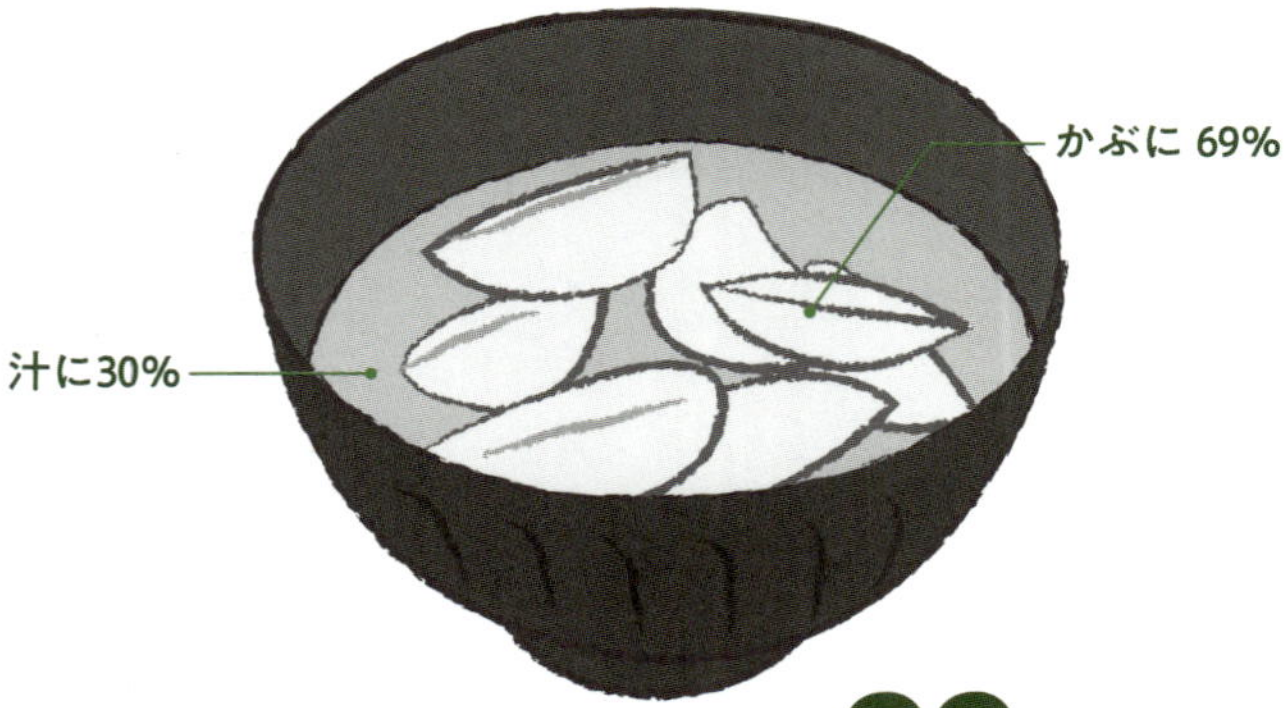

ビタミンC残存率 99%

【実験条件】

❶いたみのない、サイズのそろったかぶを 14 個用意した。
❷洗って水けを除き、葉柄のつけ根を完全に除いてから皮をむき、放射状に 10 等分（くし形切り）にした。くし形に切ったかぶを、14 個の中からそれぞれ 1 切れずつ集め、2 人分で 14 切れのくし形切り（約 140g）とした（くし形切り 1 個の重さは、10 ± 1g 以内にそろえた）。
❸①、②を 2 回行ない、1 回目は「みそ汁」用に 3 組、「生（調理しない）」に 1 組用意した。2 回目は「ポタージュ」用に 3 組、「生」に 1 組用意した。
❹「生」は、14 切れのくし形切りをまとめて細かく切り、総ビタミンC（還元型ビタミンCと酸化型ビタミンCの合算値）を分析した。
❺「みそ汁」用のかぶは、レシピに従って調理後、ただちにかぶと汁に分け、さめてから重量を測定し、総ビタミンCを分析した。「ポタージュ」用のかぶは、レシピに従って調理後、さめてから重量を測定したのち、総ビタミンCを分析した。
❻総ビタミンC含有量は、「生」は実測値を示し、「みそ汁」と「ポタージュ」は平均値を求めて、1 杯分あたりで示した。
❼ビタミンC残存率は、生のかぶのビタミンC含有量に対する数値である。

かぶのポタージュ

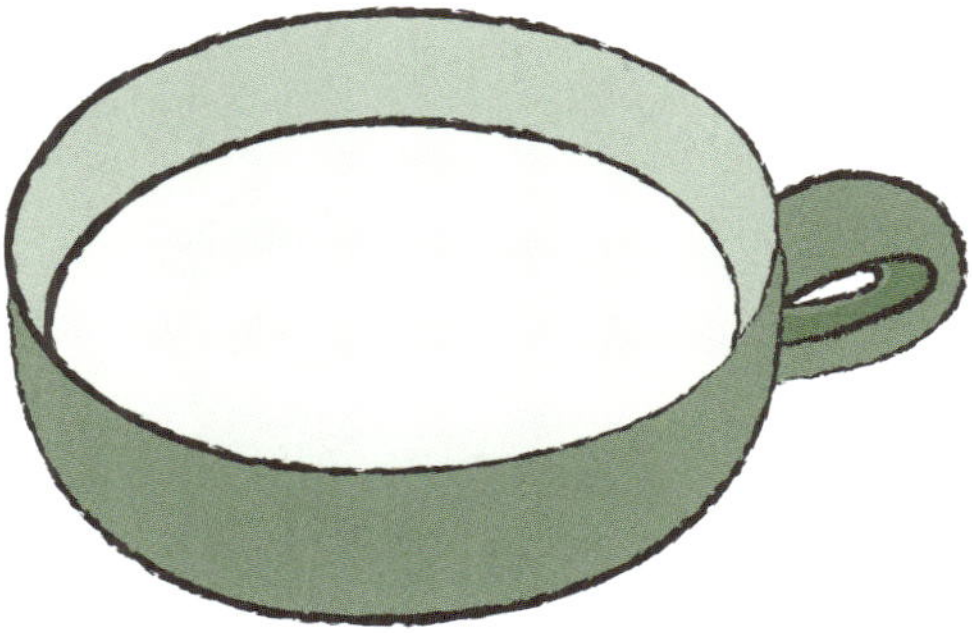

ビタミンC残存率 87%

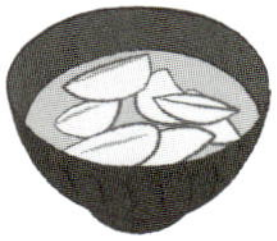

かぶのみそ汁

材料・作り方／２人分

❶小なべにくし形切りのかぶ 140g とだし１½カップを入れ、中火にかける。

❷沸騰後は弱火にし、かぶがやわらかくなったら、みそ大さじ１をとき入れ、ひと煮立ちさせる。

１人分 35kcal　塩分 1.3g

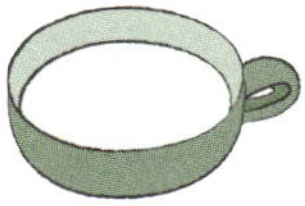

かぶのポタージュ

材料・作り方／２人分

❶小なべにくし形切りのかぶ 140g と水¾カップと固形ブイヨン１個を入れて中火にかける。

❷沸騰後は弱火にし、かぶがやわらかくなったらミキサーに移す。別の小なべで温めておいた牛乳１カップを加え、なめらかになるまで攪拌《かくはん》する。

１人分 93kcal　塩分 1.8g

調理などによって 変動しやすい ビタミンC。

ビタミンCは調理、加工、保存により変動しやすい成分であり、野菜や果物の鮮度評価の指標としても用いられています。

　調理によるビタミンC減少の主な要因は、ビタミンCが水にとけやすい水溶性の成分であるために、「水を用いた調理では、食品中のビタミンCが水に移行してしまうこと」です。したがって、ビタミンCをむだなく摂取する調理法としては、一般的に水を使わない電子レンジ加熱やいため加熱がよいとされています。また、汁ごと食べるような料理では、汁に溶出したビタミンCもいっしょにとることができるので、ビタミンCをむだなく摂取できる調理法として推奨されていることも多くあります。

　そこで今回は、タイプの異なる汁物として、かぶを主食材としたみそ汁とポタージュにおいて、ビタミンC摂取源として汁ごと食べることの意義を検証しました。

結論

みそ汁はビタミンCをむだなく摂取できる。

分析結果を図1に示します。みそ汁では、「生」のかぶに対してビタミンC残存率は、かぶに69%、汁に30%でした。1杯分では99%となり、通説どおり、汁ごと食べるみそ汁はビタミンC源として有効であることが明らかとなりました。一方、ポタージュでは「生」のかぶに対して残存率は87%でした。みそ汁よりもポタージュのほうが残存率が低くなった原因は、なべからミキサーに容器を移しかえるなどの調理工程で起こる重量ロスや、ミキサーで攪拌《かくはん》することにより空気中の酸素に触れることで酸化分解が一部で進んだことが考えられます。ちなみに、実験データはありませんが、「日本食品標準成分表2015年版（七訂）」の数値から、生のかぶ（皮むき）100gをゆでたとき、重量変化を考慮して残存率を計算すると79.1%となります。ゆでこぼす調理法に比べれば、ポタージュもビタミンC損失の少ない食べ方といえるでしょう。

なお、汁ごと食べる料理では、塩分量に留意する必要がありますが、ビタミンCを効率的に摂取する一手段として、一日あたりの食塩摂取量に気を配りながら、野菜の汁物料理をじょうずにとり入れてみてはいかがでしょうか。

図1　みそ汁とポタージュにしたかぶのビタミンCの含有量と残存率（1杯あたり）

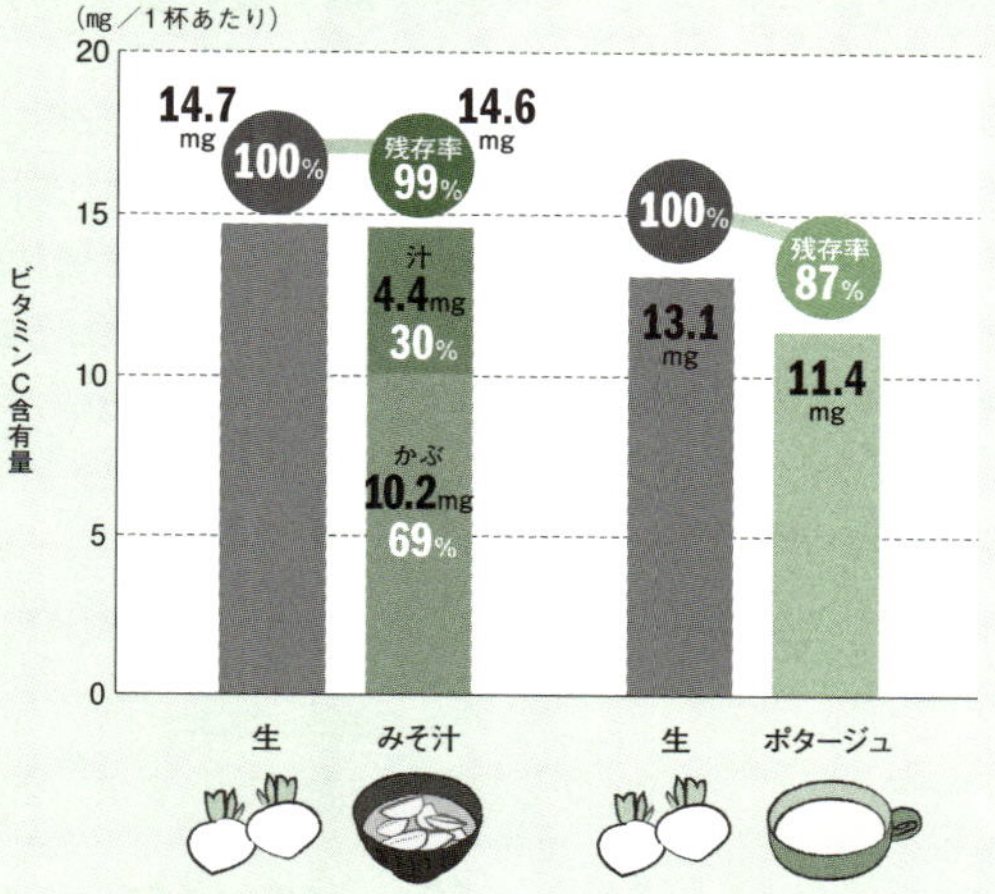

保存しているだけで減っていく!
じゃが芋のビタミンC

じゃが芋は、芋類の中ではビタミンCを多く含み、1回の摂取量が比較的多い食材です。さらに、じゃが芋のビタミンCはでんぷんに守られ、調理による損失が少ないと考えられており、ビタミンCのよい供給源として期待されています。「日本食品標準成分表2015年版(七訂)追補2018年」にはじゃが芋(生)の可食部100gあたりの総ビタミンC量は28mgと記載されていますが、はたして日常的にじゃが芋から摂取できる総ビタミンC量はどの程度なのでしょうか。

左の2つのグラフをごらんください。図2は保存中の総ビタミンC量の変化を示しています。総ビタミンCは貯蔵により減少し、特に貯蔵2か月後に約半量に減少しました[※1]。じゃが芋は保存のきく食材のため、家庭では使いそびれてうっかり長く放置してしまうこともあるでしょう。また、市場に出まわっているじゃが芋の一部は、旬に収穫されてからしばらく貯蔵していたものです。

図3は、加熱調理による変化のグラフです。生に比べて、角切りにしてゆでた場合の残存率は42%と、ほかの一般的な野菜の調理変化と大差はありませんでした。

じゃが芋は、購入時点ですでにビタミンCが減少しているかもしれません。また、保存方法、調理法の違いによりビタミンC含有量は大きく異なり、期待したほど摂取できない可能性があります。じゃが芋のビタミンCを最も効率的に摂取するには、新じゃが芋を、購入直後に電子レンジ加熱、または皮つきのまま調理して食べるのがベストな方法といえるでしょう。

※1 日本家政学会誌　39(10),1051-1057,1998

図2　貯蔵によるじゃが芋（100gあたり）のビタミンCの含有量と残存率

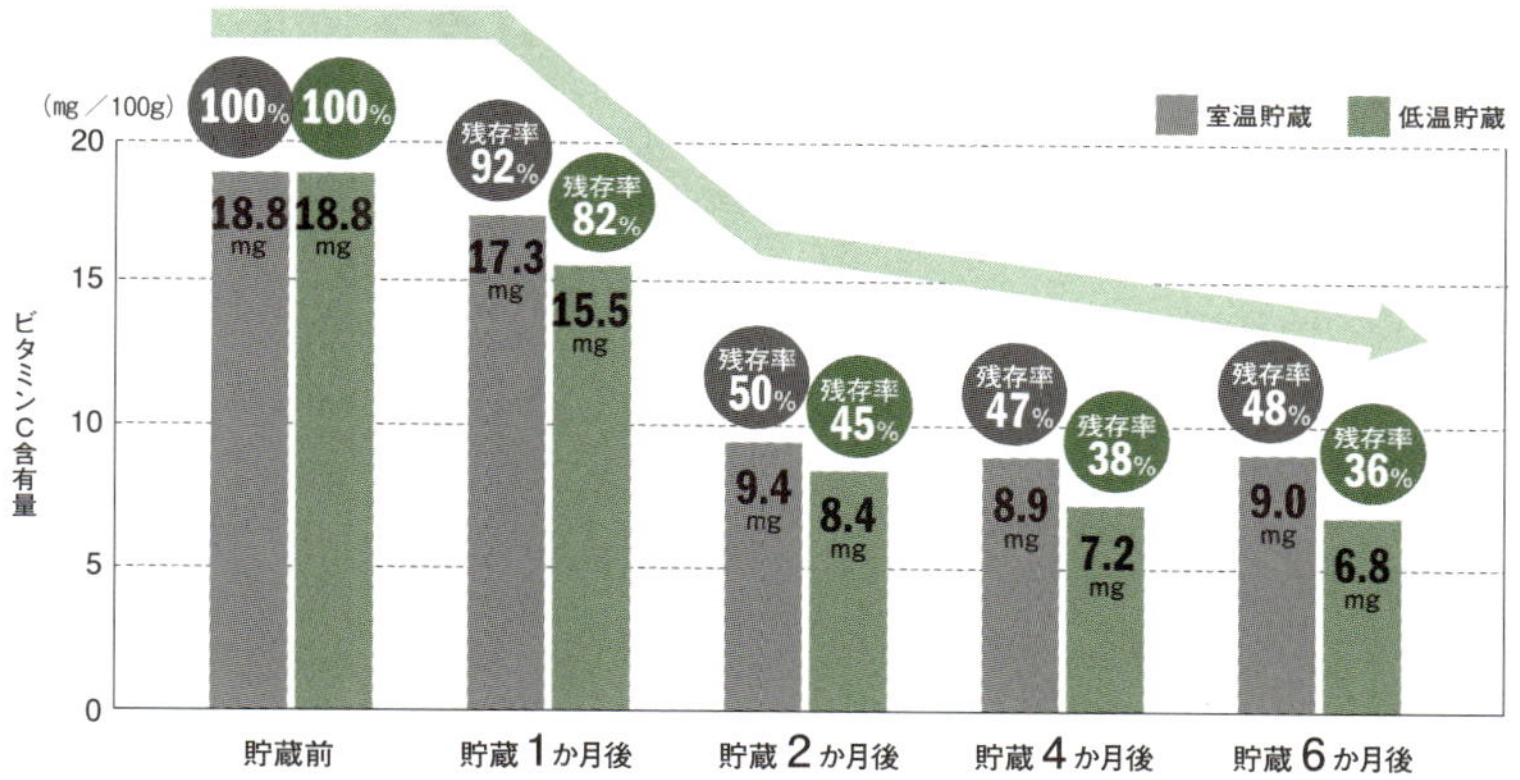

図3　加熱調理によるじゃが芋のビタミンCの残存率

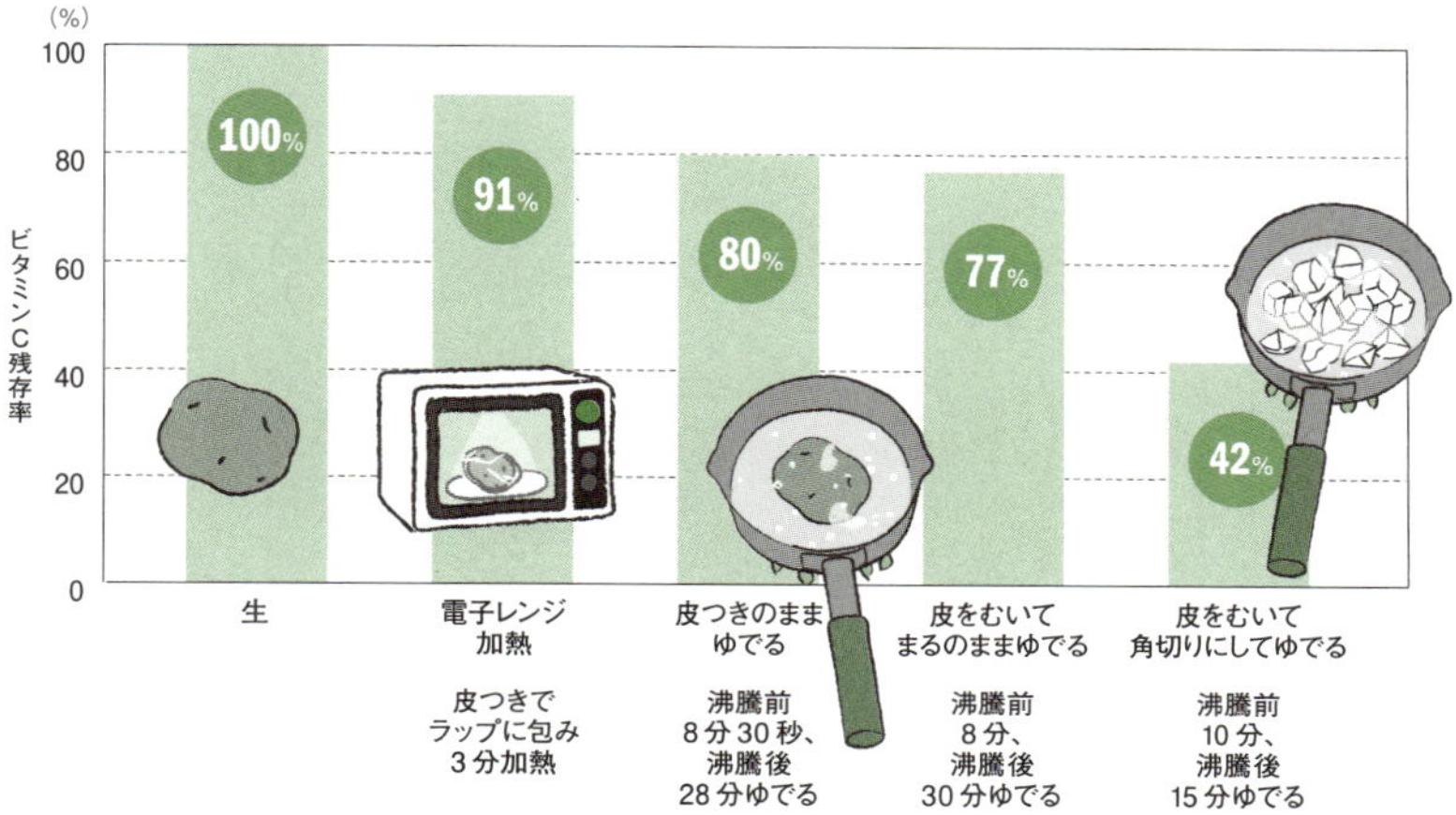

時間経過によって汁物のビタミンCはどれだけ減るのか。

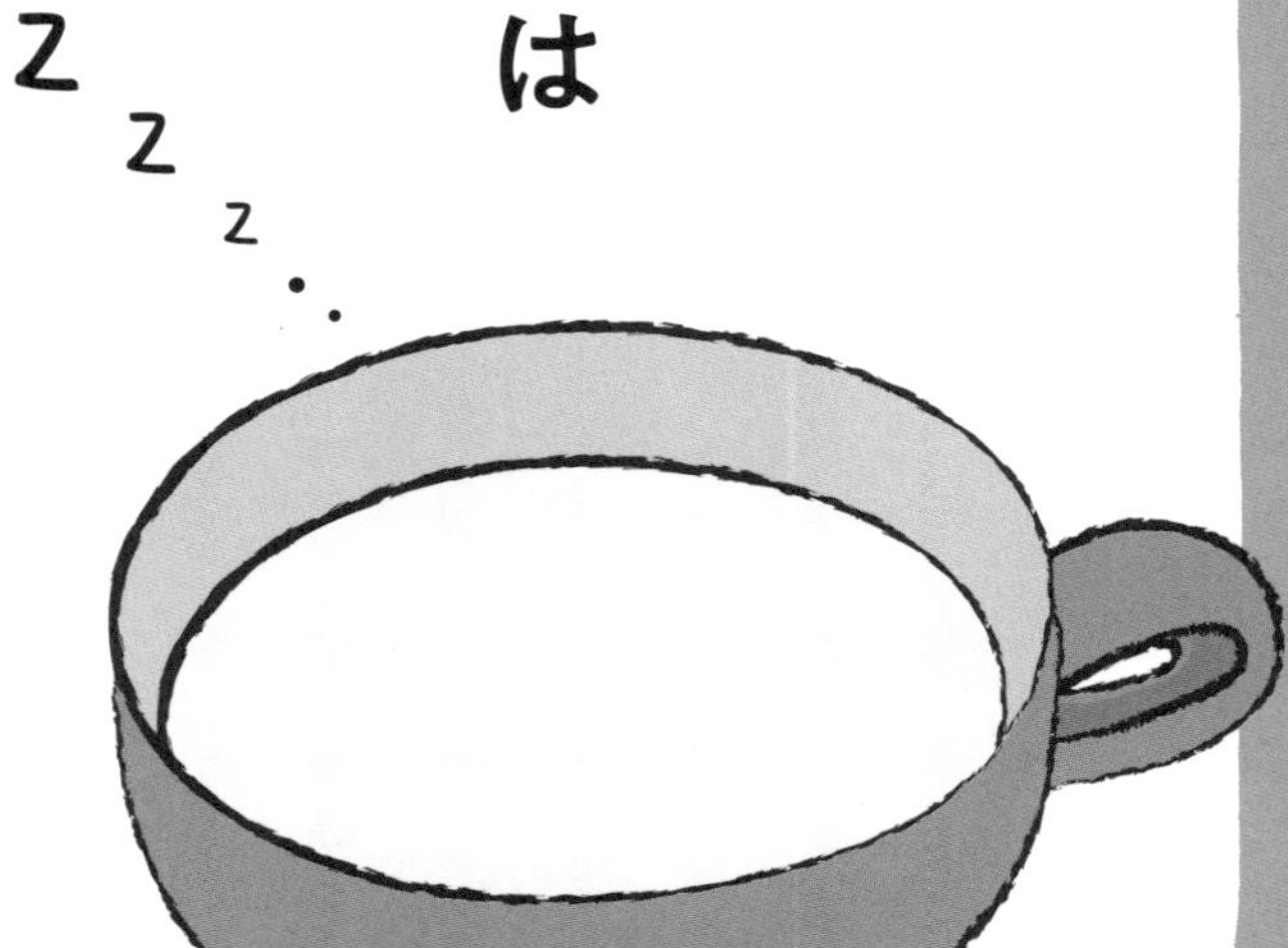

ビタミンCは**一晩おく**と作りたてのときより15%ほど減少する。

ビタミンCは調理、加工、保存により変動しやすい成分です。かぶのみそ汁とポタージュを作りおきしたと想定し、保存・再加熱後の総ビタミンC残存率を調べてみました。

実験の結果、一晩おいたあとのビタミンC残存率は、作りたてと比べるとみそ汁は85%、ポタージュは84%でした。

かぶのポタージュ

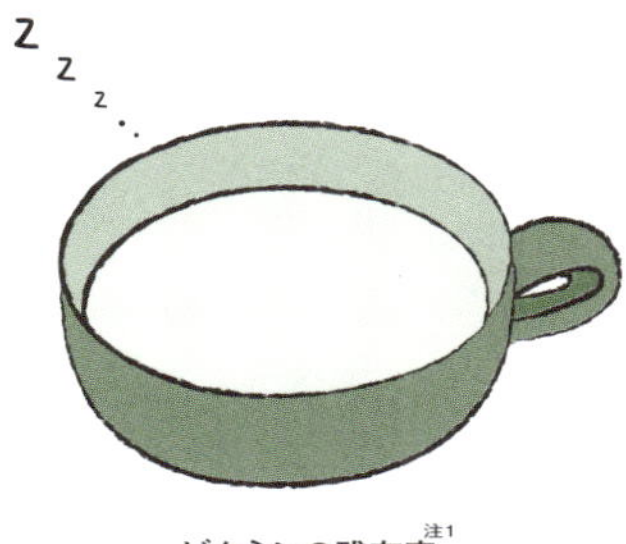

ビタミンC残存率[注1]

84%

かぶのみそ汁

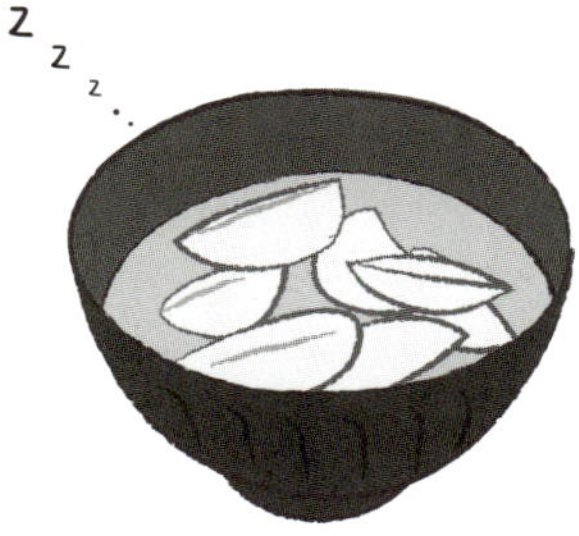

ビタミンC残存率[注1]

85%

注1　作りたてのもののビタミンC量と一晩おいたもののビタミンC量を比較。

検証

一晩おいたかぶを使ったみそ汁とポタージュのビタミンCの残存率を計る。

一晩おいたかぶのみそ汁

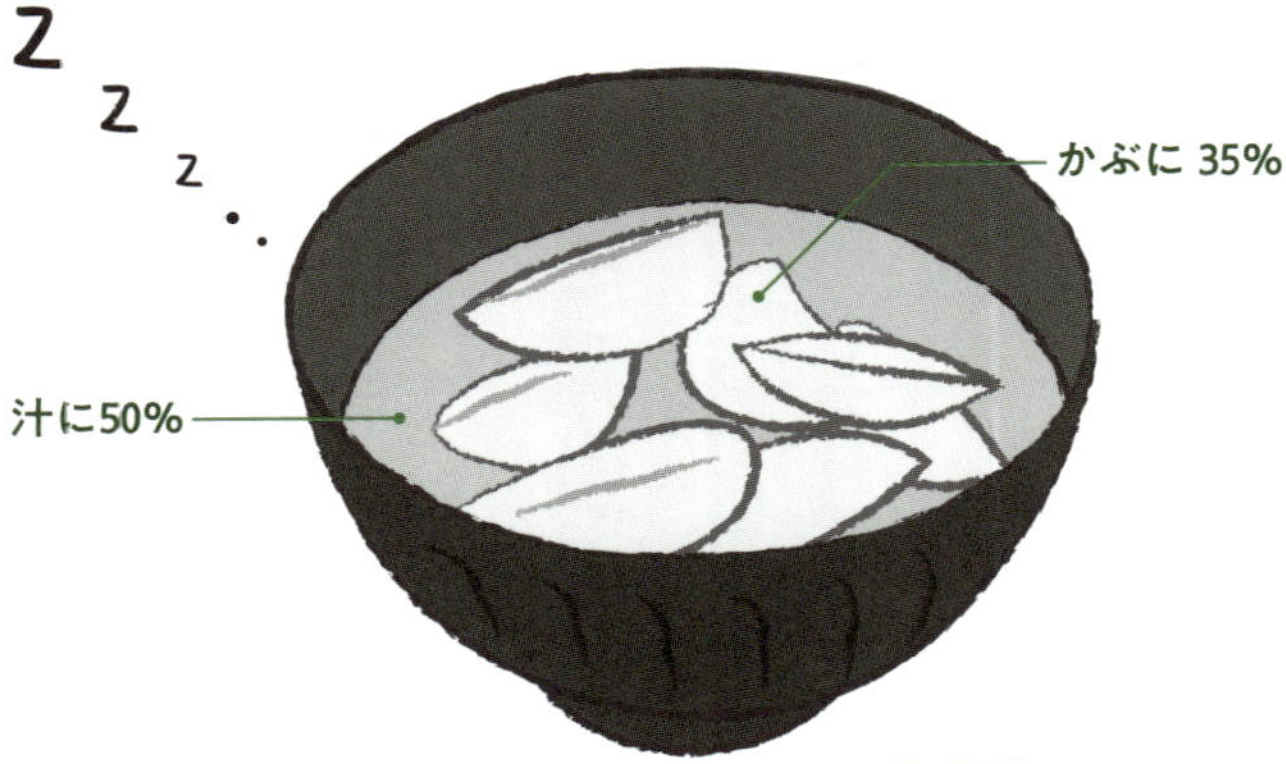

ビタミンC残存率 85%

【実験条件】

❶みそ汁用にかぶ 140g を、「作りたて」用、兼、「翌日」用に３組と、「生」に１組用意した。ポタージュ用にかぶ 140g を、「作りたて」用、「翌日」用にそれぞれ３組と、「生」用に１組用意した。

❷みそ汁の「作りたて」は調理後ただちにかぶと汁に分け、さめてから重量を測定したのち、総ビタミンＣ（還元型ビタミンＣと酸化型ビタミンＣの合算値）を分析した。「翌日」は調理してから一晩冷蔵庫で保存し、翌日、強火で２分間再加熱した。加熱後ただちにかぶと汁に分け、さめてから重量を測定したのち、総ビタミンＣを分析した。

❸ポタージュの「作りたて」は調理後、さめてから重量を測定したのち、総ビタミンＣを分析した。「翌日」は調理してから一晩冷蔵庫で保存し、翌日、中火で２分間再加熱した。さめてから重量を測定したのち、総ビタミンＣを分析した。

❹総ビタミンＣ含有量は、「生」は実測値を示し、「みそ汁」と「ポタージュ」は平均値を求めて、１杯分あたりで示した。

❺ ビタミンＣ残存率は、作りたてのもののビタミンＣ量に対する数値。汁物は一晩、冷蔵庫で保存した。

一晩おいたかぶのポタージュ

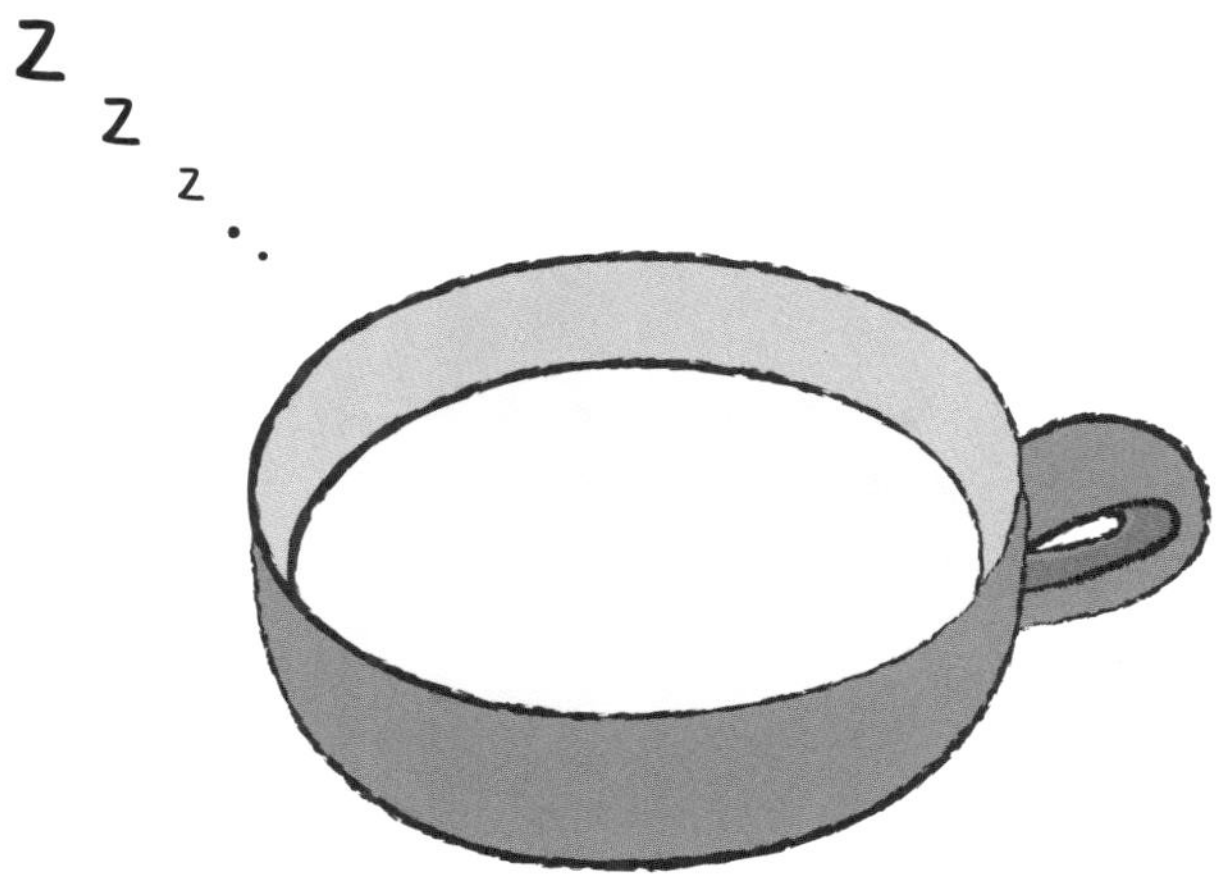

ビタミンC残存率 **84%**

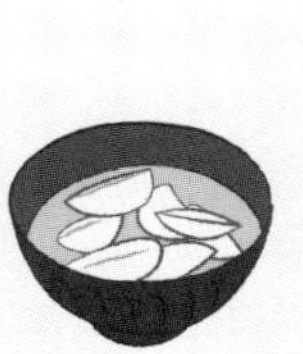

かぶのみそ汁

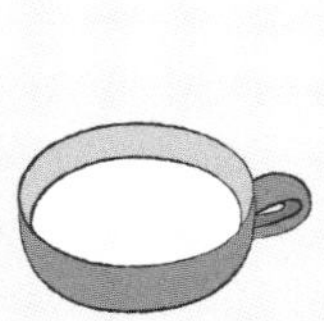

かぶのポタージュ

作り方　85ページ参照

汁物を一晩おいたら
ビタミンCは**減るのか。**

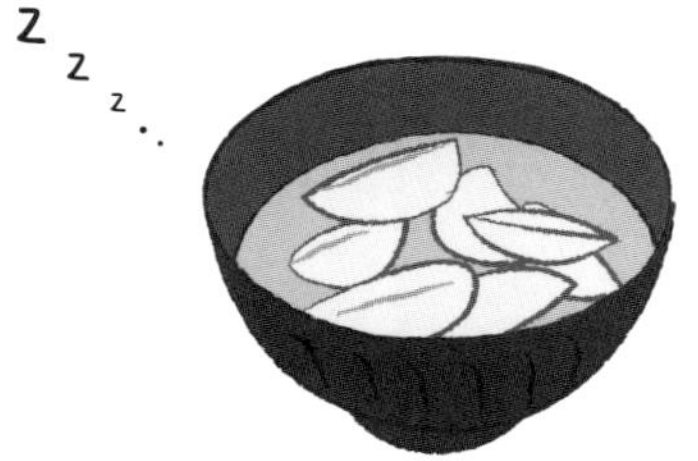

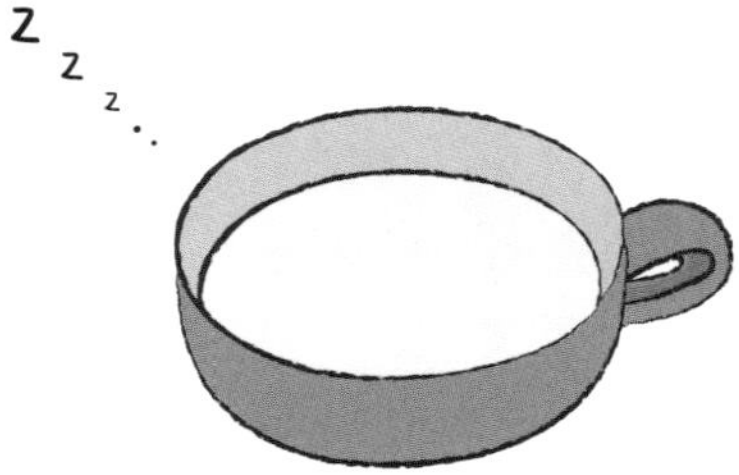

かぶのみそ汁とポタージュを比較し、どちらも汁ごと食べればビタミンCの損失が少なく、しっかり摂取できることが明らかになりました。そこで、ここではみそ汁とポタージュを作りおきしたと想定し、保存・再加熱後の総ビタミンC残存率を調べてみました。

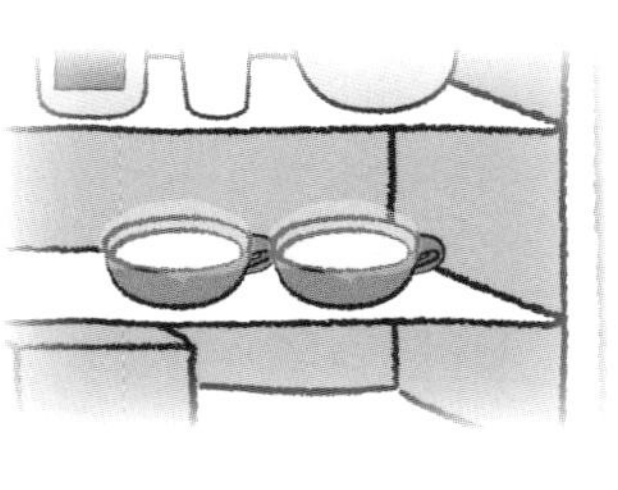

結論

汁物を一晩冷蔵庫で保存した場合、ビタミンCは15％ほど減少する。

みそ汁のビタミンCは、生のかぶが14.7mgで、作りたてでは、かぶと汁を合わせた全体の総ビタミンC含有量は1杯分あたり14.6mgでした。翌日、再加熱後の全体の総ビタミンC含有量は12.4mgであり、作りたてと比較すると、15％減少していました（図1）。

かぶと汁の内訳を比較すると、かぶは10.2mgから5.1mgへと半減していました。減少理由の一つは、水への流出が進んだことであり、汁中のビタミンCが4.4mgから7.3mgへと増加していることからも明らかです。みそ汁全体での減少は、保存中に酸化分解が進んだためと考えられます。しかし、その現象が、かぶと汁でそれぞれどの程度起こったのかは、この実験からだけではわからないため、さらに詳細な検討が必要です。

ポタージュのビタミンCは、生のかぶが13.1mg。作りたてでは11.4mgに対し、翌日の再加熱後では9.6mg。作りたてと比較すると、16％減少していました（図2）。

食材の違いもありますが、ほうれん草をゆでて冷蔵（5℃）保存した場合のビタミンCの残存率（翌日）が91％というデータ※1に比べると、今回検証した汁物の残存率は、やや低いものでした。再加熱の有無や保存形態の違いがビタミンCの安定性に影響したものと考えられます。

なお、ビタミンCは保存温度が高いほど酸化分解が進みやすくなります。汁物はビタミンCのよい供給源ですが、作りおきは2回分くらいまでにし、残った分は冷蔵保存して、なるべく早く食べきるとよいでしょう。

いうまでもなく、食事に重要なのは栄養素だけではありません。満足感や楽しみを得ることもたいせつです。さまざまな実験結果を参考に食材、食べ方、調理法を選択する参考にしてください。

※1『調理のためのベーシックデータ 第5版』（女子栄養大学出版部）

図1 みそ汁にしたかぶのビタミンCの含有量と残存率の変化（1杯あたり）

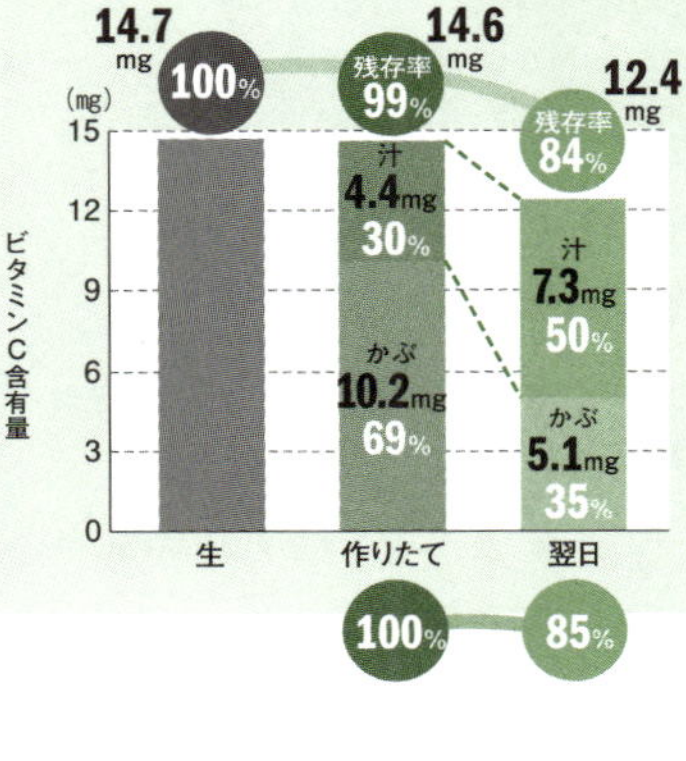

図2 ポタージュにしたかぶのビタミンCの含有量と残存率の変化（1杯あたり）

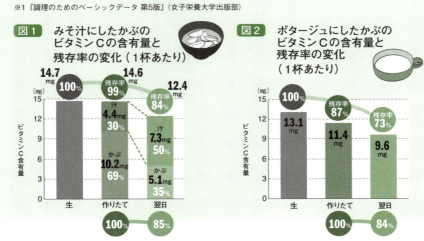

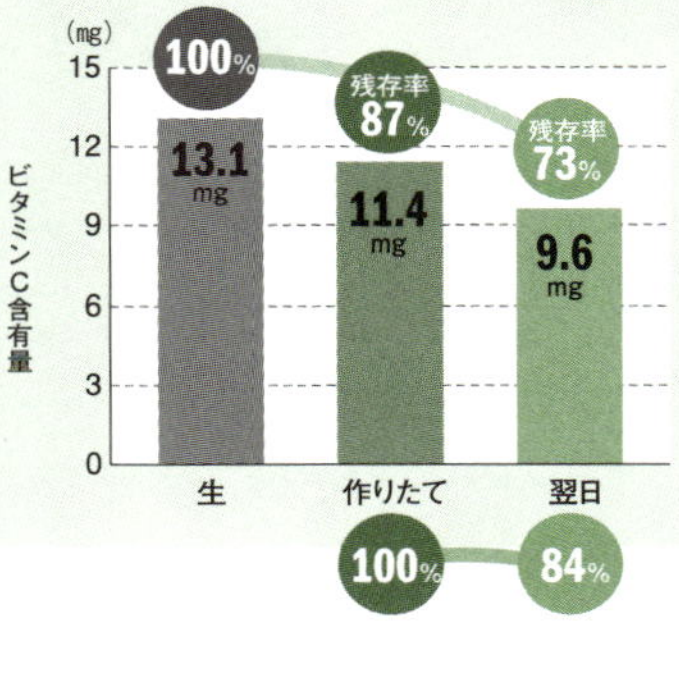

コラム1

冷凍野菜のほうがビタミンCが多い!?

野菜には旬があり、栄養素量も旬に高まると考えられています。その典型が冬に旬を迎えるほうれん草のビタミンCです。「日本食品標準成分表2015年版（七訂）」にも、100gあたり、夏採り20mg、冬採り60mgと記載されています。

2015年の8月中旬に、「生のほうれん草」と「冷凍ほうれん草」を、同じ日に購入し、ビタミンC含有量を比較する実験をしました（図3）。

- 「生のほうれん草」は、100gあたりのビタミンC含有量は8.6mgでした。1分30秒ゆでたあとでは4.5mgと生の含有量の約半分に減少しました。
- 「冷凍ほうれん草」は、ブランチング処理（沸騰湯に短時間くぐらせたあと、冷水で急冷してから凍結）されたものを、パッケージの記載方法（電子レンジ加熱）で解凍しました。結果は、100gあたり37.8mg。生のほうれん草の4倍以上のビタミンCが含まれていました。
- 「冷凍ほうれん草」は、ビタミンCが充実している旬のものを使用して製造されたものが多く、適切に保存していれば残存率も高いといえます。また、生鮮野菜に比べて価格変動が少なく、洗う手間もないので手軽に使えるという特徴があります。天候不順等で収穫量が少なく価格が高騰してしまったときや、手軽に調理したいときなどに、冷凍ほうれん草の活用を検討してみてはいかがでしょうか。

図3
ほうれん草のビタミンC含有量（実測値）

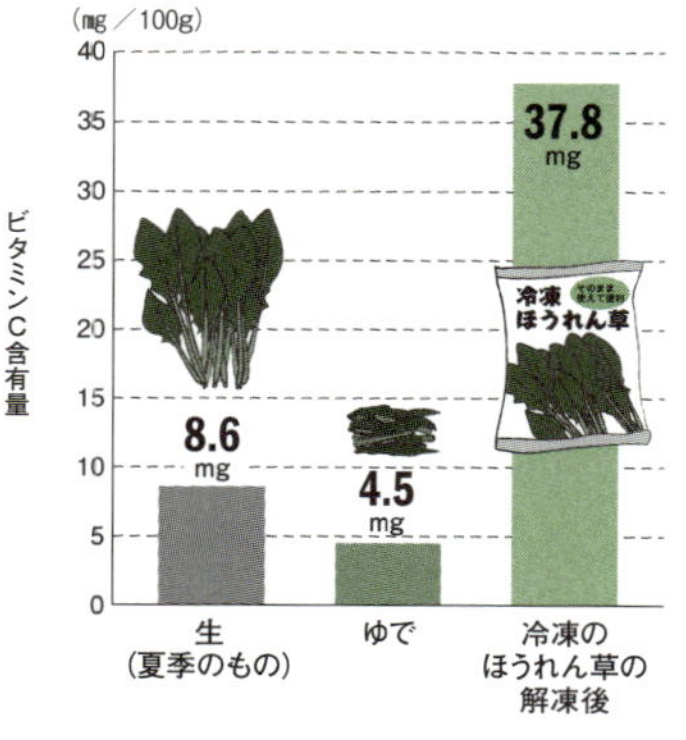

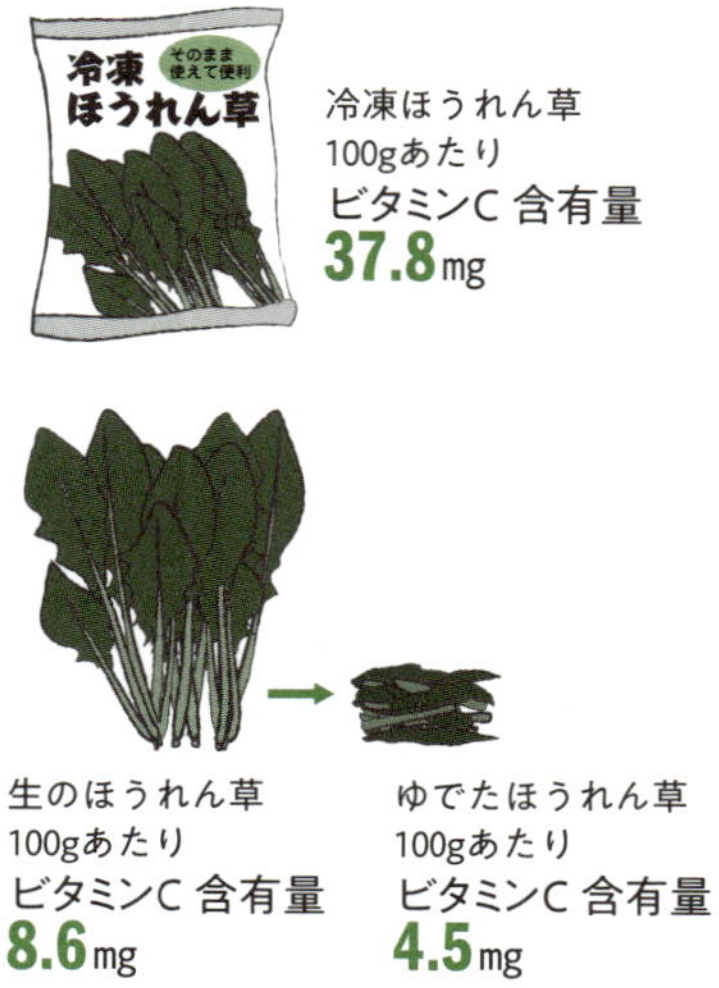

コラム2

市販の総菜のビタミンC量は半分以下!?

デパ地下やスーパーマーケットには、魅力的な総菜がたくさん並んでいます。では、それらのビタミンC量はどのくらいでしょうか。

ほうれん草のごまあえ、かぼちゃの煮物、さやいんげんの天ぷらなど市販総菜に含まれるビタミンC量と、生鮮野菜を購入して市販総菜と同じメニューを手作りした場合の総ビタミンC量を比較した研究[※2]があります。市販総菜のビタミンC量は生鮮野菜を調理した直後のものに比べて半分以下でした。このデータは一例ですが、野菜に含まれるビタミンCをむだなく摂取するためには、手作り、作りたてがいちばんです。しかし、市販総菜は忙しい人や料理が苦手な人にとって重宝な存在。栄養素の損失も考慮したうえで、じょうずに利用しましょう。

※2　日本食品科学工学会誌 58(10), 499-504, 2011

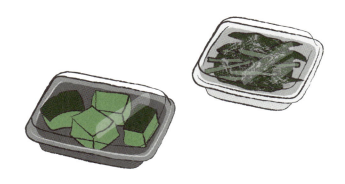

せん切りキャベツのビタミンCは水に浸すと減少するか。

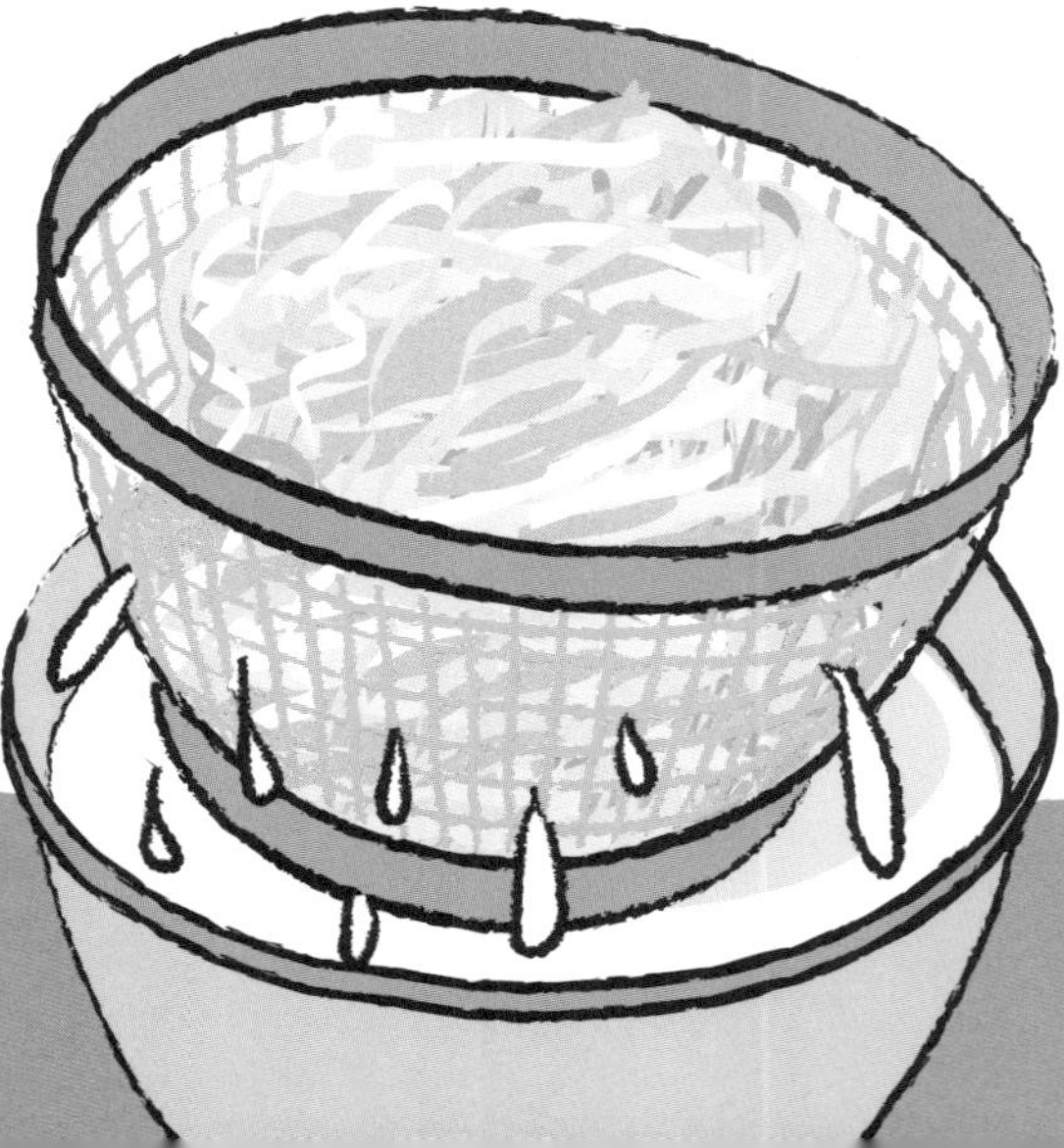

キャベツのビタミンCは、水に通したり浸したりすると2割近く減少する。

せん切りキャベツの水に浸す時間の違いによるビタミンCを測定しました。
　実験の結果、せん切りにしたキャベツを水にさっと通したり何分間か水に浸したりすると、キャベツ中のビタミンC量は2割近く減少することがわかりました。キャベツをせん切りにすると組織が切れて、組織中に存在するビタミンCが水に流出していくことが考えられます。

30分水に浸す　**15分水に浸す**　**さっと水に通す**

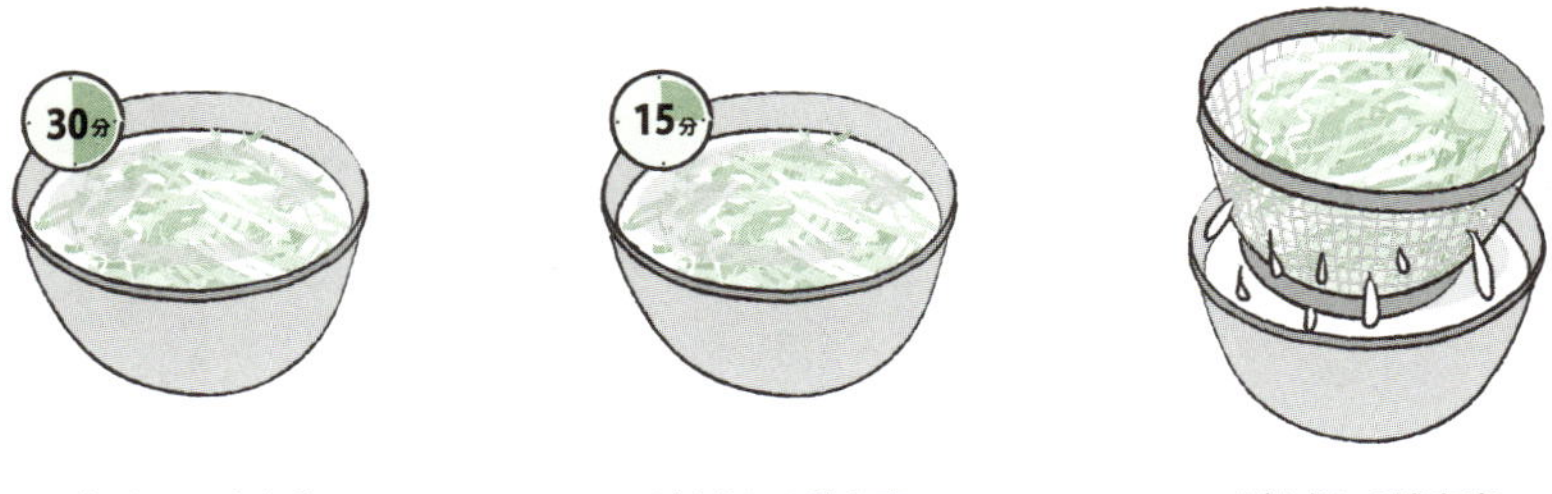

30分水に浸す：ビタミンC残存率 **80%**

15分水に浸す：ビタミンC残存率 **84%**

さっと水に通す：ビタミンC残存率 **86%**

検証

せん切りキャベツの水の浸し時間の違いによるビタミンCの残存率を計る。

さっと水に通す

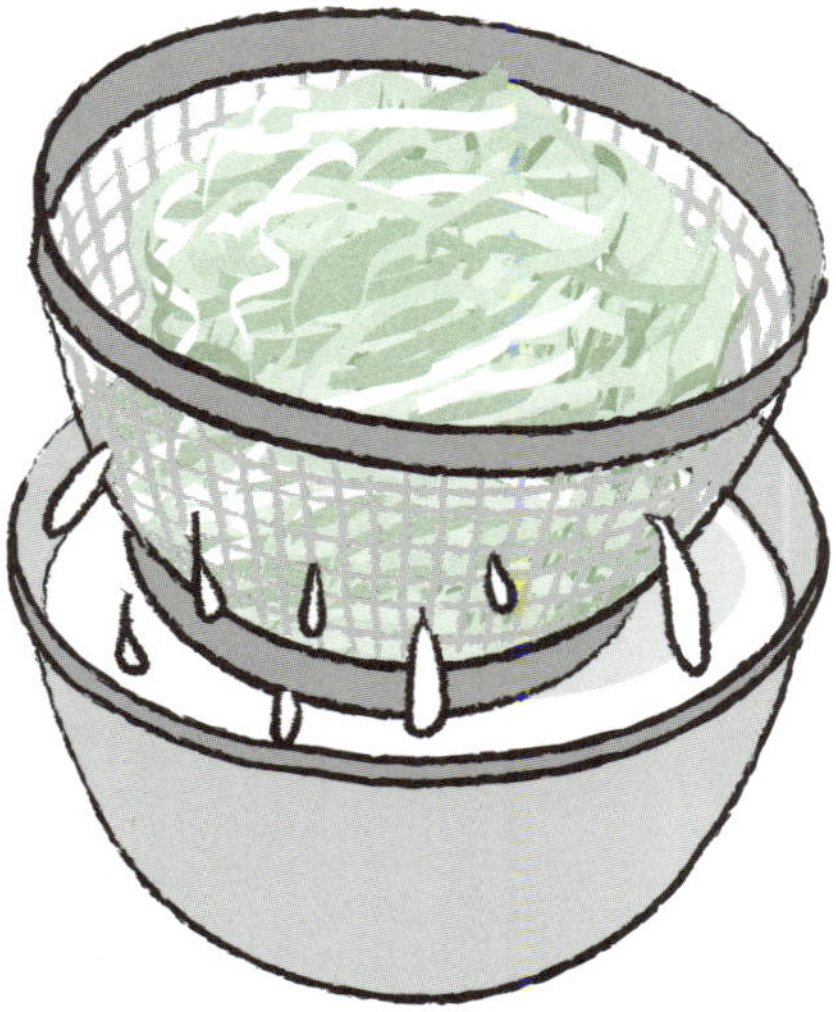

ビタミンC残存率
86%

【実験条件】

キャベツ（160g）を2㎜幅のせん切りにする。水をさっとかけてざるにあげ、２分間放置して水けをきる。

30分水に浸す

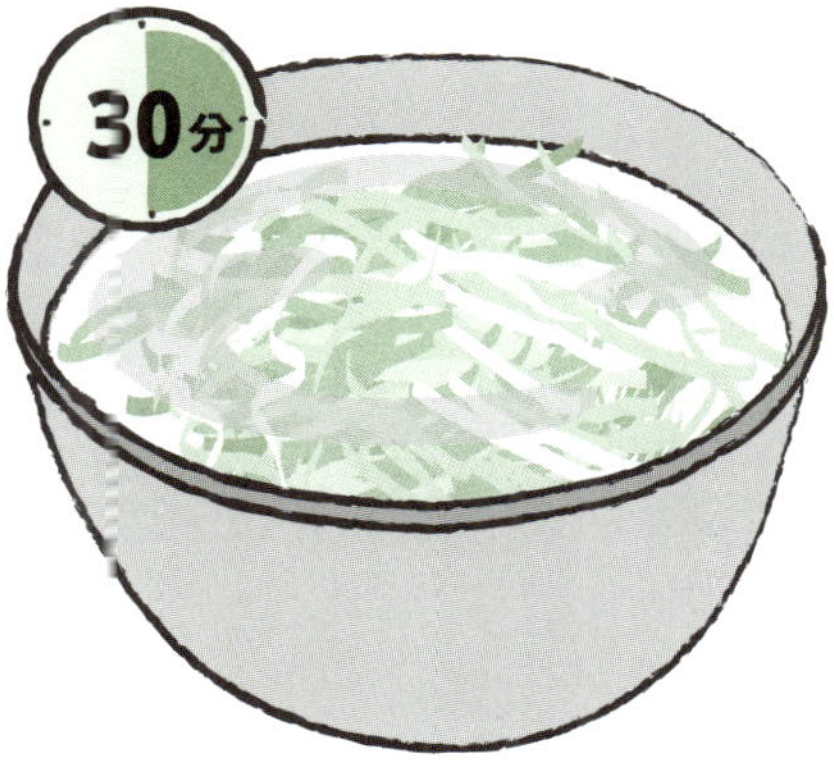

ビタミンC残存率
80%

【実験条件】

キャベツ（160g）を2㎜幅のせん切りにする。15倍量の水（2.4ℓ）に30分間浸してざるにあげ、2分間放置して水きりをする。

15分水に浸す

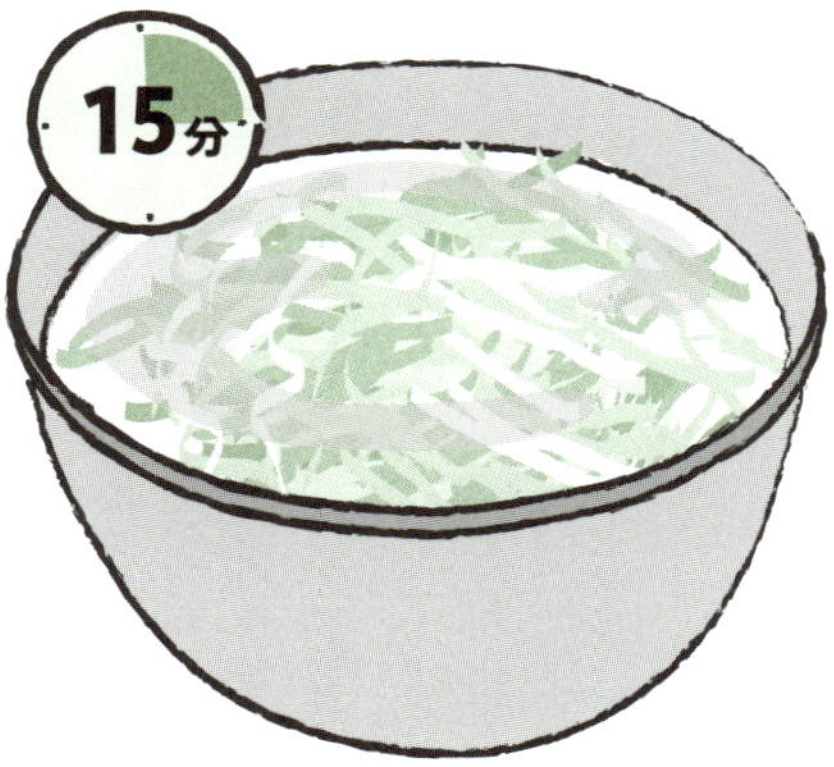

ビタミンC残存率
84%

【実験条件】

キャベツ（160g）を2㎜幅のせん切りにする。15倍量の水（2.4ℓ）に15分間浸してざるにあげ、2分間放置して水きりをする。

結論

水に通したり浸したりするとビタミンCは減るが、味としては水にさっと通すとおいしい。

水に通したり浸したりするとビタミンCは2割近く減少する。

日本人は世界有数のキャベツ好きといわれているそうで、日本での生産量は年間140万トンあまりに及ぶそうです。

せん切りにしたキャベツを水に浸すと歯ざわりや外観はよくなり、「おいしさ」は増します。ですが、「栄養素量」はどのように変化するのでしょうか。せん切りにしたキャベツを水に浸す時間を変えて、ビタミンC量の変化を測定することにしました。

実験の結果、キャベツ中のビタミンC量は、水にさっと通したり何分間か浸したりすると2割近く減少することがわかりました（図1）。キャベツをせん切りにすると組織が切れて、組織中に存在するビタミンCが水に流出していくことが考えられます。

また、水にさっと通しても、15分間、さらに30分間浸してもビタミンC量にほとんど違いはありません。これにより、切れていないキャベツの組織中に存在するビタミンCはほとんど水に流出しないことが推測されます。ですから切り口をいちど水にさらしてしまえば、15分から30分間浸しても、ビタミンCはそれ以上流出せず、ほとんど含有量に変化はないといえます。

味は、「水にさっと通す」のが一番おいしい。

図2の官能評価の総合評価では、おいしい順に「水にさっと通す」「水に浸す（30分）」「切ったまま」と並びます。つまり「おいしさ」と「栄養素の残存量の多さ」は、かならずしも一致しないということがいえます。

せん切りキャベツを水に通したり浸したりすると、確かにビタミンC量は減りますが、その量はわずかなので、家庭では水にさっと通して、おいしく食べてください。

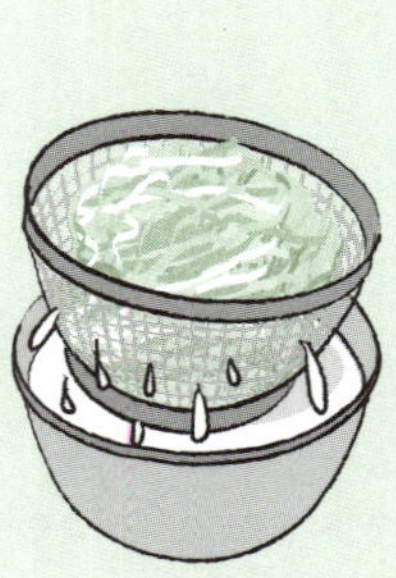

図 1　せん切りキャベツの水浸し時間によるビタミンCの含有量と残存率の変化

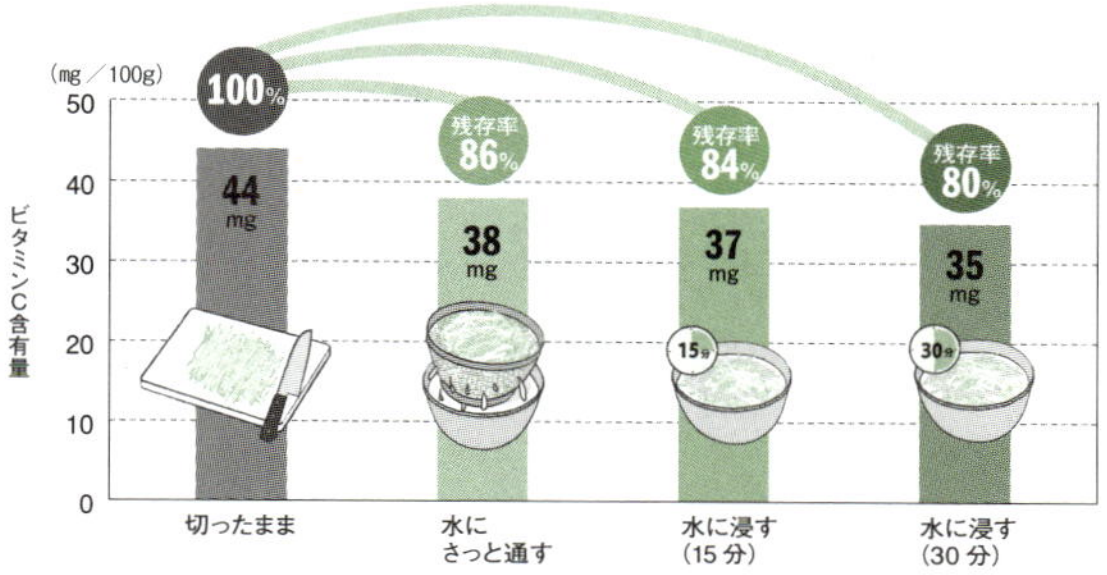

図 2　せん切りキャベツの浸水時間の違いによる官能評価

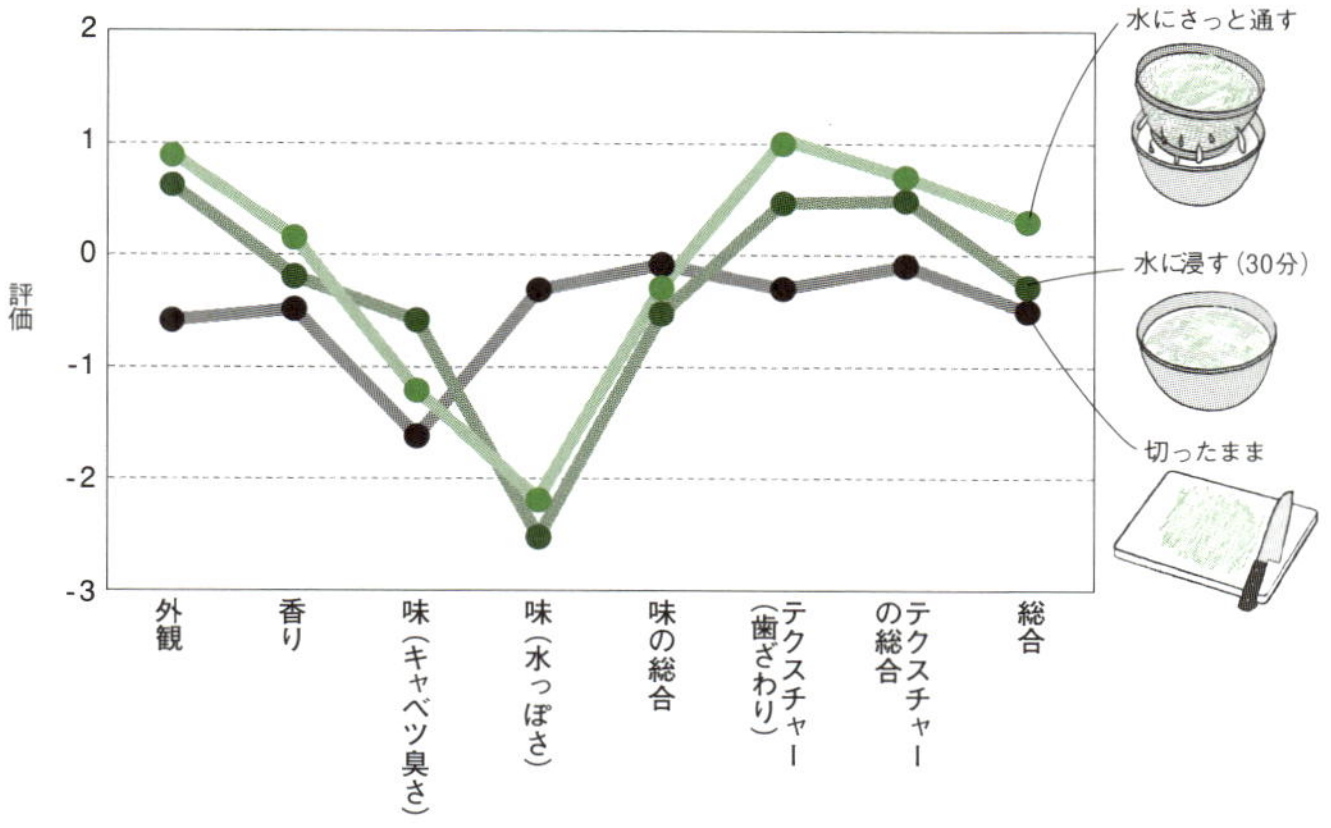

【実験条件】

❶切ったまま

キャベツ（160g）を 2㎜幅のせん切りにする。

❷水にさっと通す

①に水をさっとかけてざるにあげ、2 分間放置して水けをきる。

❸水に浸す（15分・30分）

①を 15 倍量の水に 15 分間・30 分間浸してざるにあげ、2 分間放置して水きりをする。

【測定方法】

高速液体クロマトグラフ法（「日本食品標準成分表」で用いる分析方法）による。

じゃが芋のビタミンCは、ゆでたり電子レンジで加熱したりすると減少するか。

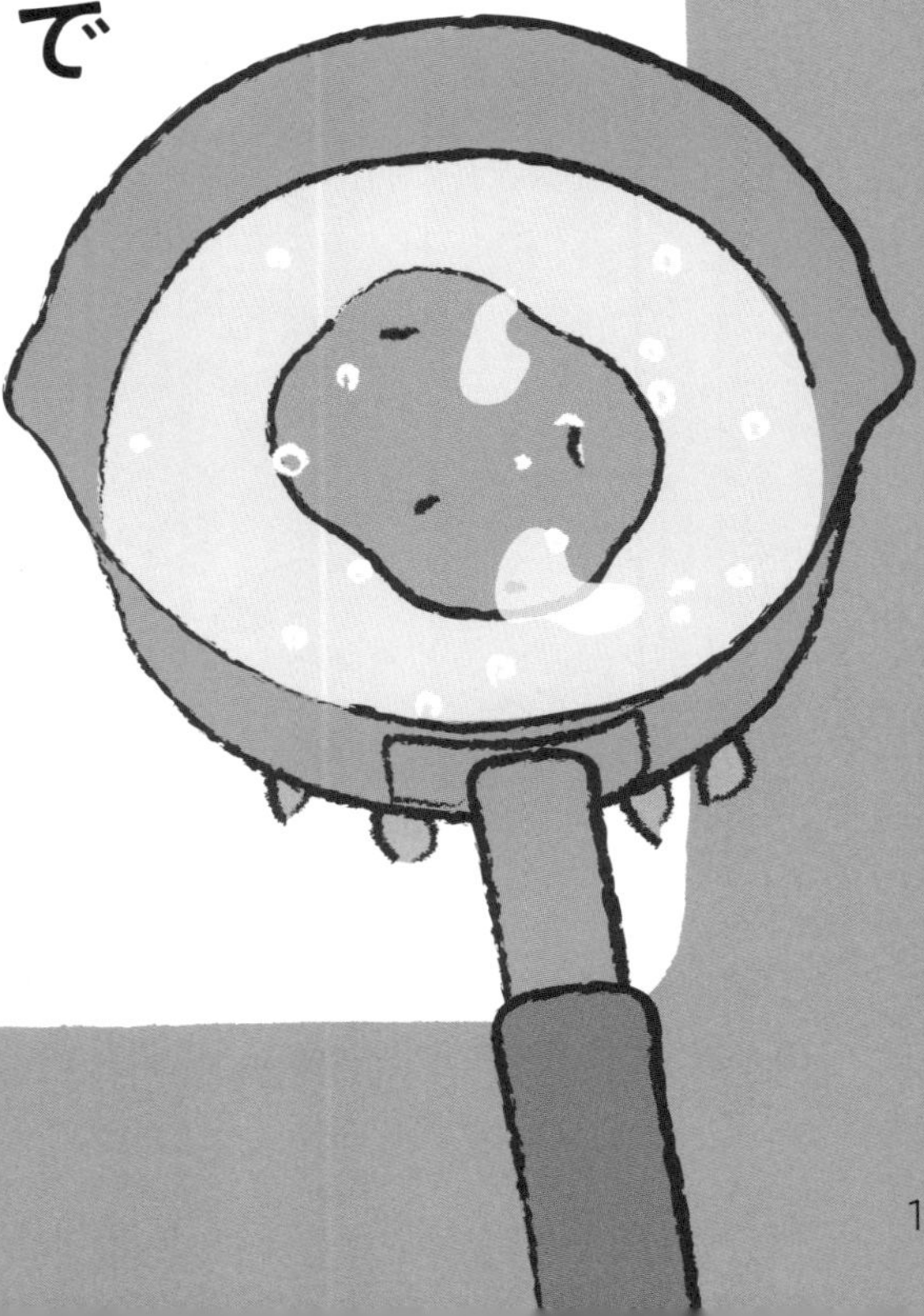

まるのままをゆでるか電子レンジ加熱した場合は、減少量は少ない。

じゃが芋をゆでた場合と電子レンジで加熱した場合でのビタミンCの減少量の違いについて実験しました。

実験の結果、まるごとであれば、ゆでても電子レンジ加熱をしてもビタミンC量はあまり減少しないことがわかりました。ですが、切り方が小さくなるとビタミンCは約半分が流出しました。

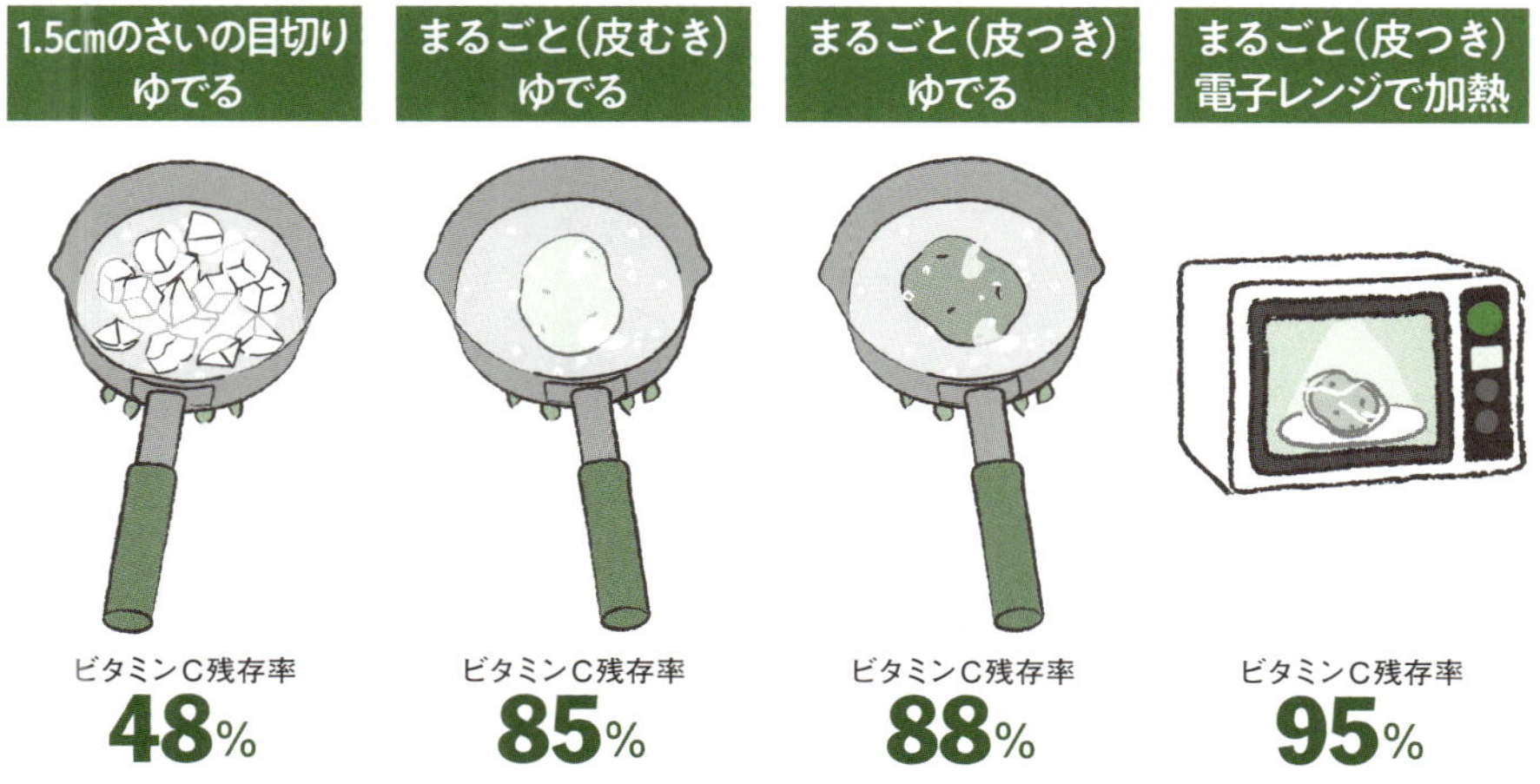

検証

じゃが芋の切り方と加熱方法の違いによるビタミンCの残存率を比較する。

まるごと（皮つき）電子レンジで加熱

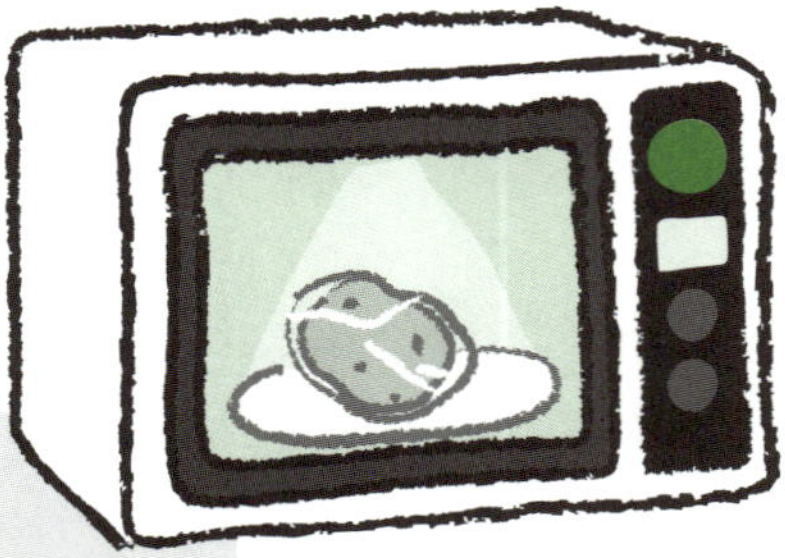

ビタミンC残存率

95%

【実験条件】

じゃが芋（1個100g）を皮つきのままラップに包んで電子レンジ（600W）で3分加熱。

（135ページ図1の❷）

まるごと（皮つき）ゆでる

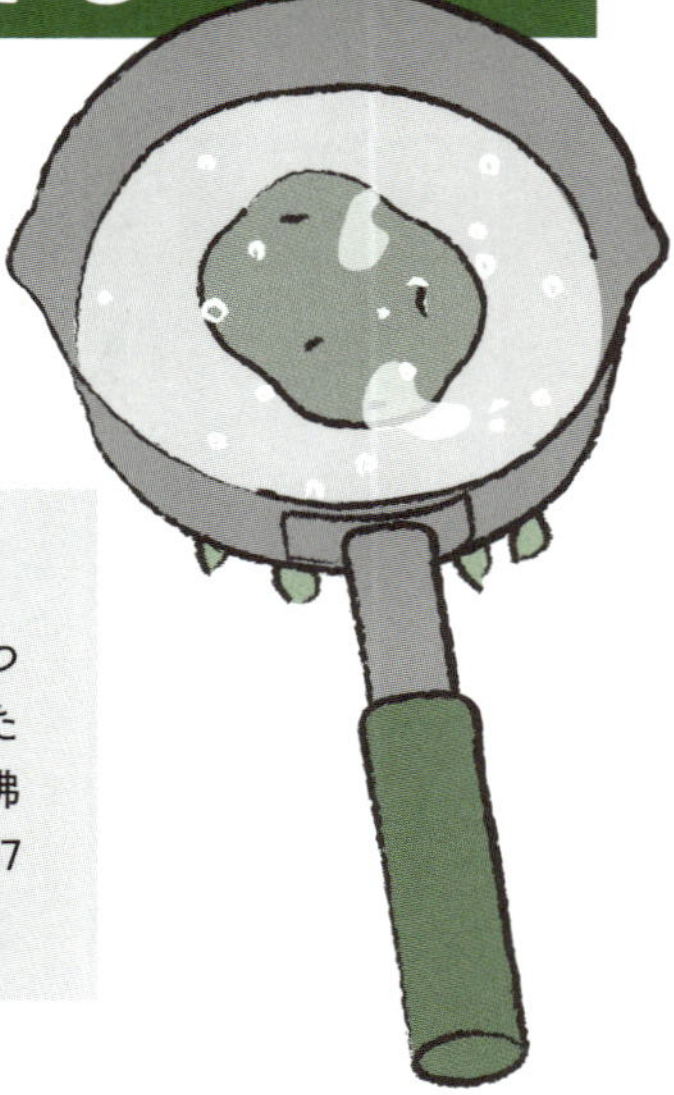

ビタミンC残存率

88%

【実験条件】

じゃが芋（1個100g）を皮つきのまま、まるごとひたひたの水に入れ、8分30秒で沸騰後28分ゆでる（計約37分）。（135ページ図1の❸）

まるごと（皮むき）ゆでる

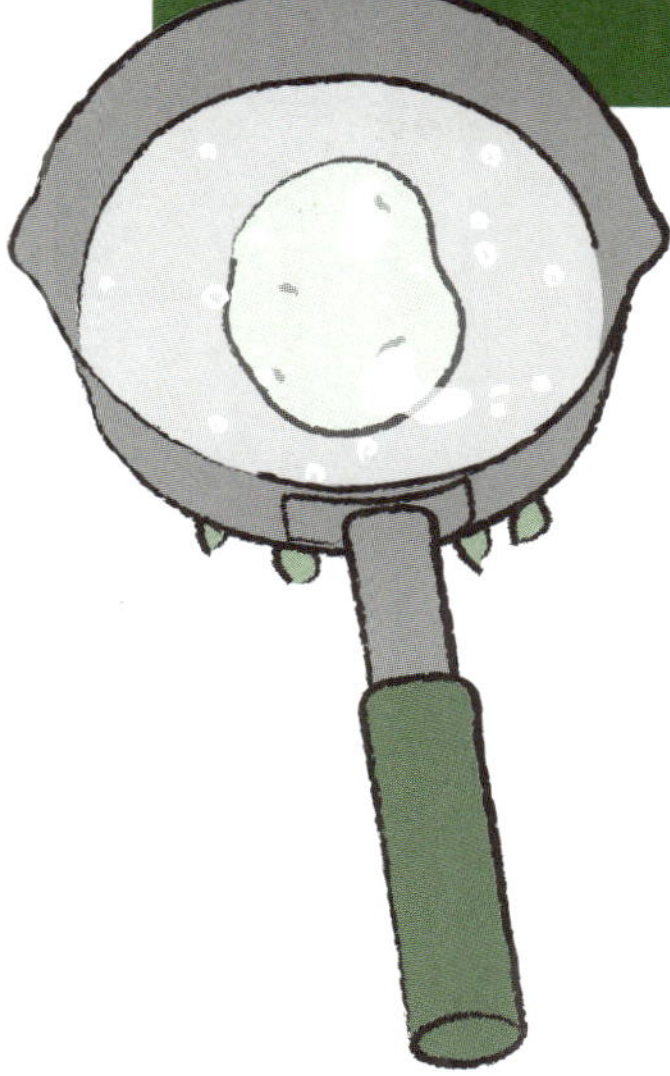

ビタミンC残存率 85%

【実験条件】

じゃが芋（１個100g）を皮を除き、まるごとひたひたの水に入れ、８分で沸騰後、30分ゆでる（計38分）。（135ページ図１の❹）

1.5cmのさいの目切りゆでる

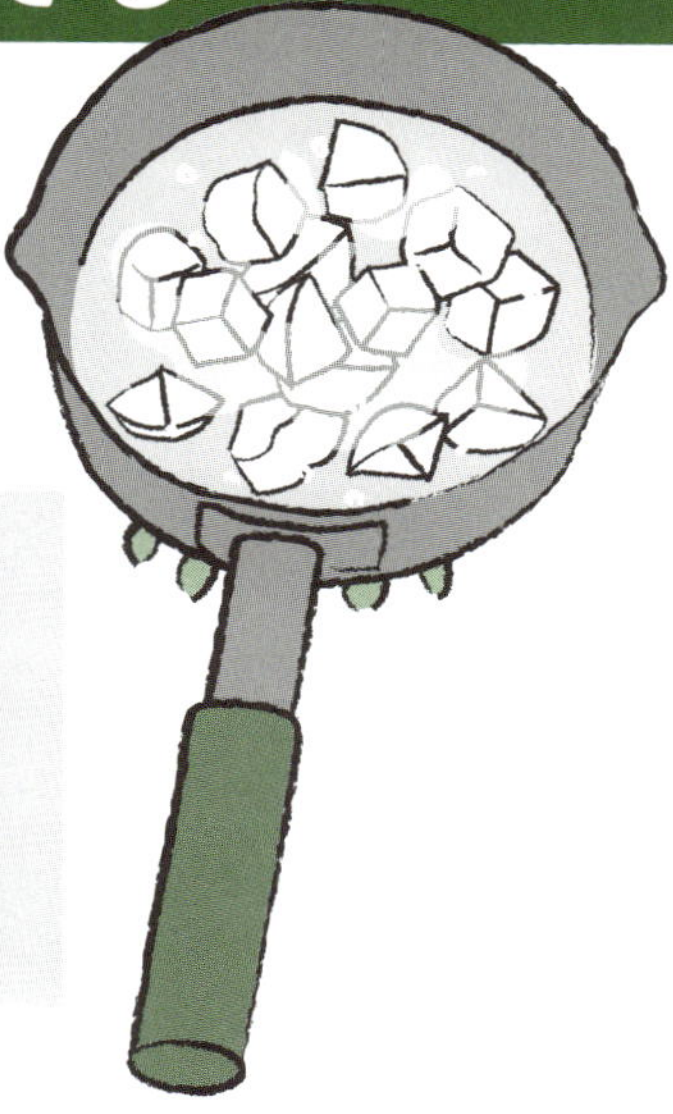

ビタミンC残存率 48%

【実験条件】

じゃが芋（１個100g）を皮を除いて1.5cmのさいの目に切り、２倍重量の水に入れ、10分で沸騰後、15分ゆでる（計25分）。（135ページ図１の❺）

結論

まるのままだとゆでても電子レンジ加熱でもビタミンCの損失は少ない。

ビタミンCの流出は、でんぷんが糊化する時間が関係する。

じゃが芋をゆでた場合と電子レンジで加熱した場合でのビタミンCの減少量の違いについて実験しました。

初めにでんぷんの性質を説明します。でんぷんに水を加えて加熱するとのり状(糊《こ》化)になります。じゃが芋はでんぷんと約80%の水分を含んでいるので加熱すると糊化します。芋類のでんぷんは糊化すると組織中の水分や栄養分を閉じ込めて栄養分を外に流出しにくくするという性質があります。

このような性質により、じゃが芋をまるごとゆでたときのビタミンCの残存率(図1)はじゃが芋から水分を除いた場合の数値を見ると、皮つきで88%、皮なしで85%と、ゆでる前と比べてあまり減少していません。減少したビタミンCは糊化するまでに流出したものと思われます。

小さく切るほどビタミンCは減少する。

皮を除いたじゃが芋を1.5cmのさいの目に切ってゆでると加熱時間は短くてすみますが、ビタミンCの残存率は48%になります。これは、小さく切るほど水に接する表面積が大きくなるため、でんぷんが糊化するまでの時間が短くても、切り口からビタミンCが流出したことが考えられます。

電子レンジ加熱では、ビタミンCはほとんど減少しない。

次に皮つきをまるごと電子レンジで加熱するとビタミンC量は95%とほとんど減少しないことがわかりました(図1)。これは水に浸さないので栄養分が外に流出しないためと思われます。ですから、電子レンジ加熱によってビタミンC量はほとんど変動しないのではないかと推測できます。

以上により、ビタミンCが減少するのはゆで上がるまでの加熱時間の長さではなく糊化するまでの間に切り口の面がどれだけ広く水に接しているかが影響すると推測できます。

味は、まるのままだとアクが残り、さいの目切りにするとアクが抜けて白く仕上がる。

味の面ですが、皮つきの場合、電子レンジでもゆでてもアクが残ります。さいの目切りの場合はゆで上がる時間が短縮され、アクが抜けて色も白くでき上がりますがほかと比較すると水っぽく感じます。

昔からコロッケやポテトサラダを作るときは、皮つきでまるのまま時間をかけてゆでます。アクを芋の中にとどめてしまいますが、じゃが芋のおいしさを保ち、うま味も残るからです。じゃが芋を小さく切ってゆでるとビタミンCや水溶性栄養成分は損失が大きくなりますが、ゆで時間が短くなり、アク成分も溶出し、色が白く仕上がる利点があります。クリーム煮にする場合などには向くゆで方です。

図1　じゃが芋の調理別
ビタミンCの含有量と残存率

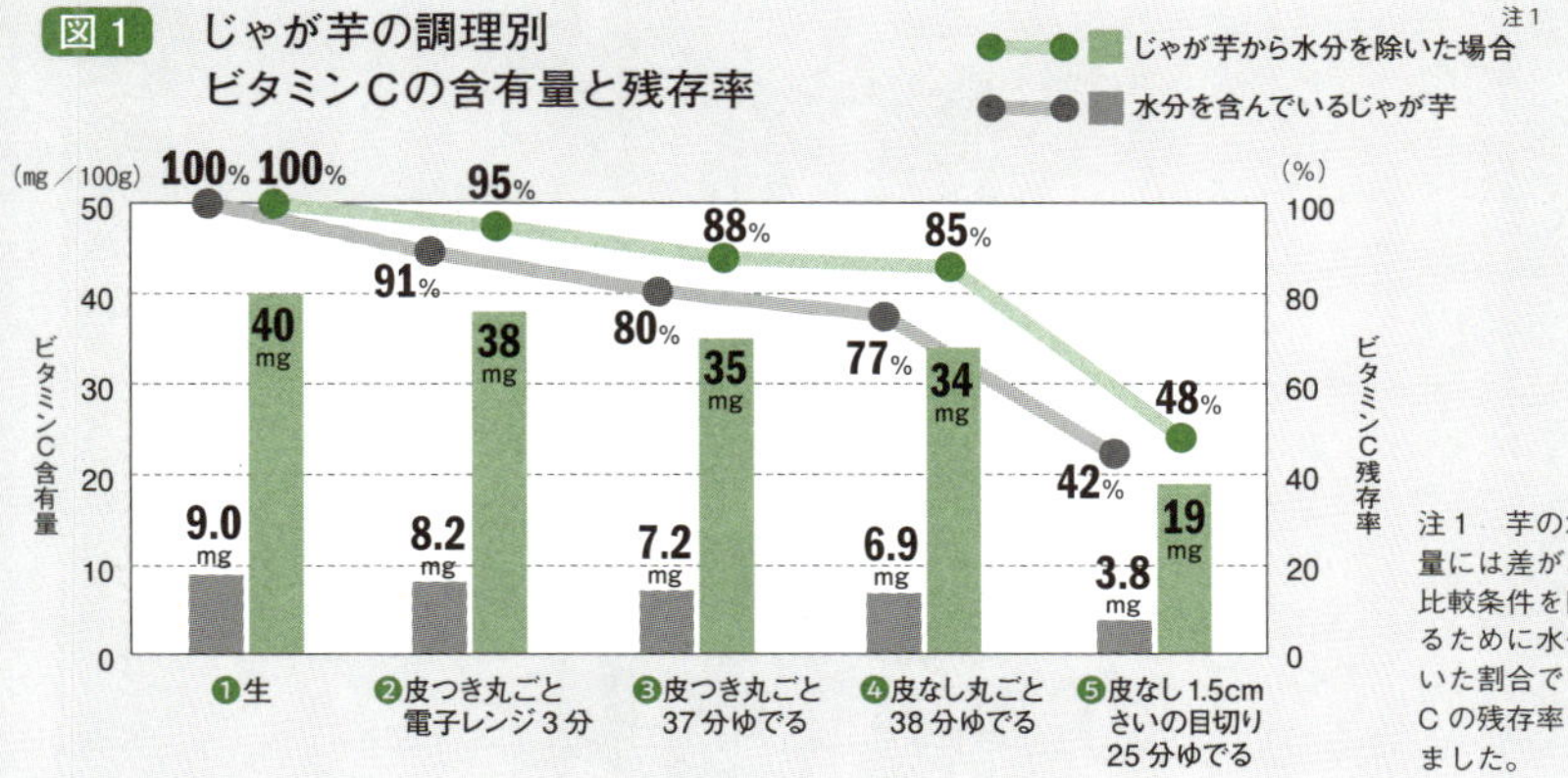

注1　芋の水分含有量には差があるので、比較条件を同じにするために水分量を除いた割合でビタミンCの残存率を比較しました。

【実験条件】

じゃが芋（1個100g）を用いる。

❶生のじゃが芋。

❷皮つきの芋をラップに包んで3分電子レンジ（600W）で加熱。

❸皮つきの芋をまるごとひたひたの水に入れ、8分30秒で沸騰、後28分ゆでる（計約37分）。

❹皮を除いてまるごとひたひたの水に入れ、8分で沸騰後、30分ゆでる（計38分）。

❺皮を除いて1.5cmのさいの目に切ったものを2倍重量の水に入れ、10分で沸騰後、15分ゆでる（計25分）。

【測定方法】

高速液体クロマトグラフ法（「日本食品標準成分表」で用いる分析方法）による。平成10年2月分析。鹿児島産のじゃが芋を使用。

コラム

じゃが芋は水からゆでることが基本

じゃが芋は、水からゆでます。熱は表面から次第に内部へと伝わります。熱湯からゆでると芋の内部と外部の煮え具合の差が大きく、一方水からの場合には、熱は徐々に内部へと伝わるので、内外差は小さくなります。

味成分やビタミンCの溶出の点から考えると、熱湯に入れてゆでた場合は芋の表面がすぐ凝固するので内部からの成分の溶出がおさえられます。水からゆで始めると表面が凝固するまでの間に成分が溶出します。

ですが、溶出する味成分にはアクっぽさを感じさせるカリウムやポリフェノールなども含まれているので、水からゆでたり、小さく切ってゆでたりすると、アクっぽさが少なくなり、色が白くなります。

トマトの栄養成分は有機質肥料栽培と無機質肥料栽培では違いがあるか。

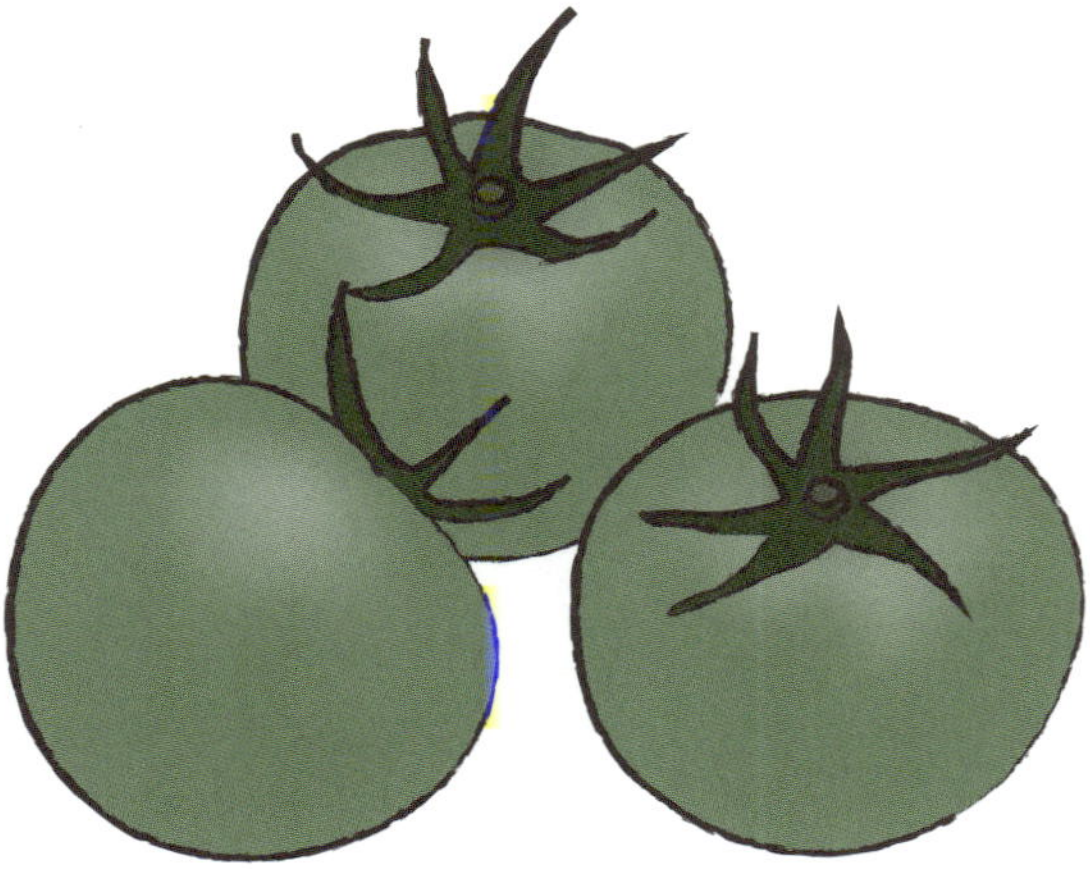

有機質肥料栽培のほうがやや優れていた。

有機質肥料栽培と無機質肥料栽培では作物の栄養成分に違いがあるのか、トマト中のビタミンCと糖類の含有量を測定して比べてみました。

実験の結果、ビタミンCは有機質肥料栽培では23mg／100g、無機質肥料栽培では18mg／100gとなり、大きな差ではありませんが、有機質によるもののほうがやや優れていました。

無機質肥料栽培のトマト

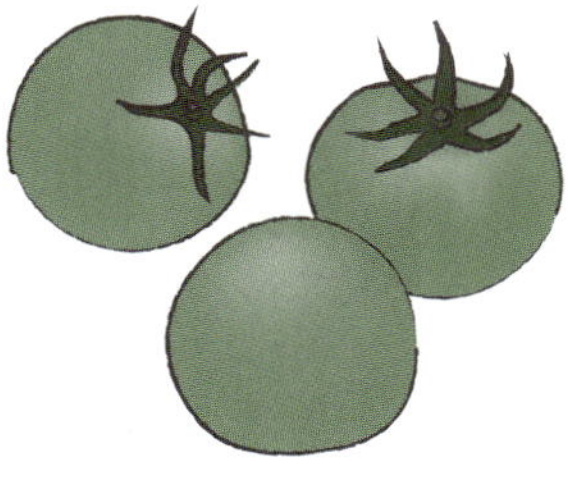

ビタミンC含有量
18mg／100g

＜

有機質肥料栽培のトマト

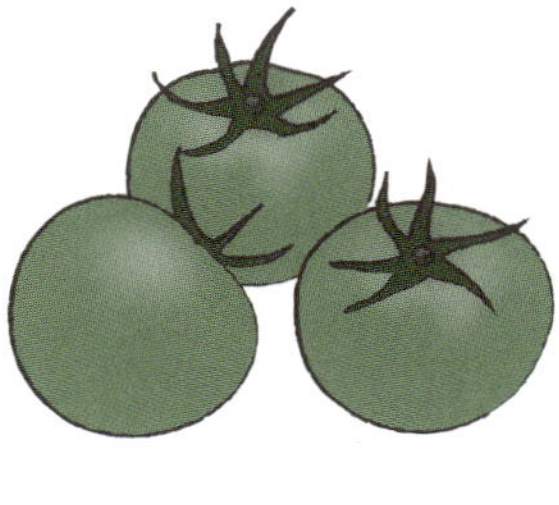

ビタミンC含有量
23mg／100g

検証

有機質肥料栽培と無機質肥料栽培のトマトの栄養成分を比較した。

有機質肥料で栽培したトマト

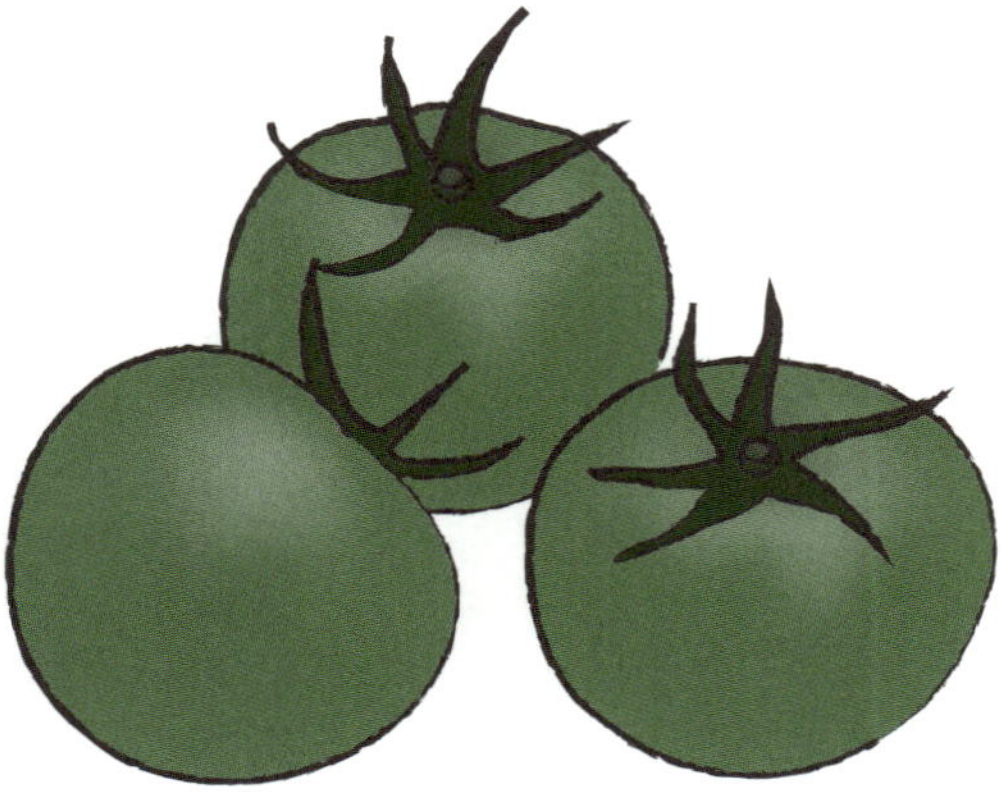

ビタミンC含有量 23mg／100g

ブドウ糖含有率 1.8%

果糖含有率 1.7%

【実験条件】

- 有機質肥料（菜種油かす、骨粉、鶏ふん灰）を使用。
- トマトの品種はサターン。有機質肥料を用いて沖積土壌で３年間毎年別の畑で露地栽培し、完熟果を選んだ（枝の各段による成分値の差をなくすため１段目から６段目の平均値を使用）。

【測定方法】

ビタミンCはヒドラジン法。
ブドウ糖・果糖は高速液体クロマトグラフ法。

無機質肥料で栽培したトマト

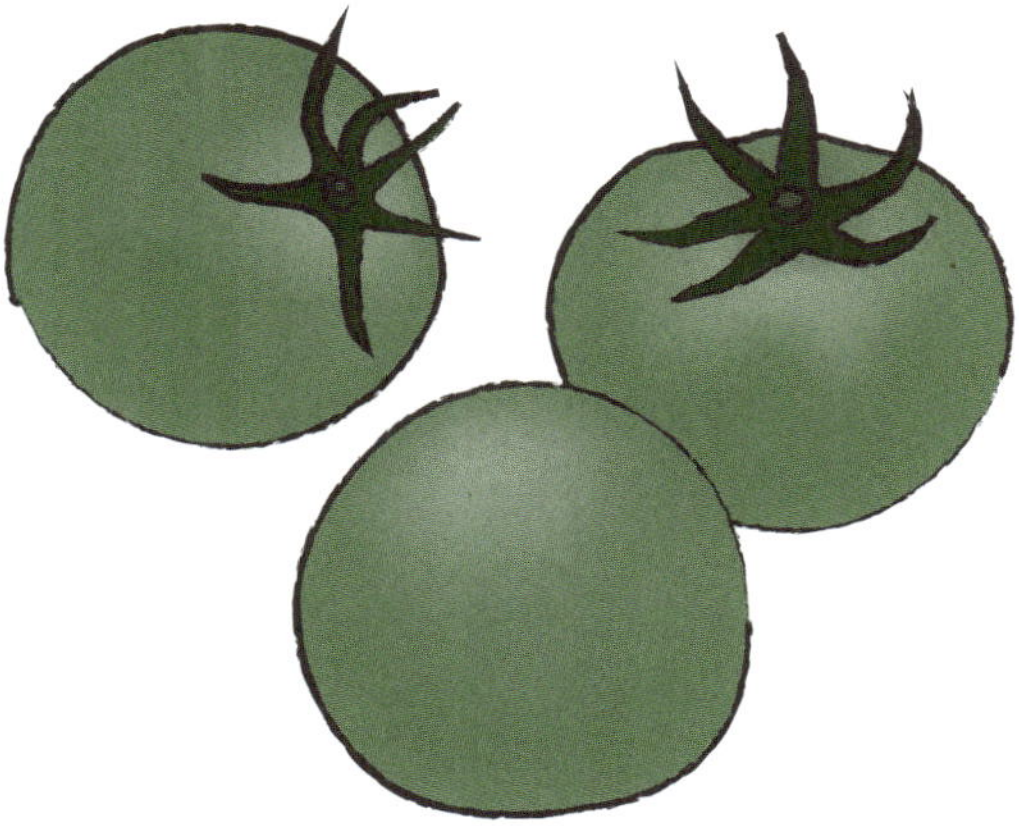

ビタミンC含有量 18mg／100g

ブドウ糖含有率 1.5%

果糖含有率 1.5%

【実験条件】

●無機質肥料（一般にトマト栽培に用いる化学肥料）を使用。

●トマトの品種はサターン。無機質肥料を用いて沖積土壌で３年間毎年別の畑で露地栽培し、完熟果を選んだ（枝の各段による成分値の差をなくすため１段目から６段目の平均値を使用）。

【測定方法】

ビタミンCはヒドラジン法。

ブドウ糖・果糖は高速液体クロマトグラフ法。

結論

栄養成分の含有量は**有機質肥料栽培**のほうが**やや優れていた。**

長年にわたって畑に有機質肥料を施すと土壌の団粒構造[注1]が発達して植物の根にとって好ましい環境（土がやわらかくふわふわしている）ができ上がります。こういう土壌は水はけがよく、一方では一定の水を蓄える力があるので根が必要とする水分が過剰にも不足にもなりにくいのです。

さらにこのような畑では良好な土壌微生物が多種多数繁殖します。これらの微生物はアミノ酸、核酸、ビタミン、ホルモンなどを分泌して根の伸長を促進させてじょうぶな根を作り出します。このじょうぶな根が土壌の栄養分をゆっくりと吸収するのでしっかりとした茎や葉も生育します。このような地上部の植物体はきびしい天候や害虫や病気などに対しても抵抗力が強いのです。

一方、無機質肥料（化学肥料）で栽培すると栄養分を効率よく吸収しやすいので生育は早いのですが、長年連用すると土壌はかたくなり、地力が弱まって悪い菌が繁殖して健全な植物が育ちにくくなるのです。

トマト中のビタミンCと糖類の含有量を測定した結果、3年間の平均値を図1、図2に示しました。有機質と無機質とでは大きな差ではありませんが、有機質によるもののほうが優れていました。

植物の葉緑体は、太陽の光と二酸化炭素と根から吸収した水分とで光合成を行なってブドウ糖や果糖などの糖を合成します。そしてこれらの糖類から代謝によってビタミンCやカロテンなどが生成されます。有機質肥料によって栽培された野菜は生育もよく、光合成も活発に行なわれるのでこのような違いが生じたと考えられます。味の面でも、総合的に見ると有機質のもののほうがおいしいという評価が得られました。この理由の一つとしては甘味成分である糖類（図2）や酸味成分の含有量による違いが影響していると考えられます。

ただし、栽培地や有機質肥料の内容、野菜の品種が異なると今回と同じ結果になるとは限りません。

注1　団粒構造／土壌粒子が集合して団粒になっているもの。大小さまざまの孔隙《こうげき》（小さい穴のすき間）が存在するので、土がやわらかい。

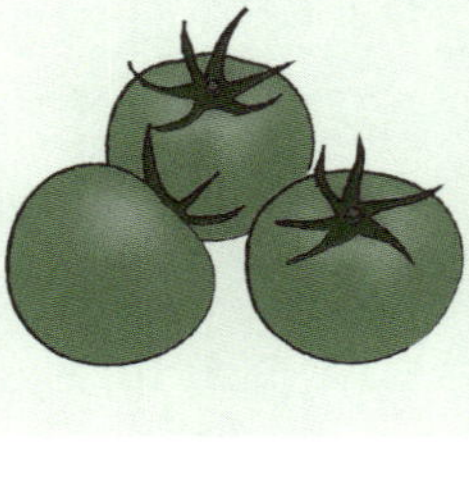

有機質肥料栽培と無機質肥料栽培のトマトの成分

図1　ビタミンC含有量

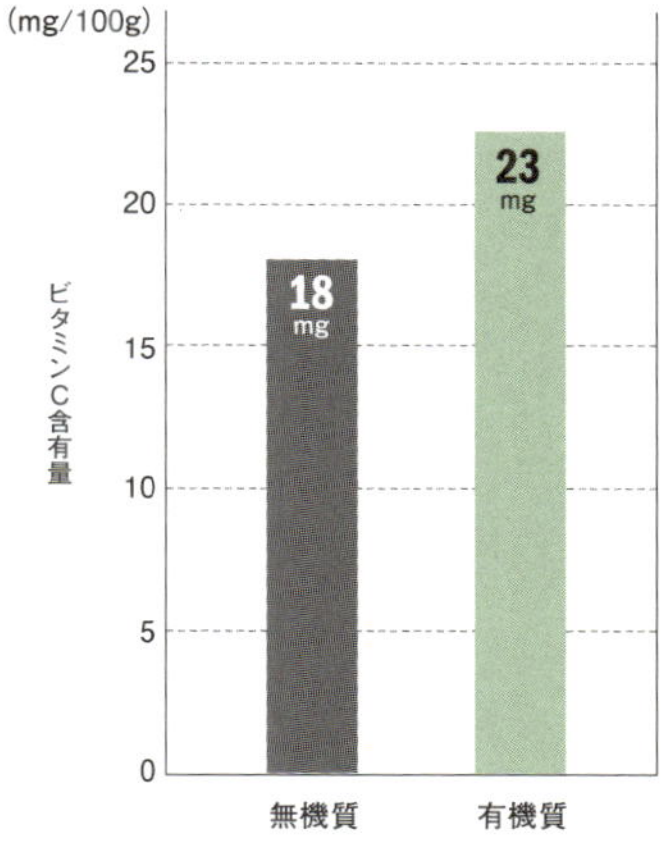

図2　糖の含有率

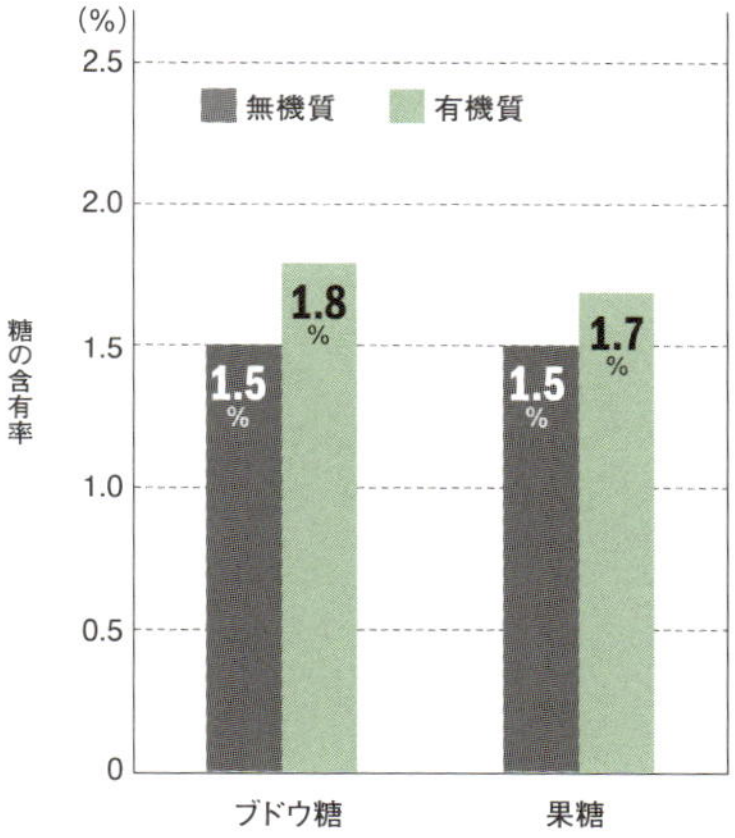

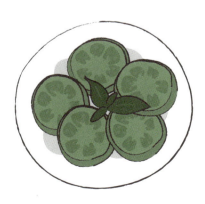

吉田ほか：日本栄養・食糧学会誌　37(2),123-127,1984

ブロッコリーの栄養成分は国産品と輸入品ではどう違うか。

（市販ブロッコリーの場合）

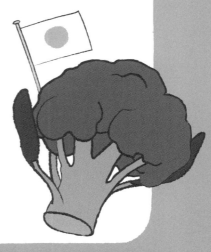

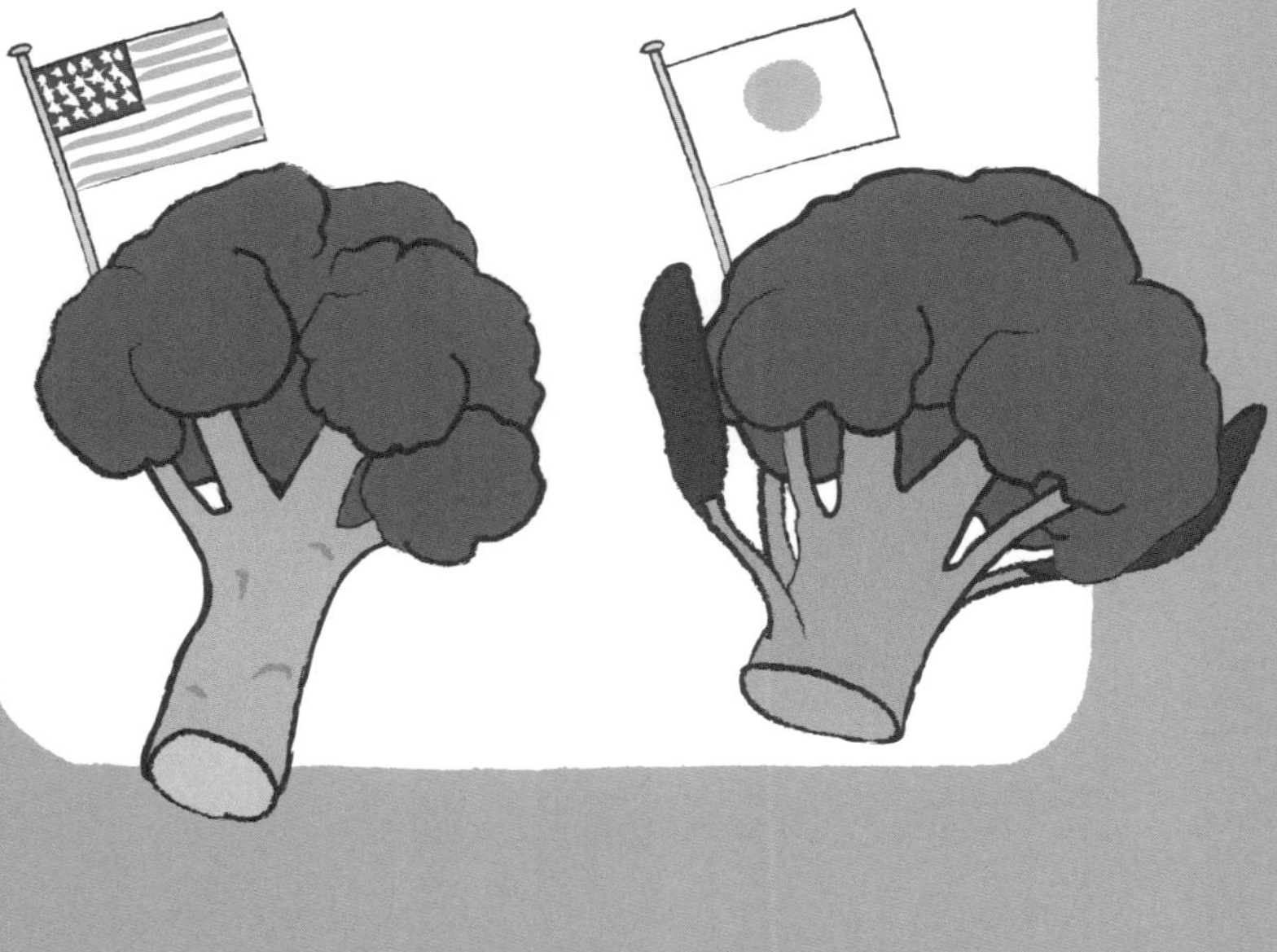

国産品のブロッコリーのほうが優れていた。

国産品とアメリカからの輸入品についてビタミンC、β-カロテン、還元糖の違いや食味を比較してみました。

実験の結果、どの栄養成分も国産品のほうが多く含まれていました。

輸入品のブロッコリー		国産品ブロッコリー
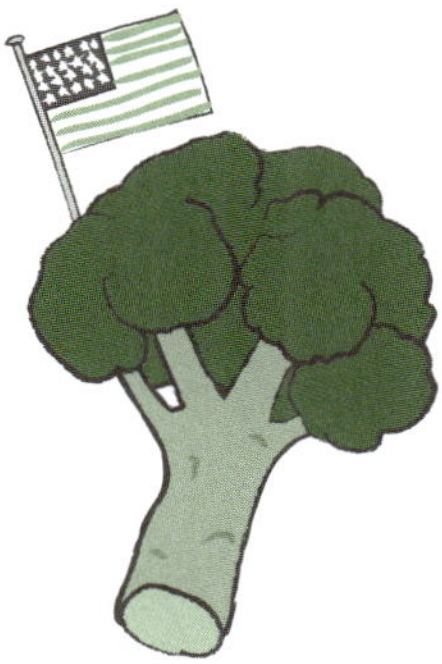		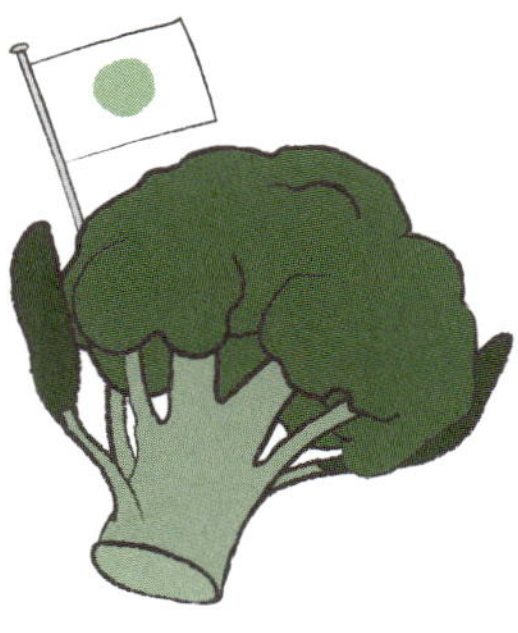
ビタミンC含有量 103mg／100g	<	ビタミンC含有量 129mg／100g
β-カロテン含有量 830μg／100g	<	β-カロテン含有量 1000μg／100g
還元糖含有率 2.3%	<	還元糖含有率 2.9%

検証

国産品と輸入品のブロッコリーの栄養成分を比較した。

国産品のブロッコリー

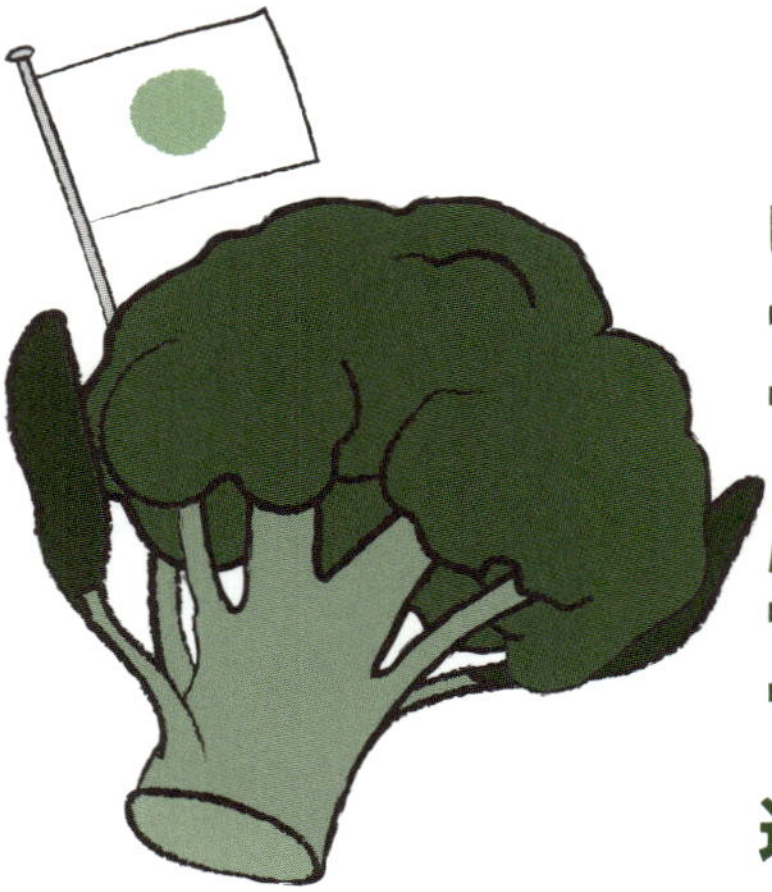

ビタミンC含有量

129mg／100g

β-カロテン含有量

1000μg／100g

還元糖含有率

2.9%

【実験条件】

- 試料の品種は不明。
- 国産品の産地は北海道、福島・茨城・埼玉および愛知各県。
- 花蕾《らい》部と分枝部では成分がかなり異なるのでそれぞれの部位に分けて測定し、重量比によって全体を可食部として示した。
- ３年間にわたって 21 回の分析を行なった。

【測定方法】

- アスコルビン酸（ビタミンＣ）はヒドラジン法。β-カロテンは高速液体クロマトグラフィー。還元糖はソモギーネルソン法。
- 官能評価はゆでたブロッコリーを 10 名の評価者で実施。外観、歯ざわり、甘味、こくについて５段階評価の評点法によって行なった。

輸入品の
ブロッコリー

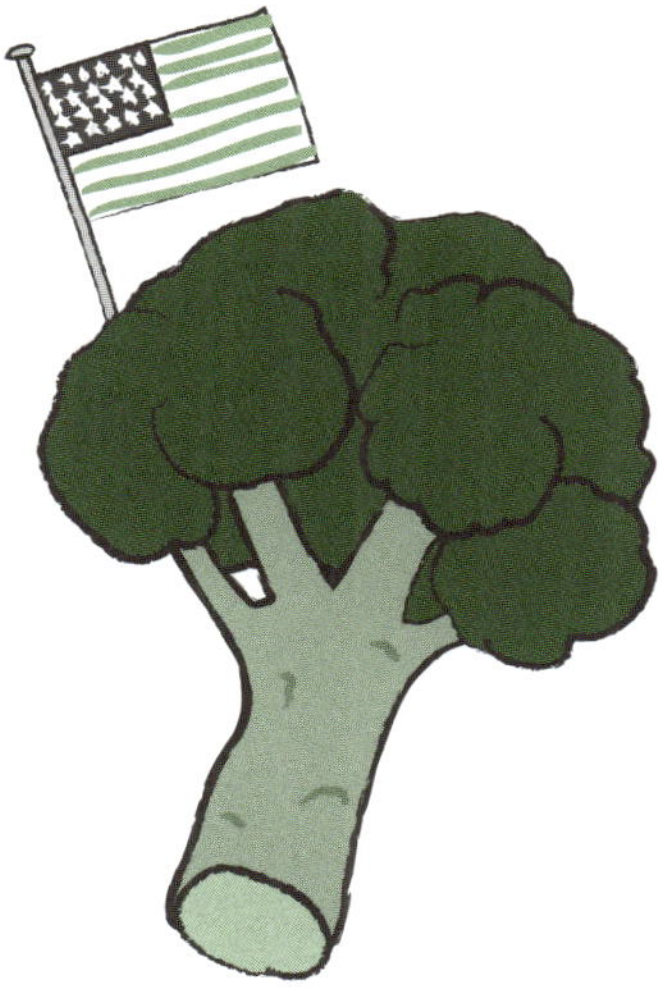

ビタミンC含有量
103mg／100g

β-カロテン含有量
830μg／100g

還元糖含有率
2.3%

【実験条件】

- 試料の品種は不明。
- 輸入品の産地はカリフォルニアおよびワシントン両州。
- 花蕾《らい》部と分枝部では成分がかなり異なるのでそれぞれの部位に分けて測定し、重量比によって全体を可食部として示した。
- ３年間にわたって 13 回の分析を行なった。

【測定方法】

- アスコルビン酸（ビタミンC）はヒドラジン法。β-カロテンは高速液体クロマトグラフィー。還元糖はソモギーネルソン法。
- 官能評価はゆでたブロッコリーを 10 名の評価者で実施。外観、歯ざわり、甘味、こくについて５段階評価の評点法によって行なった。

国産品と輸入品は
栄養成分は違うのか。

ブロッコリーは、数年前までは日本での端境期に外国から輸入していたのですが、現在では年間を通してアメリカや中国などから輸入しています。そこで国産品とアメリカからの輸入品についてビタミンC、β-カロテン、還元糖の違いや食味を比較してみました。

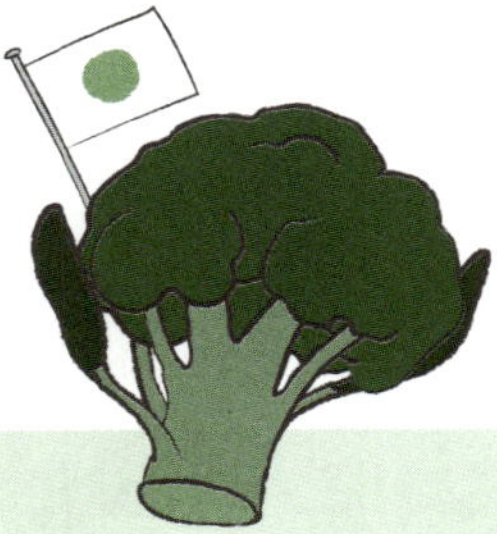

結論 どの栄養成分も国産品のほうが優れていた。

ビタミンC、β-カロテンおよび還元糖の量は図1、2、3のように国産品のほうが多く含まれていて、輸入品の含有量はいずれも国産品の約80%であることがわかりました。特に還元糖は食味を左右する主要因の一つであるので、含有量が少ないことは食味が劣ることにつながります。

官能評価の結果、外観と歯ざわりは両者に差は見られませんでしたが、甘味とこくと総合評価においては国産品のほうが優れているという結果が出ました(図4)。

生鮮野菜の輸入は主として船便によります。アメリカから輸入される場合は収穫から日本の店頭に並ぶまでに期間を要しました。輸入品は収穫後、氷を入れた容器で1~5℃に保たれて輸送されますが、この間に酵素によって糖が分解したりビタミンCが変化したりするので、還元糖やビタミンCが減少したと考えられます。ただしβ-カロテンは食品中ではかなり安定しているので輸送中に減少はないと考えられます。ですからこの差は品種や作り方などによる違いであると推察されます。

一方、国産品の場合は、消費者の手元に届くのは収穫2~3日後が一般的ですので、酵素による影響をあまり受けないで食卓に上ると推測できます。

ブロッコリー中の各栄養成分含有量（国産品と輸入品）

図1　ビタミンC

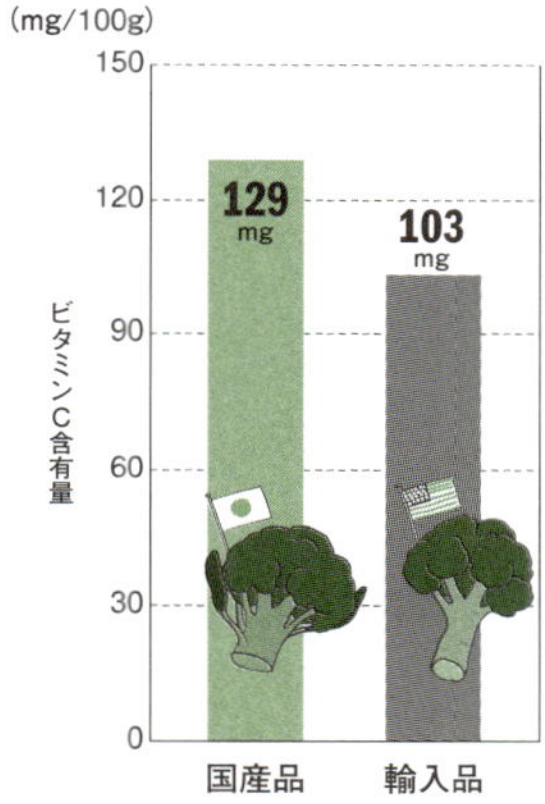

図2　β-カロテン

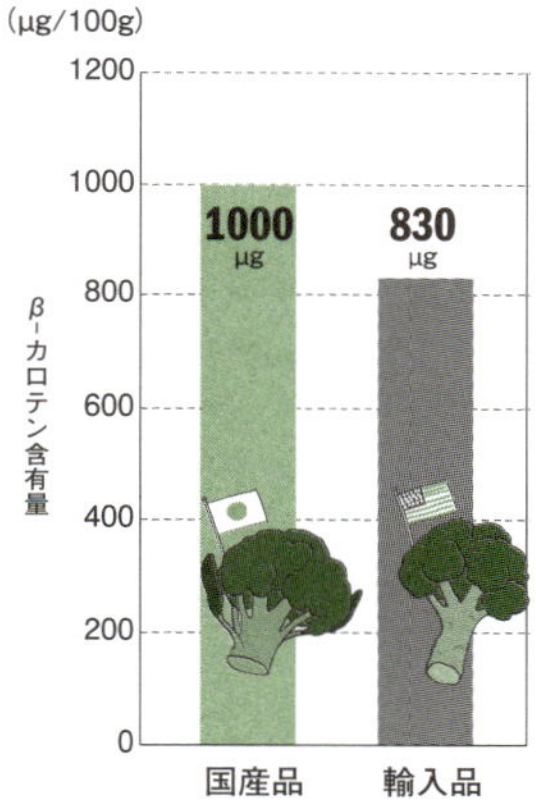

図3　還元糖

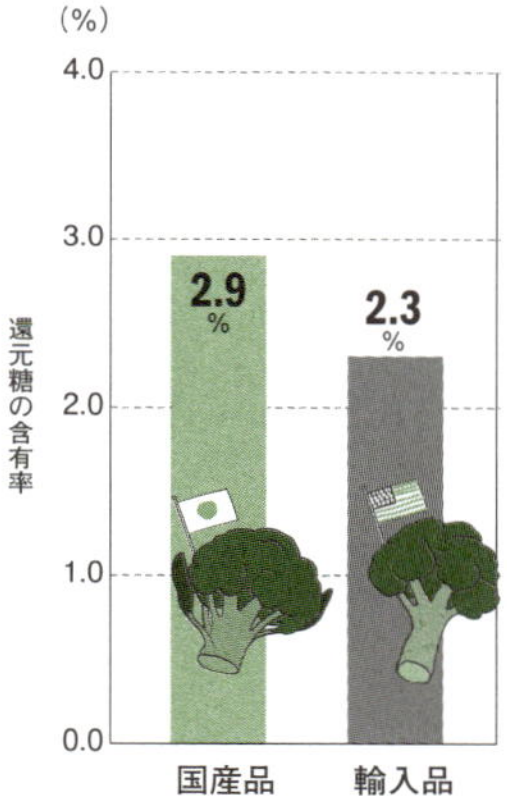

図4　ブロッコリーの官能評価（国産品と輸入品）

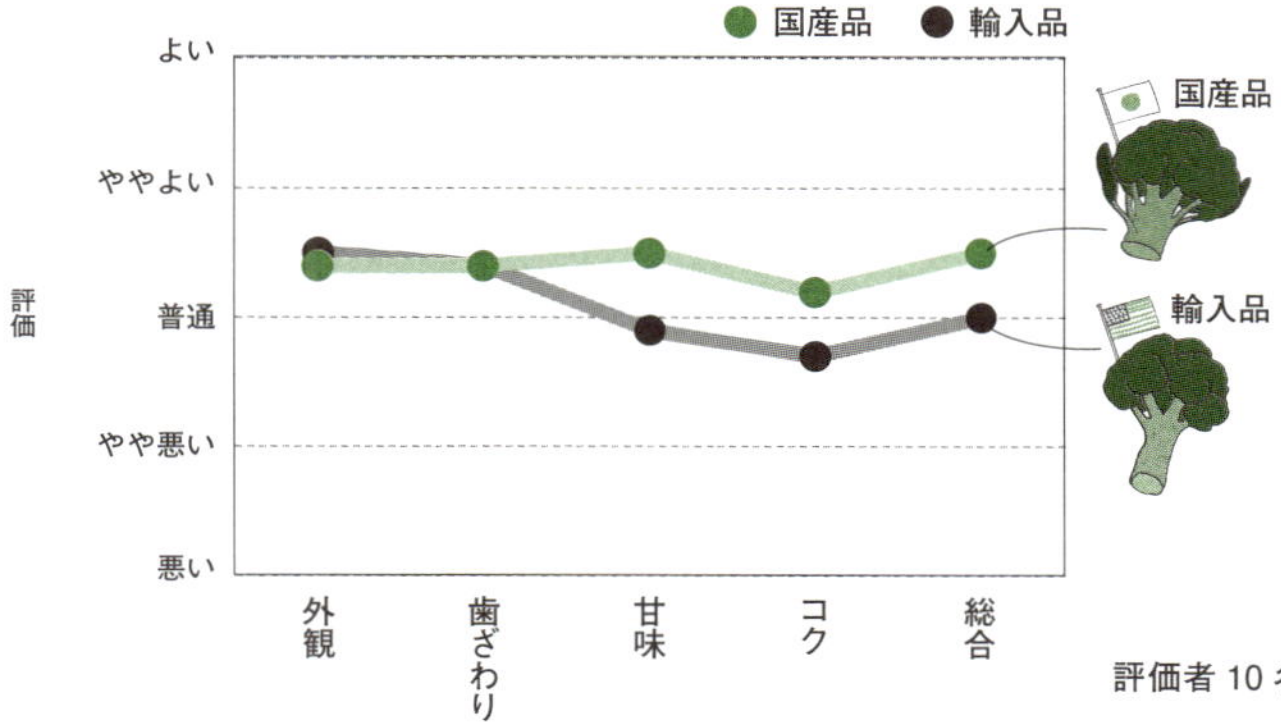

評価者10名。

吉田ほか：女子栄養大学紀要　26,55-60,1995

かぼちゃの部位によって栄養成分の含有量は違うのか。

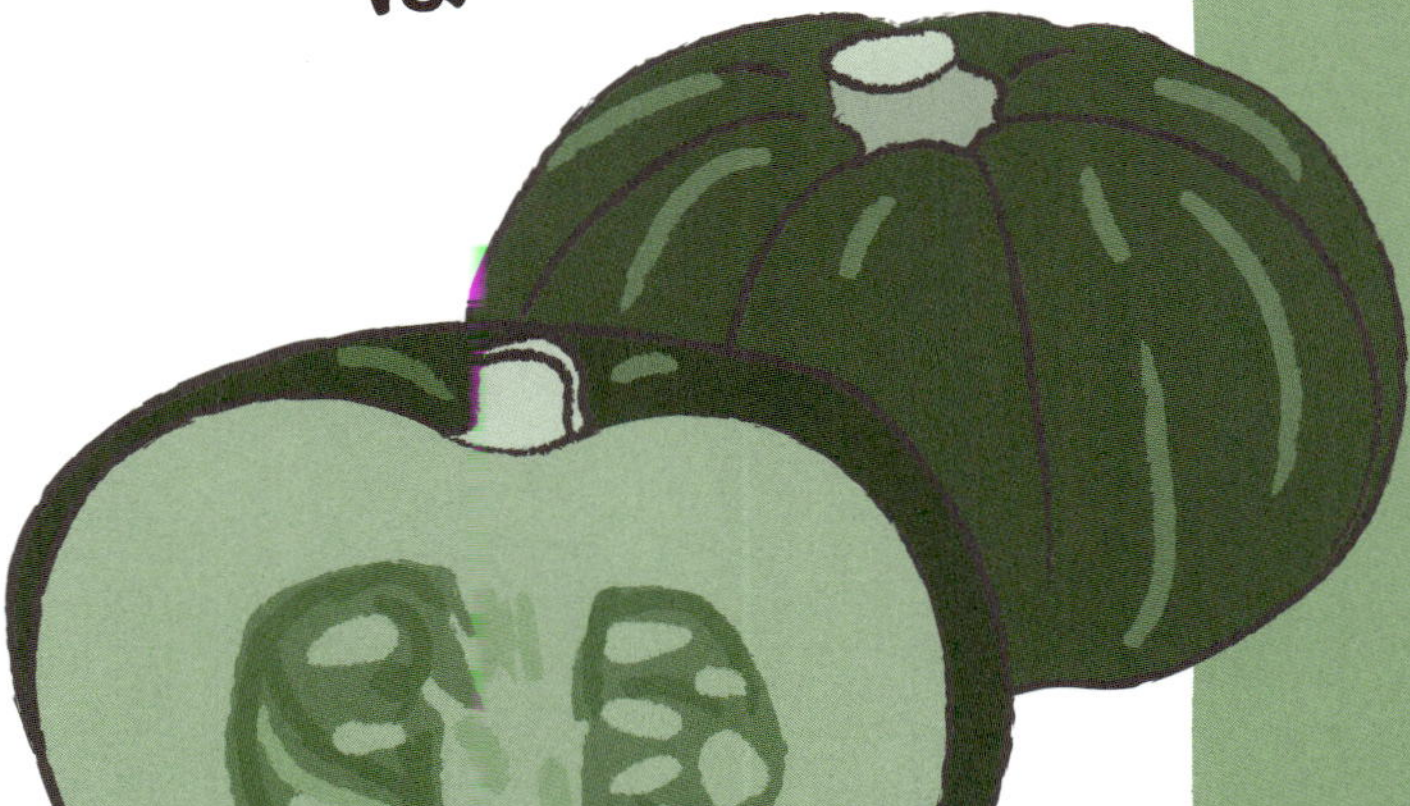

かぼちゃに含まれる3種のカロテノイドは、いずれも**柄つきに近い部位に多く**含まれていた。

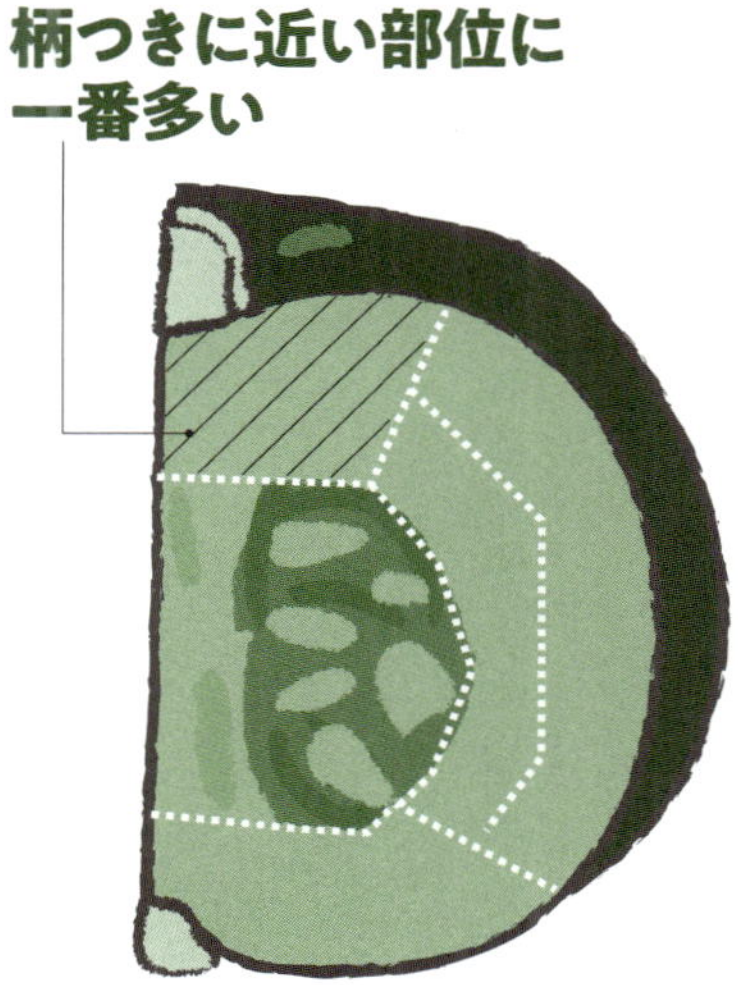

かぼちゃに含まれる色素であり機能性成分である3種のカロテノイド（ルテイン、β-カロテン、β-クリプトキサンチン）の含有量について測定しました。

実験の結果、柄つきに近い部位、外部、内部、花落ちに近い部位の4つの部位に分けて測定した結果、いずれのカロテノイドも柄つきに近い部位に多く含まれていました。

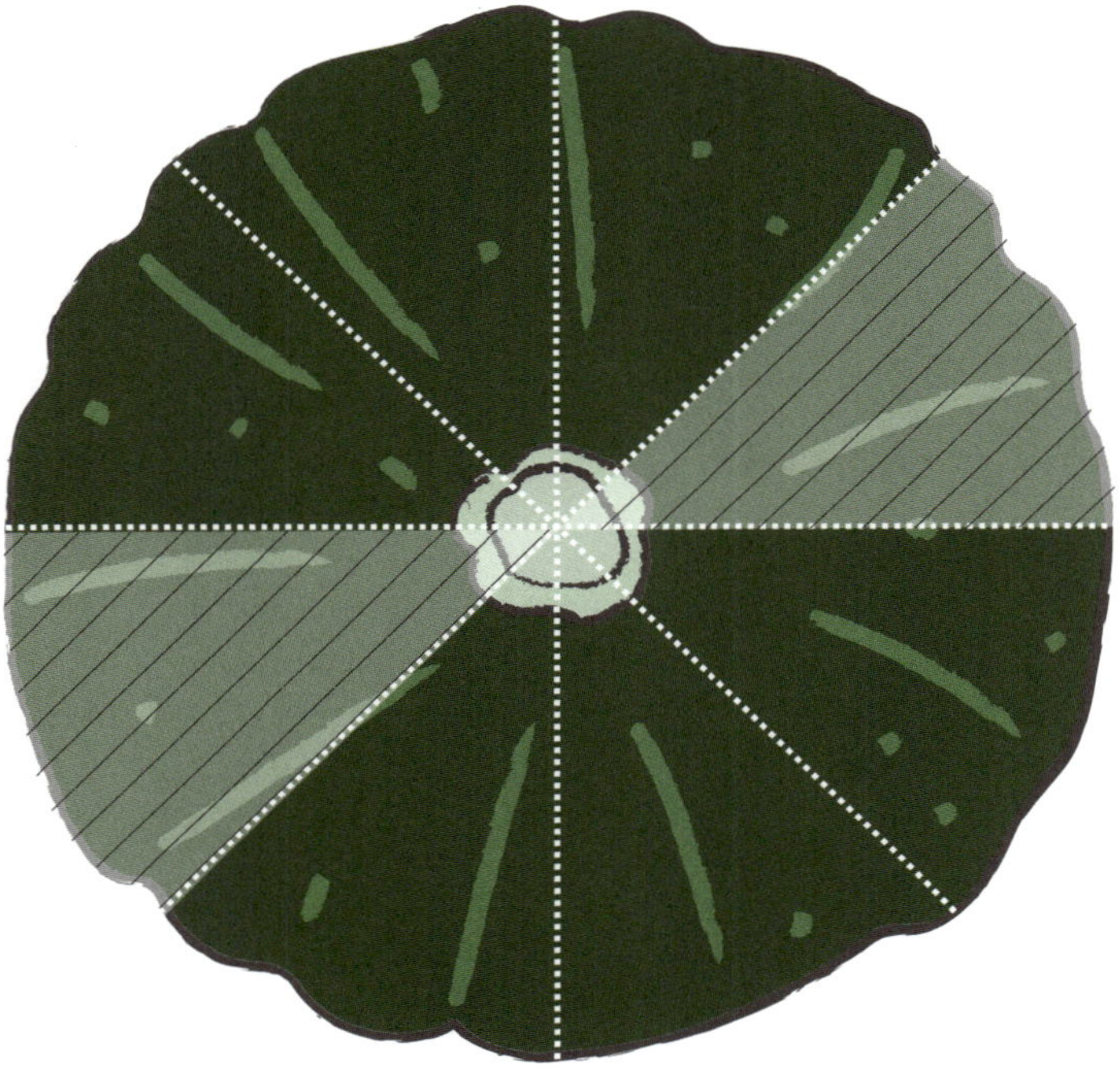

【試料に用いたかぼちゃ】

●品種／みやこ（西洋種）

●栽培地／神奈川県農業総合研究所三浦試験場

●土壌／黒ボク土

●施肥内容（10アールあたり）／窒素 15.6kg、リン酸 24kg、酸化カリウム 15.6kg

●播種／ 1998 年 2 月 27 日

●定植／ 1998 年 3 月 31 日

●収穫／着果後 45 日目

【測定方法】

●水分／減圧乾燥法

●カロテノイド／高速液体クロマトグラフィー法

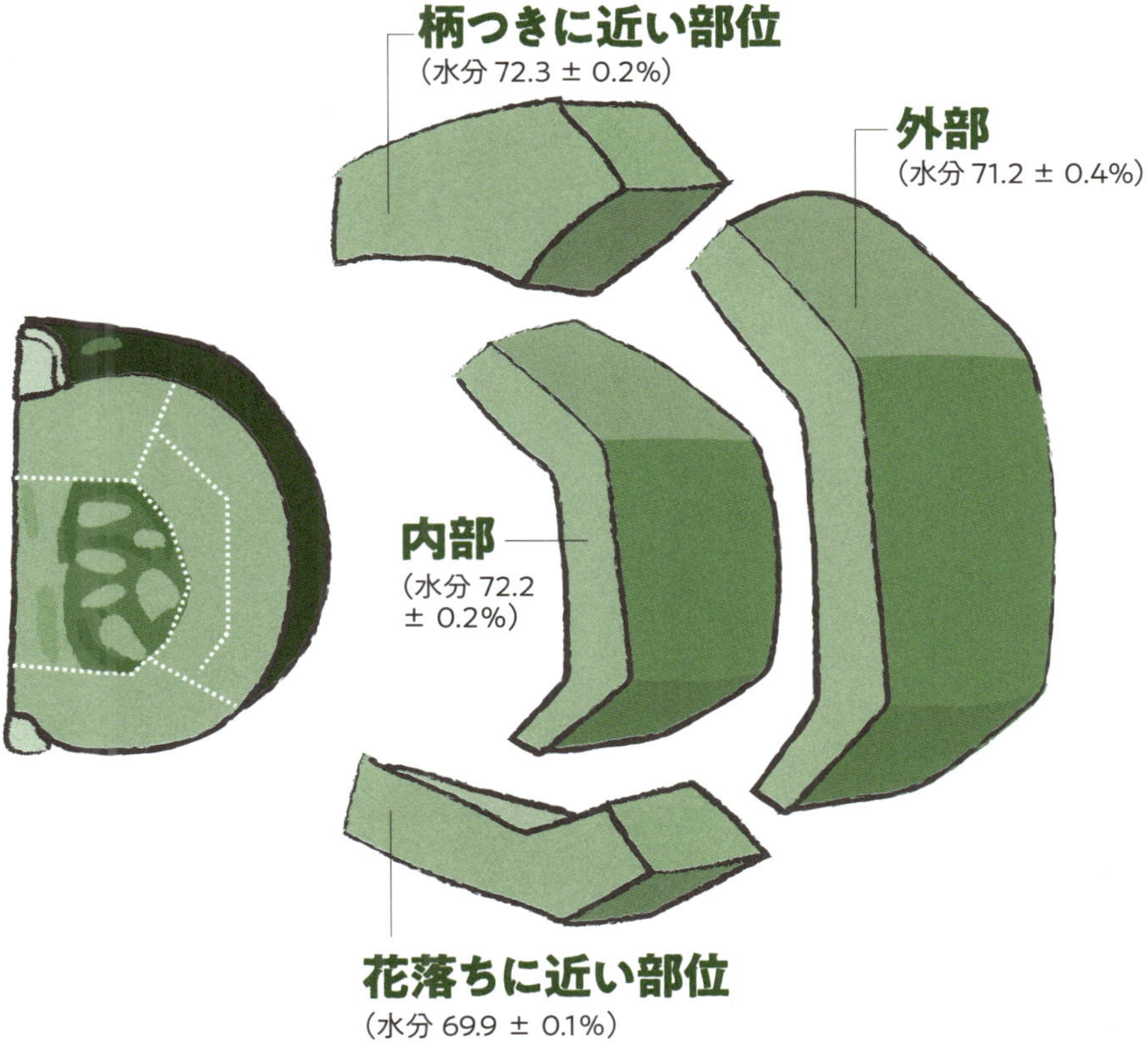

【実験条件】

- 150ページのイラストのように1個のかぼちゃを縦に８等分し、斜線部を分析試料とした。分析試料はそれぞれ上のように４つの部位に分けた。
- 皮は5㎜厚さにむき除き、わたの部分は手で除いてからさらに5㎜厚さにそぎ除いた。残った肉質部を「柄つきに近い部分」と「花落ちに近い部分」と中央部とに分け、中央部はさらに「内部」と「外部」とに分けた。
- 各部位ごとに細切りした後、フードプロセッサーで摩砕し、均一試料とした。

かぼちゃに含まれる**カロテノイドの含有量**に着目した。

野菜やくだものに含まれる成分やその含有量は部位によってかなりの違いがあります。ここでは、かぼちゃに含まれる色素であり機能性成分であるカロテノイドの含有量について検討することにしました。分析試料として用いたかぼちゃは《みやこ》という西洋種で、現在市場に非常に多く流通している品種です。

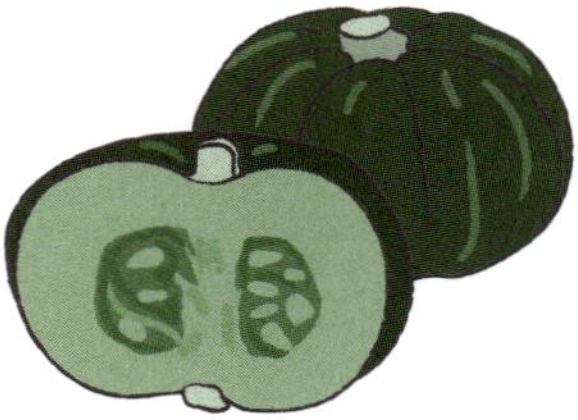

結論

かぼちゃに含まれる3種のカロテノイドは、いずれも**柄つきに近い部位**に多く含まれていた。

水分含量は花落ちに近い部位より柄つきに近い部位に、外部より内部に多いことがわかりました（151ページ）。

一方、かぼちゃに含まれるカロテノイドとしては「ルテイン」「β-カロテン」「β-クリプトキサンチン」の3成分が分離できました（α-カロテンはこの実験では分離できませんでした）。最も多く含まれていたルテインと、少量とはいえ含まれていたβ-クリプトキサンチンは、花落ちに近い部位より柄つきに近い部位に、内部より外部に多く含まれていました。β-カロテンは前記2種のカロテノイドほど部位による差は顕著ではなかったですが、花落ちに近い部位より柄つきに近い部位に多いことは他の2成分と同様でした（図1）。

水分含量に差があることを考慮して、水分を除いた固形分に換算して各成分の含有量を見たところ（図2）、その傾向は水分を含んだ状態と同じであることがわかりました。

柄つきの部分は成長点に近い部位です。かぼちゃの柄つきに近い部位でカロテノイドの合成量が多くなっているのはこのためだと考えられます。

図1　カロテノイド含有量

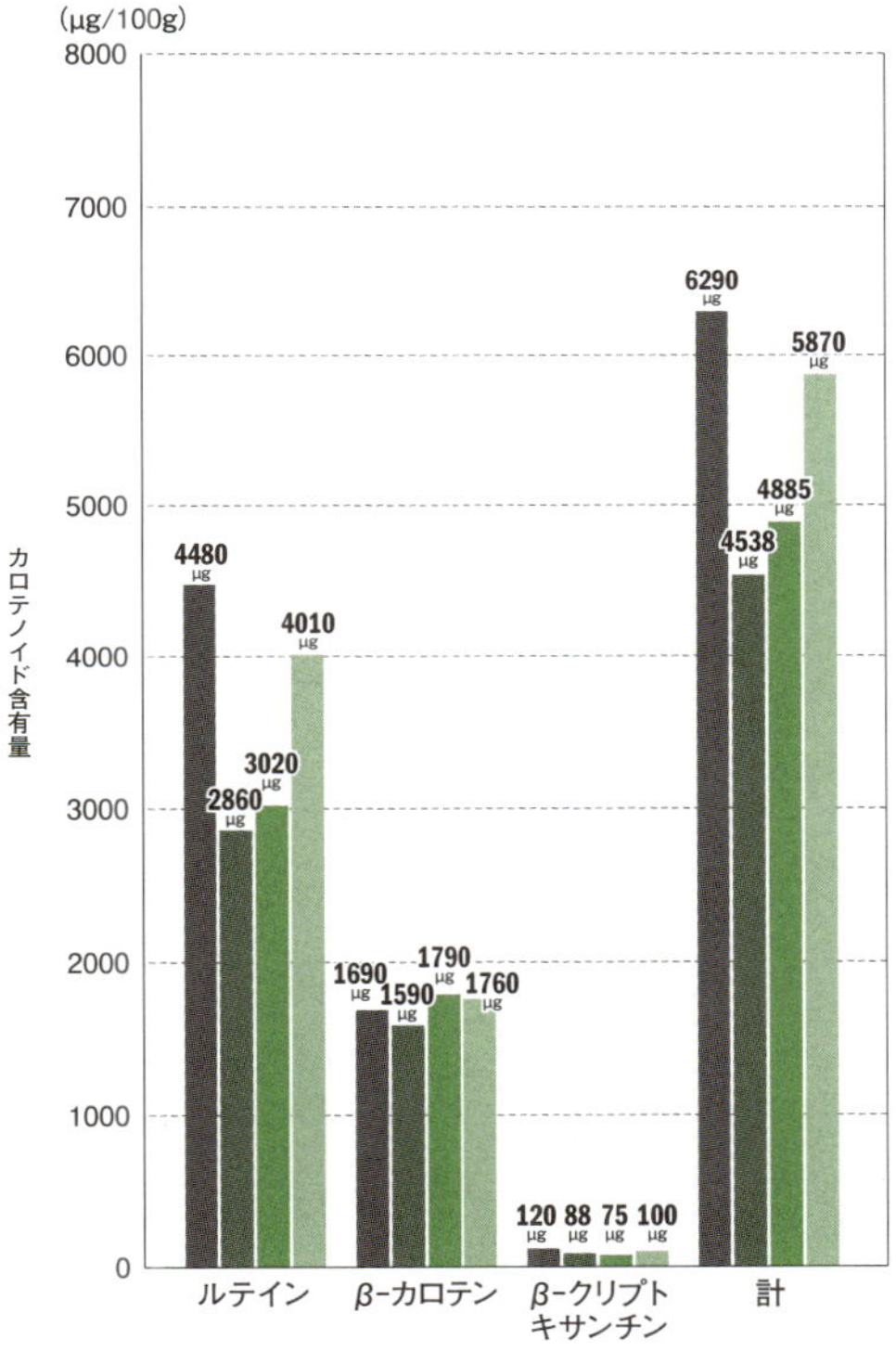

図2　カロテノイド含有量（水分を除いた固形分に換算したときの値）

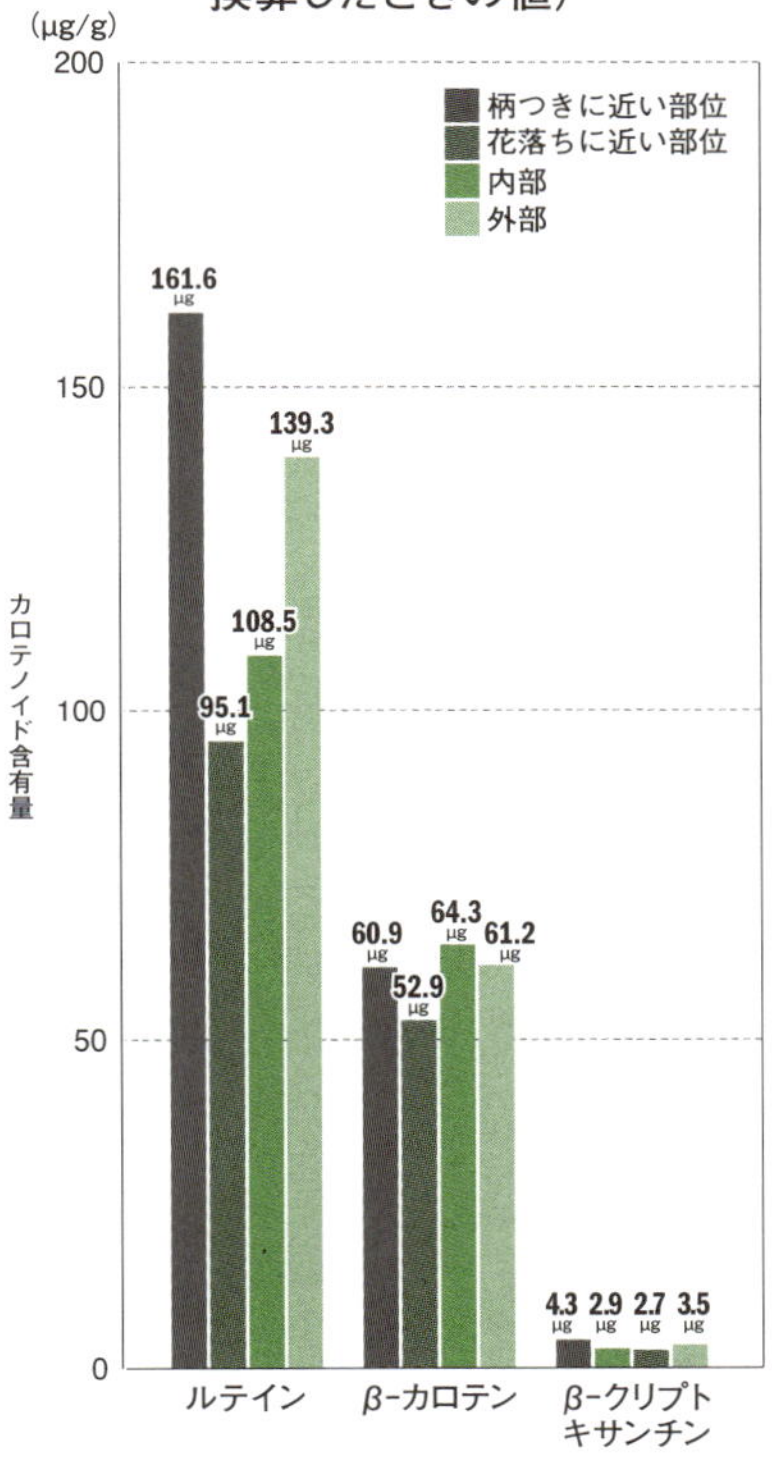

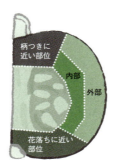

冷凍野菜、凍結乾燥野菜は保存期間によって栄養成分は変わるのか。

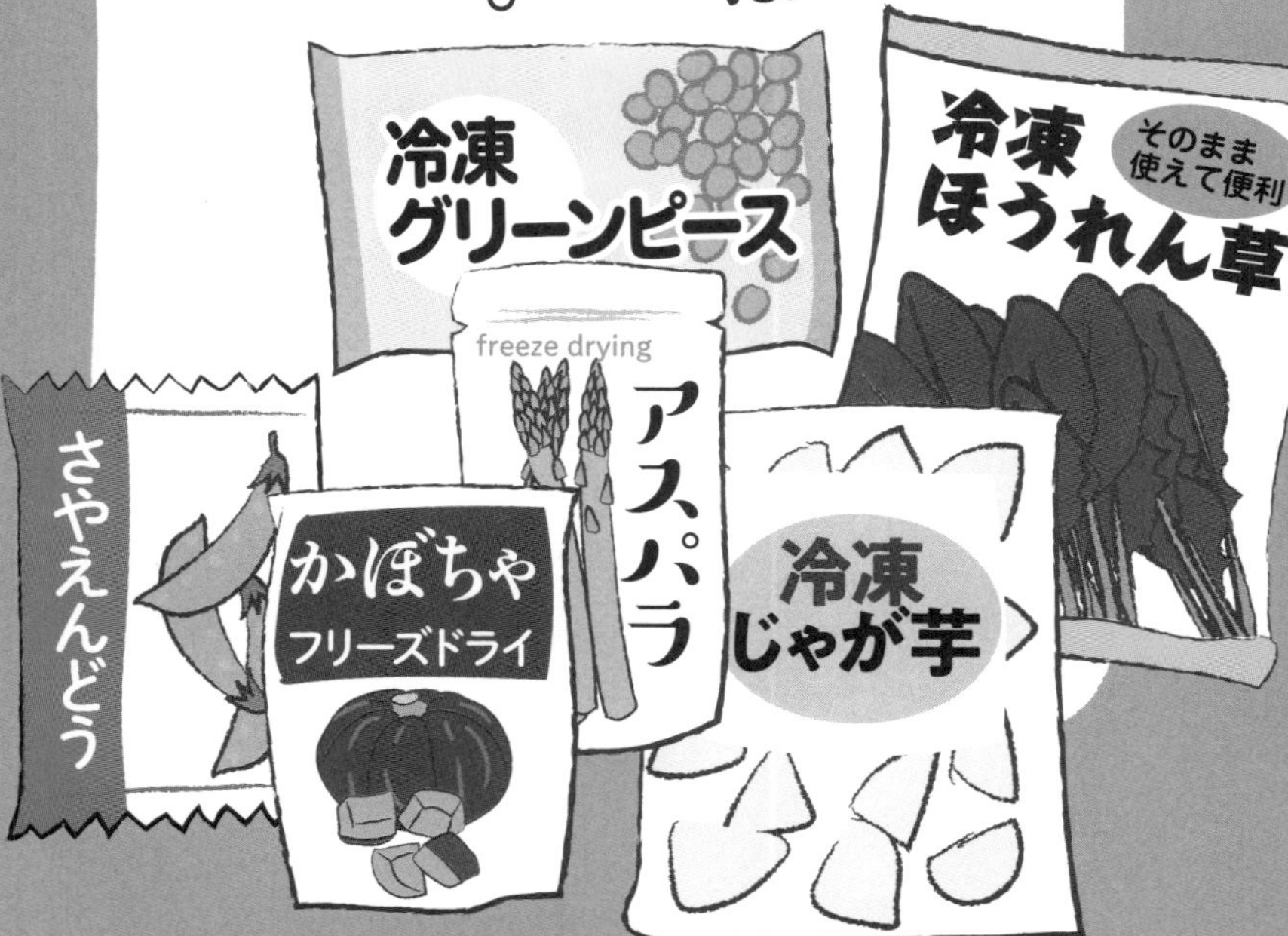

冷凍野菜、凍結乾燥野菜は **1年間保存**しても ビタミン含有量に **変化はない。**

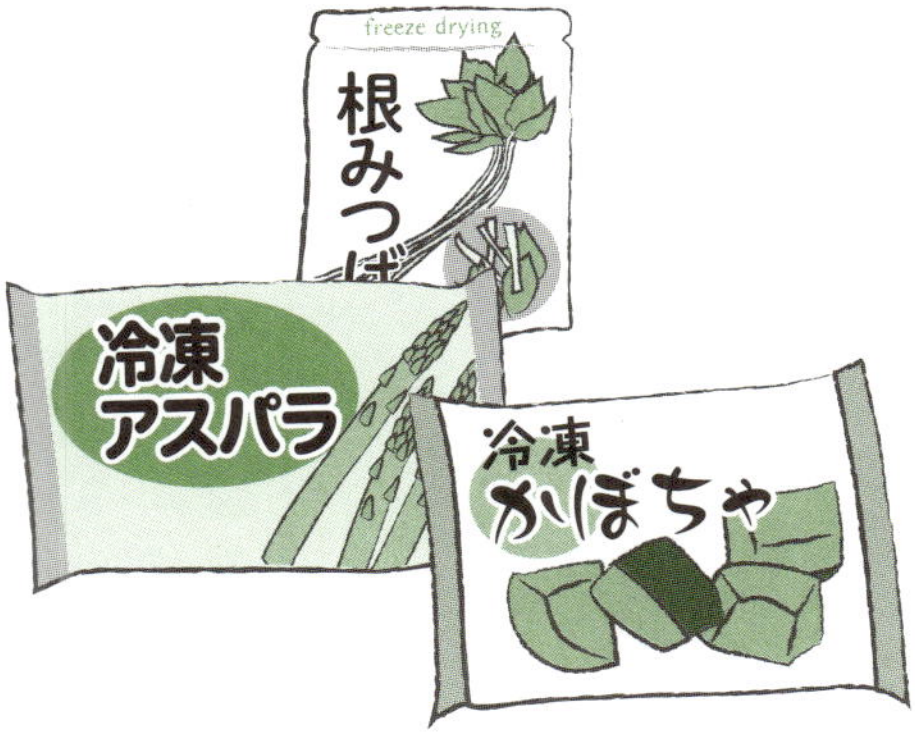

冷凍野菜や凍結乾燥野菜は、生鮮野菜と比べると保存期間が長いという特徴があります。そのため、日常的に使うとき、気になるのはその栄養成分です。保存中に野菜のビタミン量がどのくらい変化するかを調べてみました。

実験の結果、冷凍食品の場合はビタミン類の損失が少ないことが認められます。マイナス22℃で保存した冷凍食品は1年間にわたって製造時のビタミン含有量が期待できます。

検証

冷凍野菜や凍結乾燥野菜の保存中のビタミン量の変化を調べる。

家庭にも 冷凍や凍結乾燥した野菜の使用・保存が定着

日常生活において生鮮食品の保存は常温、冷蔵、冷凍によるものが主流です。野菜類は葉菜類を除いては比較的長期に保存できるため、1～2日分ずつを買うのではなく、いちどにある程度の量をまとめて買って保存して使うのが一般的です。

最近ではたいていの家庭の冷凍庫にスイートコーン、かぼちゃなどの冷凍野菜が入っているのではないでしょうか。店の冷凍食品のケースに多くの冷凍野菜が並んでいることからも使用している人口はかなり多いといえるでしょう。

それでは生鮮野菜と冷凍野菜は栄養的に見るとどのように違うのでしょうか。冷凍加工の過程、貯蔵過程、それぞれの条件によって変化が見られますが、栄養素量は実際にどのように変動するのでしょうか。

これから紹介する実験は生鮮野菜を冷凍し貯蔵した場合、12か月間の保存中にビタミン含有量がどのように変化するかを調べたものです。また凍結乾燥処理後の野菜の冷蔵貯蔵におけるビタミン含有量の変化をも測定しました。

前処理として ブランチングは不可欠

野菜を凍結、乾燥、缶詰めなどの製品にする前段階に行なう不可欠の前処理にブランチングがあります。ブランチングは野菜を一定の高い温度に数十秒から2～3分おく処理のことです。これをしないで野菜類を凍結すると野菜は霜に当たった状態になり、凍結中に変色を起こしたり臭気が出たりします。ブランチングを行なうことによって、次のような効果が期待できます。

①原料野菜中に存在する酵素類（カタラーゼ、オキシダーゼなど）が、加熱によって不活性化（作用しなくなること）し、凍結中の変色や風味の劣化を防止することができる。

②原料野菜の水分は加熱によって減少し、解凍時のドリップの流出を減少することができる。

③原料野菜に付着している微生物を加熱によって死滅させることができる。

ブランチングの最も一般的な方法は80～100℃の熱水に浸漬《しんし》するものですが、ほかのさまざまな方法――熱風や水蒸気を用いる方法などもあります。所要時間は食品の種類と大きさ、ブランチングの方法によって異なります。

ブランチングおよびそれに続く水による冷却によって、組織中の無機塩類、少量のたんぱく質、糖、ビタミン類などの水に可溶性の栄養素の損失は避けられません。その量は食品の大きさ、製品の水の比率、ブランチングに使用する水のかき混ぜ方の強さ、温度、水中の固形分の量によって変動することになります。

冷凍保存は 酵素の活性を止め 微生物の繁殖を防ぐ

食品を常温に放置すると、まず酵素によって［変質］し、次いで微生物による［変敗（発酵と腐敗）］が進行します。食品の品質は、変質の段階では一般に低下はしますがまだ充分に可食の状態にあります。ときには品質がより向上することもあります。しかし変敗の段階に至ると品質は悪化して食用に適さなくなります。食品を変質させたり変敗させて食べられなくしたりする最大の根源は酵素と微生物です。食品の品質を長期にわたり低下も悪化もさせないで保存するには、酵素と微生物の作用をおさえればよいことになります。食品を低温で貯蔵する原理は、この考えに基づいています。

冷凍食品とは食品の温度を急速に奪って低温にし、使用するまでの一定期間その食品の品質を安全・安定に保持できるように加工・保存した食品の総称です。現在では、レタスのようにおもに生食を目的に作られた葉菜を除けば、ほとんどすべての食品の冷凍食品を作ることが可能です。

冷凍食品関連産業協力委員会が定めた『冷凍食品自主的取扱基準』には「前処理を施し、品温がマイナス18℃以下になるように急速凍結し、通常そのまま消費者（略）に販売されることを目的として包装されるもの」と示してあります。

凍結乾燥による保存は 輸送性にも寄与する

凍結乾燥とは食品を凍結後、真空状態に置いて食品中の水分を昇華（固体から気体にただちに変わる現象）させる乾燥方法です。

①材料内水分のそうとうな部分が氷の結晶として材料中に析出し、それが直接水蒸気に変化（昇華）する。

②氷の結晶としては析出しないほかの水分も、なにかの力で流動することを束縛され、気化あるいは残留する。

凍結乾燥食品は、水分含有量が多い食品から水を除き、微生物および酵素による腐敗や変質、および個々の食品の化学反応の進行に伴う変質を防止することによって食品に輸送性と貯蔵性を与えます。

結論

野菜の栄養成分は1年間の保存では変化しない。

水分　各ビタミンとともに測定した水分については野菜の種類、冷凍・凍結乾燥の区別なく、1年間の保存によっても水分含有量にはほとんど変化がありませんでした。

ビタミン　冷凍処理、凍結乾燥処理によるビタミンの含有量の変化はあまり見られませんでした。これらの前処理として行なうブランチングによる水溶性ビタミンの流出（10～30％）などは避けられませんが、この程度の損失は生野菜を用いる一般の調理中にも起こりうることです。したがって、ブランチングによるビタミン損失を過大に見積もる必要はありません。冷凍品および凍結乾燥品はそのまま食べることは少なく、ほとんどの場合加熱調理をしてから食べるため、実際にはこの実験値よりさらに少ない量のビタミンしか摂取しないことになります。

以下に、ここに掲載していない野菜の結果をも含めた1年間の変化の様子をまとめます。

●**カロテン**　冷凍野菜についてはいずれも変動が少なく安定していた。凍結乾燥した野菜については多少の変動を伴いながら減少傾向があった。ブランチングによって酵素を失活させ酵素分解に由来するカロテンの損失が起こりにくくなっている。

●**ビタミンB_1**　冷凍・凍結乾燥のいずれの場合もほとんど一定値を示した。

●**ビタミンB_2**　冷凍・凍結乾燥のいずれの場合もほとんど一定値を示した。

●**ナイアシン**　冷凍品はほぼ一定値を示したが、凍結乾燥品の測定値は変動が大きかった。

●**ビタミンC**　ビタミンの中では比較的不安定な化合物であり、水への溶出と酵素による分解によって損失する。ブランチングにより酵素を不活性化し保存中の影響を防ぐことができる。保存期間中はビタミンCの大きな変動は認められない。

旬の野菜の冷凍品は栄養的に見て利用価値が大きい

実験から、冷凍食品の場合はビタミン類の損失が少ないことが認められます。マイナス22℃で保存した冷凍食品は1年間にわたって製造時のビタミン含有量が期待できるため、栄養成分が充実しているそれぞれの野菜の出まわり時期のものを冷凍保存する（そのようにして作った市販品を利用することをも含む）ことは理にかなった食生活の知恵といえます。ただし、マイナス18℃以下を常に保っていることが条件です。流通途中や特に販売店での温度管理をきちんとしていないと一定の栄養は保てません。

また、これとは別に行なった実験によって、通年販売されているほうれん草、トマト、ピーマンなどは季節によってビタミンCやカロテンなどの含有量が『日本食品標準成分表』に記載されている値の⅓～⅕程度低いことが認められています。そうした点を考えると、栄養成分が充実している時期の野菜をじょうずに冷凍利用したいものです。

凍結乾燥食品については、この実験では水分量が少し多いもののようです。乾燥をさらに徹底し、水分量が3％程度であったならビタミン類の減少はもっと少なくできたものと考えられます。

カロテン

冷凍野菜についてはいずれも変動が少なく安定していた。凍結乾燥した野菜については多少の変動を伴いながら減少傾向があった。ブランチングによって酵素を失活させ酵素分解に由来するカロテンの損失が起こりにくくなっている。

図1　冷凍　※1

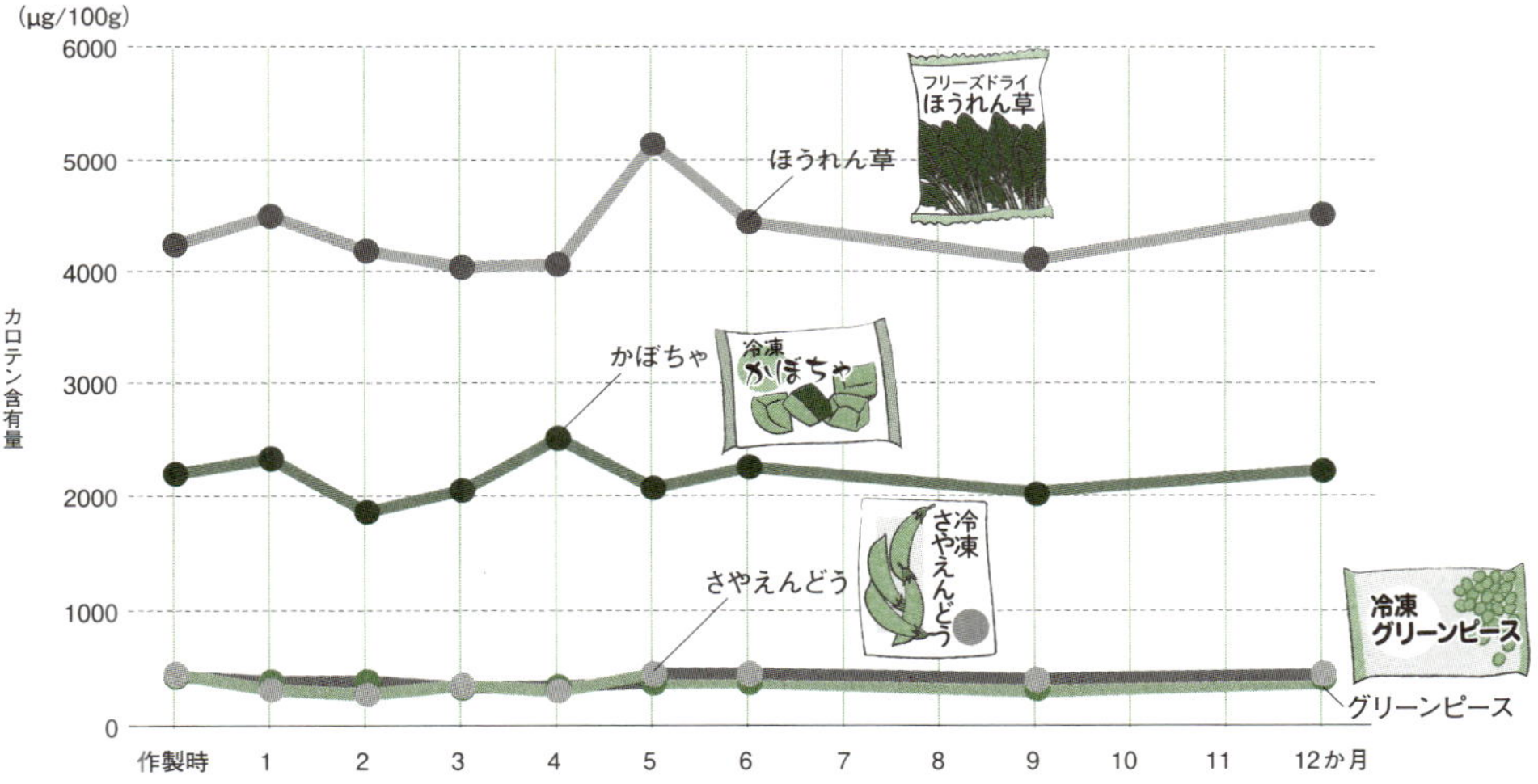

図2　凍結乾燥　※1

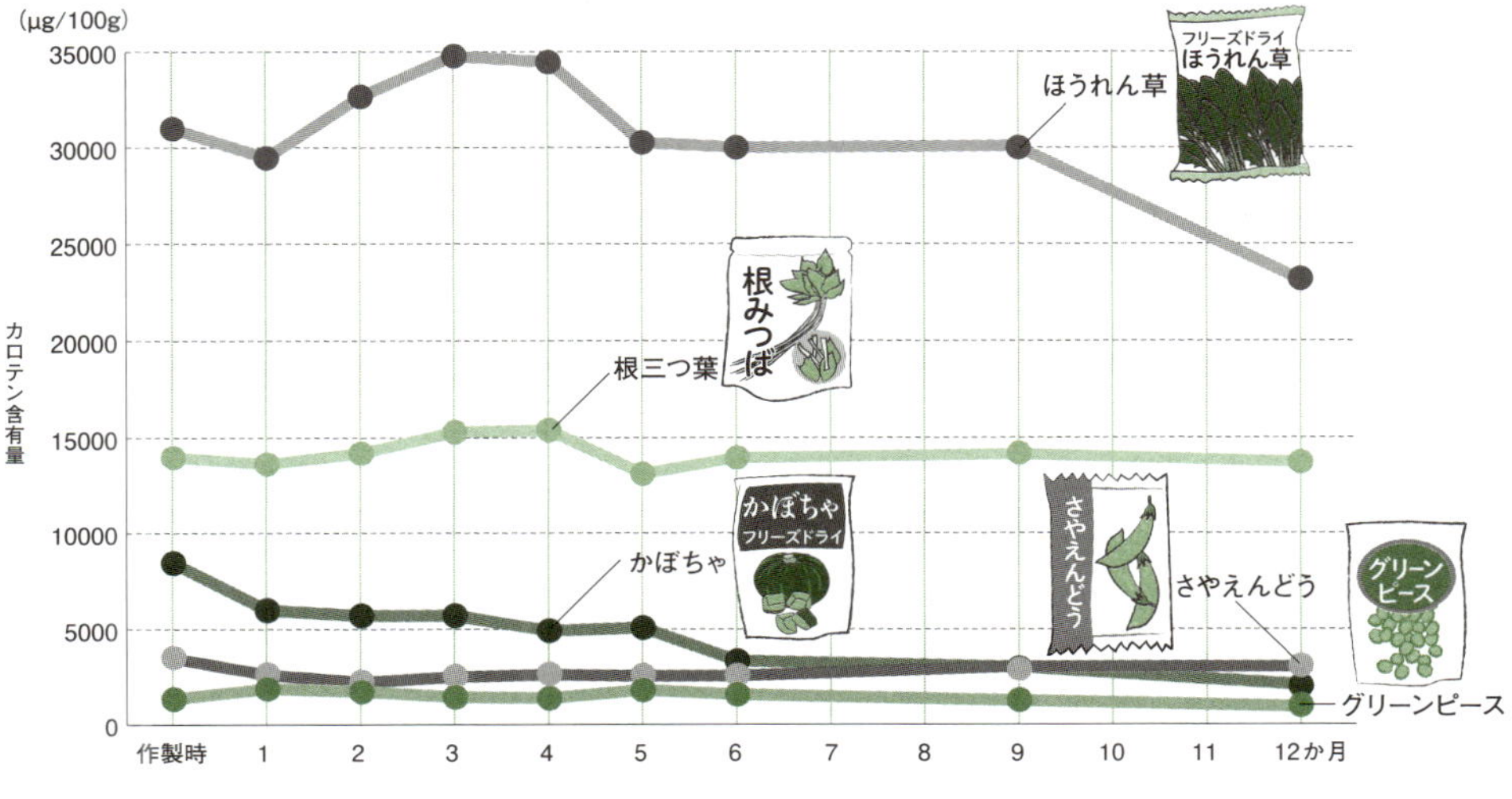

ビタミンB1

冷凍・凍結乾燥のいずれの場合もほとんど一定値を示した。

図3　冷凍 ※1

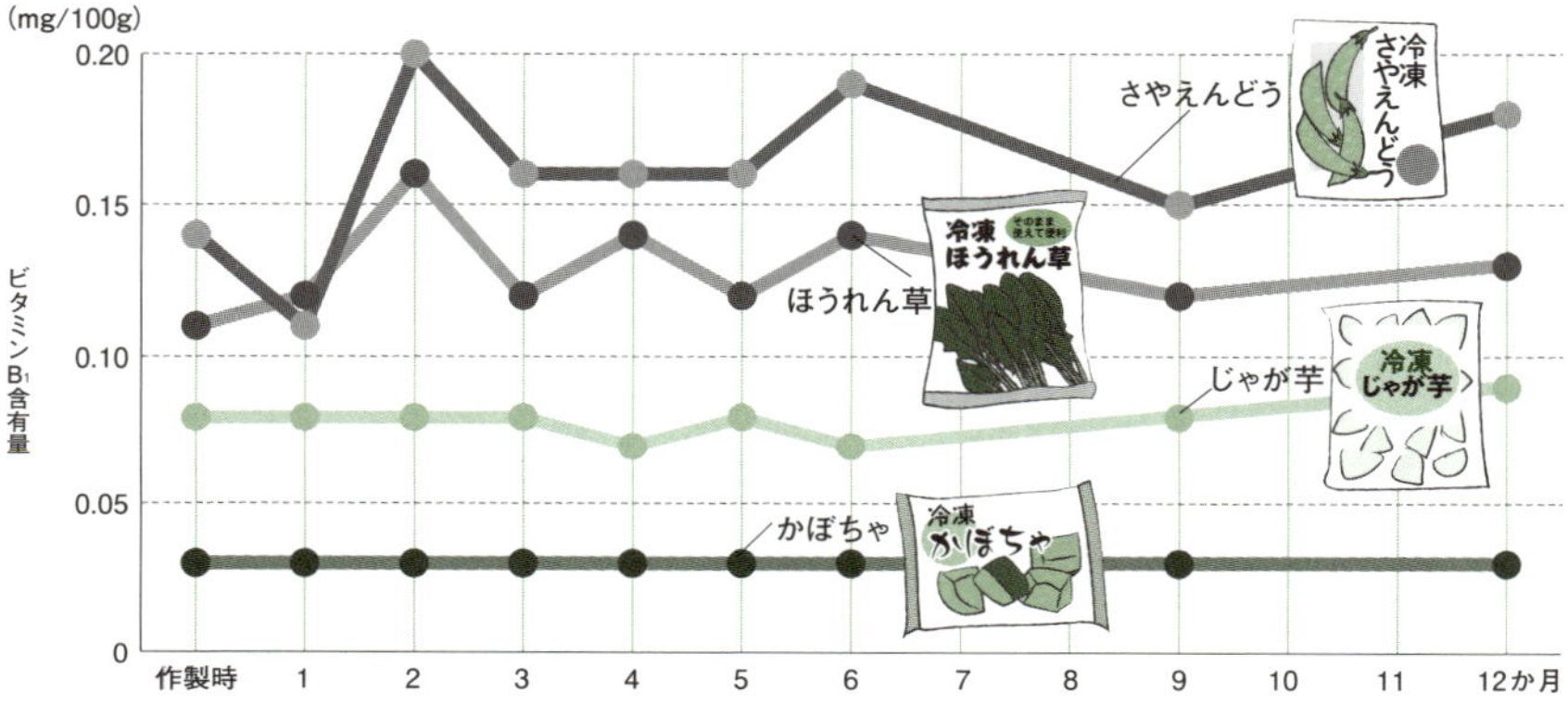

図4　凍結乾燥 ※1

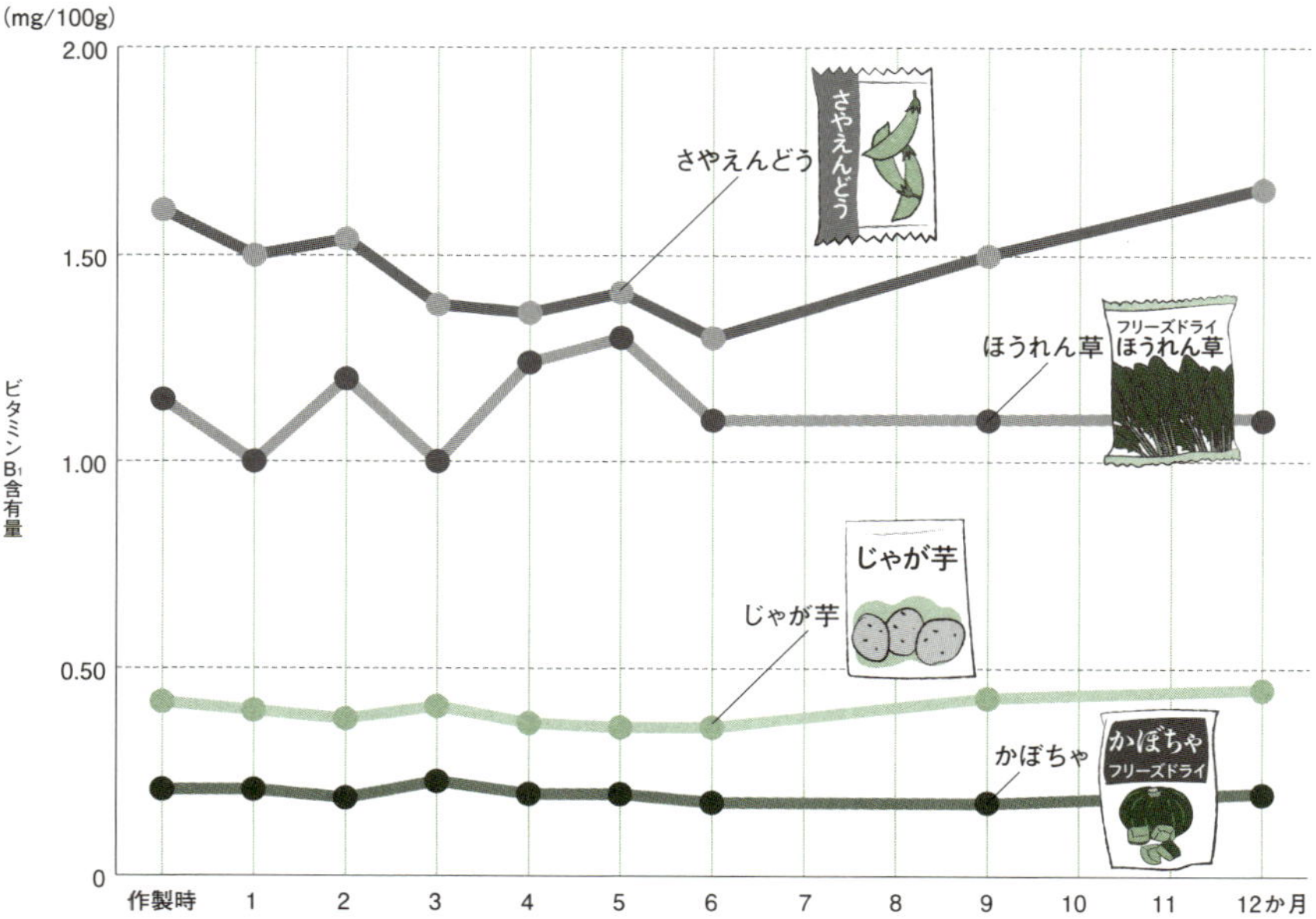

ビタミンB_2

冷凍・凍結乾燥のいずれの場合もほとんど一定値を示した。

図5 冷凍 ※1

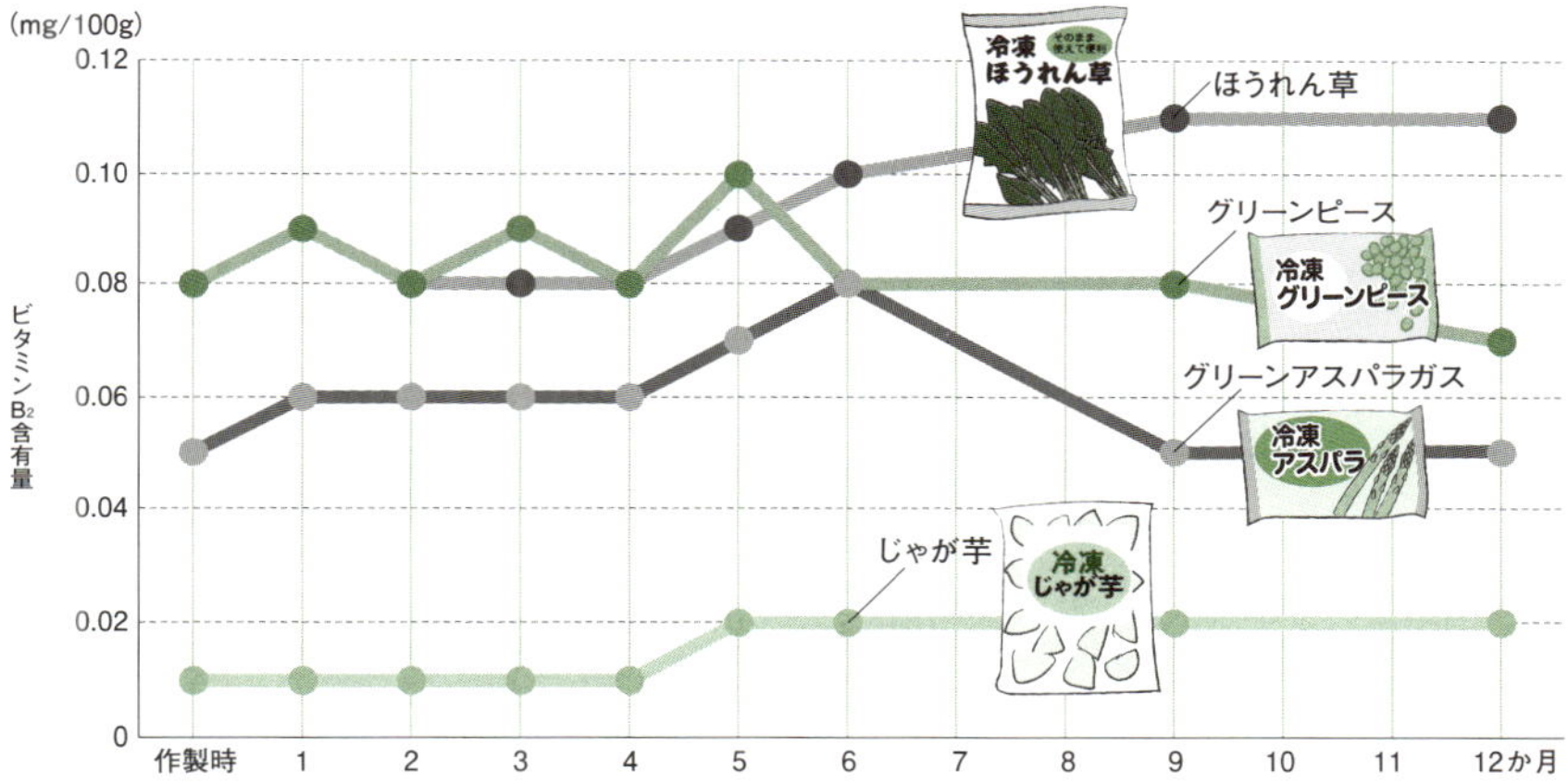

図6 凍結乾燥 ※1

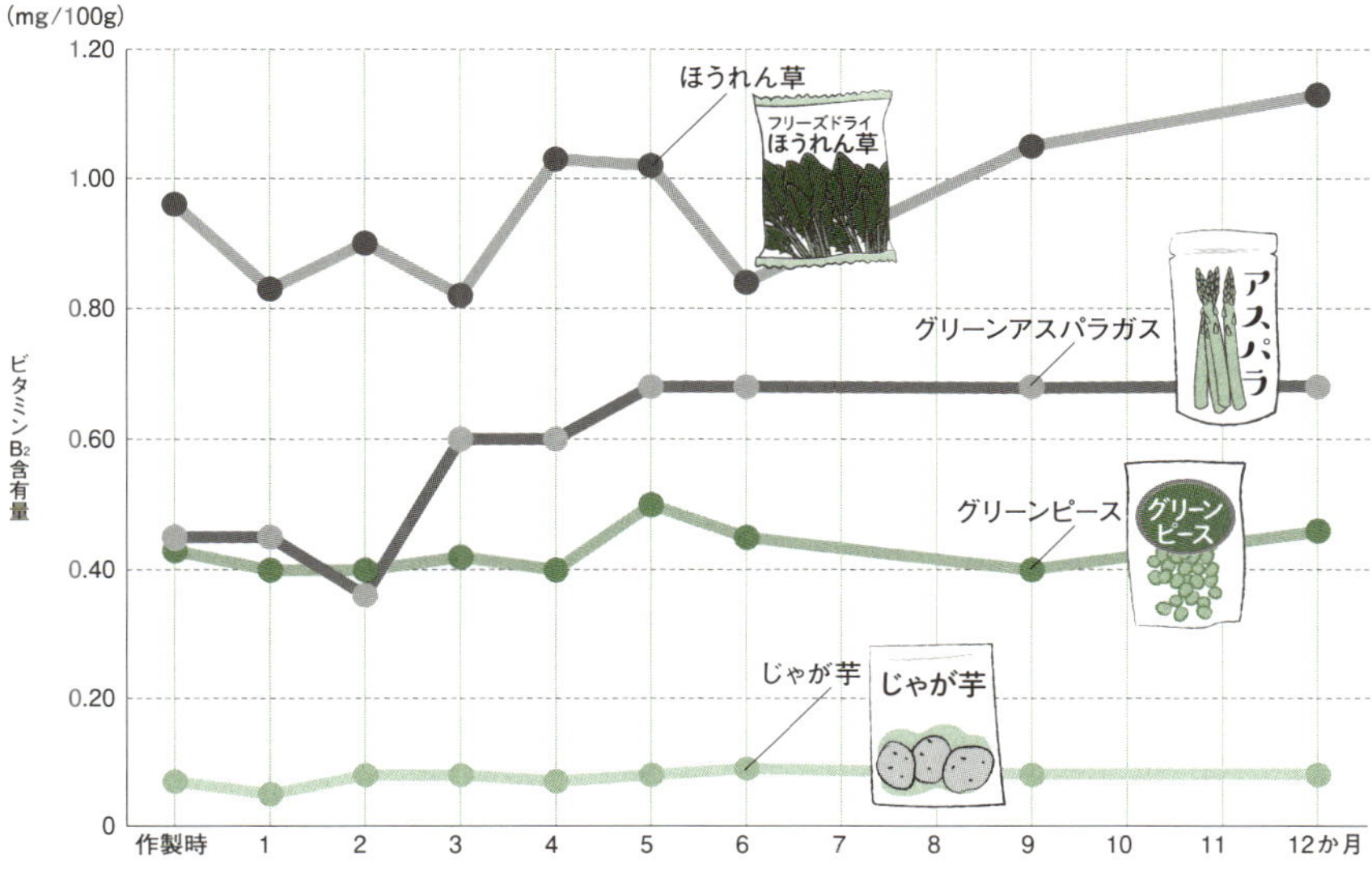

ナイアシン

冷凍品はほぼ一定値を示したが、凍結乾燥品の測定値は変動が大きかった。

図7　冷凍 ※1

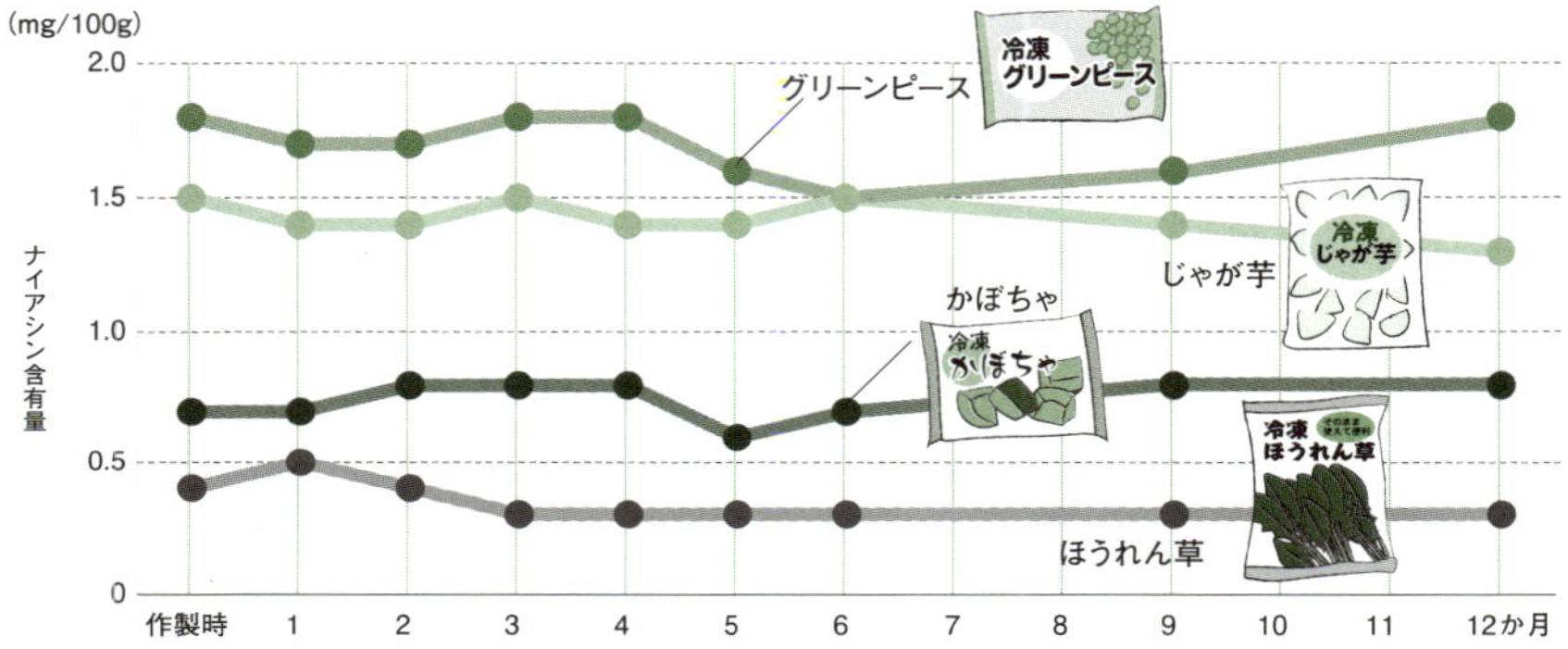

図8　凍結乾燥 ※1

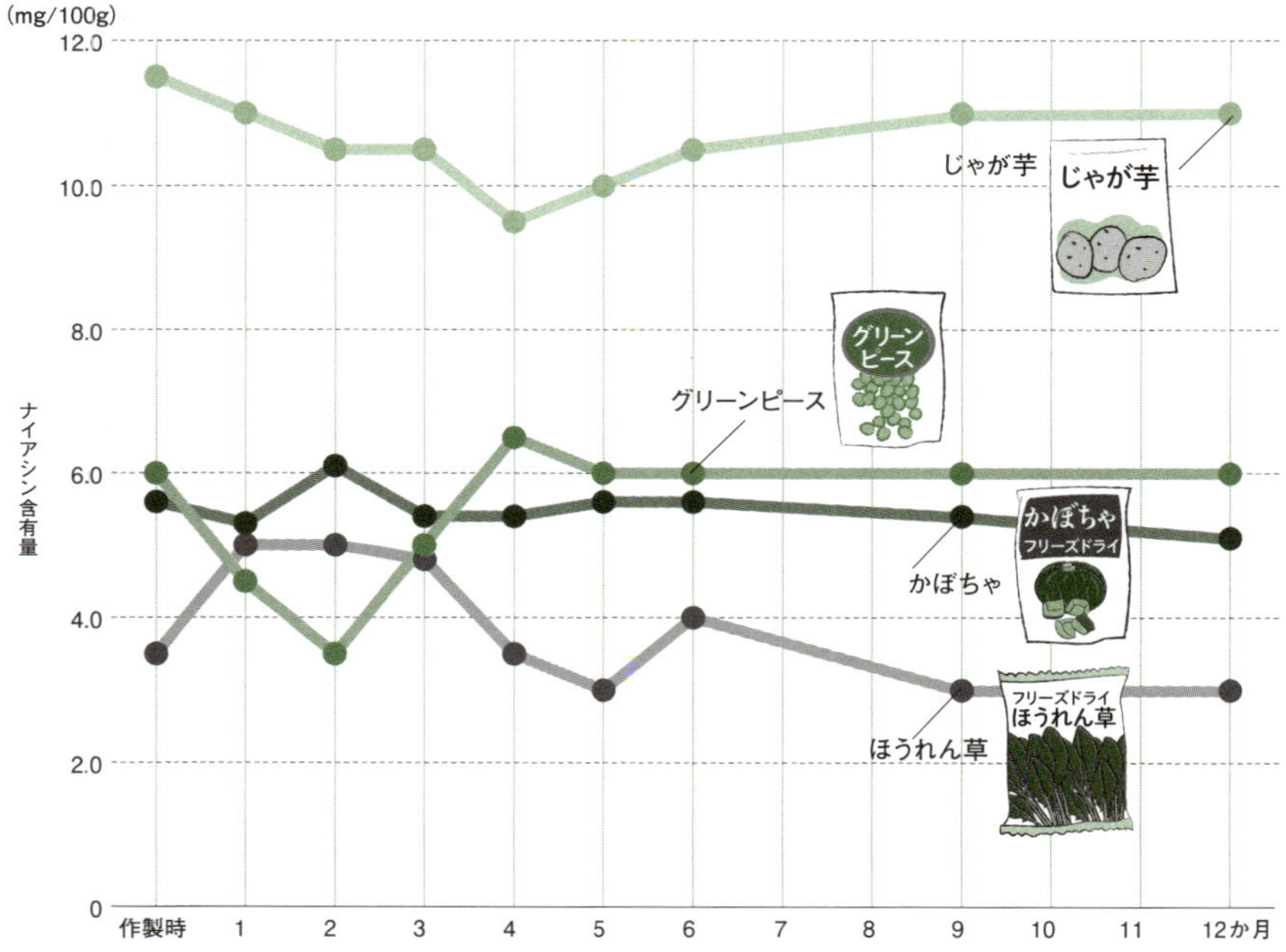

ビタミンC

ビタミンの中では比較的不安定な化合物であり、水への溶出と酵素による分解によって損失する。ブランチングにより酵素を不活性化し保存中の影響を防ぐことができる。保存期間中はビタミンCの大きな変動は認められない。

図9　冷凍 ※1

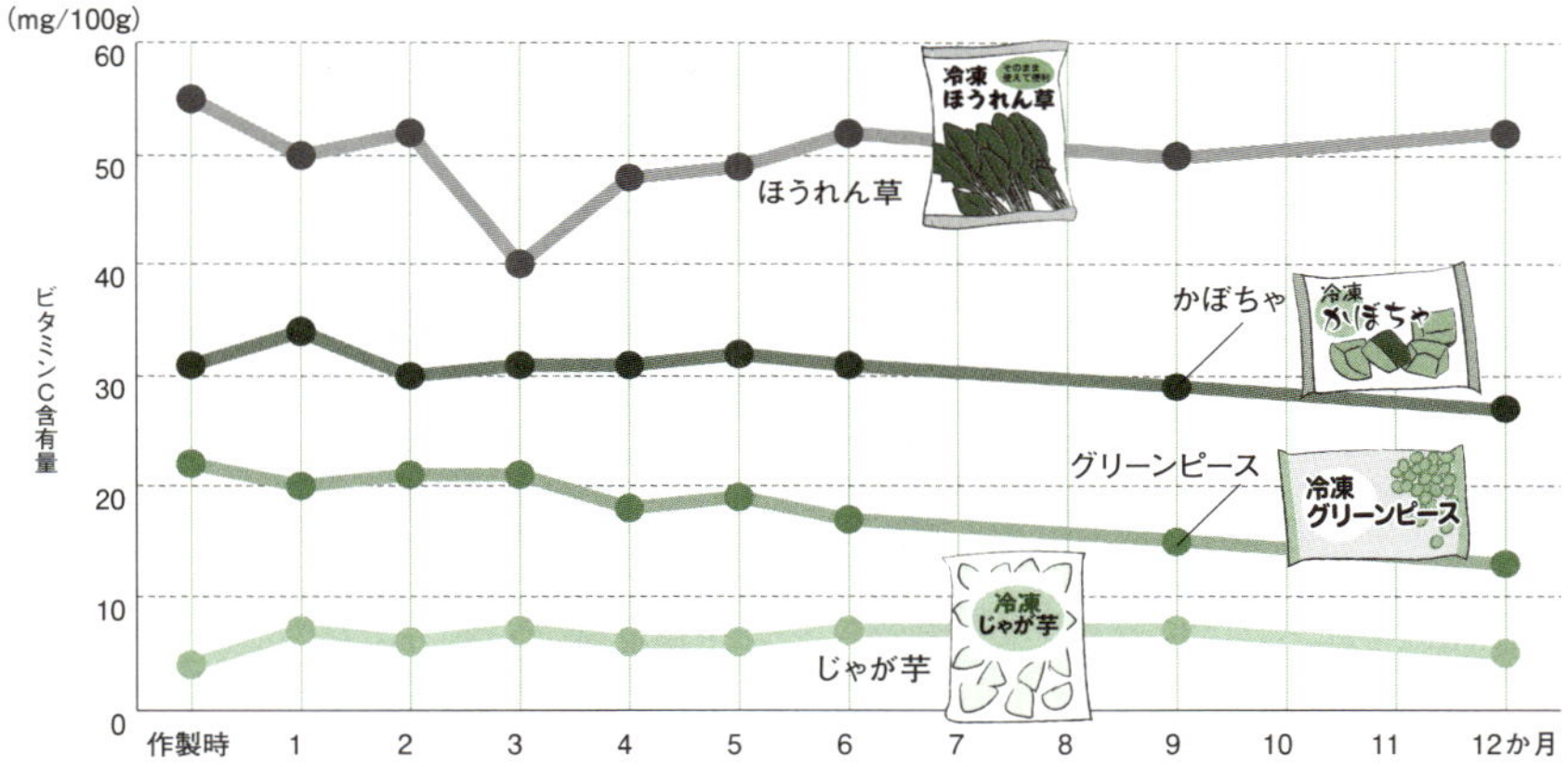

図10　凍結乾燥 ※1

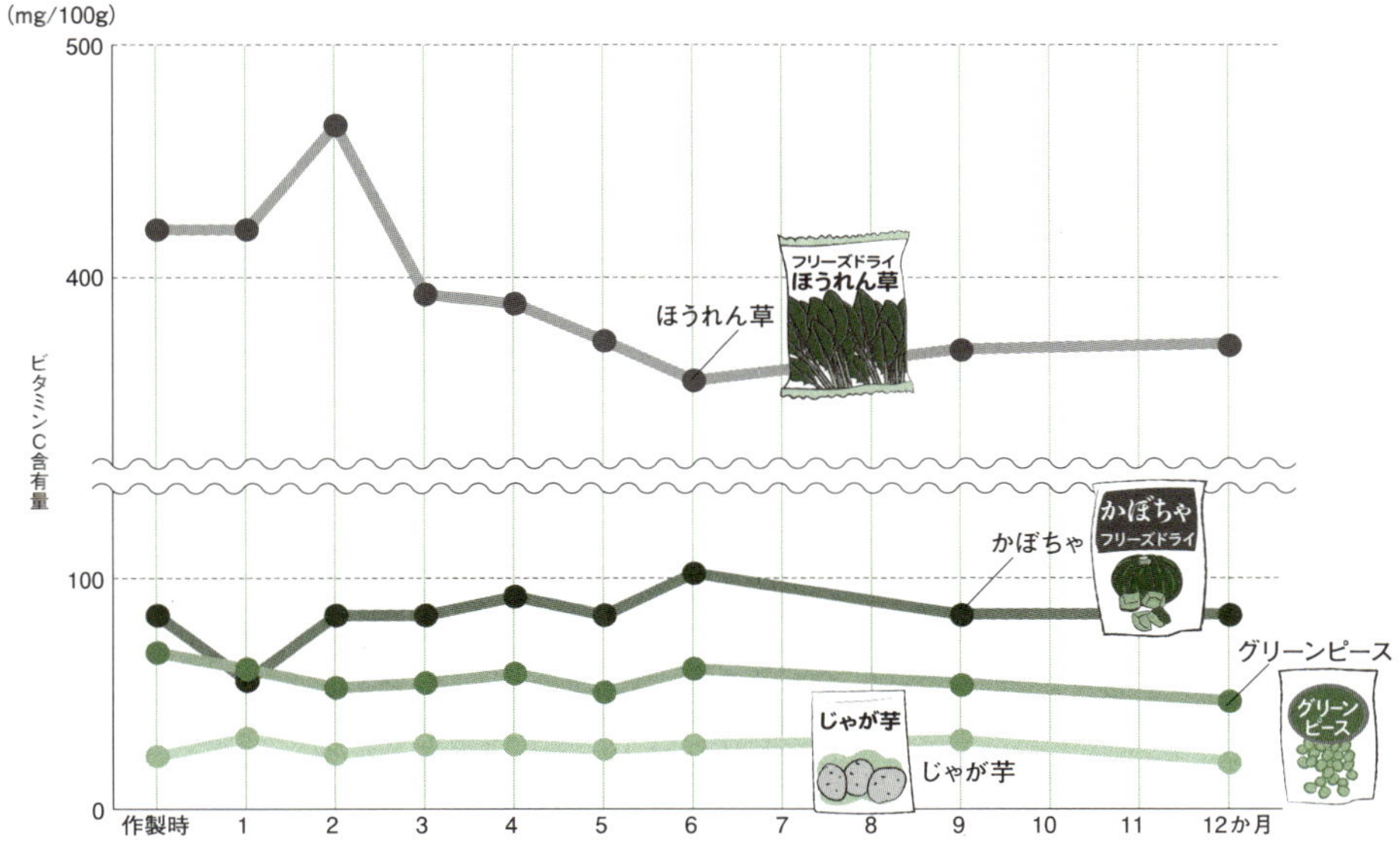

※1　辻村ほか：日本食品保蔵科学会誌　23(1),35-41,1997

エビフライの吸油量は手作り品と半調理冷凍食品とではどちらが多いか。

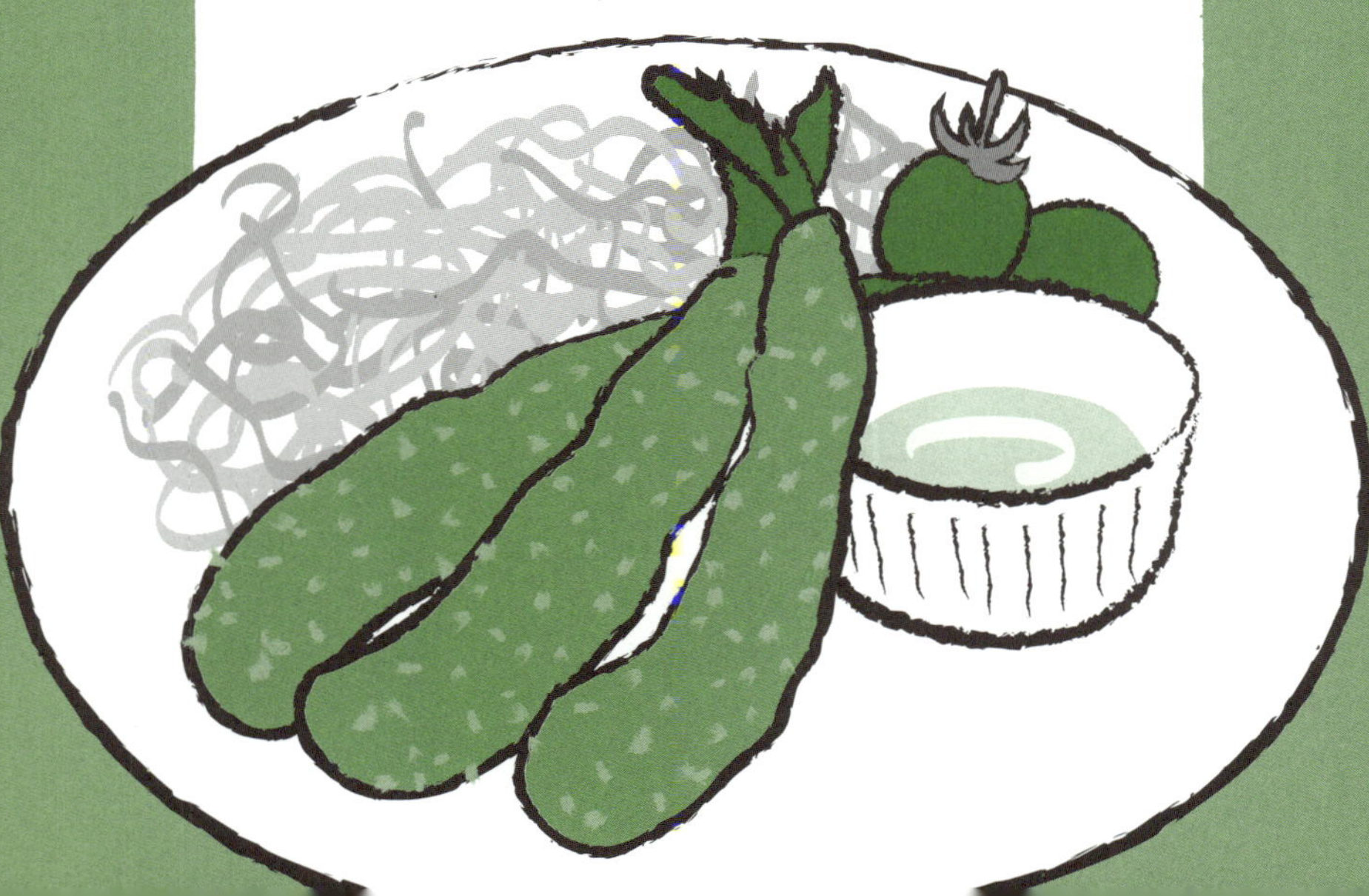

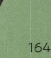

半調理冷凍食品のほうが吸油量が多い。

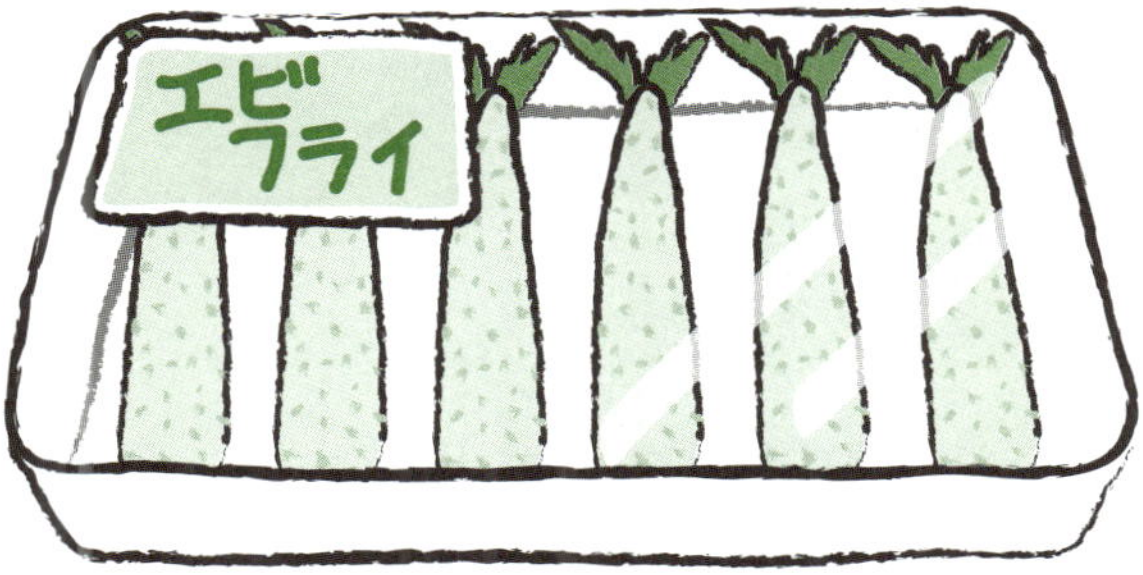

エビフライの違いによる給油量を調べてみました。

実験の結果、エビをフライにすると、手作り品の衣をつけたエビの重量は生のエビの1.2倍に増えましたが、半調理冷凍食品は1.8倍に増えています。半調理冷凍食品のほうが衣のついている割合が大きいので、吸油量は手作り品よりも多くなりました。

手作り品のエビフライ

吸油量 **2.9g**

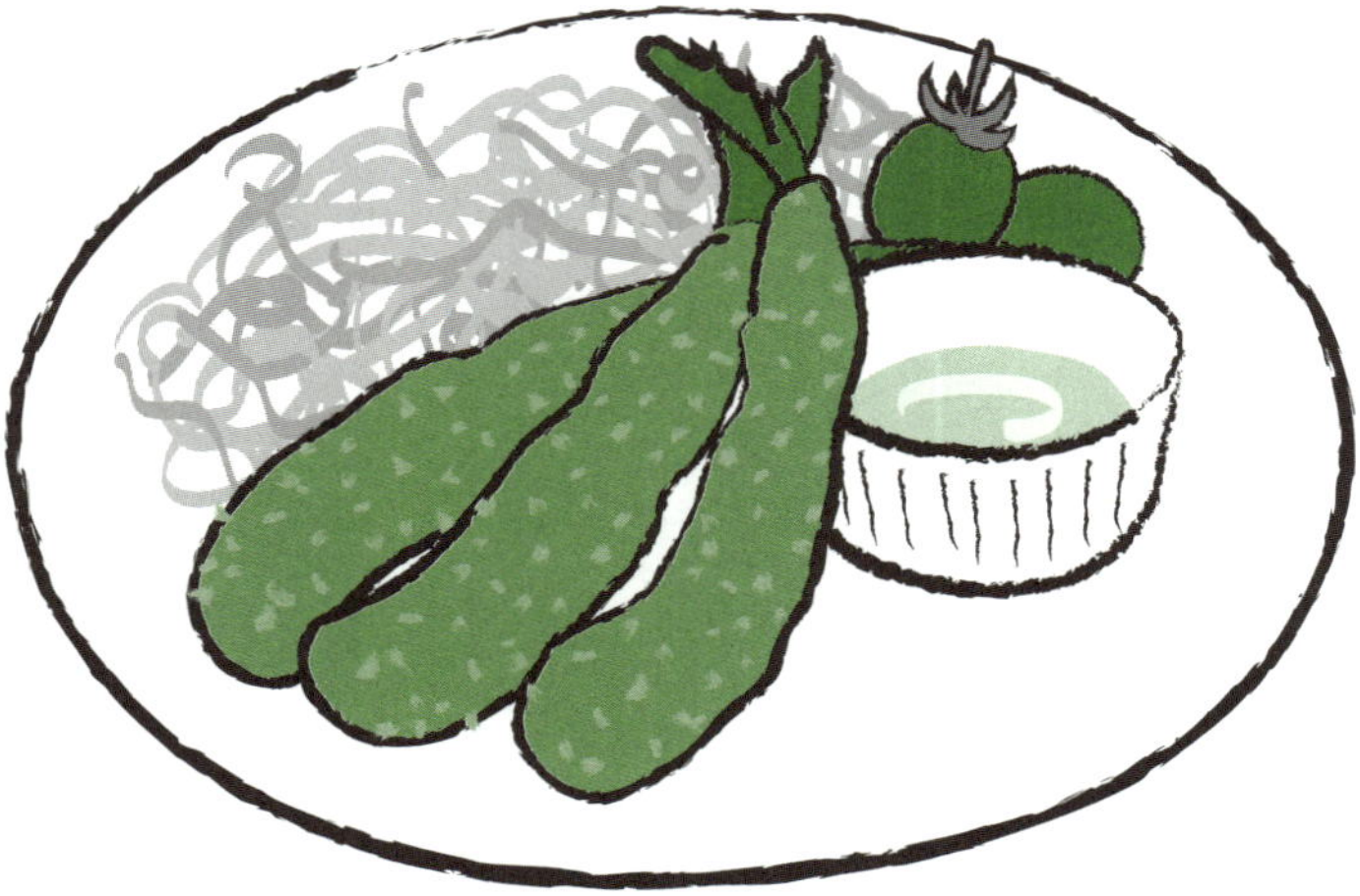

吸油量が多い。

【実験条件】

手作り品のエビフライ

エビ（25g）を小麦粉（1.1g）、卵（2.8g）、パン粉（2.1g）の順にまぶす。170℃の油で２分揚げる。

市販の半調理冷凍食品のエビフライ

製品の表示に従って揚げる（３社の冷凍食品の平均値を実験結果として用いた）。

【測定方法】

エーテル抽出法によってそれぞれの油の量を測定した。

半調理冷凍食品のエビフライ

吸油量 **4.5**g

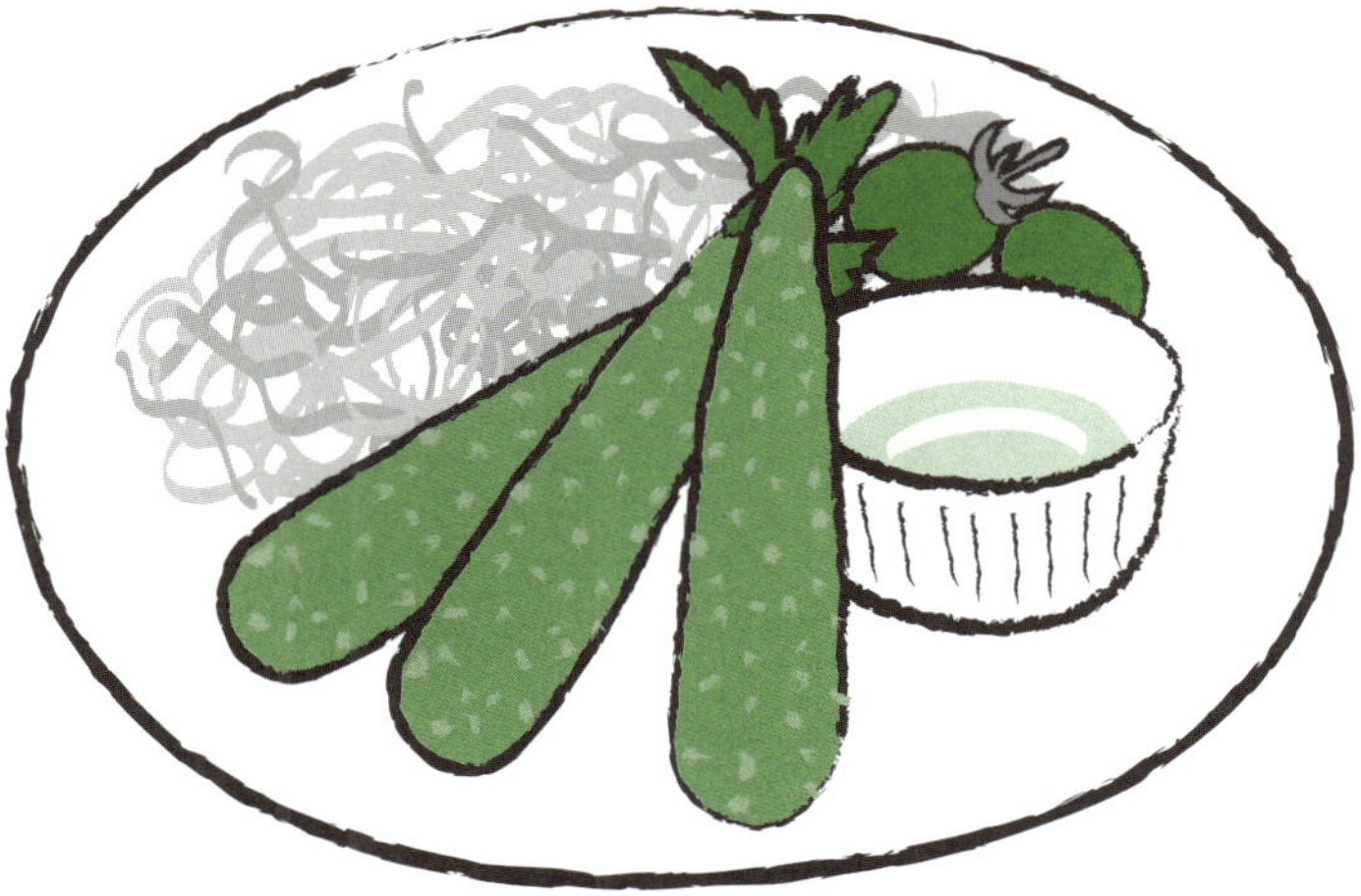

半調理冷凍食品のほうが

【吸油量とは】
「揚げたものの脂質量」から「揚げる前の材料の脂質量」を引いた量。

例／揚げたエビフライの脂質量**3.4**g
ー揚げる前のエビと衣の脂質量 **0.5**g ＝吸油量 **2.9**g

検証

手作り品と半調理冷凍食品の吸油量を測る。

揚げ物には素揚げ、から揚げ、天ぷら、パン粉衣フライなどの多種類があります。どの揚げ物にも共通することですが、食品を揚げるさいには、食品や衣から水分の一部が蒸散すると同時に食品や衣が揚げ油を吸収するという変化が起こります。つまり食品や衣の中で水と油の交換が生じているのです。

揚げ物をするさいに、どのくらいの油が食品や衣に移行するかは、揚げ物の種類によって異なります。フライについていえば、食品に移行する油の量は、衣の種類、食品の表面積、衣の付着量によってかなり異なってきます。衣の付着量が多いと吸油量が多くなります。

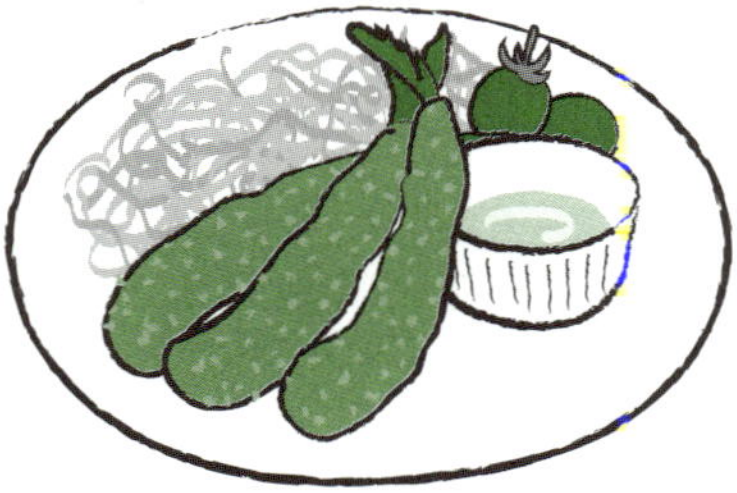

結論

半調理冷凍食品のほうが吸油量が多い。

いろいろなフライの市販の半調理冷凍食品と手作り品とを比較してみると、半調理冷凍食品はメーカーによって衣の付着量は同一ではないのですが、いずれも手作り品よりも材料に対する衣の付着量が多い傾向にあります。

図1に、エビをフライにするまでの重量の変化を示しました。手作り品の衣をつけたエビの重量は生のエビの1.2倍に増えましたが、半調理冷凍食品は1.8倍に増えています。

実験の結果、手作り品で吸油量は2.9g、半調理冷凍食品で4.5gとなり、半調理冷凍食品のほうが衣のついている割合が大きいので、吸油量は手作り品よりも多い結果となりました。

調理後のエネルギーは手作り品が67kcal、半調理冷凍食品が71kcalで、ほぼ同じエネルギーとなりました。しかし元のエビの重量は手作り品が25gであるのに対し、半調理冷凍食品のほうは10gとエビが小さく、その上、吸油量が多いのです。つまり半調理冷凍食品で、手作りに使ったエビに相当する栄養分をとろうとすると2本分食べなければならないので油の摂取量も多くなってしまいます。市販の半調理フライ冷凍食品を利用する場合はこのような違いを理解しておくことが必要です。

図1

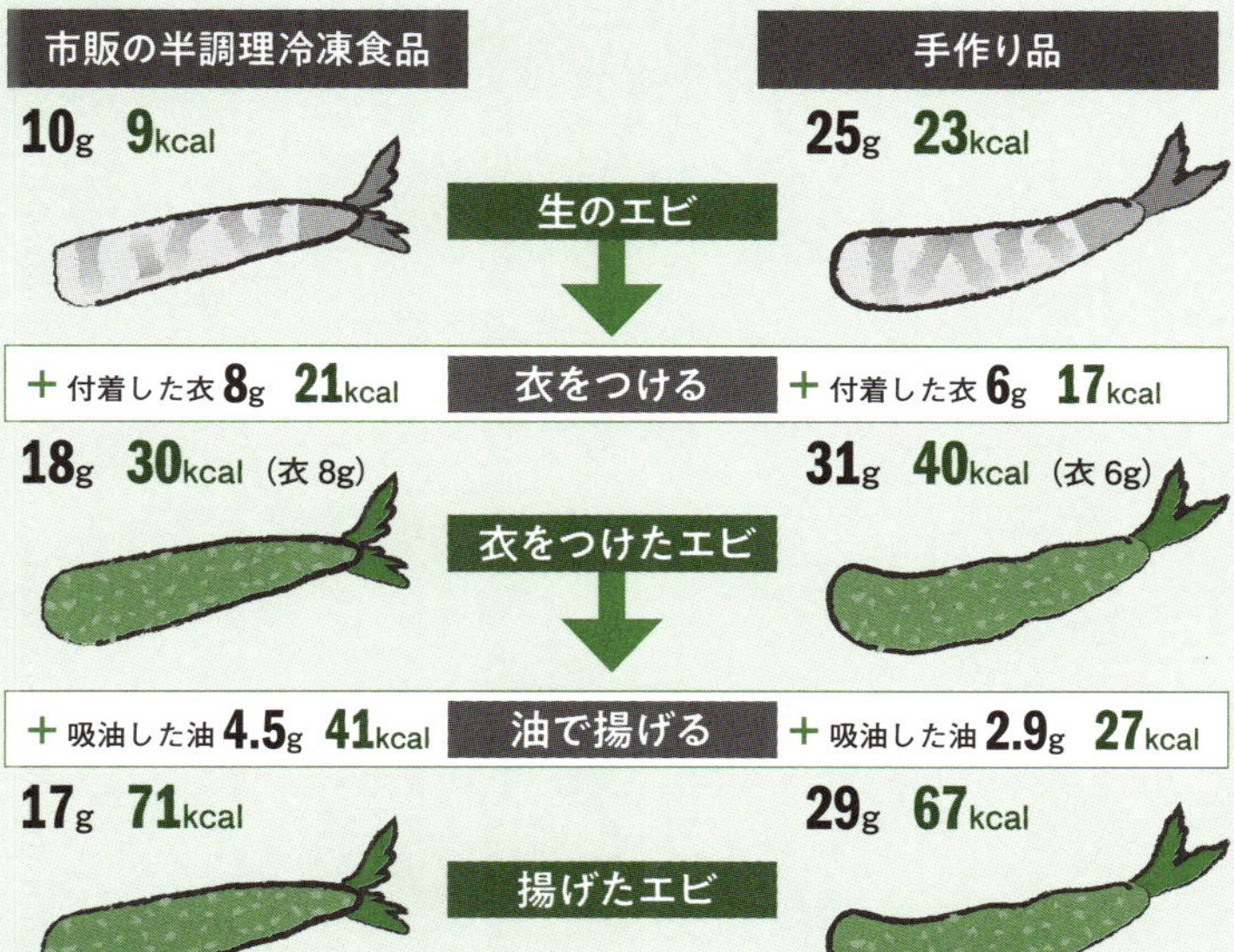

生パン粉と乾燥パン粉とでは吸油率に違いはあるか。

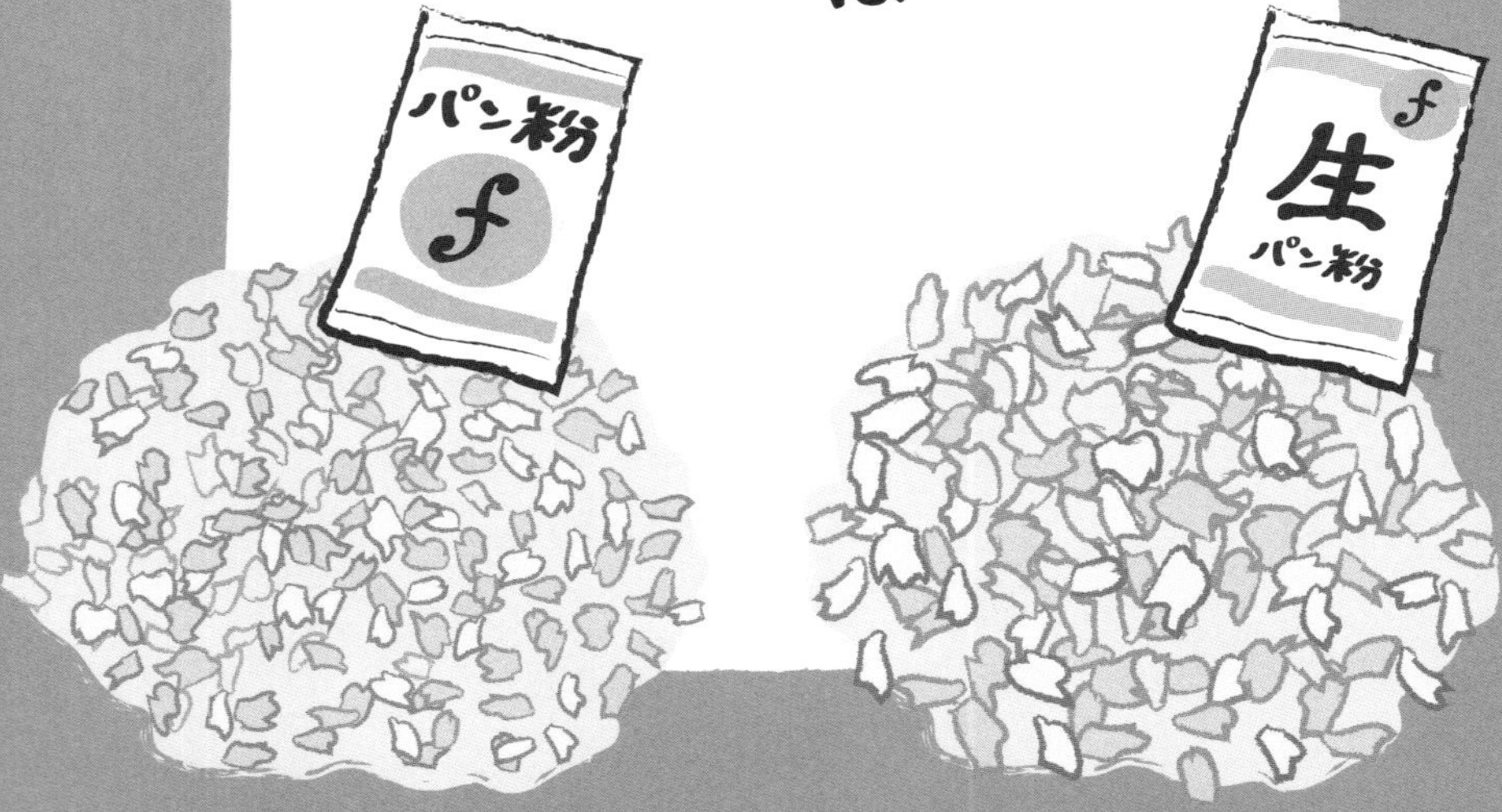

揚げ物は、乾燥パン粉より**生パン粉を使ったほうが**吸油率が**約2割高い。**

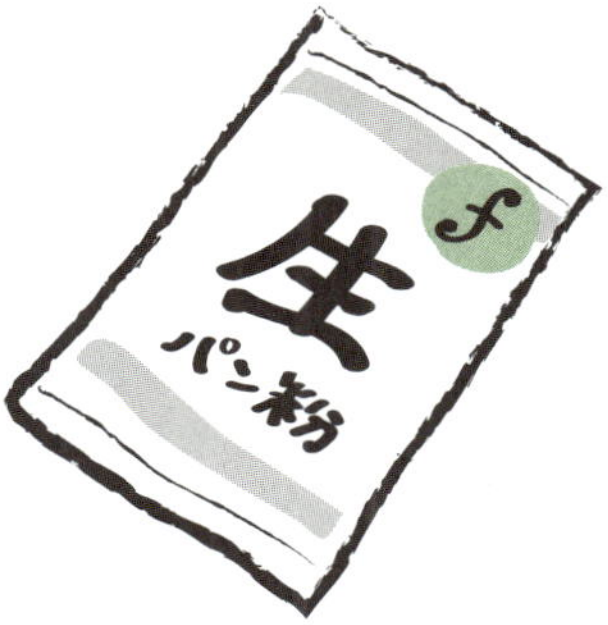

パン粉の種類による吸油率について調べてみました。実験の結果、生パン粉は乾燥パン粉より8割ほど多く素材に付着することもあり、その状態で揚げた場合、吸油率は2割ほど高い傾向にあるといえます。

【吸油量とは】

「揚げたものの脂質量」から「揚げる前の材料の脂質量」を引いた量。

例／揚げたエビフライの脂質量**3.4**g－揚げる前のエビフライ（生エビ＋衣）の脂質量 **0.5**g

＝吸油量 **2.9**g

【吸油率とは】

「揚げる前の材料（衣は含まない）の重量」に対する「揚げたあとの吸油量」の割り合い。

例／

$$\frac{\text{揚げたエビフライの吸油量 2.9g}}{\text{揚げる前のエビ（生）の重量 25g}} \times 100 = \text{吸油率 11.6\%}$$

検証

生パン粉と乾燥パン粉を使った場合の揚げ物の吸油率を比較する。

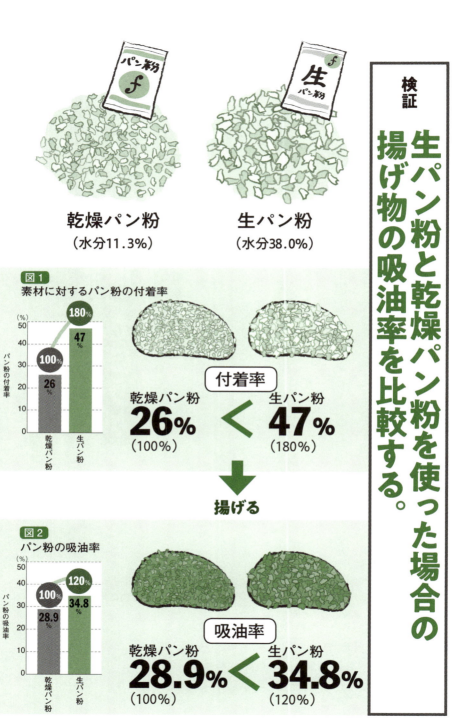

乾燥パン粉
（水分11.3%）

生パン粉
（水分38.0%）

図1
素材に対するパン粉の付着率

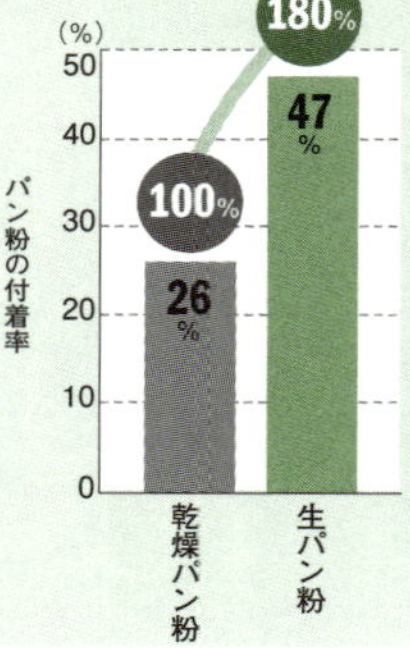

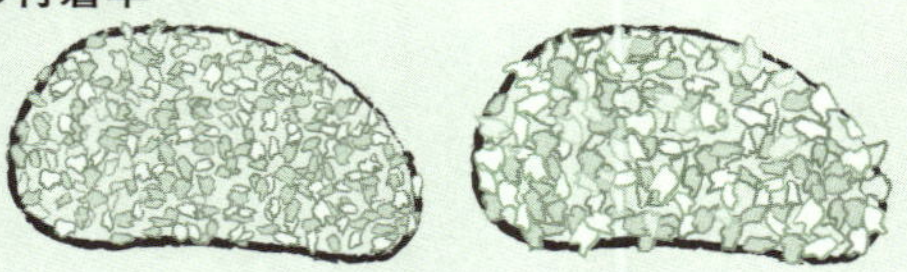

付着率

乾燥パン粉 **26%**（100%） ＜ 生パン粉 **47%**（180%）

揚げる

図2
パン粉の吸油率

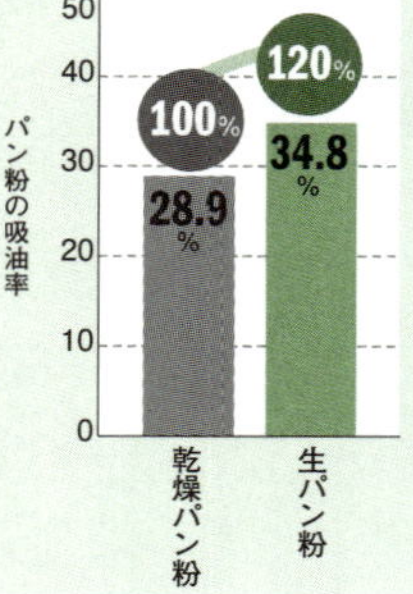

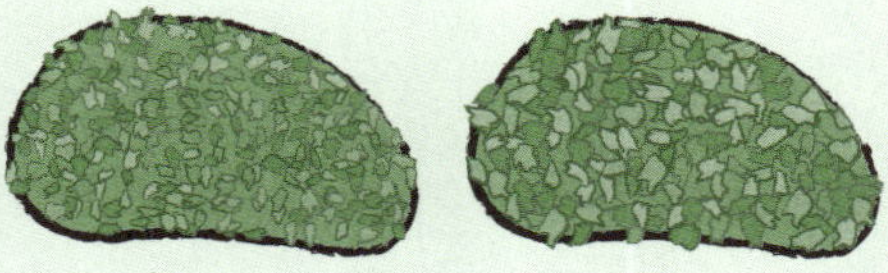

吸油率

乾燥パン粉 **28.9%**（100%） ＜ 生パン粉 **34.8%**（120%）

結論

乾燥パン粉より生パン粉のほうが吸油率が2割ほど高くなる。

揚げ物にパン粉を使うとき、乾燥パン粉と生パン粉とでは吸油率が違うのかどうかを調べてみました。

まずパン粉を素材につける段階で、付着率に大きな差が見られました。乾燥パン粉が素材に対して26％なのに対して、生パン粉は47％です（図1）。これをもう少し比較しやすいように、乾燥パン粉の付着率を100％と換算すると、生パン粉の付着率は約180％になり（図1）、「生パン粉のほうが乾燥パン粉より8割ほど多く素材に付着する」といえます。

これを実際に揚げてみると、それぞれの吸油率は乾燥パン粉の場合が28.9％、生パン粉の場合が34.8％となり（図2）、これを先ほどと同様に、乾燥パン粉の吸油率を100％と換算すると、生パン粉は120％になります（図2）。つまり、「乾燥パン粉より生パン粉のほうが吸油率が2割ほど高くなる」といえます。このように、生パン粉を使った揚げ物のほうが吸油率が高くなるのは、生パン粉のほうが素材に多くつくためであるといえます。

【実験条件】

乾燥パン粉は商品名「フライスターセブン」、生パン粉は商品名「フライスターセブン生パン粉」［共にフライスター（株）製］を使用。揚げ物の素材には、個体差によるパン粉の付着量のバラつきを少なくするためにロースハムを使用。パン粉をつける前に、薄力粉に水を加えたバッターをつけた。170℃の油で2分加熱し、30分放置後、測定した。

【測定方法】

脂質含有率はソックスレー抽出法で測定した数値から換算した。

検証

パン粉だけを揚げた場合の吸油率を比較する。

パン粉だけを揚げた場合の吸油率も実験して比べてみました。乾燥パン粉と生パン粉を同重量ずつ揚げてみました。

図3　パン粉だけを揚げた場合の吸油率

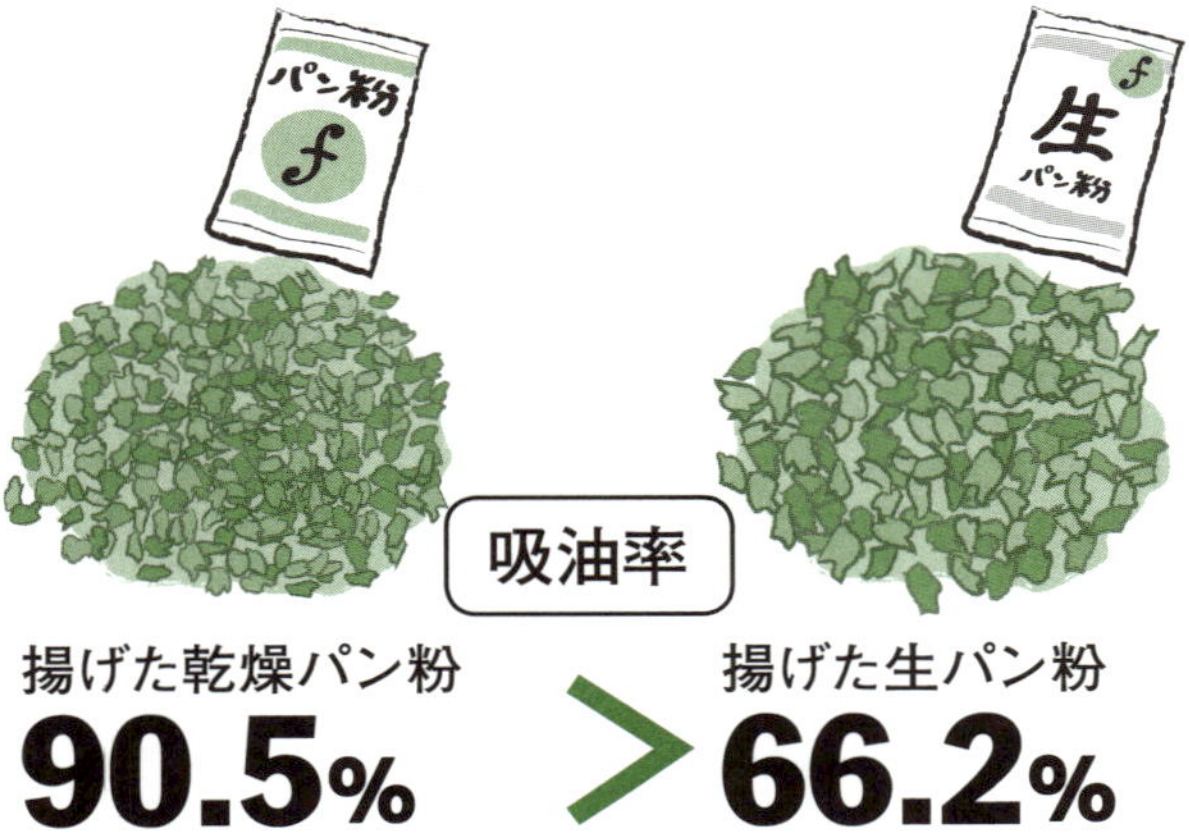

結論

パン粉だけ揚げた場合は、乾燥パン粉のほうが吸油率が高い。

生パン粉のほうが吸収する油の量が少なく、吸油率が低いという結果になりました（図3）。一般に、表面積の大きいものや水分の多いものは吸油率が高くなりますが、同重量で比べた場合、生パン粉のほうがかさが小さいため、吸収できる油の量が少ないからだといえます。ただし、これはあくまでも「同重量」で比べた結果で、実際の調理ではパン粉の付着率によってつく量は違ってくるので、これは参考データとして示したものです。一方、揚げたパン粉をそれぞれ同重量とり、それらがどれだけ油を含んでいるか（脂質含有率）を調べてみると、生パン粉のほうが多く（図4）、生パン粉のほうが「油ぎれが悪い」ということがわかります。これはパン粉の粒子が生パン粉のほうが大きいことが理由といえます。

また実験では生パン粉を使用すると、中身の素材の水分をより多く保持することもわかりました。

以上をまとめると、生パン粉は乾燥パン粉より8割ほど多く素材に付着し、吸油率は2割ほど高い傾向にあるといえます。

図4　揚げたパン粉の脂質含有率

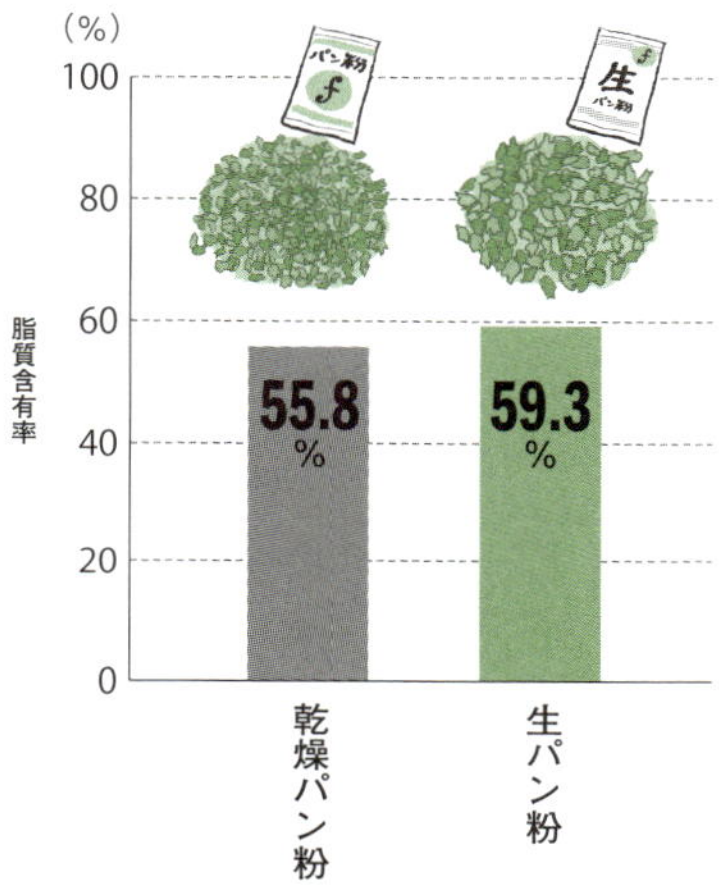

コラム

それぞれのパン粉に向く素材は？

　パン粉を料理別に使い分けるとすれば、生パン粉は加熱時間を長くしても素材の水分を保持できるので、加熱時間が長く必要な肉類などに向くといえるでしょう。

　一方、乾燥パン粉は短時間で揚がるので、過加熱によって素材の味がそこなわれるのを防ぐために加熱時間を短くしたい魚介類などに向くといえます。また、少量の油でも均一に色づいてきれいに揚がるという特徴もあります。

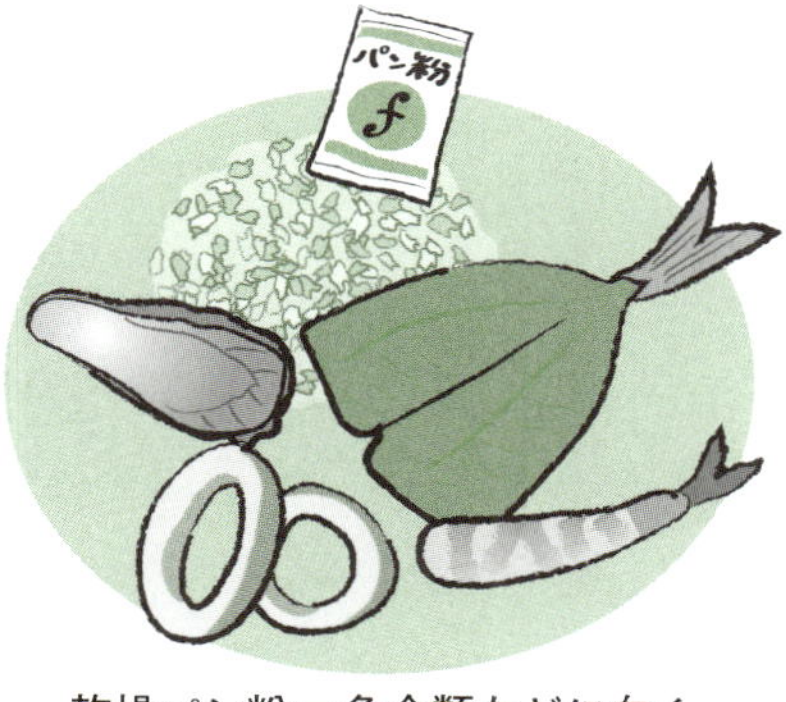

乾燥パン粉 = 魚介類などに向く

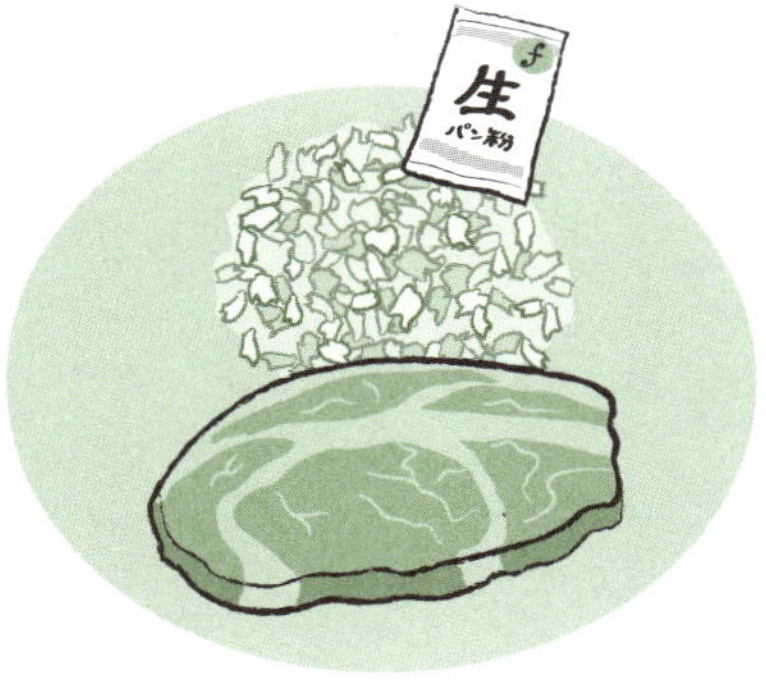

生パン粉 = 肉類などに向く

サラダのドレッシングの油はどのくらい口に入るか。

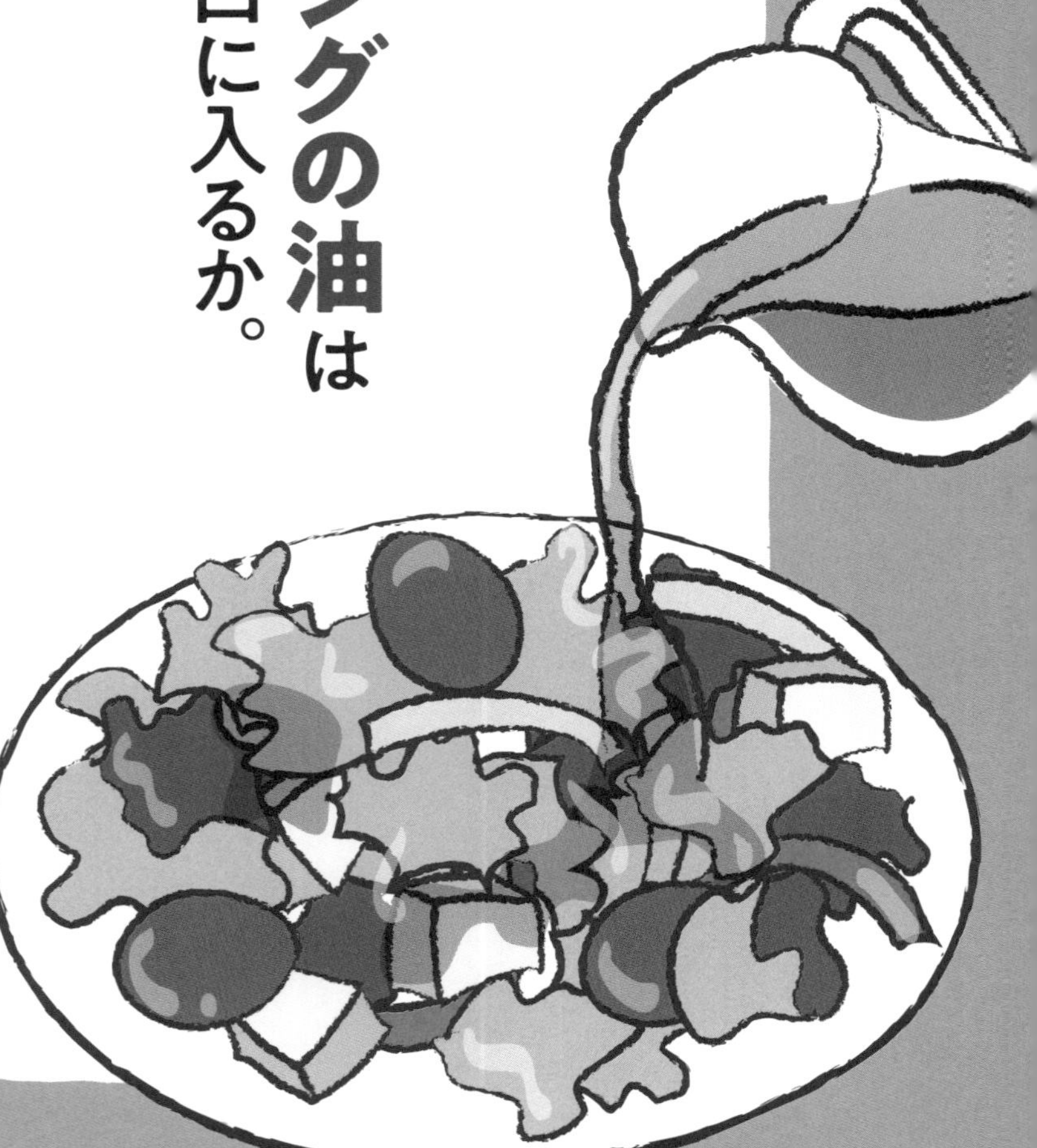

使用したドレッシングの油がすべて口に入るわけではない。

「生のレタス」「生のせん切りキャベツ」「ゆでたキャベツ」「ゆでたブロッコリー」の4種類でドレッシングの油がどのくらい口に入るのか、調べてみました。

実験の結果、野菜の種類やその形状、切り方、ゆでてあるかどうかによって、油が口に入る量に差がありました。

【実験条件】

ドレッシングの調製▶　ドレッシングはサラダ油63g、米酢35g、塩1.7gで調整した。これを材料重量の10%、15%、20%の3とおりに用いた。

脂質量▶
ソックスレー抽出法により測定。

摂取重量▶　調理後のサラダを実際に食べるときのように箸《はし》ではさんで実験器具に移し、その全重量を摂取重量とした。

油の摂取率▶ ドレッシングに含まれる油脂量に対するサラダに付着して実際に口に入る油脂量の割合。

【官能評価】
評価者10名。評価項目は味、水っぽさ、油っぽさ、歯切れおよび総合（外観、におい、かたさを含む）評価とした。

検証 1 生のレタスのサラダ

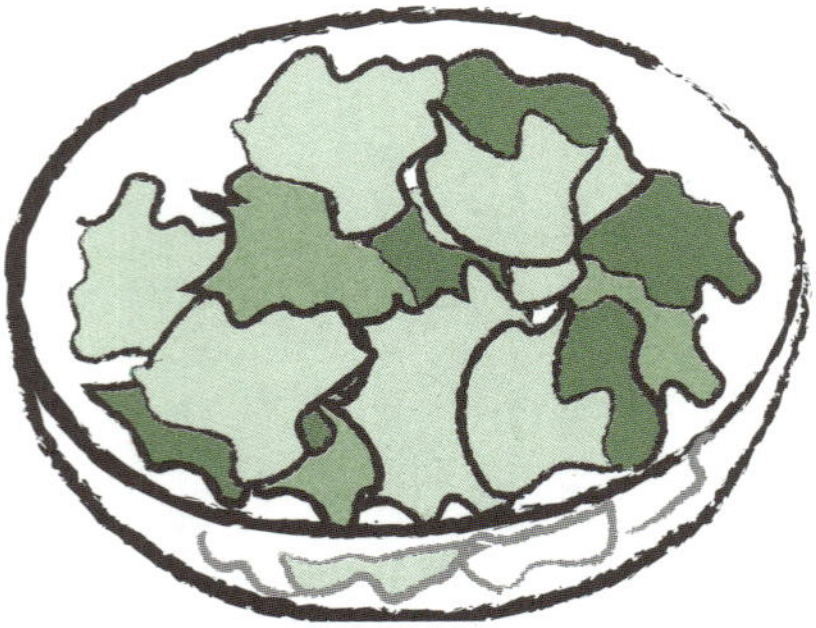

レタス**100**g（12kcal）
手で3cm角にちぎり、
氷水に5分さらしてから、
ざるにあげて水をきり、
ふきんで水けをふきとる。

ドレッシングの口に入る油脂量とエネルギー

レタスの10%使う場合
ドレッシング10g ＝大さじ2/3強

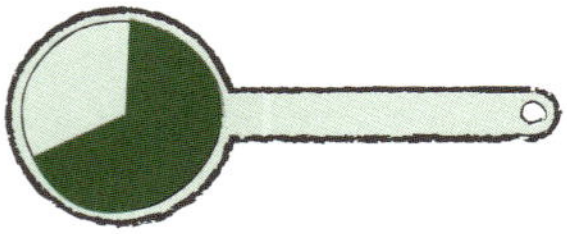

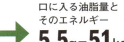

ドレッシングに含まれる油脂量とそのエネルギー
6.3g=**58**kcal

→ 口に入る油脂量とそのエネルギー
5.5g=**51**kcal

油の摂取率 **87%**

レタスの15%使う場合
ドレッシング15g ＝大さじ1と小さじ1/5

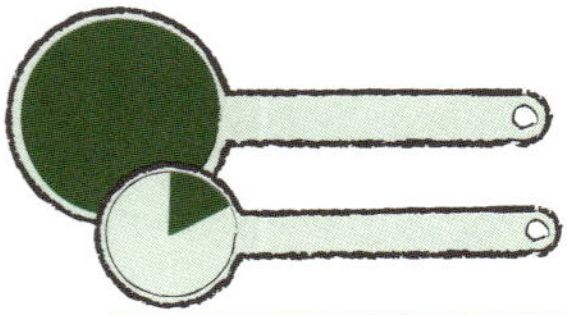

ドレッシングに含まれる油脂量とそのエネルギー
9.5g=**87**kcal

→ 口に入る油脂量とそのエネルギー
8.4g=**77**kcal

油の摂取率 **88%**

レタスの20%使う場合
ドレッシング20g ＝大さじ1 2/5

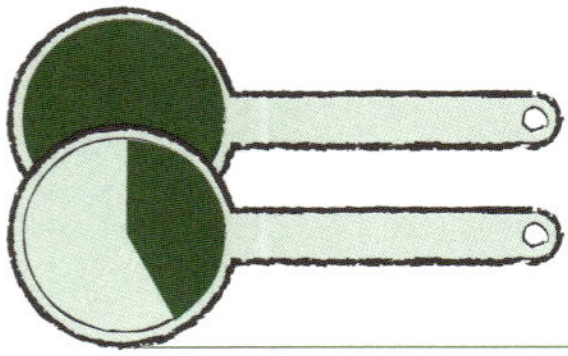

ドレッシングに含まれる油脂量とそのエネルギー
12.6g=**116**kcal

→ 口に入る油脂量とそのエネルギー
10.2g=**94**kcal

油の摂取率 **81%**

結論

レタスのような不定形の凹凸が多くてかさのある野菜は、ドレッシングが付着しにくい。

図1　レタスのサラダのドレッシングに含まれる油脂量と口に入る油脂量（色部分）

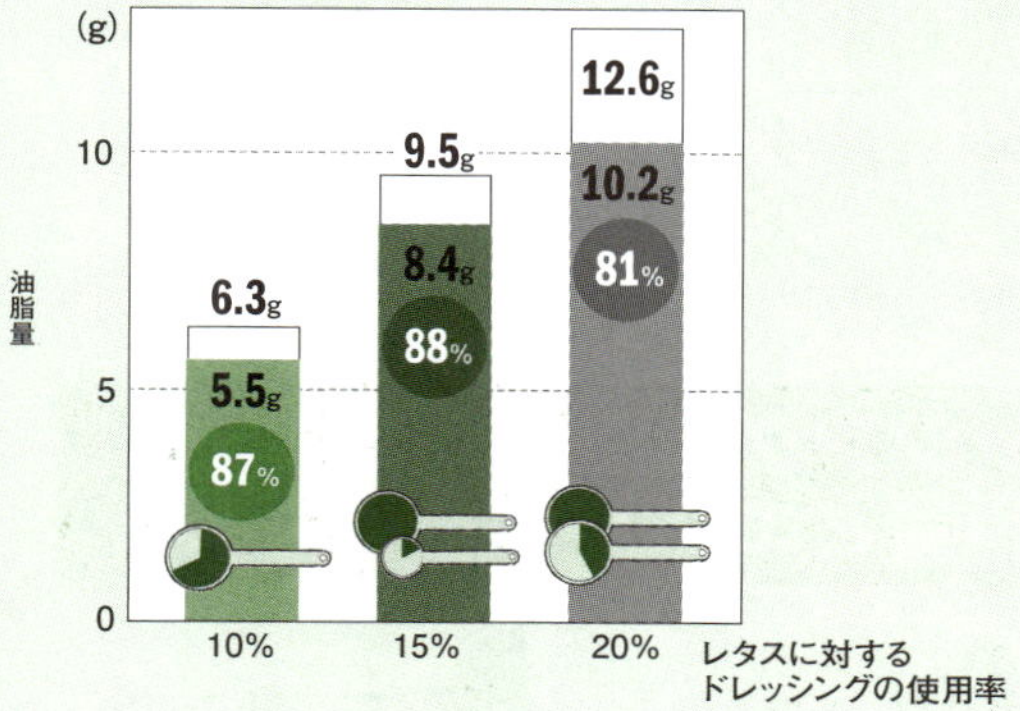

図2　レタスのサラダの官能評価

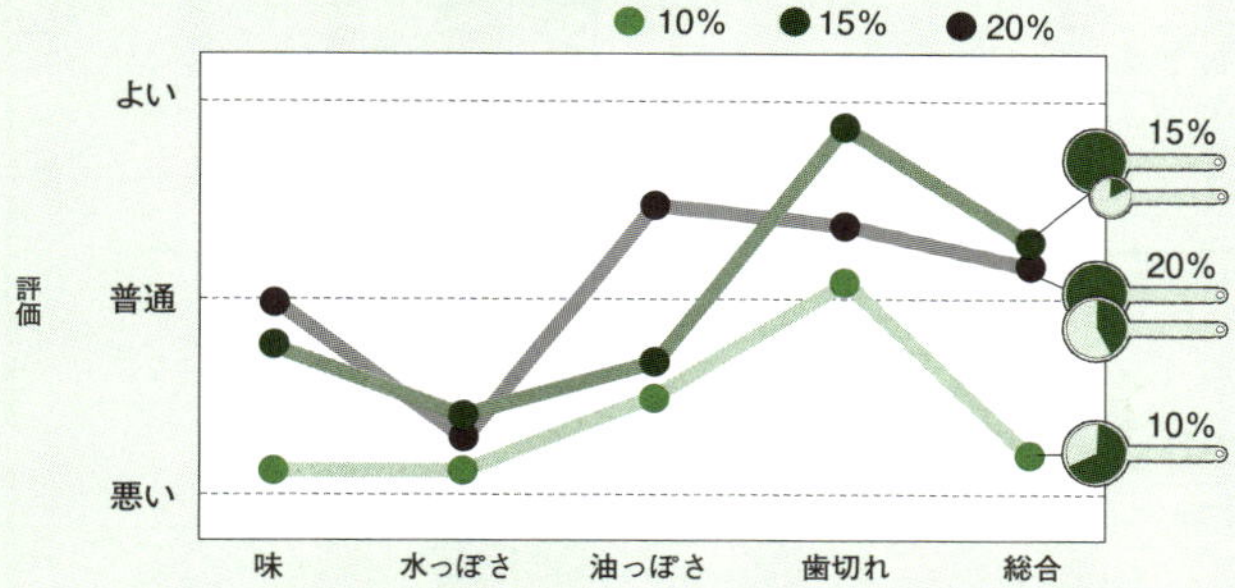

ドレッシングは使用量の多少にかかわらず全部口に入るわけではないとわかる（図1）。これはレタスの表面には凹凸が多くてドレッシングがレタス全表面には付着しにくいからである。つまりレタスのような不定形の凹凸が多くてかさのある野菜はドレッシングが付着しにくいということになる。

官能評価の結果ではドレッシングの使用量はレタスの15%が好まれた。10%ではドレッシングが少ないために水っぽく、味の評価も低かった。一方、20%使ったものでは、油っぽさは強いが、味の評価が高めであった（図2）。

検証 2

生のキャベツのせん切りサラダ

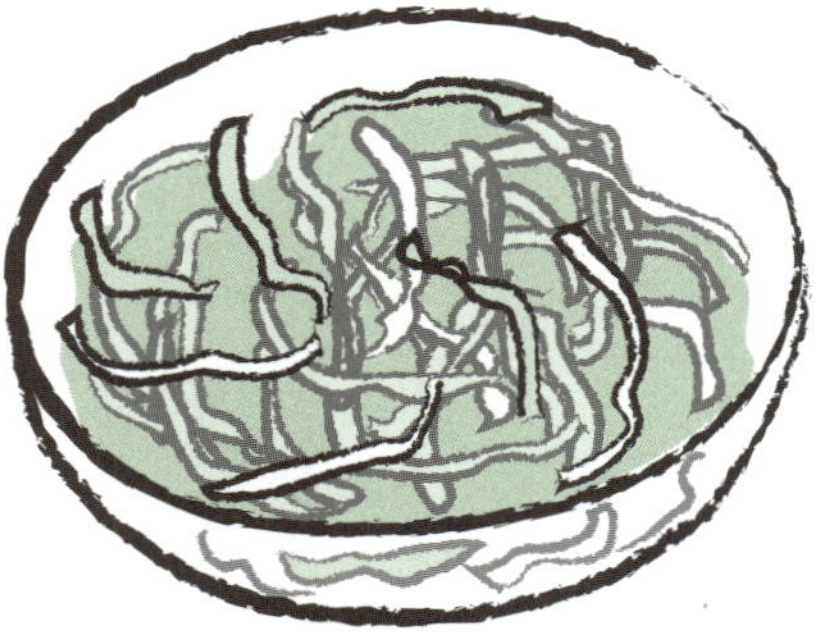

生キャベツ100g（23kcal）

せん切りにし、
氷水に５分さらしてから、
ざるにあげて水をきり、
ふきんで水けをふきとる。

ドレッシングの口に入る油脂量とエネルギー

生キャベツの10％使う場合

ドレッシング10g ＝大さじ2/3強

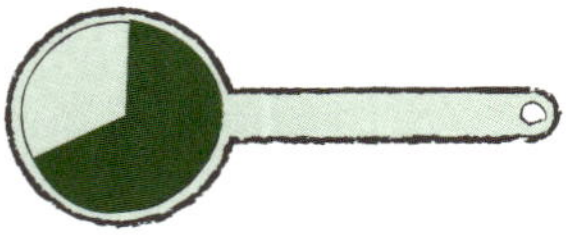

ドレッシングに含まれる油脂量と
そのエネルギー
6.3g＝58kcal

→

口に入る油脂量と
そのエネルギー
6.3g＝58kcal

油の摂取率 **100％**

生キャベツの15％使う場合

ドレッシング15g ＝大さじ1と小さじ1/5

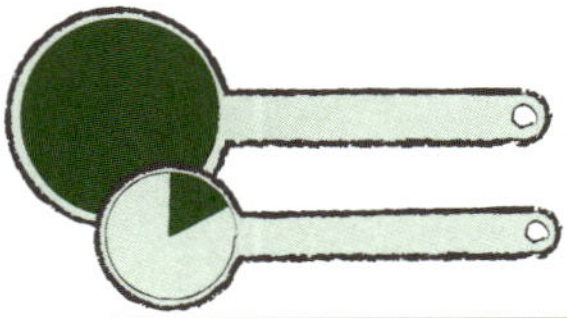

ドレッシングに含まれる油脂量と
そのエネルギー
9.5g＝87kcal

→

口に入る油脂量と
そのエネルギー
9.5g＝87kcal

油の摂取率 **100％**

生キャベツの20％使う場合

ドレッシング20g ＝大さじ1 2/5

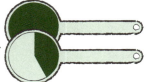

ドレッシングに含まれる油脂量と
そのエネルギー
12.6g＝116kcal

→

口に入る油脂量と
そのエネルギー
10.7g＝99kcal

油の摂取率 **85％**

結論

せん切りは
表面積が大きいので、ドレッシングがよく付着する。

生キャベツのせん切りの場合は、10％、15％の使用量では油の摂取率は100％になった（図3）。使った油はすべて口に入ることになる。せん切りにすることによって野菜の表面積が大きくなるため、ドレッシングがからみやすくなり、ほぼ全域にドレッシングが付着するためと考えられる。ただし、ドレッシングの使用量を20％と多くすると、表面にまとわりきらなかった分が器に流れ出て、摂取率としては下がって85％になった。

官能評価では水っぽさを除いた項目でドレッシングの使用量15％が好まれた。10％のものはどの項目も評価が低かった（図4）。

図3　生キャベツのせん切りサラダのドレッシングに含まれる油脂量と口に入る油脂量（色部分）

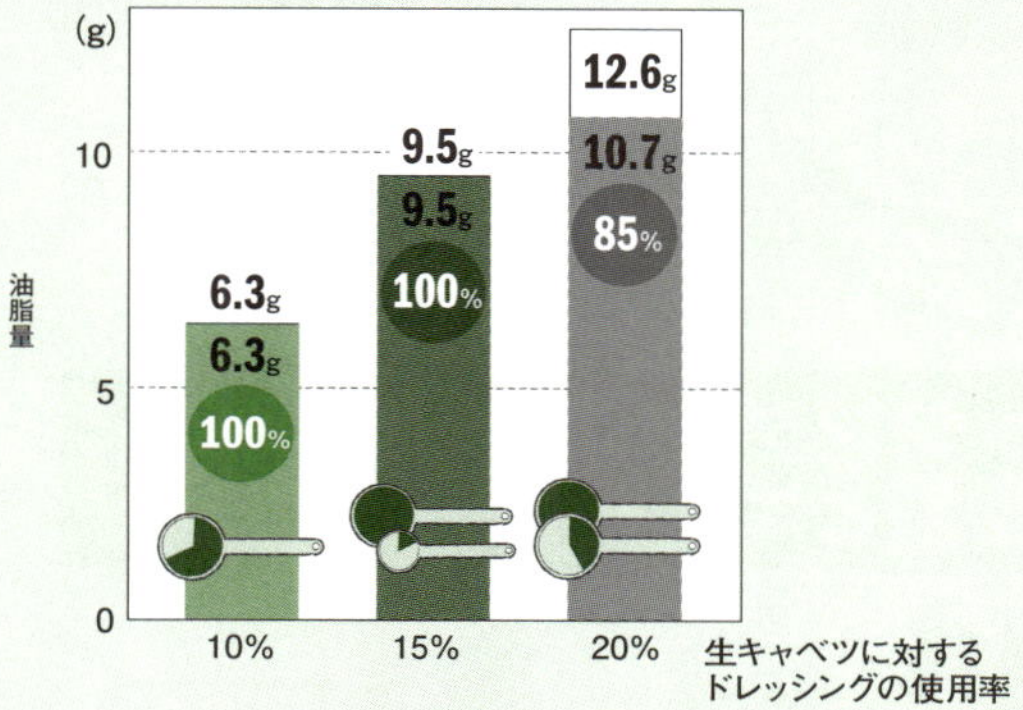

図4　生キャベツのせん切りサラダの官能評価

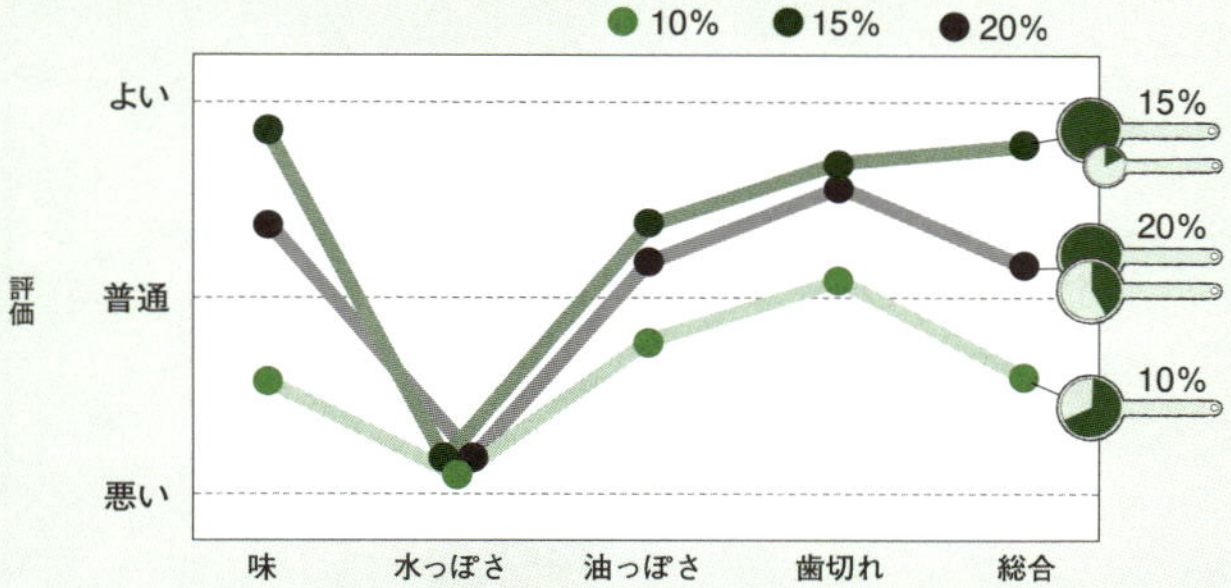

検証 3
ゆでたキャベツのサラダ

ゆでキャベツ100g（20kcal）

キャベツは1cm幅5cm長さのリボン状に切り、重量の10倍のゆで湯（食塩濃度1%）で1分ゆで、ざるに広げてさます。

ここで100gを計量する。

ドレッシングの口に入る油脂量とエネルギー

ゆでキャベツの10%使う場合

ドレッシング10g ＝大さじ2/3強

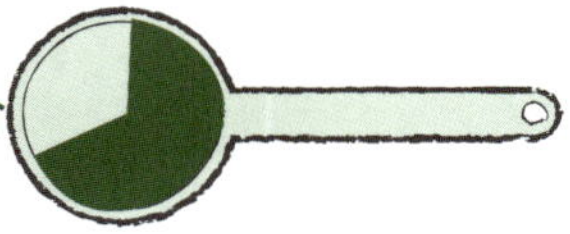

ドレッシングに含まれる油脂量とそのエネルギー
6.3g=58kcal

→

口に入る油脂量とそのエネルギー
6.3g=58kcal

油の摂取率 **100%**

ゆでキャベツの15%使う場合

ドレッシング15g ＝大さじ1と小さじ1/5

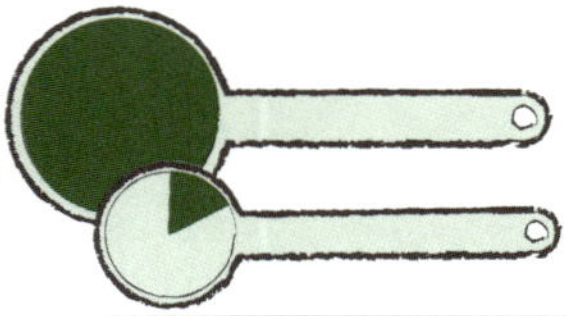

ドレッシングに含まれる油脂量とそのエネルギー
9.5g=87kcal

→

口に入る油脂量とそのエネルギー
8.3g=76kcal

油の摂取率 **87%**

ゆでキャベツの20%使う場合

ドレッシング20g ＝大さじ1 2/5

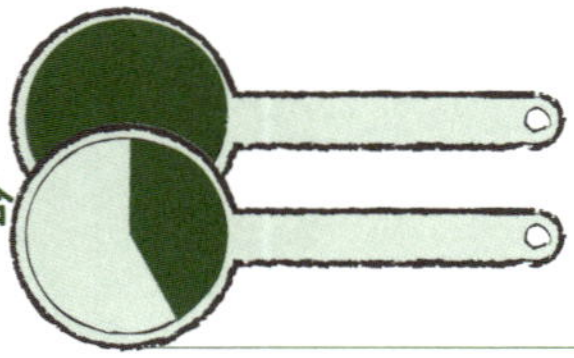

ドレッシングに含まれる油脂量とそのエネルギー
12.6g=116kcal

→

口に入る油脂量とそのエネルギー
10.3g=95kcal

油の摂取率 **82%**

結論

ゆでた野菜は生野菜よりドレッシングがまとわりやすい。ドレッシングが少ない場合は100%付着する。

ゆでた野菜は軟化しているため、生のものよりしなやかでドレッシングがまとわりやすく、使用量は生野菜より少なくていいと考えられる。特に使用量が少ない10%では、油の摂取率は100%になった。レタスのサラダと同様にドレッシングの使用量が多くなると油の摂取量は多くなる。油の摂取率は、使用量が15%、20%と増えるに従って減少した（図5）。

官能評価の総合評価では15%が最も好まれた（図6）。

図5　ゆでキャベツのサラダのドレッシングに含まれる油脂量と口に入る油脂量（色部分）

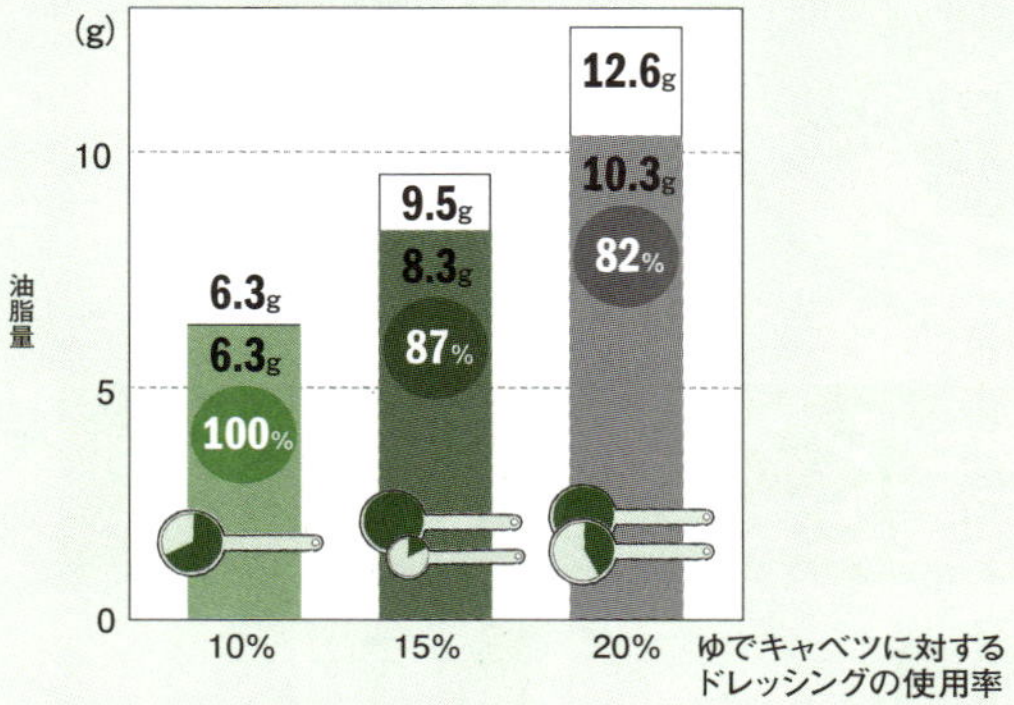

図6　ゆでキャベツのサラダの官能評価

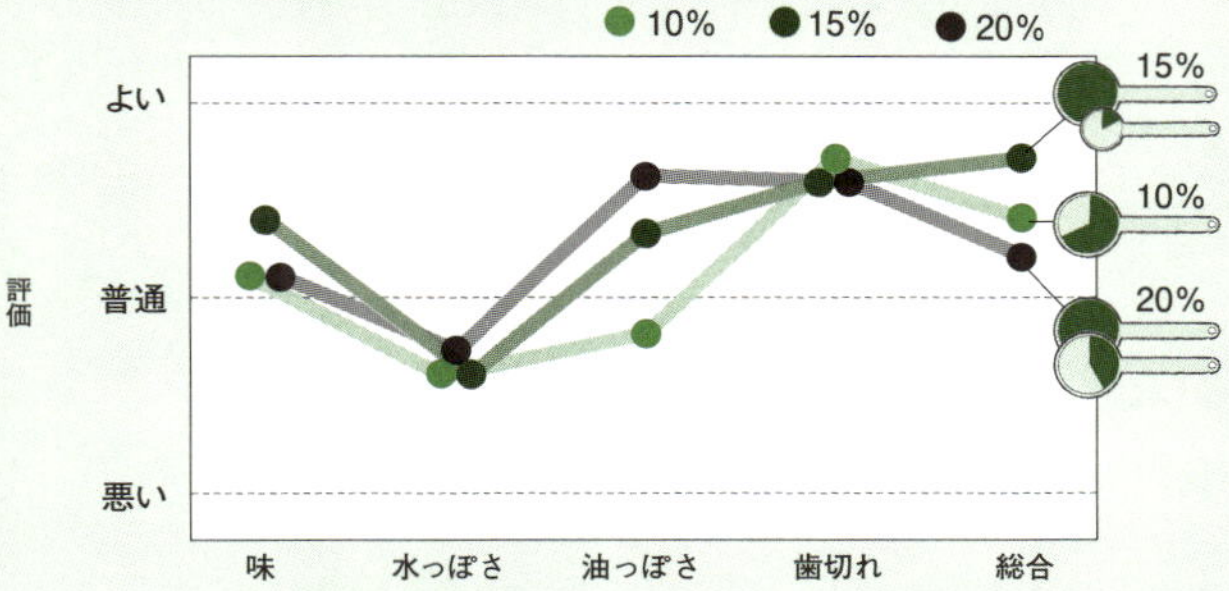

検証 4

ゆでたブロッコリーのサラダ

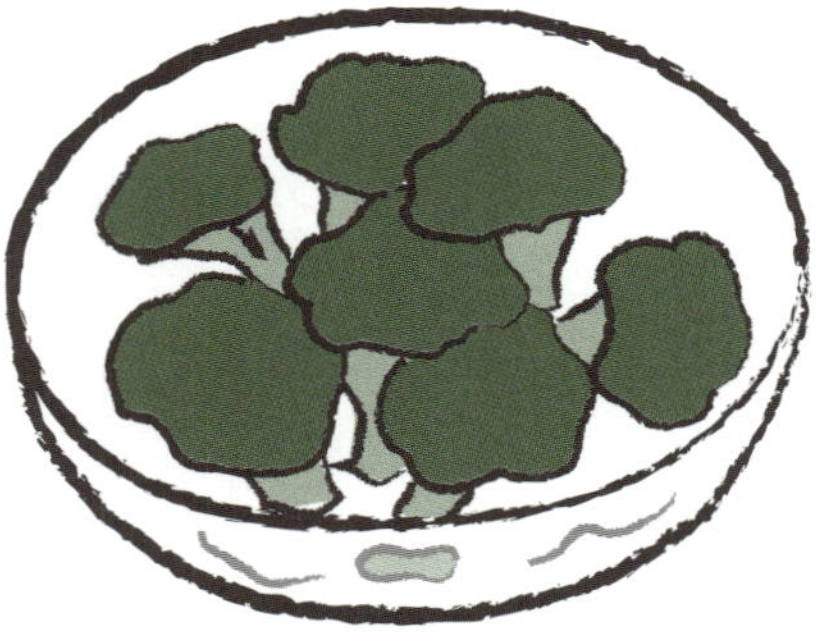

ゆでブロッコリー
100g（27kcal）
小房（約10g）に分け、
重量の 10 倍のゆで湯
（食塩濃度 1%）で 4 分ゆで、
ざるにあげ、水をかけてさます。
ここで 100g を計量する。

ドレッシングの口に入る油脂量とエネルギー

ゆでブロッコリーの10％使う場合
ドレッシング10g ＝大さじ2/3強

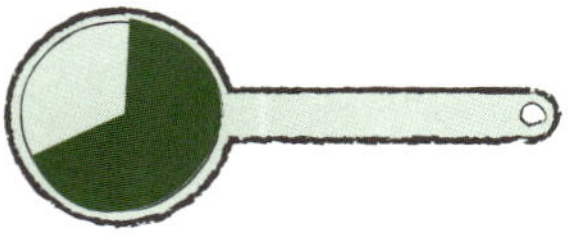

ドレッシングに含まれる油脂量と
そのエネルギー
6.3g=**58**kcal

→

口に入る油脂量と
そのエネルギー
5.9g=**54**kcal

油の摂取率 94%

ゆでブロッコリーの15％使う場合
ドレッシング15g ＝大さじ1と小さじ1/5

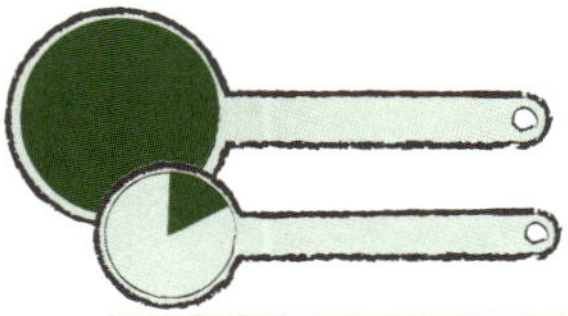

ドレッシングに含まれる油脂量と
そのエネルギー
9.5g=**87**kcal

→

口に入る油脂量と
そのエネルギー
7.0g=**64**kcal

油の摂取率 74%

ゆでブロッコリーの20％使う場合
ドレッシング20g ＝大さじ1 2/5

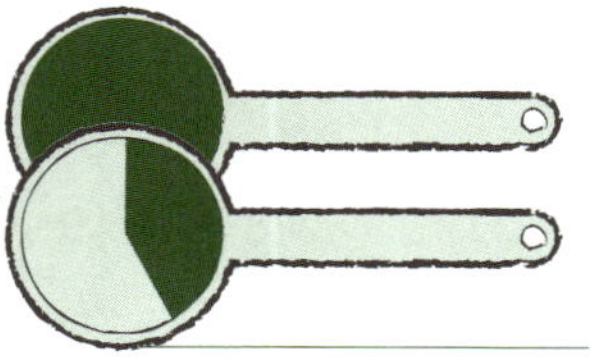

ドレッシングに含まれる油脂量と
そのエネルギー
12.6g=**116**kcal

→

口に入る油脂量と
そのエネルギー
10.4g=**96**kcal

油の摂取率 83%

結論

ごつごつした形状の野菜は油の付着状態に差がある。

図7　ゆでブロッコリーのサラダのドレッシングに含まれる油脂量と口に入る油脂量（色部分）

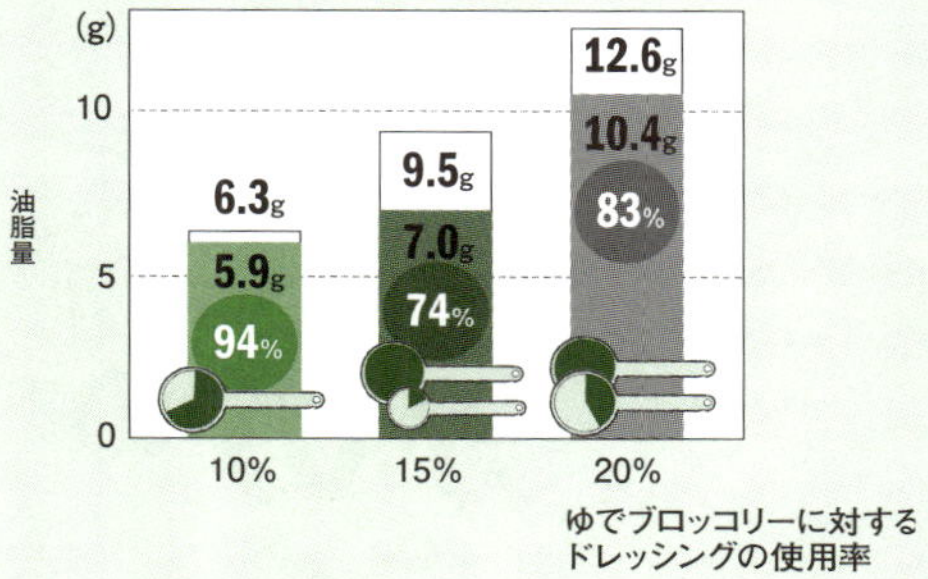

図8　ゆでブロッコリーのサラダの官能評価

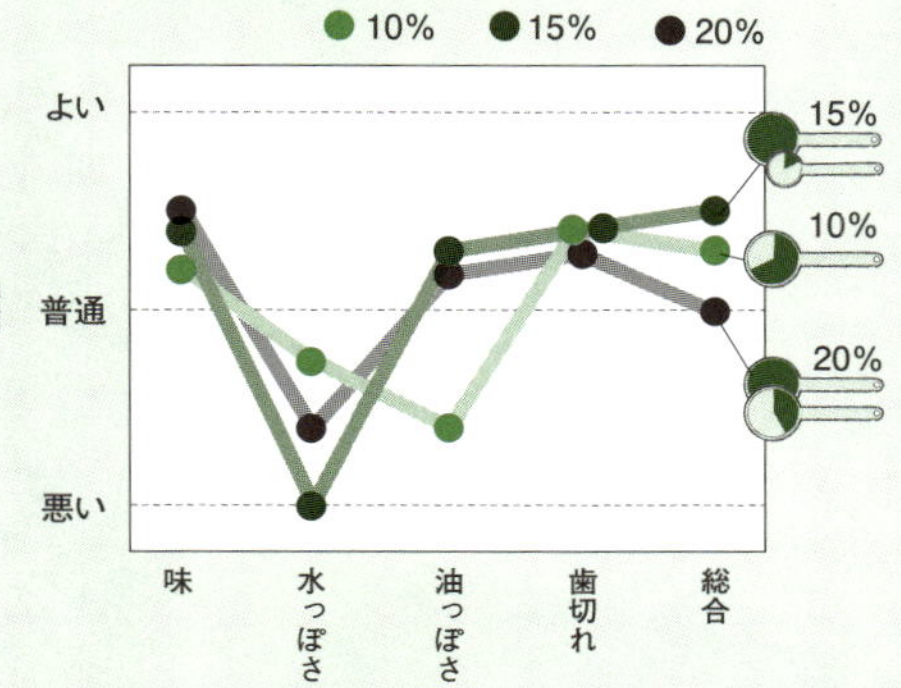

ブロッコリーは、花蕾の部分は形がごつごつして表面積が大きく油が付着しやすいが、茎の部分には付着しにくい。ドレッシングの使用量が10％の場合で油の摂取率がいちばん高く、94％であった。ただし、15％では油の摂取率は74％と少なく、20％では83％だった（図7）。

官能評価では他の野菜とは違って水っぽさの評価にばらつきがあった。総合評価では15％使ったものが好まれた（図8）。ブロッコリーは花蕾と茎で形状が異なり、水をかけて冷ました時の付着水の量も異なる。10％では、花蕾部分の付着水による水っぽさが残っていると考えられる。

まとめ

野菜の種類やその形状、切り方、ゆでてあるかどうかによって差はあるが、ドレッシングの使用量は野菜の重量の15％が適量であることがわかった。

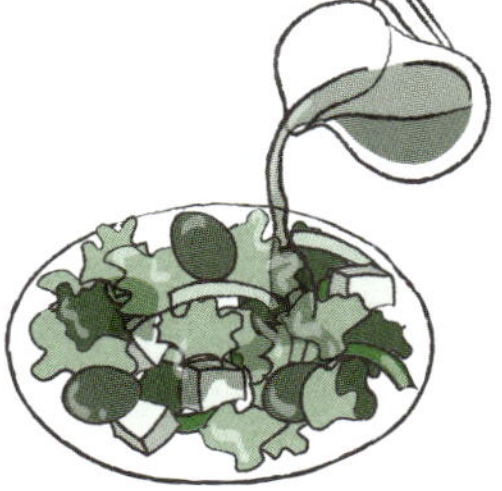

野菜の煮物の塩分はどのくらい口に入るか。

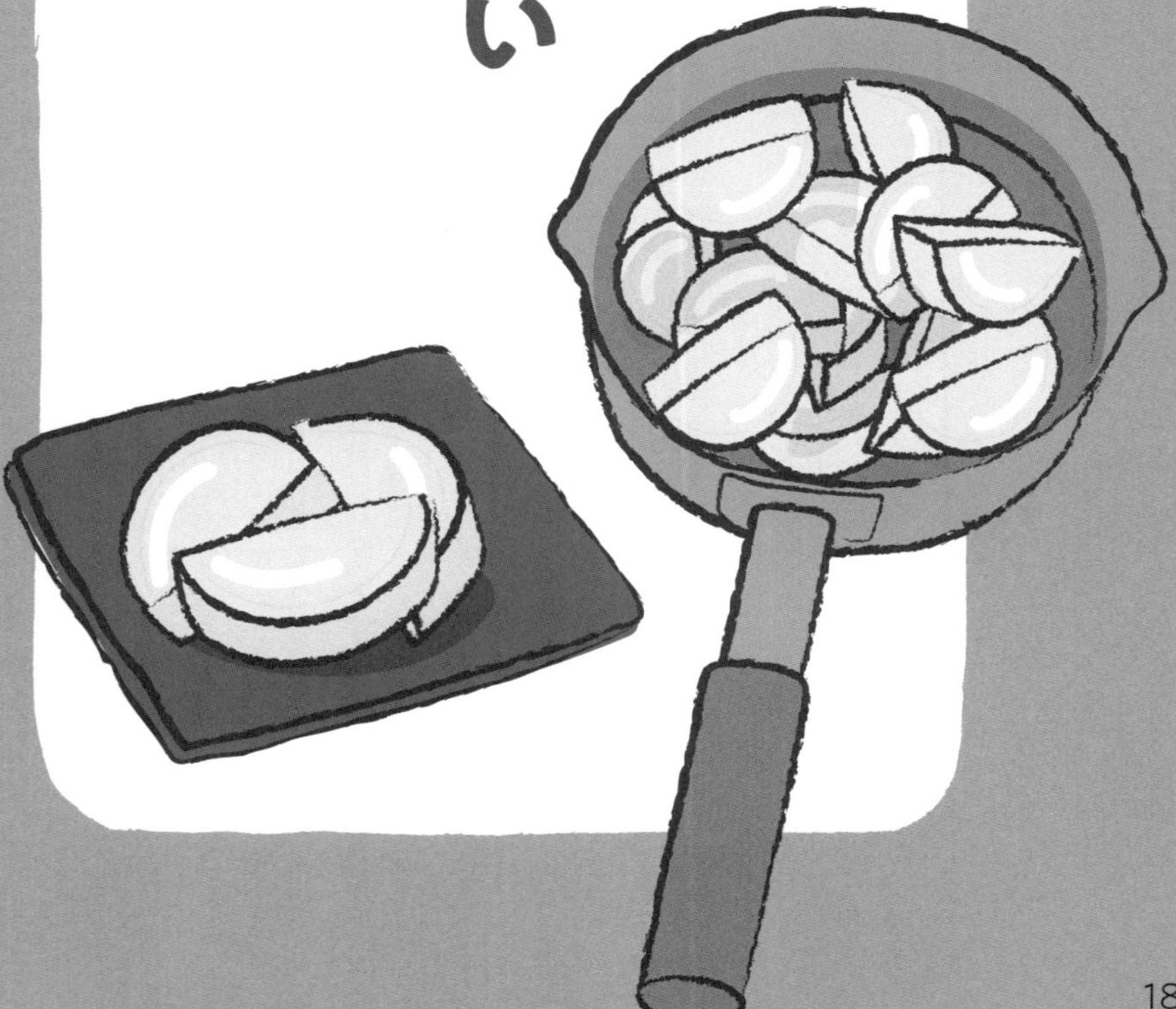

食材の特徴によって、吸塩率が違う。

1

でんぷんの多い野菜

かぼちゃの煮物では

でんぷん質で煮汁を吸収しやすい野菜は煮汁を多く残すほど吸塩率は少ない。

2

ぬめりのある芋

里芋の煮物では

でんぷん質でもぬめりのあるものは調味料の吸収が妨げられて吸塩率が低い。

3

水分の多い野菜

大根の煮物では

水分の多い野菜では煮汁に塩分が残る。煮汁の残し加減による吸塩率の差はあまりない。

4

葉物の野菜

小松菜の煮物では

水分の多い青菜――小松菜などは長時間煮るほど吸塩率が高くなるとは限らない。

【1~4　共通の実験条件】

測定方法▶　①煮上がり後、常温にさまして固形物と煮汁とに分ける。
②固形物はフードプロセッサーで磨砕《まさい》し、10gを蒸留水で3倍に希釈し、2時間おく。1万回転の遠心分離器に20分かけて上澄み液を東亜塩分分析計で測定する。
③煮汁は蒸留水で3倍に希釈し、東亜塩分分析計で測定。

吸塩率▶　野菜自体に含まれるナトリウム量から換算した食塩相当量、だし、しょうゆ、塩の各食塩相当量との合計を100とする。これに対する割合を主材料の吸塩率とし、残った煮汁との塩分量とする。

塩分量▶　実際に食べるときの1人分の塩分量は、盛りつけるさいに煮汁をかけて固形物100gに対して煮汁4gが付着したとして計算。

●熱源は家庭用都市ガス6A4600kcal／時のガスこんろを用いた。

●煮方を同一条件にして煮上がりの汁の量をゼロ、1/3、1/2と変えるために、煮ている途中で火加減の調節、ふたの有無といった操作を行なった。

検証

1

でんぷんの多い野菜

かぼちゃの煮物では

煮る前の

1人分の塩分

0.8g

A 煮汁全部を煮含める場合

かぼちゃの吸塩率

89.0%

残った煮汁なし

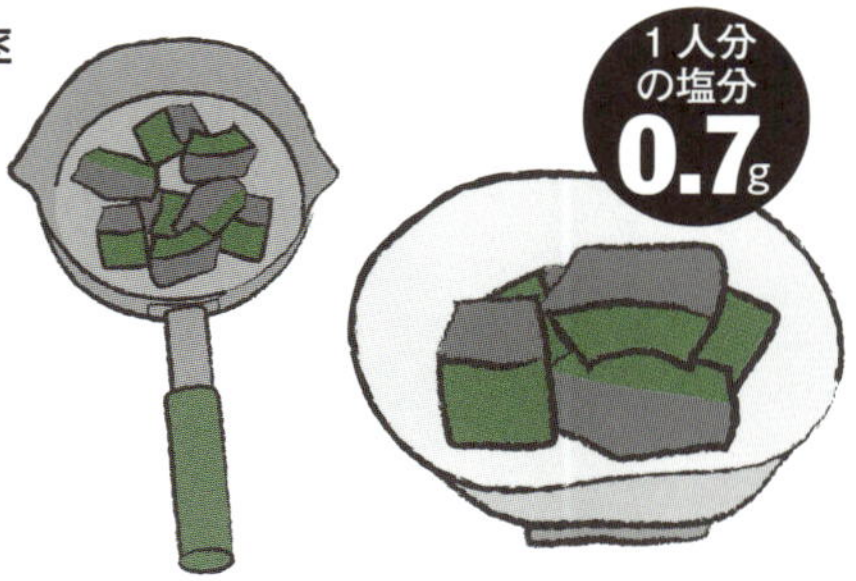

B 煮汁1/3量を残す場合

かぼちゃの吸塩率

68.5%

残った煮汁の塩分

11.6%

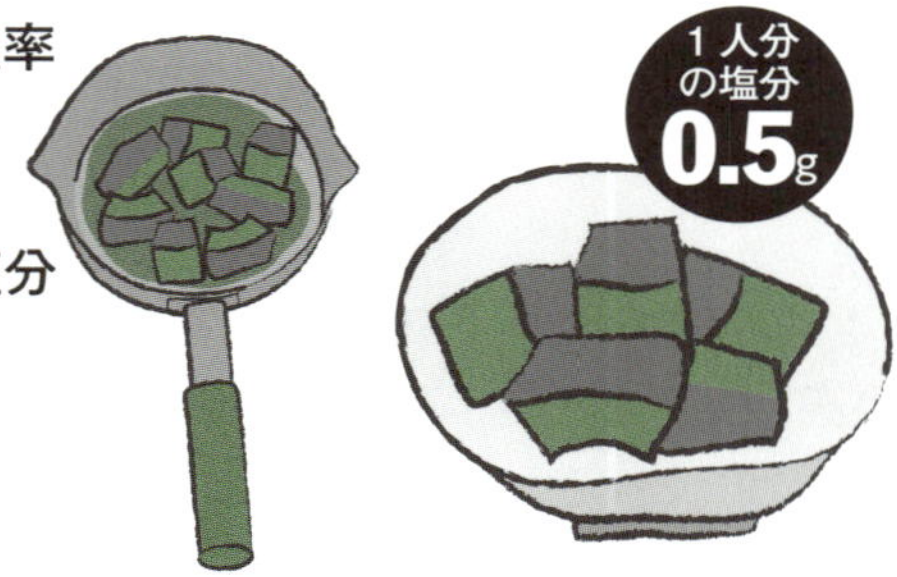

C 煮汁1/2量を残す場合

かぼちゃの吸塩率

58.7%

残った煮汁の塩分

29.8%

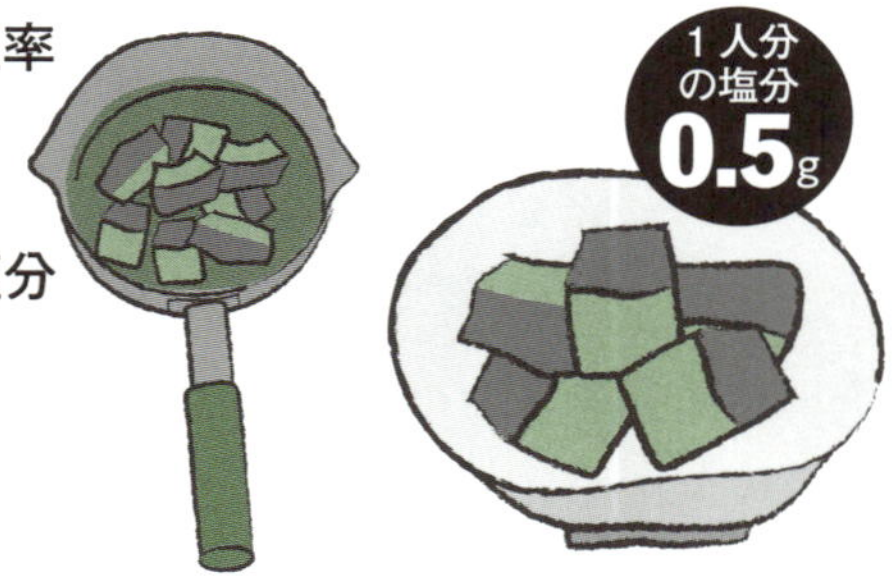

結論

でんぷん質で煮汁を吸収しやすい野菜は 煮汁を多く残すほど吸塩率は少ない。

同じ調味パーセントで調味した煮物でも煮汁の残し加減で口に入る塩分量に差があることがわかる(図1)。

かぼちゃはでんぷんが多く、加熱によって糊化すると煮汁を含みやすくなるため、煮汁を多く残すほどかぼちゃ自体の吸塩量は少ないという結果がはっきりとわかる。

また、ほくほくとしたかぼちゃほど煮ている間に煮汁を吸収するのが早いことは日常体験する。煮汁を残さず、ほくほくと仕上げたいときは、調味はやや控えめにしてよいといえる。

図1　かぼちゃの煮物の吸塩率

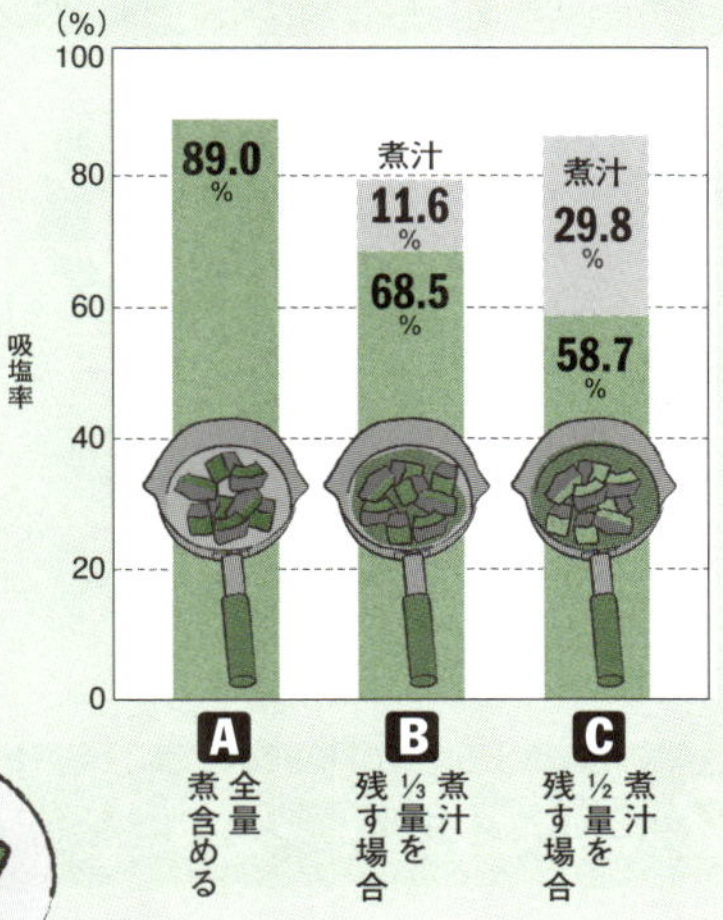

煮る前の
1人分の塩分
0.8g

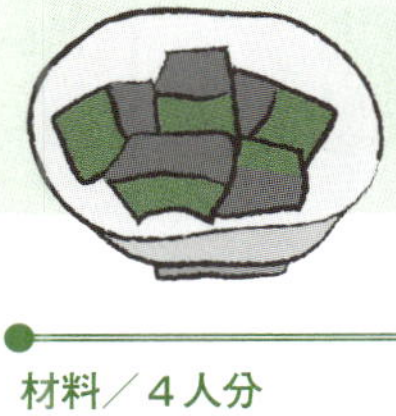

材料／4人分

かぼちゃ……………………400g
だし(かぼちゃの60%)………240g
砂糖(かぼちゃの8%)
………………32g(大さじ3½強)
塩………………2.5g(小さじ½弱)
(かぼちゃの0.8%塩分)
しょうゆ………4.2g(小さじ⅔強)
1人分124kcal　塩分188ページ参照

煮方

かぼちゃは面とりをして1切れ30gに切ったもの400gを直径18cmの厚手アルミニウムゆきひらなべに入れ、だしを加えて紙ぶたをする。沸騰後5分加熱し、砂糖と塩を加えて10分煮、しょうゆを加えてABCのいずれかになるまで煮る。

検証 2 ぬめりのある芋

里芋の煮物では

A 煮汁全部を煮含める場合

里芋の吸塩率

63.0% (50.0%)

残った煮汁なし

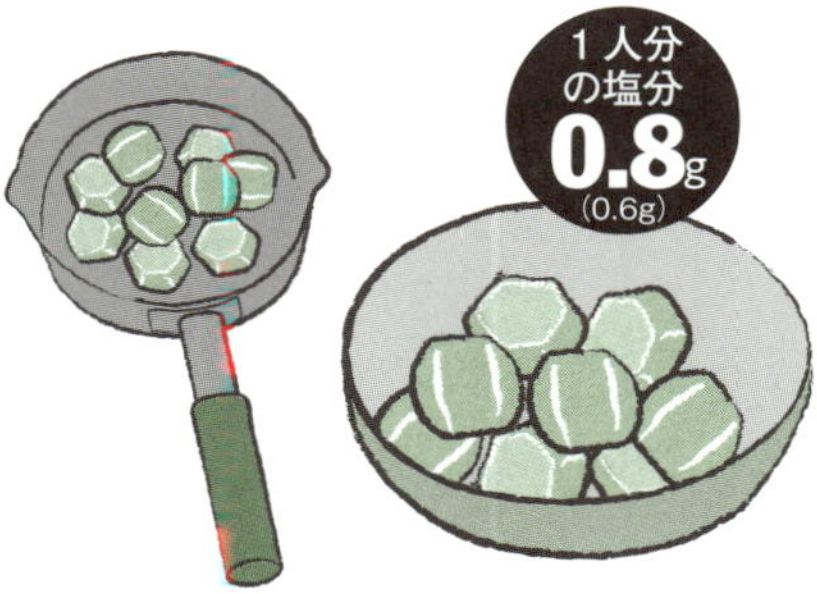

B 煮汁 1/3 量を残す場合

里芋の吸塩率

68.5% (56.2%)

残った煮汁の塩分

29.6% (35.9%)

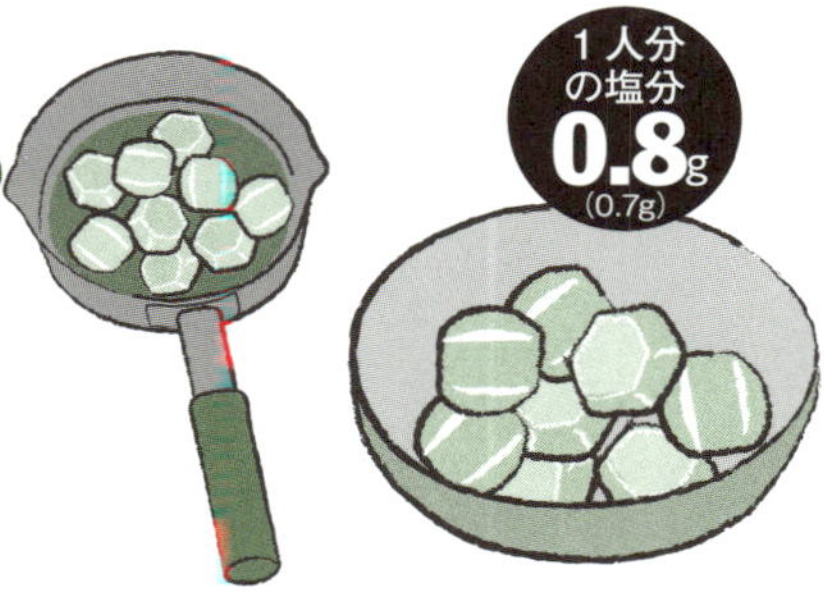

C 煮汁 1/2 量を残す場合

里芋の吸塩率

56.4% (52.0%)

残った煮汁の塩分

34.0% (41.9%)

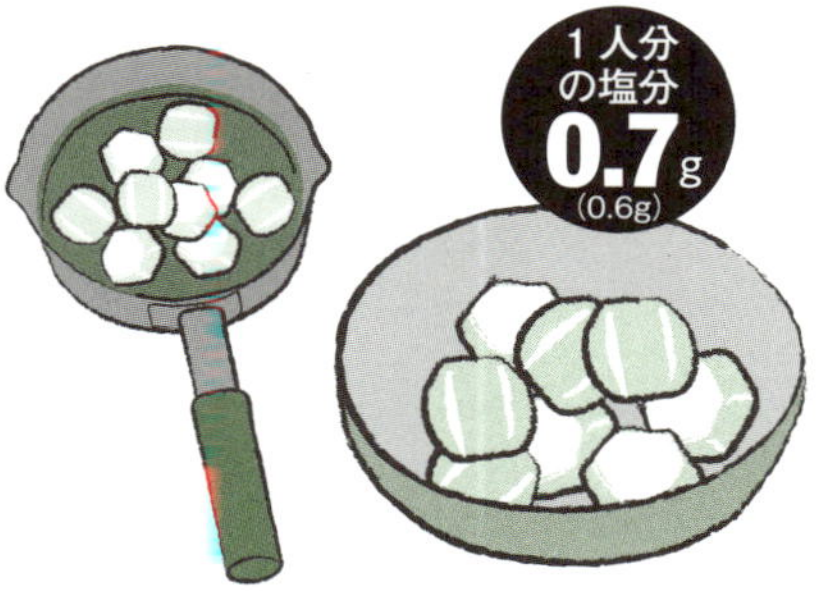

※（　）内は下ゆでせずにぬめりのあるまま煮た場合

煮る前の

1人分
の塩分
1.2g

結論

でんぷん質でも**ぬめりのあるものは**調味料の吸収が妨げられて**吸塩率が低い。**

　同じくでんぷんが多い食材であるのにかぼちゃと里芋とでは吸塩率が違う（図2）。かぼちゃに比べて里芋の吸塩率が低いのは、ぬめりがあることと煮くずれしにくいためと思われる。

　また、ぬめりの有無で吸塩率を比較した場合、下ゆでしないで煮たぬめりのあるほうが吸塩率が低く、中心部までは味がしみ込みにくい。煮汁全部を煮含めるいわゆる煮っころがしではぬめりありの吸塩率は50%で、残りはなべに付着したと考えられる。

図2　里芋の煮物の吸塩率

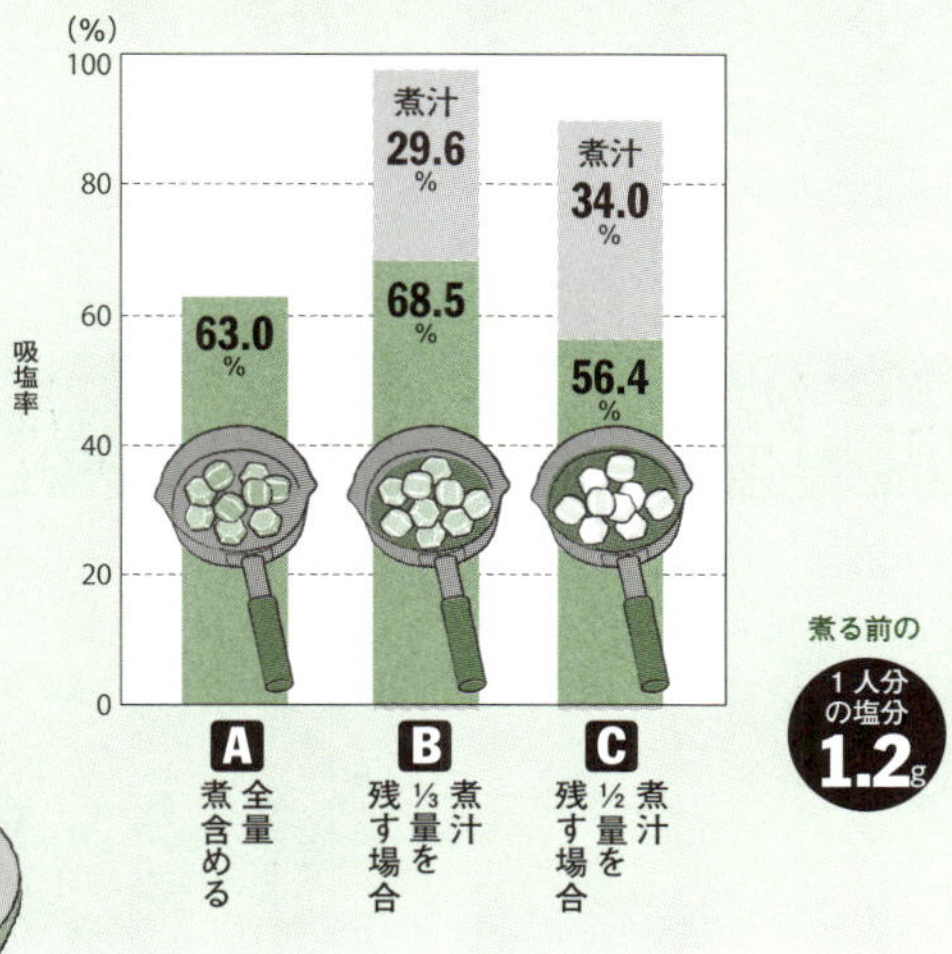

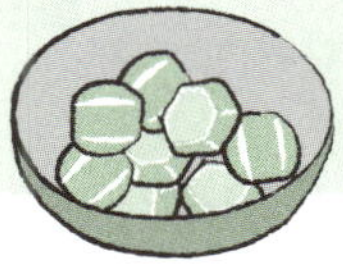

材料／4人分

里芋 ……………………………400g
だし（里芋の70%）…………280g
砂糖（里芋の6%）
…………………24g（大さじ2⅔）
塩 …………3.2g（小さじ½強）
（里芋の1.2%塩分）
しょうゆ ………9.6g（大さじ½強）

1人分 89kcal　塩分 190ページ参照

煮方

里芋は皮をむいて1個30gぐらいのもの400gを2倍量の沸騰湯で7分ゆで、水洗いする。直径18㎝の厚手アルミニウムゆきひらなべに入れ、だしを加えて紙ぶたをする。沸騰後5分加熱し、砂糖と塩を加えて15分煮、しょうゆを加えてＡＢＣのいずれかになるまで煮る。

検証

3

水分の多い野菜

大根の煮物では

煮る前の

1人分の塩分

1.9g

A 煮汁 1/3 量を残す場合

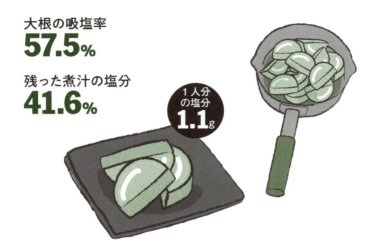

大根の吸塩率

57.5%

残った煮汁の塩分

41.6%

B 煮汁 1/2 量を残す場合

大根の吸塩率

59.2%

残った煮汁の塩分

40.6%

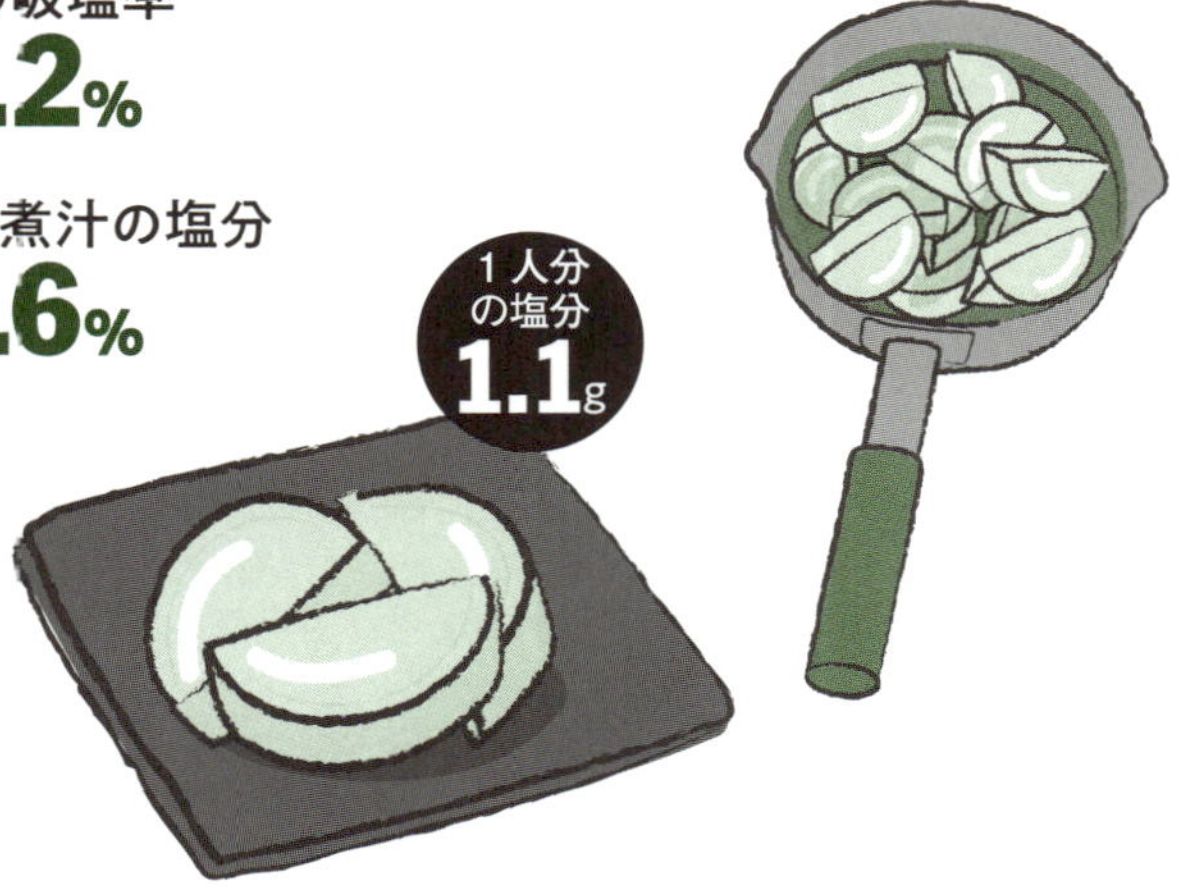

結論

水分の多い野菜では煮汁に塩分が残る。煮汁の残し加減による吸塩率の差はあまりない。

大根の場合、煮汁を⅓量残す、½量残すの両者を比べても吸塩率は約60％とあまり変わりはない（図3）。約40％は煮汁に残る。かぼちゃ、里芋よりもでんぷんが少なく水分の多い野菜である大根は、煮汁の調味料（塩分など）が均一に拡散しやすい傾向が見られる。煮汁⅓量を残す場合でかぼちゃと比べると吸塩率は10％低い。

図3　大根の煮物の吸塩率

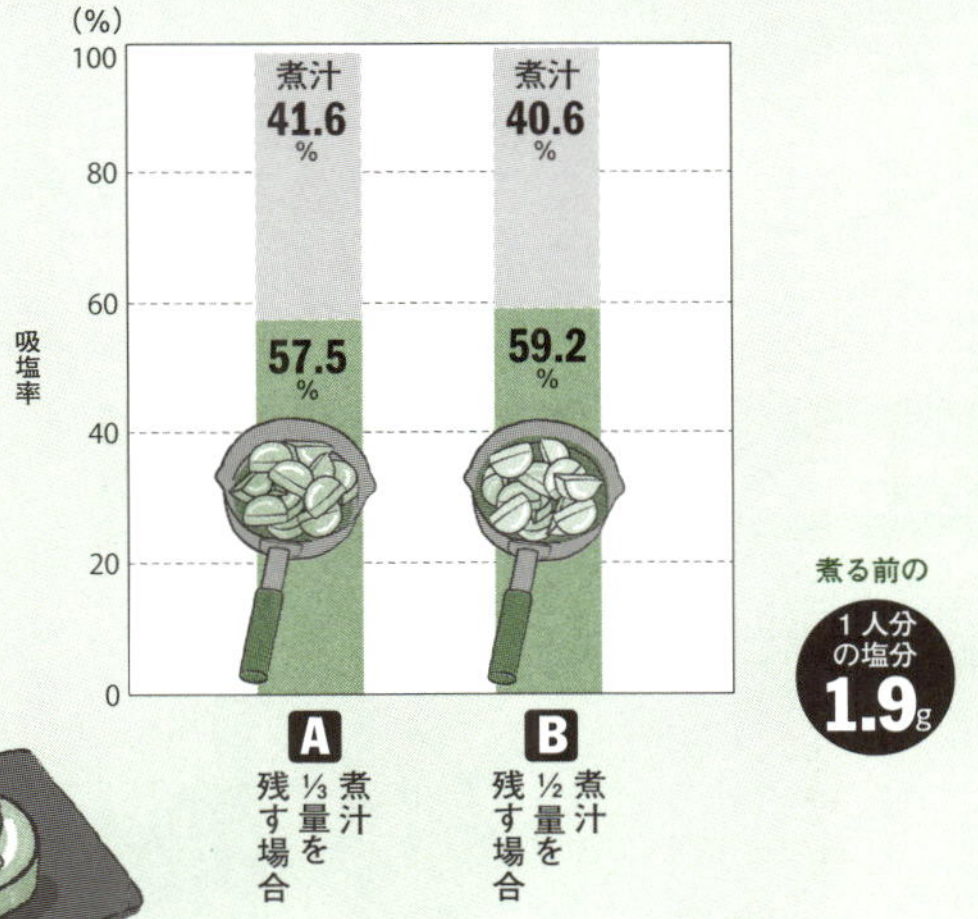

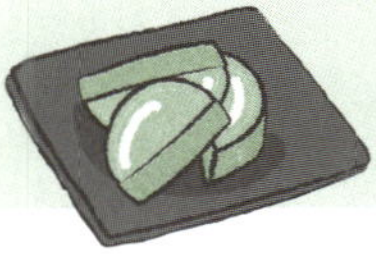

材料／4人分

大根 ……………………………600g
だし（大根の100%）……………600g
砂糖（大根の4%）
…………………24g（大さじ2⅔）
塩 …………4.2g（小さじ⅔強）
（大根の1.2%塩分）
しょうゆ …………18g（大さじ1）
1人分 56kcal　塩分 192ページ参照

煮方

大根は皮をむき、2㎝厚さの輪切りか半月切り1切れ50gぐらいのものを600g用意。水1.2kgと米（水の3%量）を加えた湯で15分下ゆでしてから米のぬめりを洗う。水けをきって直径18㎝の厚手アルミニウムゆきひらなべに入れ、だしを加えて紙ぶたをする。沸騰後5分加熱し、砂糖と塩を加えて10分煮、しょうゆを加えてAＢのいずれかになるまで煮る。

検証

4

葉物の野菜

小松菜の煮物では

煮る前の

1人分の塩分

0.7g

A　2分煮る場合（青煮）

小松菜の吸塩率

72.5%

残った煮汁の塩分

18.2%

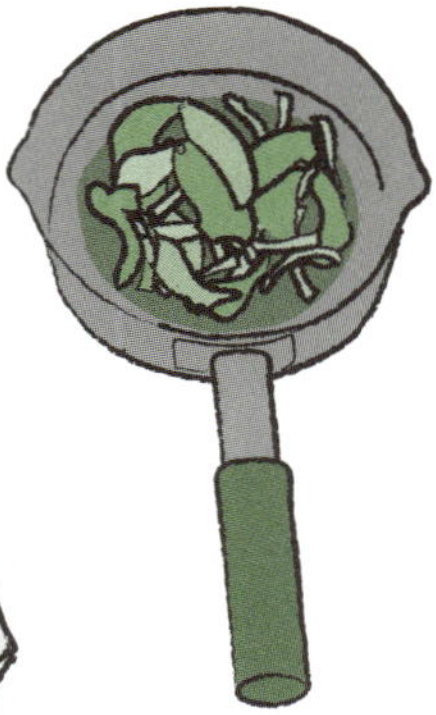

1人分の塩分

0.5g

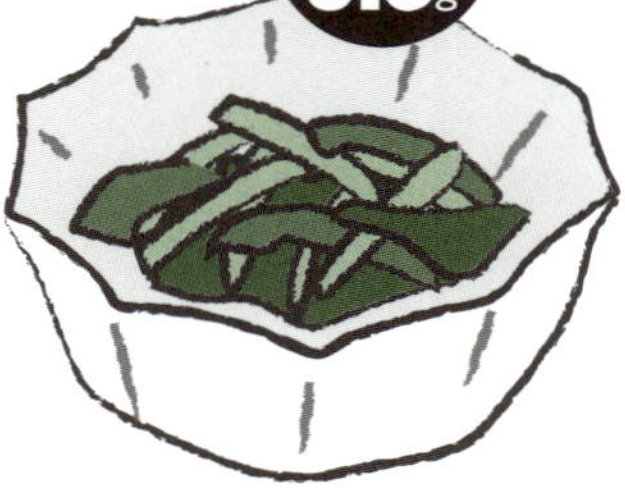

B　15分煮る場合（煮浸し）

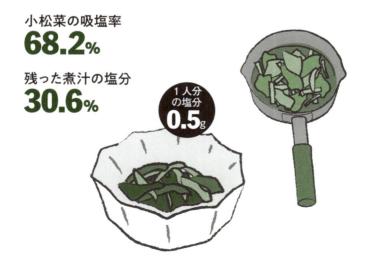

小松菜の吸塩率

68.2%

残った煮汁の塩分

30.6%

1人分の塩分

0.5g

結論

水分の多い青菜――小松菜などは
長時間煮るほど吸塩率が高くなるとは限らない。

2分煮るのは「青煮」、15分煮るのは「煮浸し」を想定したもの。「2分煮る場合」のさっと煮る程度では約70％の吸塩率になる。小松菜は表面積が大きいので、短時間とはいえ表面に煮汁が付着しやすく、吸塩量が多かった（図4）。小松菜よりも表面積の小さいさやいんげんやさやえんどうの「青煮」では吸塩量はもう少し低いと思われる。

「15分煮る場合」は、小松菜自体がより軟化しているのでかさが減り、煮汁が付着しにくくなり吸塩率が低くなっている（図4）。

図4　小松菜の煮物の吸塩率

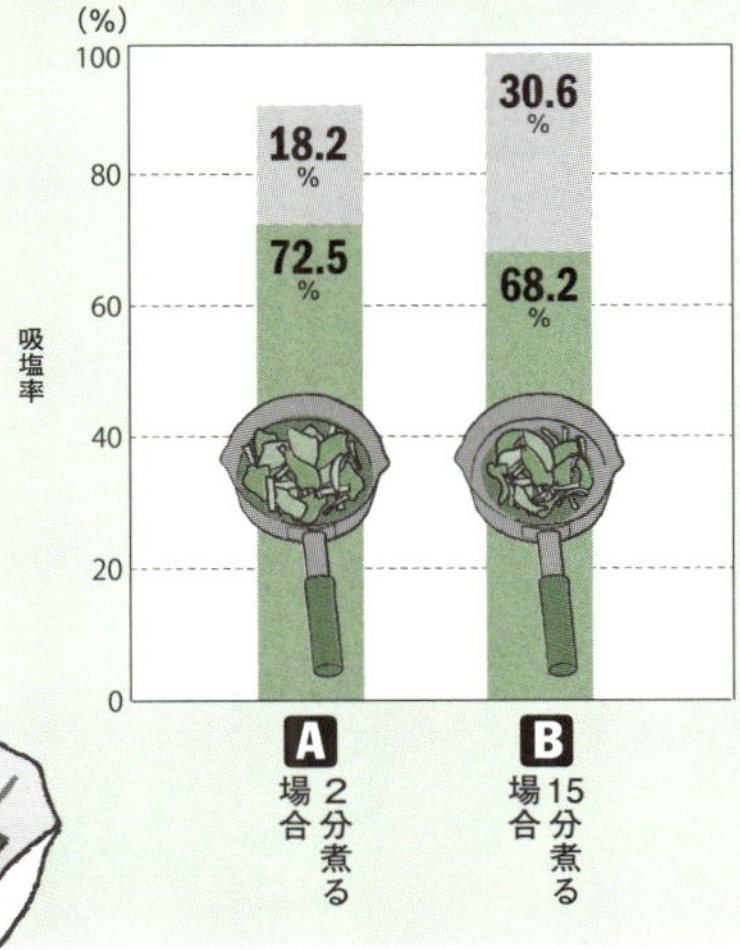

煮る前の
1人分の塩分
0.7g

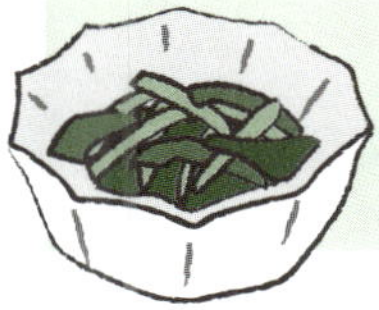

材料／4人分

小松菜 ……………………… 300g
だし（小松菜の30％）…… 90g（150g）
みりん（小松菜の1％糖分）
…………………… 9g（大さじ½）
しょうゆ（小松菜の1％塩分）
………………… 18g（大さじ1）
※だしは、2分煮る場合は90g、15分煮る場合は150g。
1人分 20kcal　塩分194ページ参照

煮方

小松菜は湯の1％の塩を加えた沸騰湯で2分ゆで、水にとって90％重量に絞って3㎝長さに切る。直径15㎝の厚手アルミニウムゆきひらなべにだしとみりん、しょうゆを合わせて煮立て、小松菜をほぐし入れる。さっと煮る青煮の場合は2分、煮浸しの場合は15分、菜箸で混ぜながら煮る。

牛肩ロース肉のエネルギー量は さっとゆでると いためるでは どんな違いがあるか。

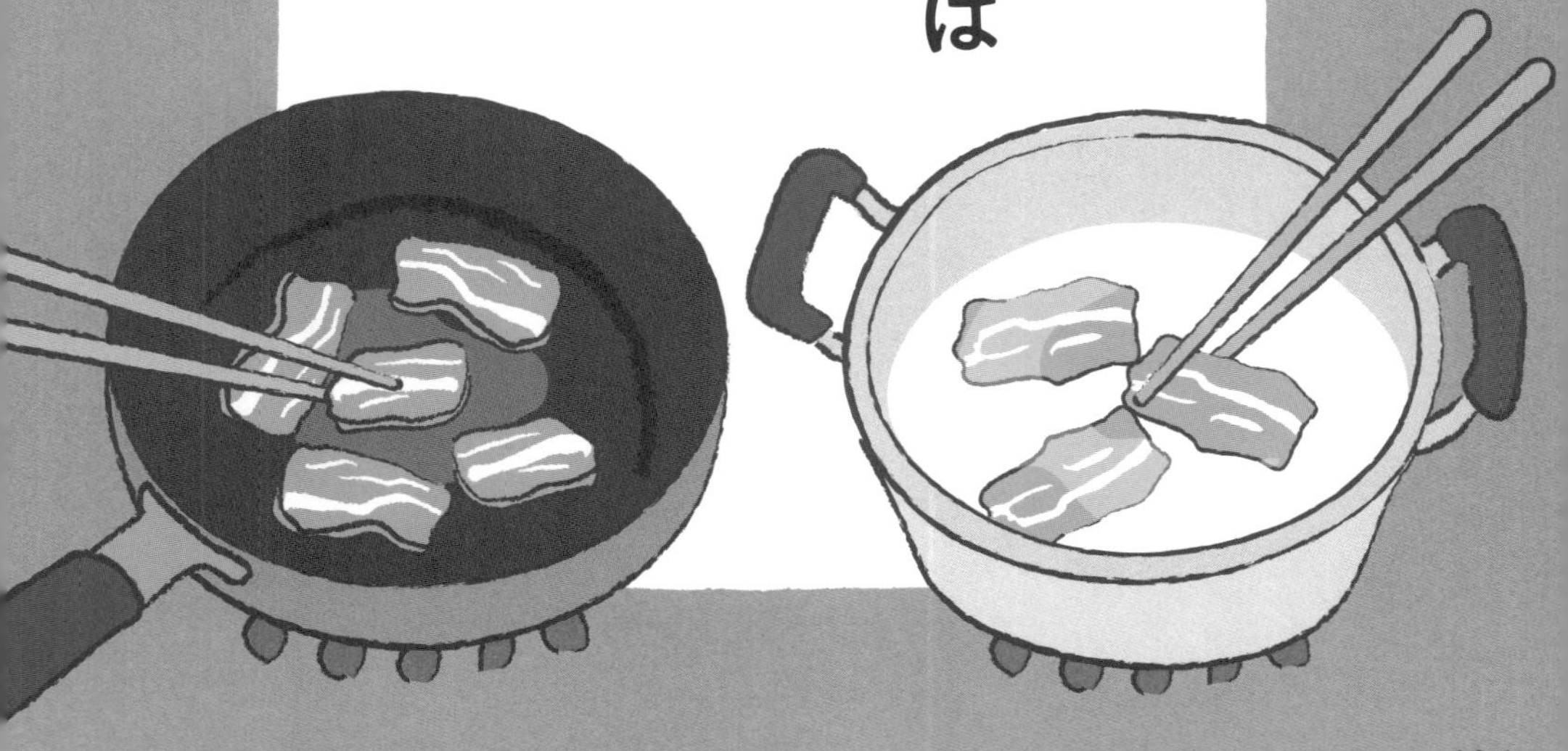

さっとゆでると生肉よりエネルギー量が減る。

沸騰湯に入れると肉に含まれる脂肪がとけて湯の中に流出するため、その流出分だけエネルギー量が減ったと考えられます。

いためると生肉よりエネルギー量が増える。

フライパンで熱せられた牛脂はとけ出して液状の脂になり、それが肉片のまわりに付着してエネルギー量が増えると思われます。

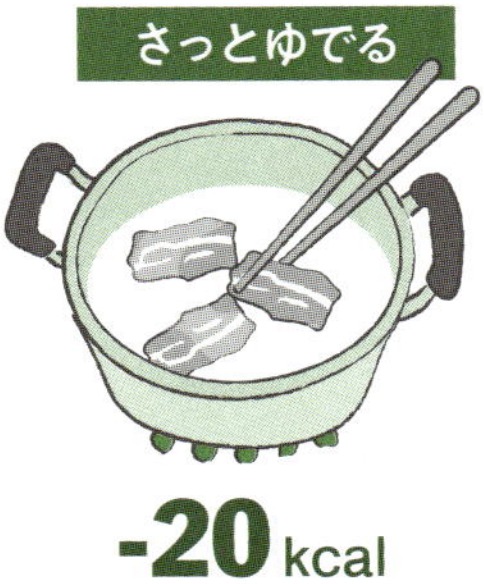

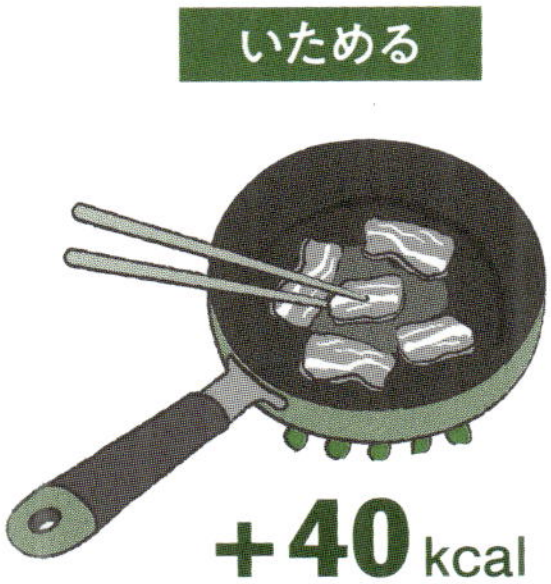

検証

牛肩ロース肉をさっとゆでるといためるとで調理した場合のエネルギー量を計る。

さっとゆでる

生牛肉100gのエネルギーより

20kcal 減少（−7%）

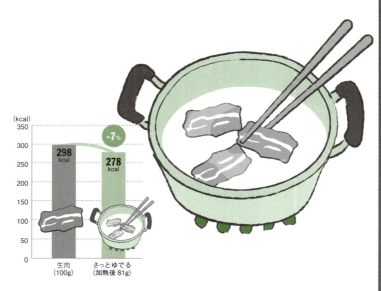

【実験条件】

試料▶乳用種去勢牛の肩ロース肉

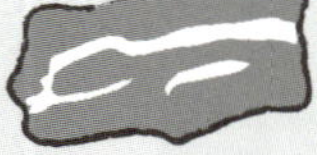

さっとゆでる▶　100×150×1㎜厚さ20g

なべに一定量の水を沸騰させ、箸《はし》で肉を1枚ずつ湯の中で白くなるまで振って水けをきる。重量を測定して各成分を分析する。

いためる▶　50×100×2㎜厚さ45g

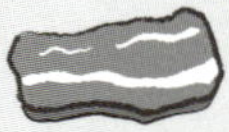

フッ素樹脂加工のフライパンに牛脂5gを熱し、中～強火で肉の表、裏を7秒ずつ焼く。重量を測定して各成分を分析する。

※上の2種の肉は厚さや長さが違うが、一般家庭の調理方法を想定してこの条件とした。

いためる

生牛肉 100g のエネルギーより

41kcal 増加（+14%）

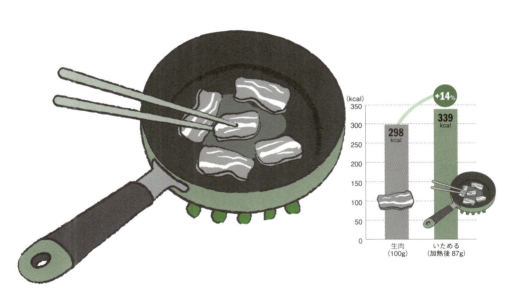

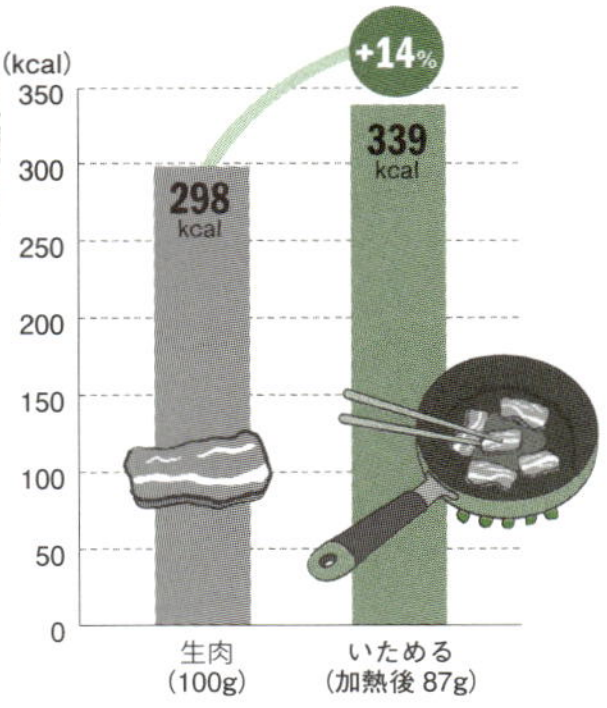

【測定方法】
脂質はエーテル抽出法、たんぱく質はマクロ改良ケルダール法。エネルギーは各成分を定量して係数（脂質 9.41、たんぱく質 4.22）を乗じた合計の値。
【資料】
『家庭料理技能検定公式ガイド 筆記試験編 1 級・準 1 級・2 級』（女子栄養大学出版部）

調理法によって牛肉のエネルギー量はどう変わるのか。

牛肩ロース肉を使った調理方法はいろいろありますが、家庭ではしゃぶしゃぶ風にさっとゆでたり、中国風にいためたりすることもあるでしょう。では、牛肩ロース肉はこれらの調理方法によってエネルギー量がどのように変化するのでしょうか。「さっとゆでる」「いためる」で比較した結果を見てみましょう。

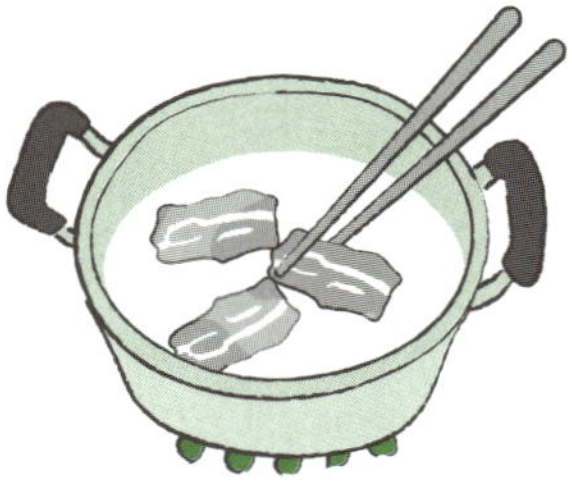

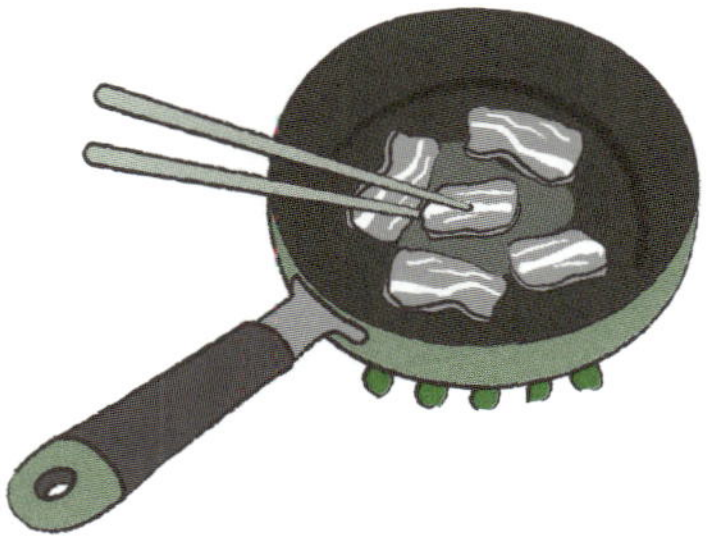

表1 牛肉100gを加熱調理した場合の成分の変化

	エネルギー (kcal)	加熱後の重量 (g)	水分 (g)	たんぱく質 (g)	脂質 (g)	コレステロール (mg)
生の肉	298	−	58.8	15.8	24.5	79
さっとゆでる	278	81	42.9	14.3	23.1	72
いためる	339	87	41.8	14.8	29.4	70

結論

牛肉のエネルギー量は「さっとゆでる」と減り、「いためる」と増える。

厚さ1㎜の牛肉を沸騰湯でさっとゆでた場合のエネルギー量は生肉と比べると減っていることがわかりました（表1）。沸騰湯に入れると肉に含まれる脂肪がとけて（牛の脂肪は常温では固体ですが40～50℃で液体になります。表2）湯の中に流出します。その流出分だけエネルギー量が減ったと考えられます。また、肉の厚みは、薄いほうが脂が溶出しやすく、よりさっぱりとした食感になります。

一方、厚さ2㎜の牛肉を、牛脂を熱したフライパンでいためた場合は生肉と比べるとエネルギー量が増えていました（表1）。フライパンを熱すると200℃程度に温まるので牛脂はとけ出して液状の脂になります。その脂が肉片のまわりに付着してエネルギー量が増えると思われます。そのさいに、肉に含まれる脂肪もかなりとけ出しますがフライパンに広がってそれも肉に付着します。

今回の実験にはとり上げていませんが、牛脂を使わないでフッ素樹脂加工のフライパンでじかに焼いた場合も、牛脂の油は付着しませんが、牛肉からとけ出た脂はフライパンに広がって肉に付着するので「さっとゆでる」場合ほどエネルギー量はカットされないと推測できます。

また、いため油に植物油を使う場合、肉をさっと焼いてすぐにとり出せば、付着する油は、牛脂でいためた場合より、もっと少ないかもしれません。

以上の結果から、エネルギー量をカットしたい人はゆでる調理方法を選ぶのがよいと思われます。

表2　動物性油脂の融点

肉の種類	融解温度（℃）
羊脂	44 ～ 55
牛脂	40 ～ 50
豚脂	33 ～ 46
馬脂	30 ～ 43
鶏脂	30 ～ 32
バター（乳脂）	28 ～ 38

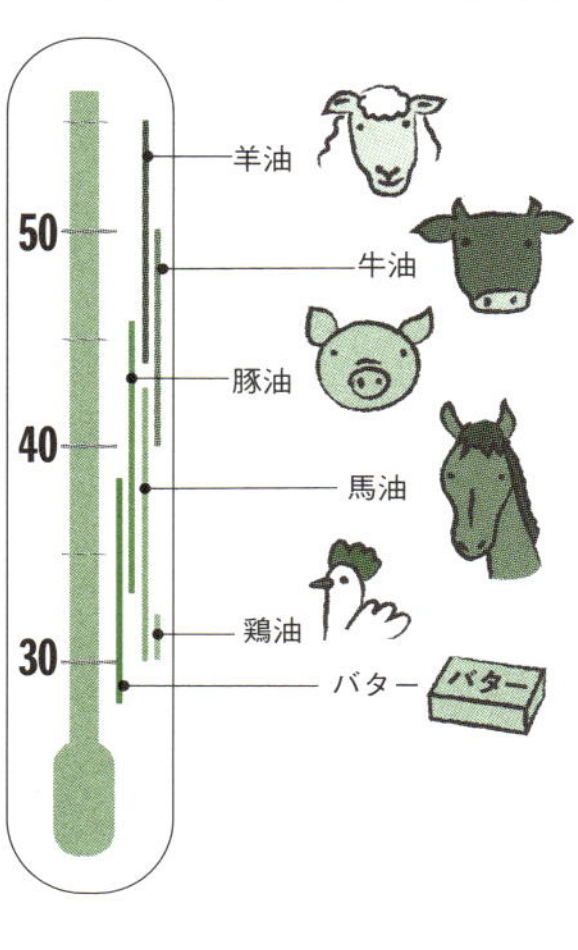

一般のほうれん草と生食用ほうれん草の**シュウ酸と硝酸**の**含有量**はどのくらいなのか。

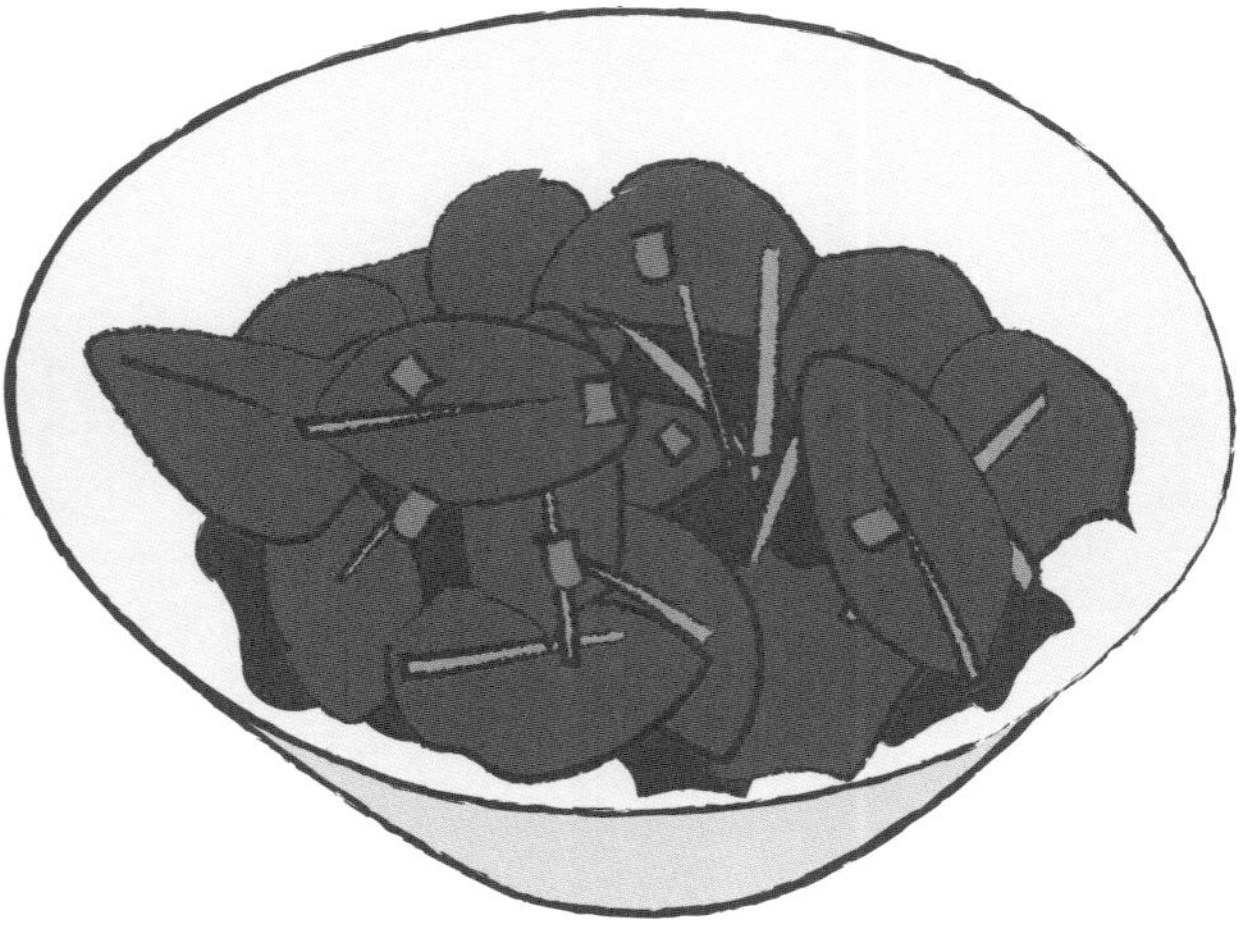

生食用ほうれん草のほうがシュウ酸は少なく、硝酸は多い傾向にあった。

生食用のサラダほうれん草と一般のほうれん草のシュウ酸および硝酸の含有量を調べてみました。

実験の結果、シュウ酸は、全体的に生食用のほうが含有量が少なく、この程度の量であると生食してもアクっぽさはあまり感じないでしょう。

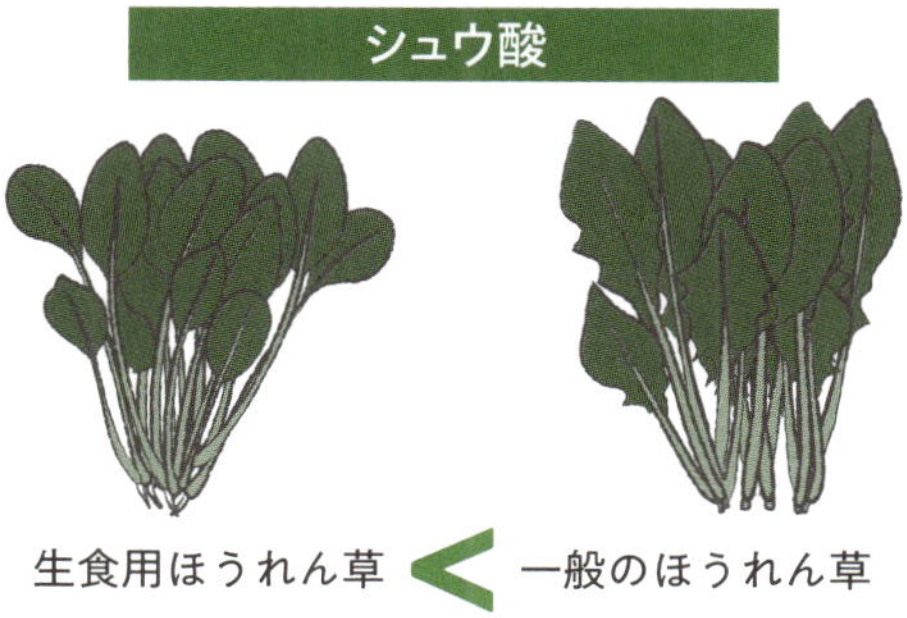

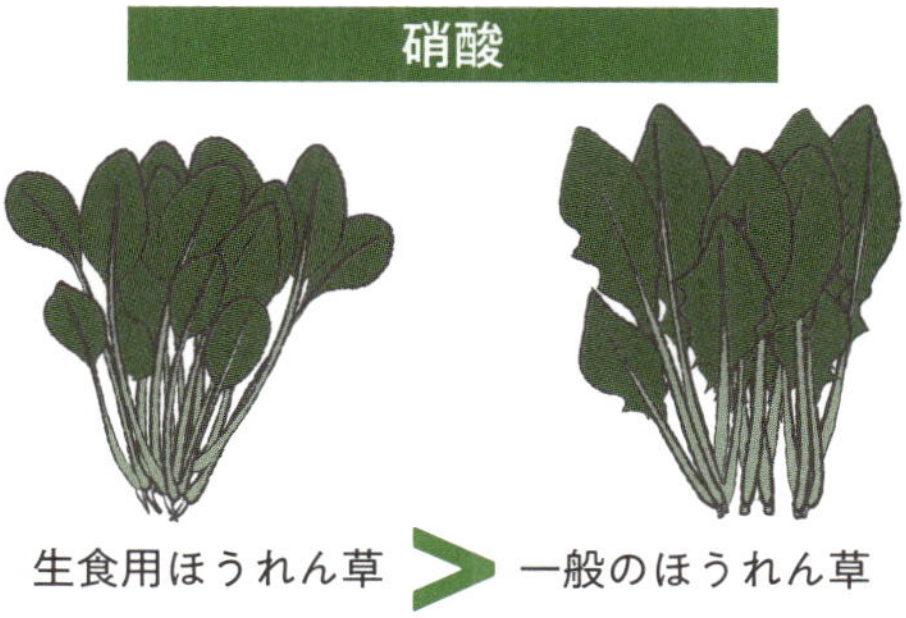

検証

一般のほうれん草と生食用ほうれん草のシュウ酸と硝酸の含有量を計る。

シュウ酸

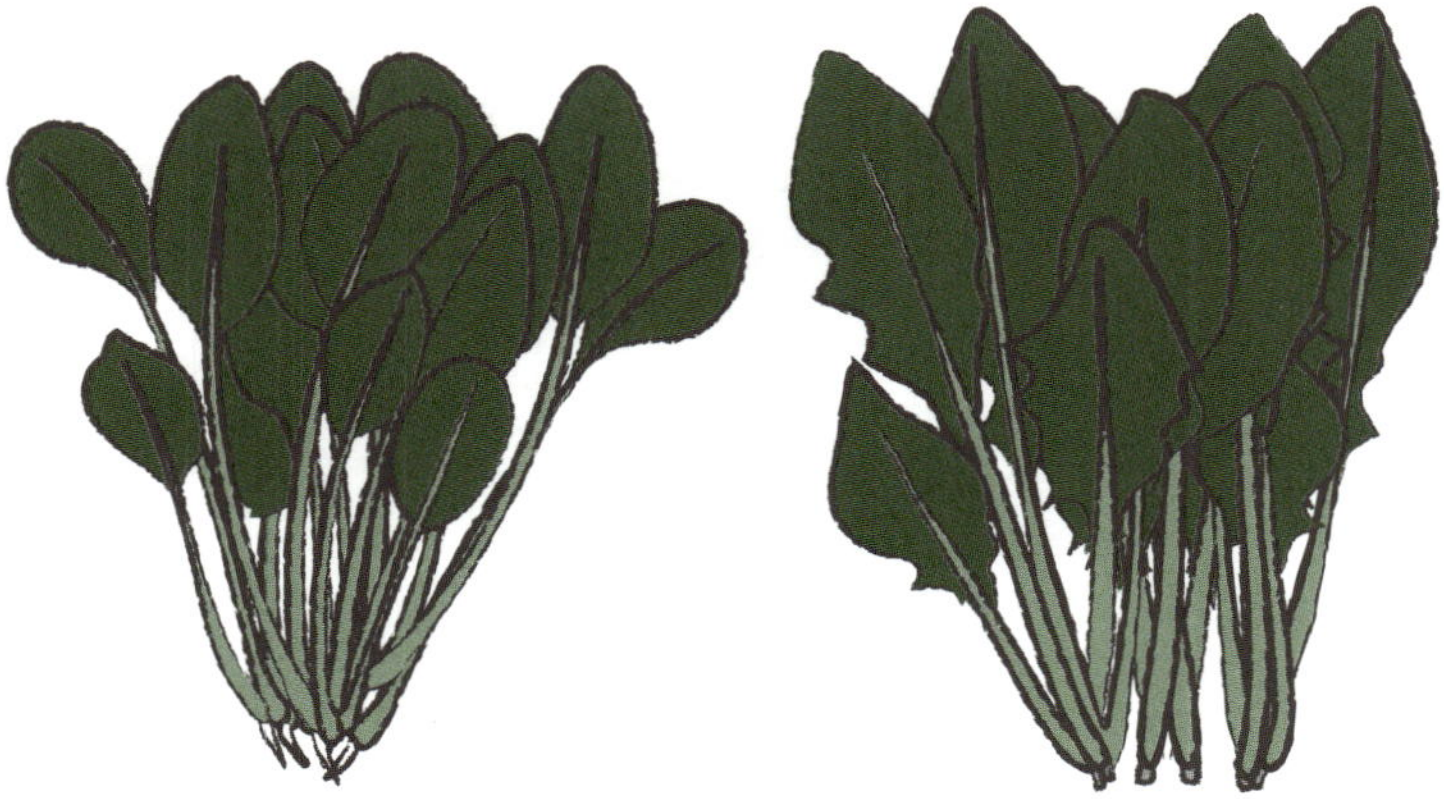

生食用ほうれん草＜一般のほうれん草

シュウ酸の含有量は、全体的に
一般のほうれん草のほうが多い。

●一般のほうれん草

ほうれん草のアクっぽさを軽減するために、“下ゆで”してから調理して食べるのはご存じのとおり。シュウ酸と同時に硝酸もゆで湯に溶出する。

●生食用ほうれん草（サラダほうれん草）

品種改良や栽培技術によって、シュウ酸の含有量をおさえてある。えぐ味やアクっぽさの少ない、やわらかな食感のほうれん草である。

硝酸

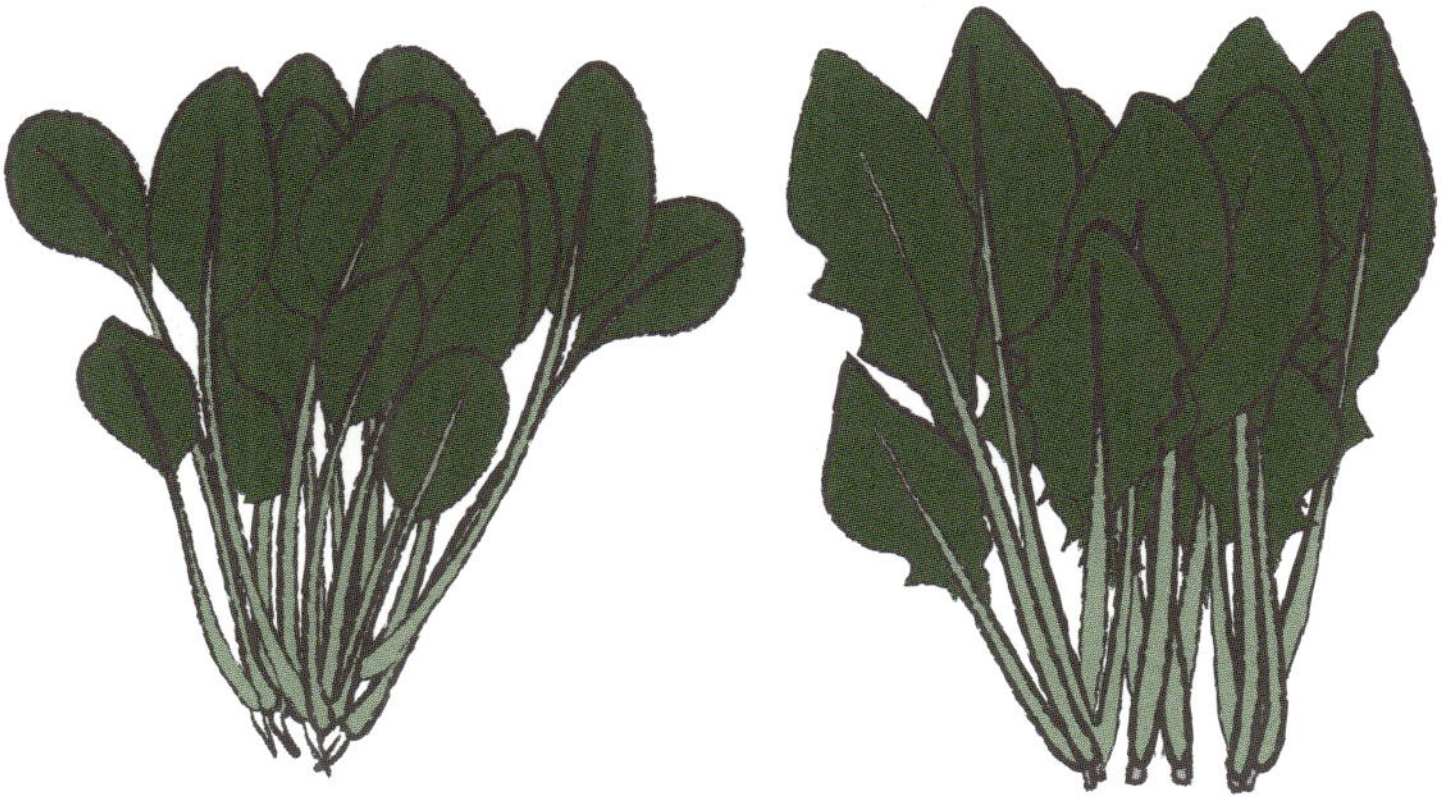

生食用ほうれん草＞一般のほうれん草

**硝酸の含有量は、
生食用ほうれん草のほうが概して多い。**

表1 実験に用いた試料

試料		水分（%）	包装にあった表示
一般のほうれん草	土耕栽培 A	94.3 ± 0.2	
	土耕栽培 B	94.1 ± 0.1	
	土耕栽培 C	94.2 ± 0.2	
	土耕栽培 D	94.6 ± 0	有機栽培
	土耕栽培 E	92.9 ± 0.2	無農薬
生食用ほうれん草	水耕栽培 A	93.9 ± 0.2	無農薬化学肥料
	水耕栽培 B	94.6 ± 0.3	
	水耕栽培 C	95.3 ± 0.2	無農薬
	水耕栽培 D	94.5 ± 0.1	
	土耕栽培	95.5 ± 0.1	無農薬

生食用ほうれん草は一般のほうれん草とシュウ酸や硝酸の含有量は
どれだけ違う？

〝サラダほうれん草〟と称する、生食できるほうれん草が定着してきました。

ところで、生食用ほうれん草にはアクの原因物質であるシュウ酸や、体に悪影響を及ぼす原因である硝酸がどの程度含まれているのでしょうか。市販の生食用ほうれん草と一般のほうれん草を購入して、シュウ酸および硝酸の含有量を測定しました。

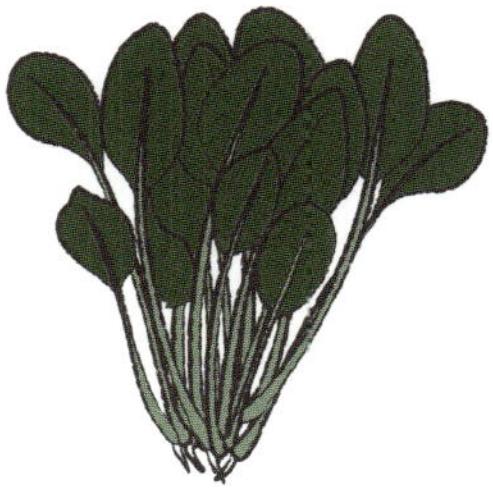

結論

生食用ほうれん草のほうが、シュウ酸は少なく、硝酸は多い傾向にあった。

シュウ酸の含有量（図1）を見ると、全体的に生食用のほうがその含有量が少ないという結果になりました。この程度の量であると、アクっぽさはあまり感じないでしょう。また、毎日連食するようなことをしなければ結石の心配もないと思われます。

一方、硝酸の含有量（図2）は生食用ほうれん草のほうが概して多いという結果になりました。中でもほうれん草100g中に、硝酸が600mg以上も含まれるものがあったというのが気になります。

水耕栽培では一般的に硝酸が多くなる傾向にあるのですが、この実験でもその傾向が示されたこととなりました。その一方で、水耕栽培Cのようにシュウ酸も硝酸もともに少ないものがありますから、生産者の技術によるところが大きいといえるでしょう。

以上の結果から、生食用ほうれん草を生食する場合は量を控えめに、頻繁には食べないという配慮が必要でしょう。しかしいずれは生産者の努力によって、シュウ酸も硝酸も含有量の少ないほうれん草の栽培技術が確立されることと思われます。

シュウ酸と硝酸の各含有量の測定結果

図1　ほうれん草のシュウ酸の含有量

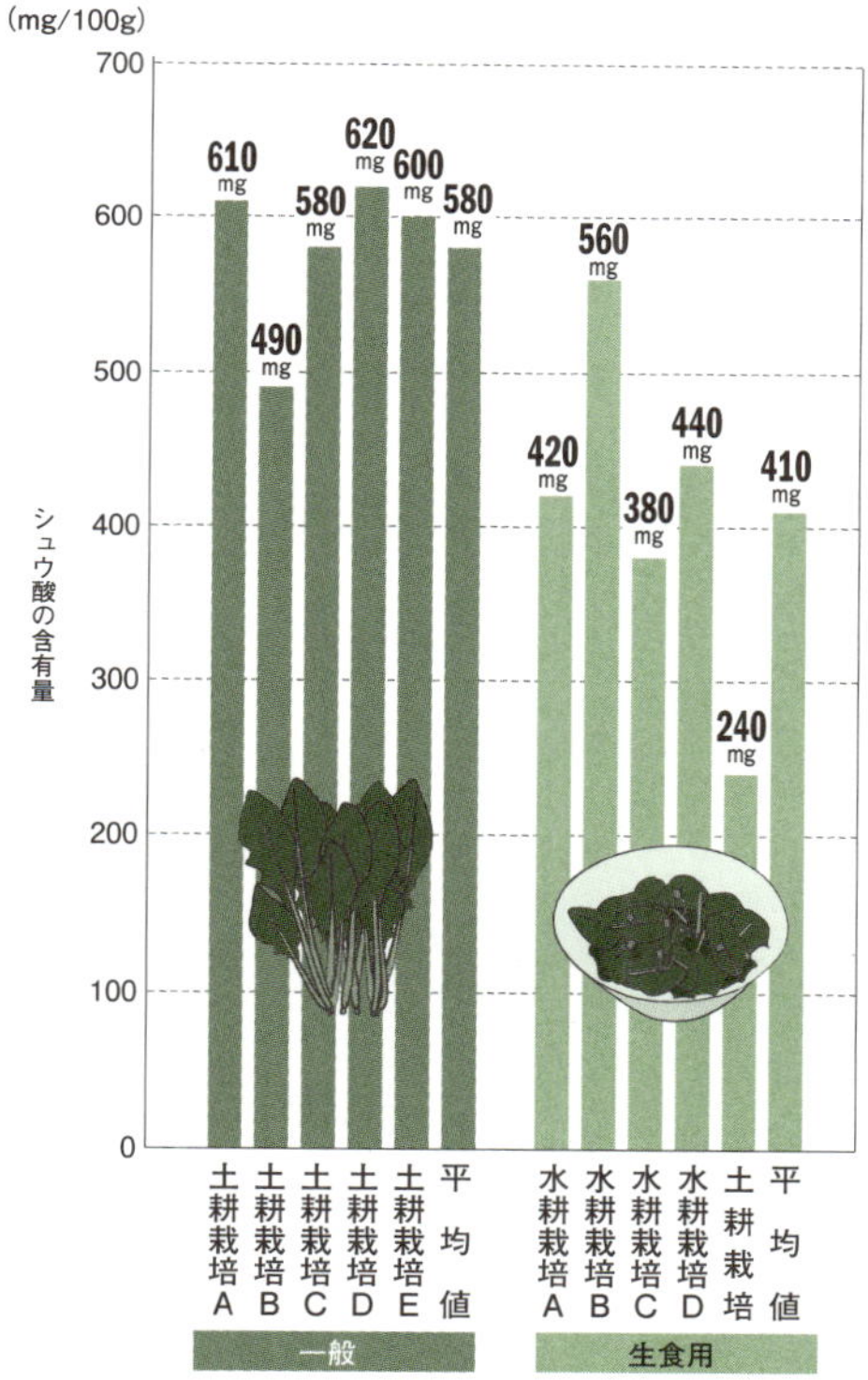

図2　ほうれん草の硝酸の含有量

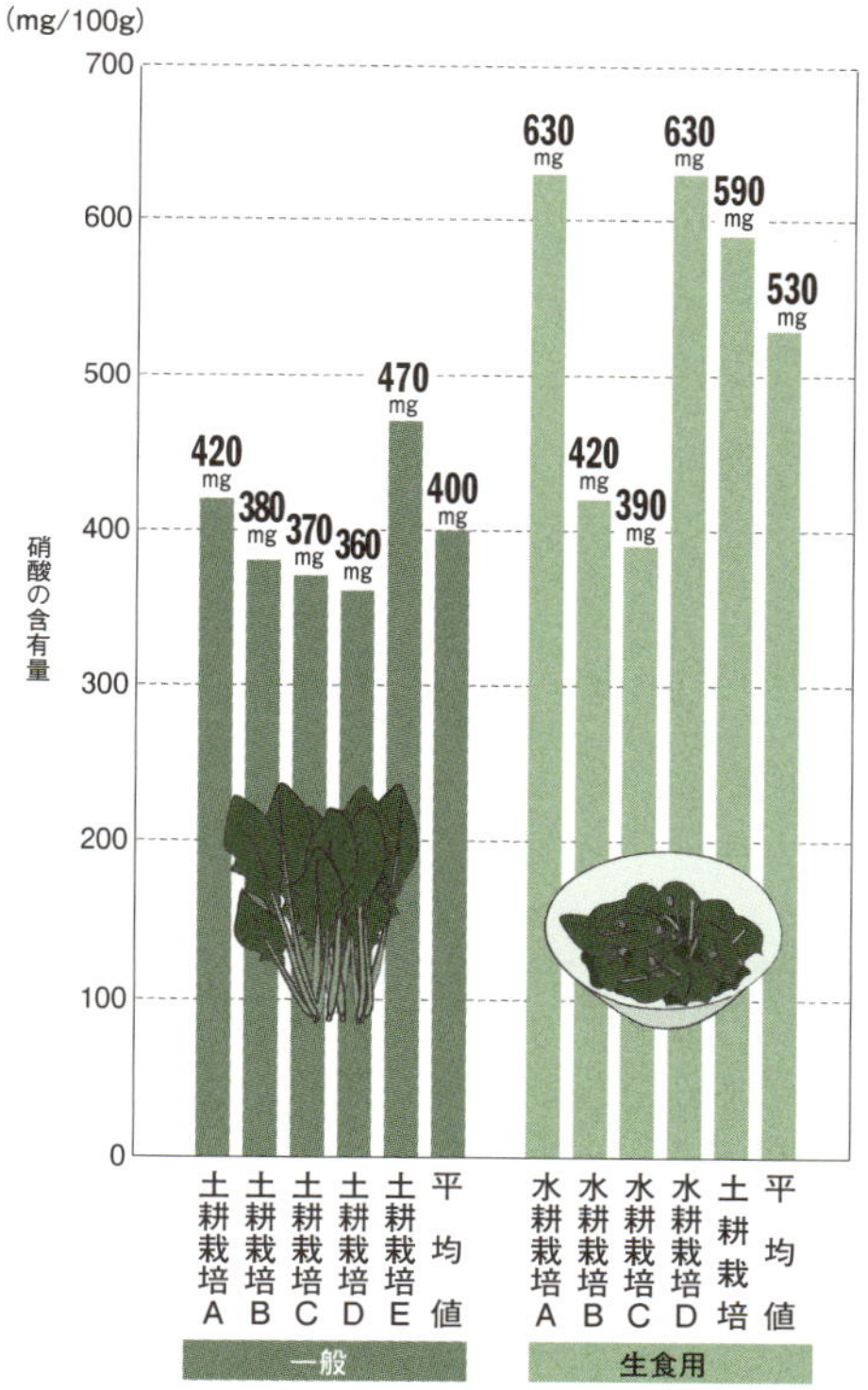

シュウ酸

ほうれん草のアクの原因物質で、100gあたり600mg程度含有するとアクっぽいと感ずる。アクっぽさを感じない程度の含有量であれば生食することも可能。なお、過剰に摂取すると、人によっては腎《じん》臓結石の原因になることがあるとの報告がある。

硝酸

過剰に摂取すると中毒症状を呈する。また、発がん性物質（ニトロソアミン）を生成する可能性も問題になっている。ほうれん草が含有する硝酸は100gあたり300mg以下が望ましいとされている。

1990年ごろ測定

ほうれん草のアクを除くには何分間くらいゆでるといいか。

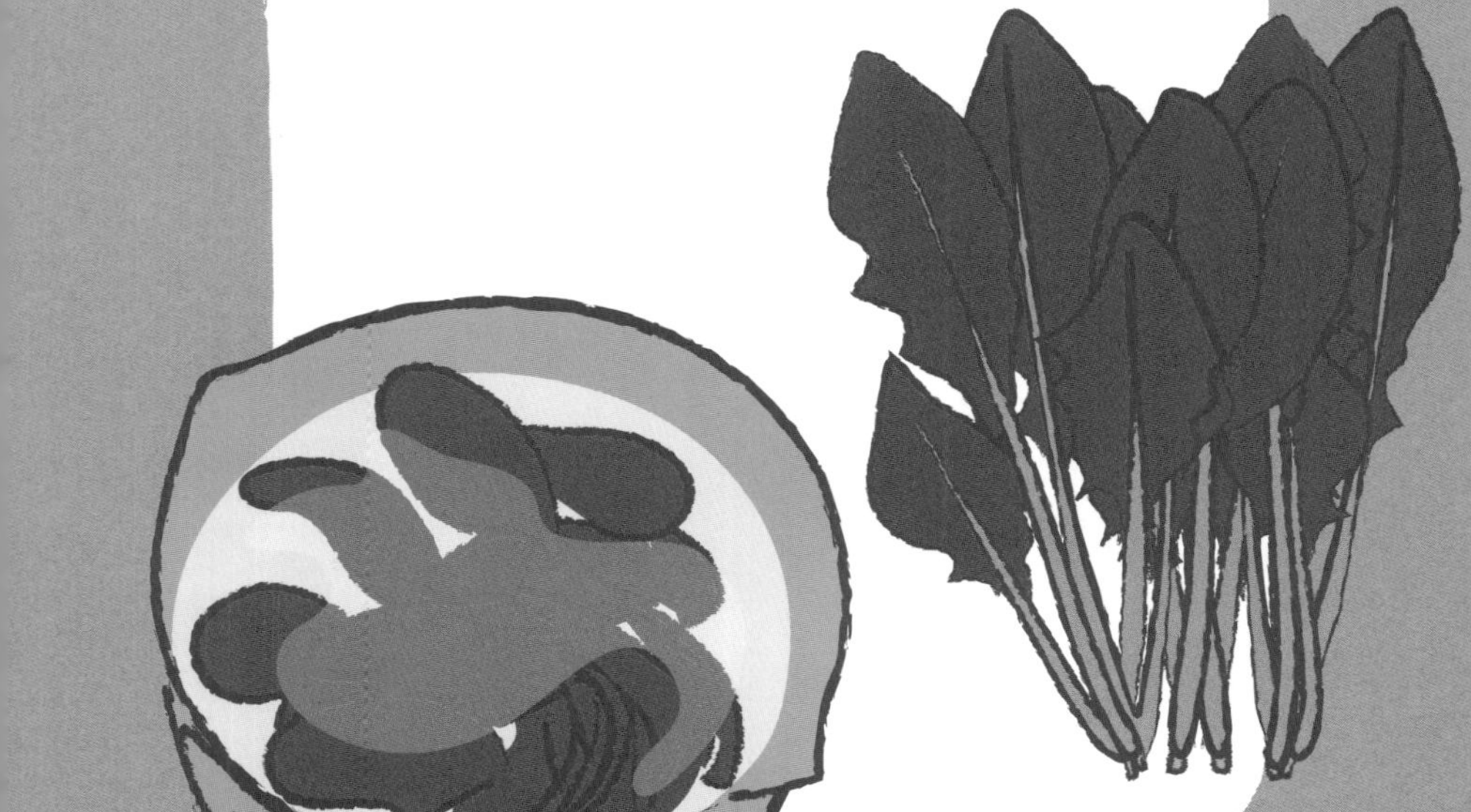

たっぷりの湯で**さっと湯がく**と、ほどよく除ける。

ほうれん草のおもなアク成分はシュウ酸のカリウム塩です。これは水溶性なので沸騰水でゆでるとある程度除くことができます。しかし、アクの味もおいしさの一つ。アクを程よく除いておいしくゆで上がる時間を検証しました。

実験の結果、たっぷりの湯（材料の5倍以上）で、1～2分ゆでるのがよいようです。

1分ゆでて1分水にさらす

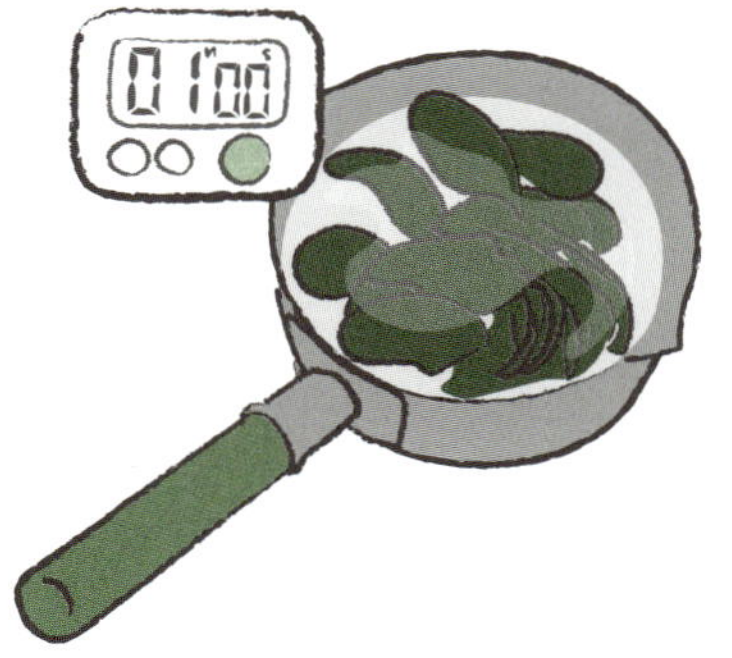

シュウ酸減少率 **24%**

3分ゆでて1分水にさらす

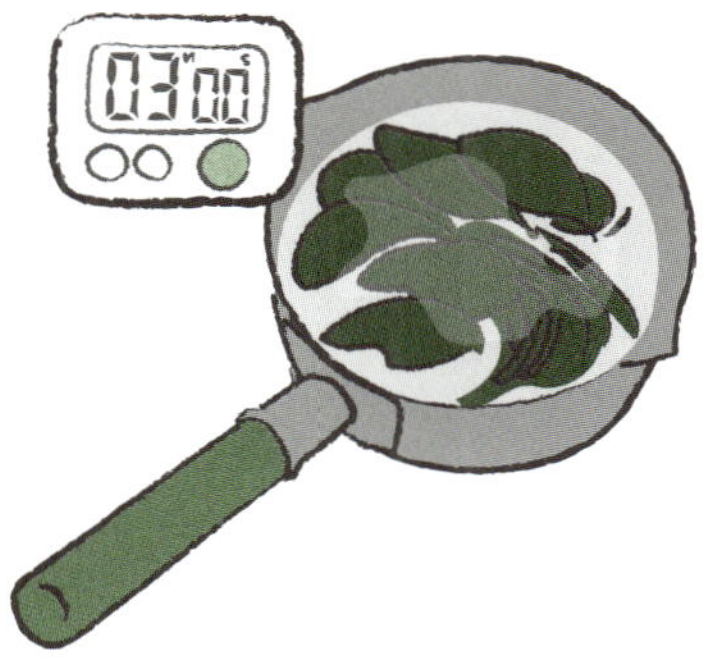

シュウ酸減少率 **35%**

検証

ほうれん草のゆで時間によるシュウ酸量を計る。

1分ゆでて
1分水にさらす

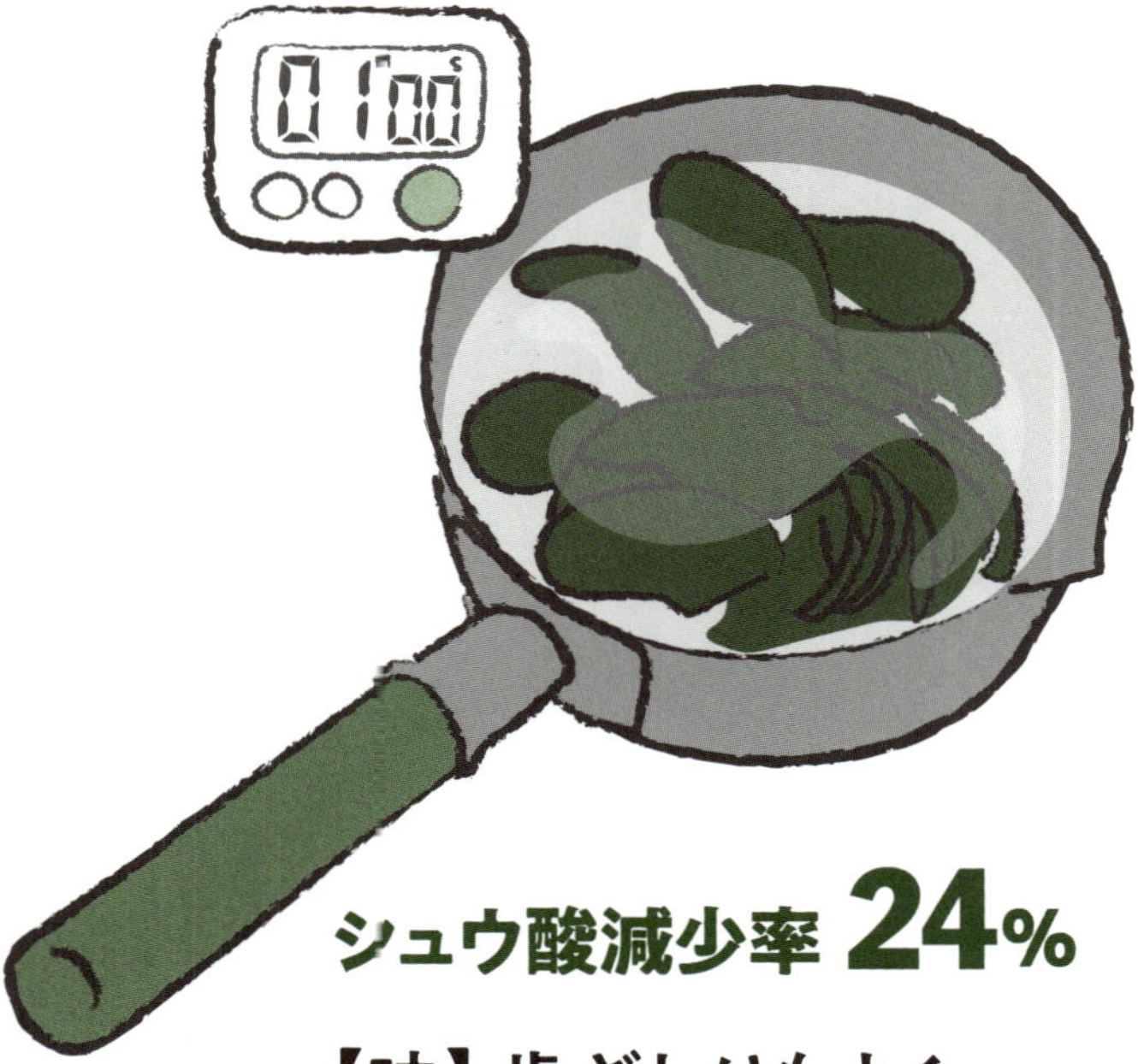

シュウ酸減少率 24%

【味】歯ざわりもよく
程よくアクが抜けている。

【実験条件】

- 新鮮な市販のほうれん草を購入。
- 試料としてほうれん草を1実験につき、400g、つごう800g用いる。
- ほうれん草400gを2ℓの沸騰した蒸留水で1分ゆで、200g分は冷水に1分さらす。
- もう1つは同じく3分ゆでて、200g分は冷水に1分さらす。
- 加熱前の80%重量になるまで絞る。

3分ゆでて
1分水にさらす

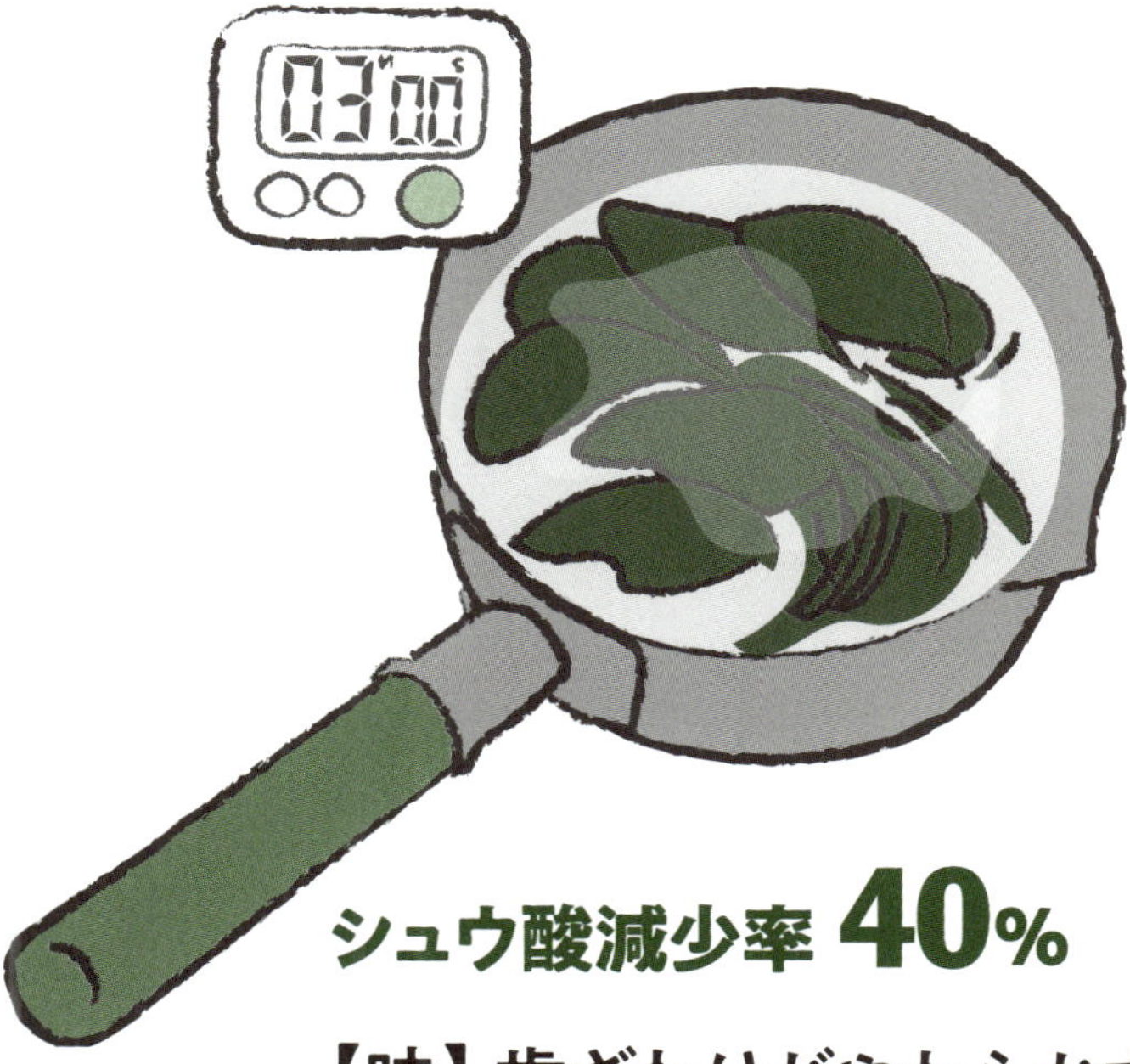

シュウ酸減少率 40%

【味】歯ざわりがやわらかすぎて
味が悪くなる。

【測定方法】

- 水分／減圧加熱乾燥法。
- シュウ酸／イオンクロマトアナライザー。

結論

たっぷりの湯でさっと湯がくと、ほどよく除ける。ゆで時間は、1～2分が妥当である。

野菜のアク成分にはいろいろな種類があります。野菜の種類によってそのおもな成分は異なりますが、一般にアクとは渋味やえぐ味を呈する成分を指します。ほうれん草のアク成分のおもなものはシュウ酸のカリウム塩です。これは水溶性なので沸騰水でゆでるとある程度除くことができます。

しかし、ゆで時間が長くなるとうま味成分やビタミンCなどの損失が多くなり、歯ざわりも悪くなるのでゆで時間は短いほうが好ましいといえます。また、アクの味もおいしさの一つなので除きすぎるとほうれん草の味の特徴が失われます。

ゆで時間によるシュウ酸含有量の変化を検討した結果、図1のようになりました。シュウ酸は1分ゆでたものは18％減、これを1分水にさらすと24％減少し、また3分ゆでると34％減、さらに1分水にさらすと40％減になりました。

味わいの面からいうと、3分ゆでると歯ざわりがやわらかすぎて味が劣化します。ほうれん草の品種や栽培法および収穫時期にもよりますが、1～2分ゆでるのが妥当であるといえます。

また、ほうれん草を加熱する方法の一つにラップに包んで電子レンジで加熱することがあります。別の実験で「電子レンジで1分加熱する」と「沸騰水で1分ゆでる」とを比較したものがありますが、電子レンジのほうがアクっぽさが残るという報告があります。それは電子レンジの加熱はまわりに水がないのでアク成分が外に出にくいからだと考えられます。電子レンジを用いて調理すると時間や手間が省けるのでそれなりに便利ですが、よりおいしく食べられるのは材料の5倍重量以上のたっぷりの水でさっと湯がくことといえるでしょう。

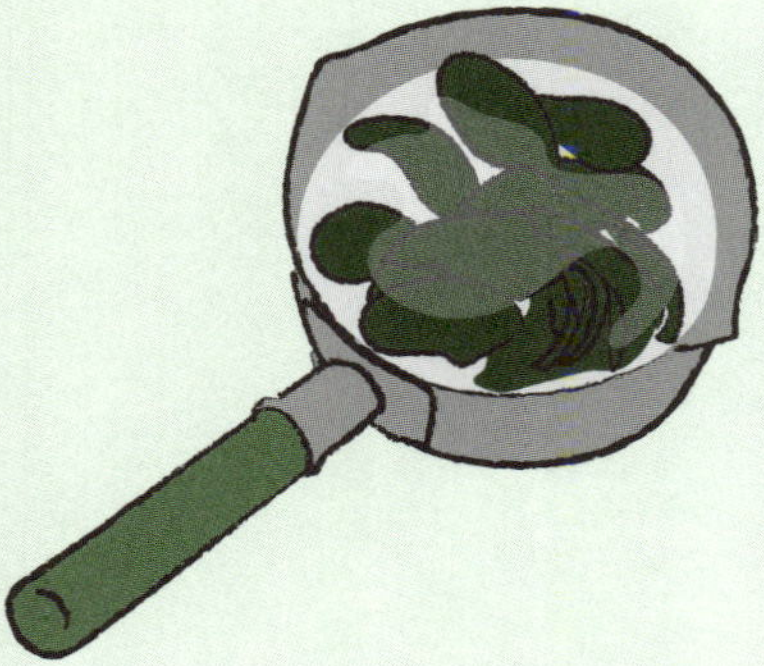

図1 ほうれん草のゆで時間および水さらしによるシュウ酸の減少率

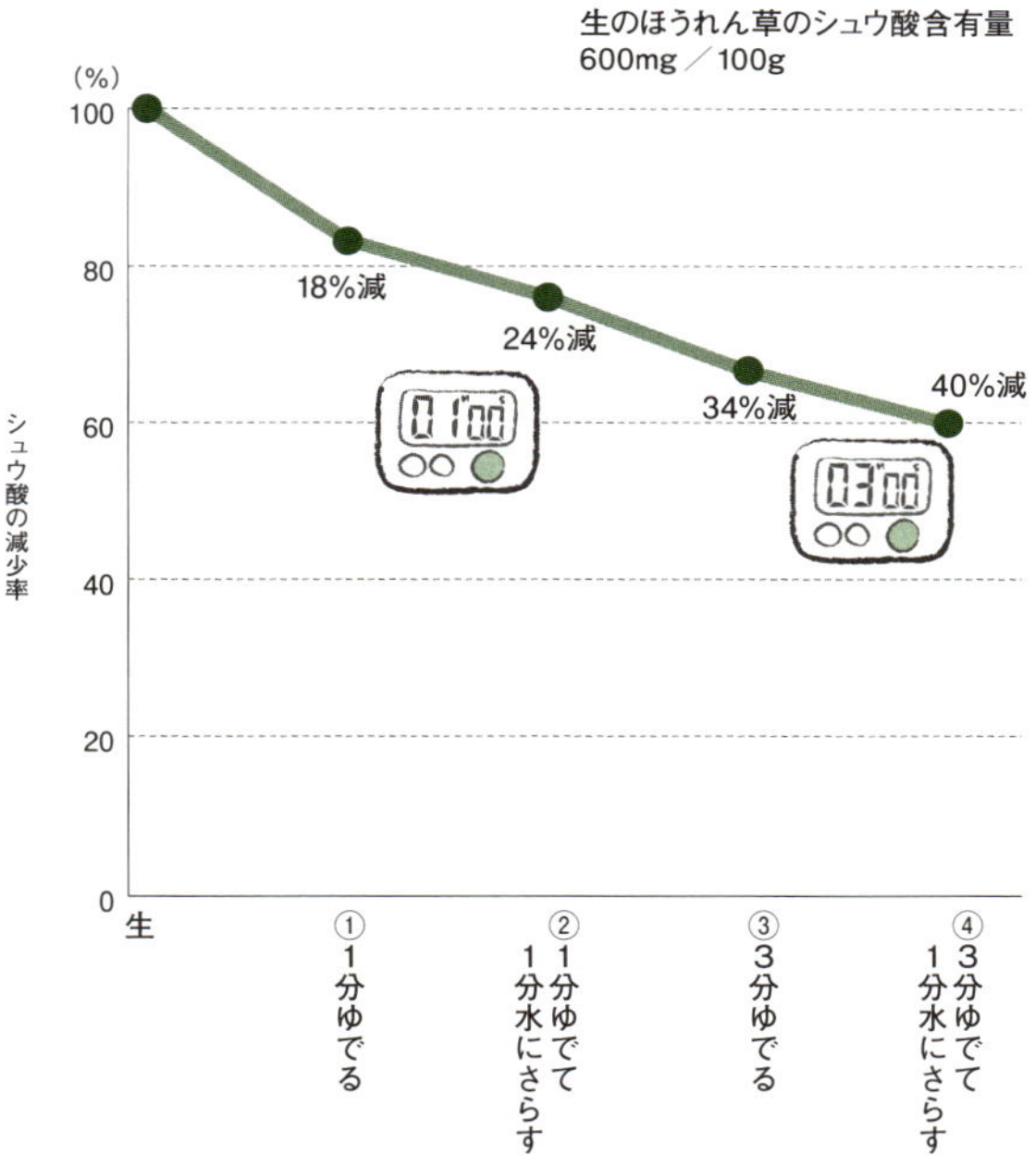

【実験方法】

- ほうれん草400gを2ℓの沸騰した蒸留水で1分ゆで（図1の①）、200g分は冷水に1分さらす（同②）。
- ほうれん草400gを2ℓの沸騰した蒸留水で3分ゆでて（同③）、200g分は冷水に1分さらす（同④）。
- 加熱前の80%重量になるまで絞る。

吉田ほか：女子栄養大学紀要　30,135-140,1999

にんにくは生産地によって食味の違いはあるのか。

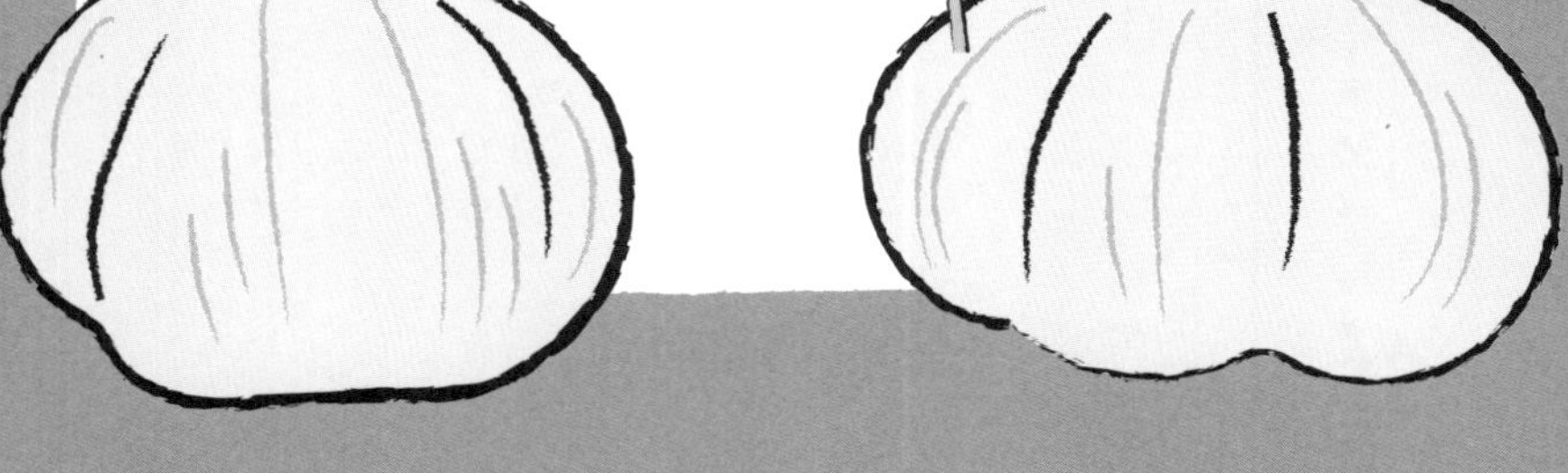

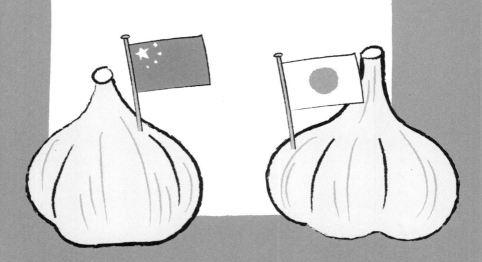

青森県産のにんにくは中国産のものより**糖質も香辛成分も含有量が多く、**甘味と辛味と香りをより強く感じた。

青森県産と中国産のにんにくを比較しました。

実験の結果、糖質は青森県産のほうにやや多く、にんにく特有の辛味と香りをもたらす成分のアリシンも青森県産のにんにくが中国産の約1.3倍でした。

官能評価でも青森県産のほうが香り、辛味、甘味とも強く感ずる傾向があることがわかりました。

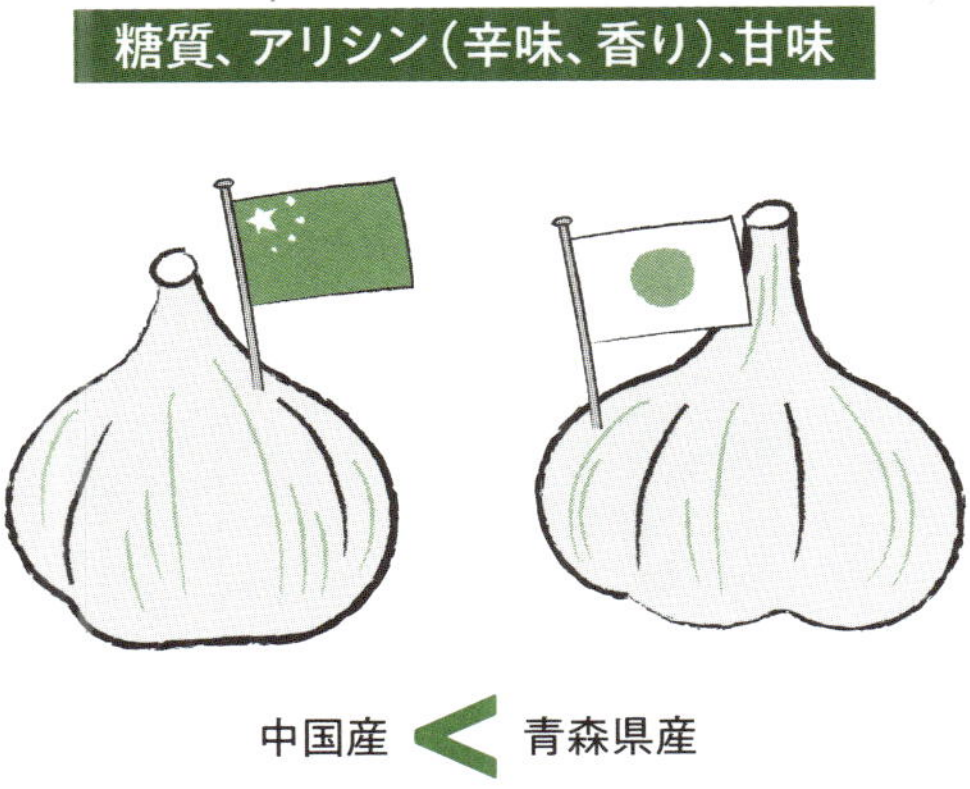

検証

青森県産と中国産のにんにくの成分を比較する。

糖質（おもにスコロドース）

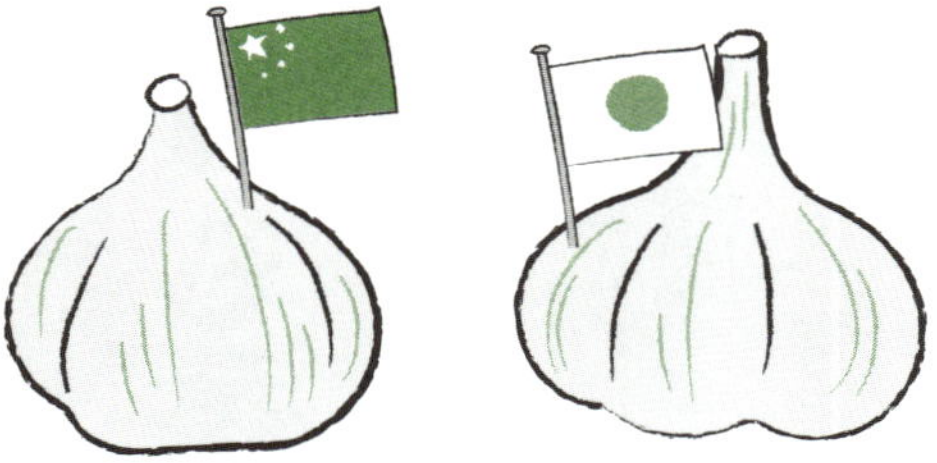

中国産＜青森県産

アリシン

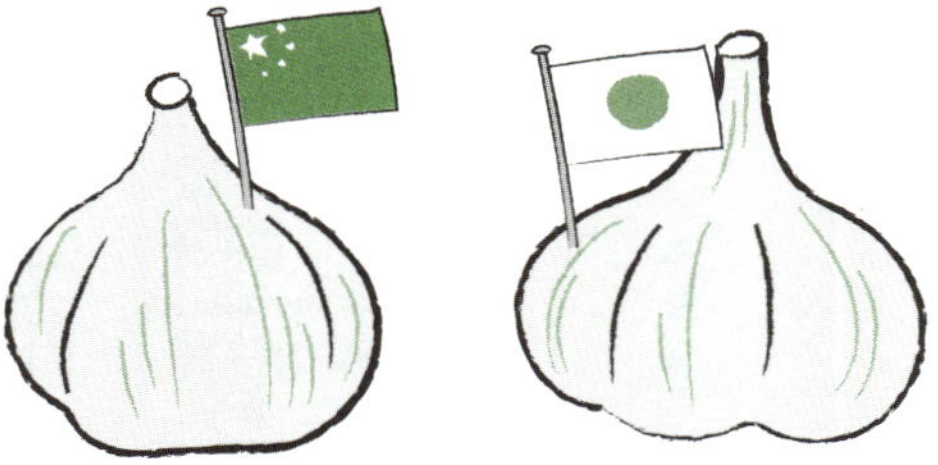

中国産＜青森県産

【実験条件】

●実験に用いた試料

青森県産のにんにくは南津軽郡地域産で種球植えつけは 1997 年 9月15日、収穫は '98 年 7 月 5 日。収穫後は各農家の倉庫でつるして風乾（風を通して乾燥）させた状態で貯蔵され、収穫後 4 か月を経過したものを試料とした。中国産は東京の一般市場で購入したものを試料とした。

結論

青森県産のにんにくのほうが糖質もアリシンも多く含んでいる。

1970年代の日本では野菜の自給率は100%でしたが、年々輸入量が増加して、平成29年度の自給率は79%になっています。

にんにくはわが国では青森県が主産地で、品質の高い優れたにんにくを生産しています。その一方で国内消費量の約50%のにんにくを中国から輸入しています。この中国産にんにくは山東省産のものが最も多く、そのほかに江蘇省や河南省などで生産されたものがあります。

青森県産および中国産のにんにくの味覚にかかわる成分（糖質とアリシン）について、その含有量を比較してみると（図1）、糖質は青森県産のほうにやや多く含有されていました。なお、にんにくに含まれる糖質はおもにスコロドースという4糖類と推察されます。スコロドースは甘味があまりないのが特徴です。

にんにく特有の辛味と香りをもたらす成分はアリシンという物質で、これも青森県産のにんにくが中国産の約1.3倍も含んでいることがわかりました。

図1　にんにくの味覚にかかわる成分（糖質とアリシン）の含有量の比較
（水分含有量はともに100gあたり青森県産は64.2g、中国産は64.9g）

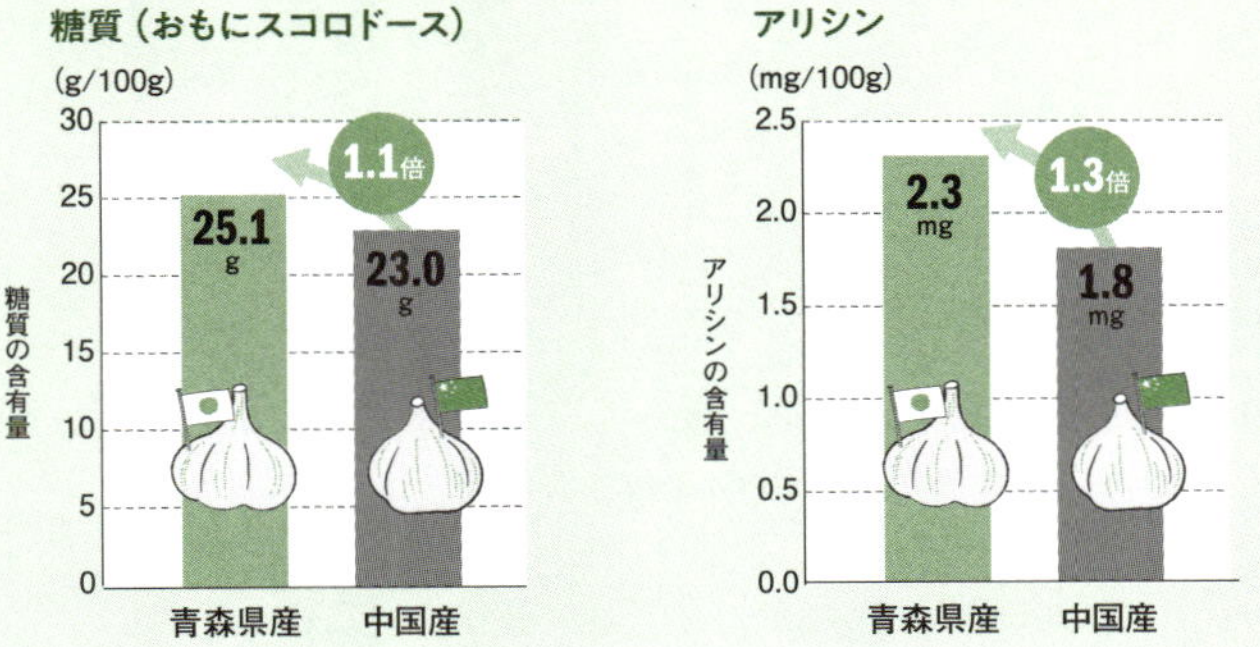

検証

青森県産と中国産のにんにくの食味を比較する。

香り、辛味、甘味

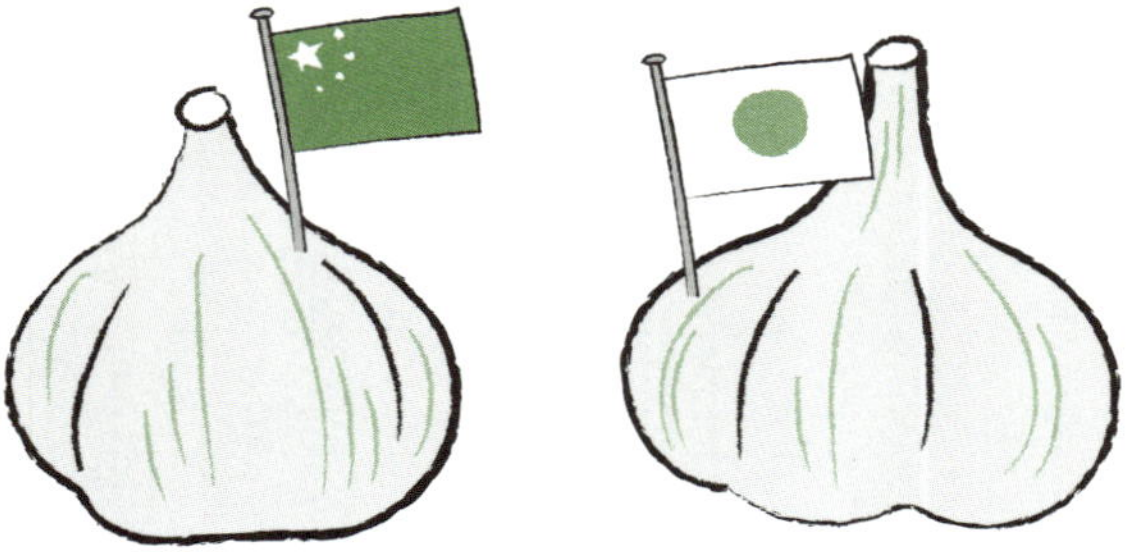

中国産＜青森県産

【実験条件】

●外観（形）／外皮と薄皮をむいた状態。

●すりおろし／薄皮をむいてアルミ製のおろし器ですりおろしたもの。

●油でいためる／薄皮をむいて繊維沿いに薄く切り、にんにくの重量の 7% のサラダ油で色づけないように 3 分間いためる。

結論

青森県産のにんにくのほうが食味がよく風味がある。

官能評価を行なったところ（図2）、青森県産のほうが香り、辛味、甘味とも強く感ずる傾向があることがわかりました（「薄切りをいためたものの甘味」だけ中国産のほうが好ましいという結果が出ました）。

糖質および香辛成分の含有量が多いほどその風味を強く感ずることを明確に示しています。

にんにくに含まれるアリシンは、体内でビタミンB_1と結合して、吸収率を高めます。たとえば、豚肉と合わせて摂取すると疲労回復に効果的です。

図2　にんにくの官能評価

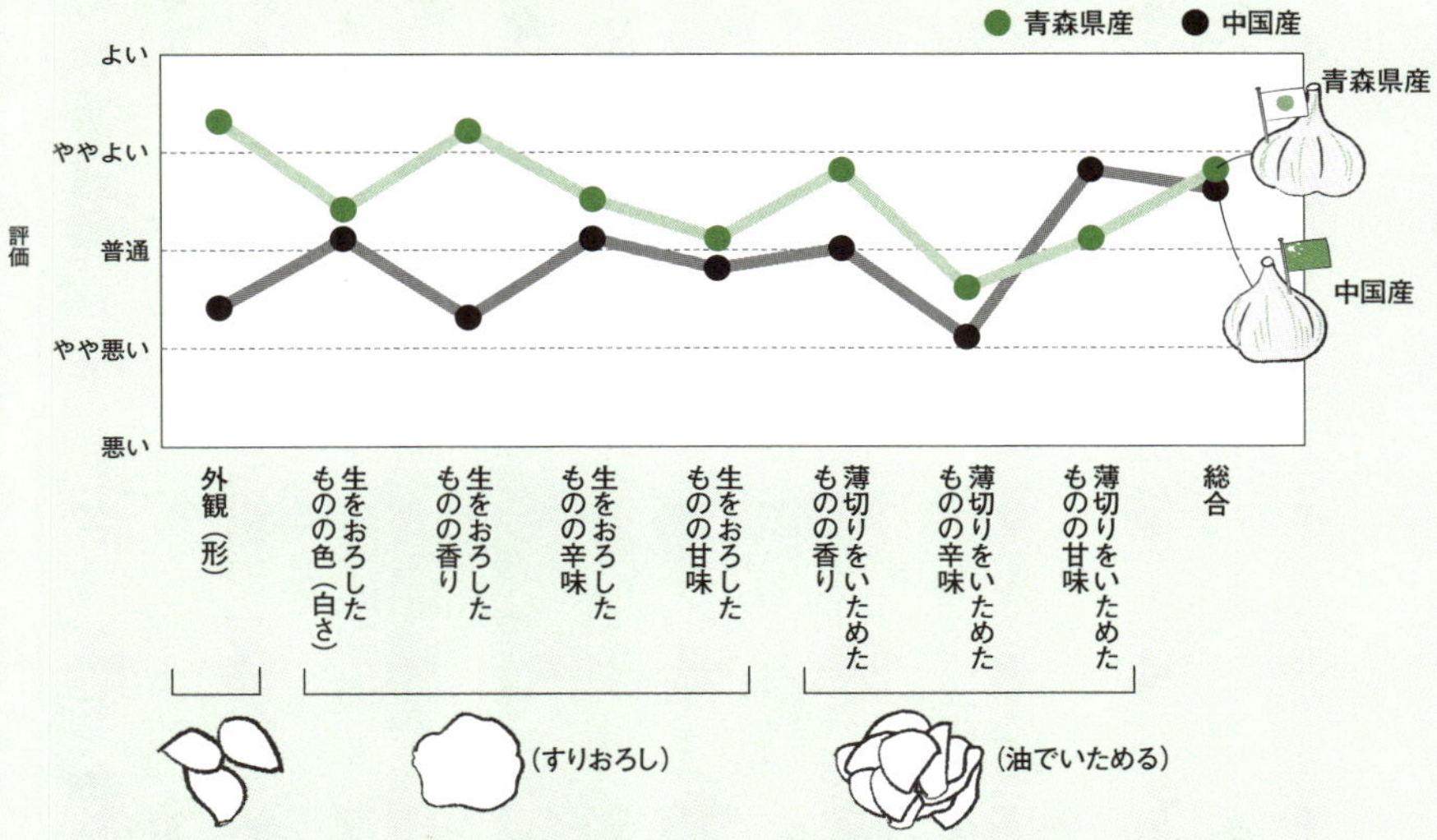

野菜のビタミンやミネラルに関する実験データ集

野菜、芋、くだもののビタミン・ミネラル含有量の通年成分変化

緑黄色野菜

カルシウム

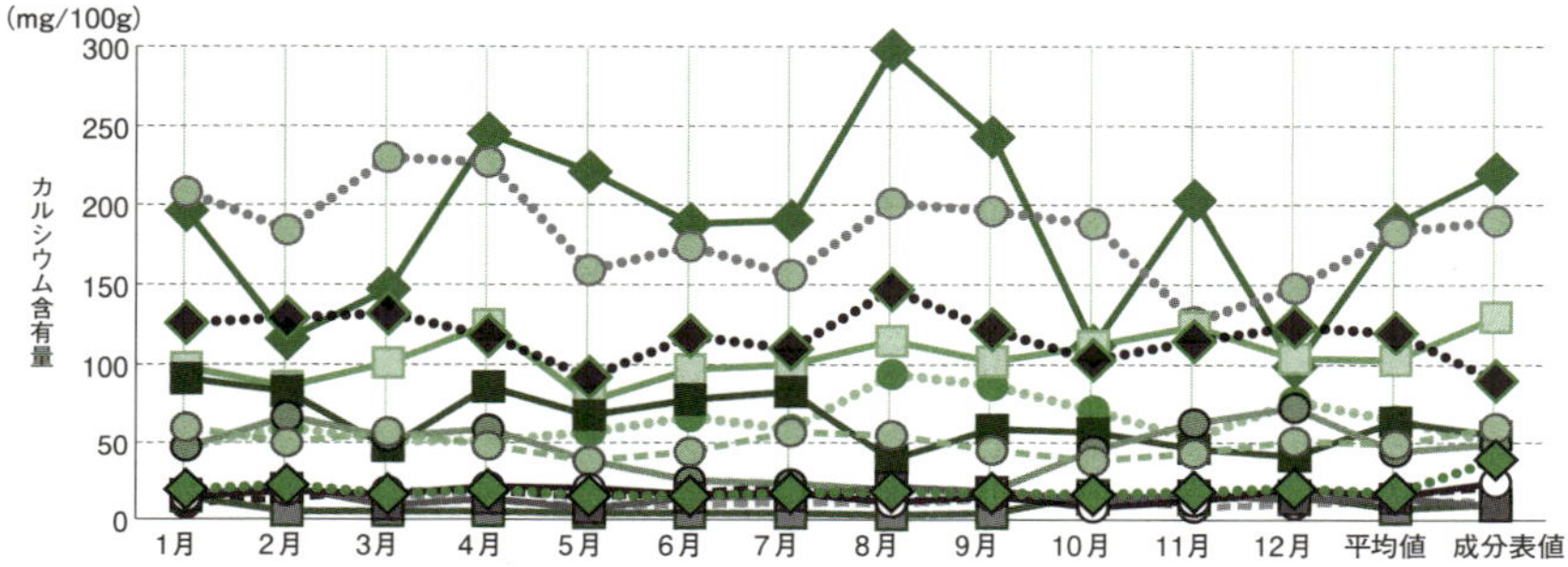

リン

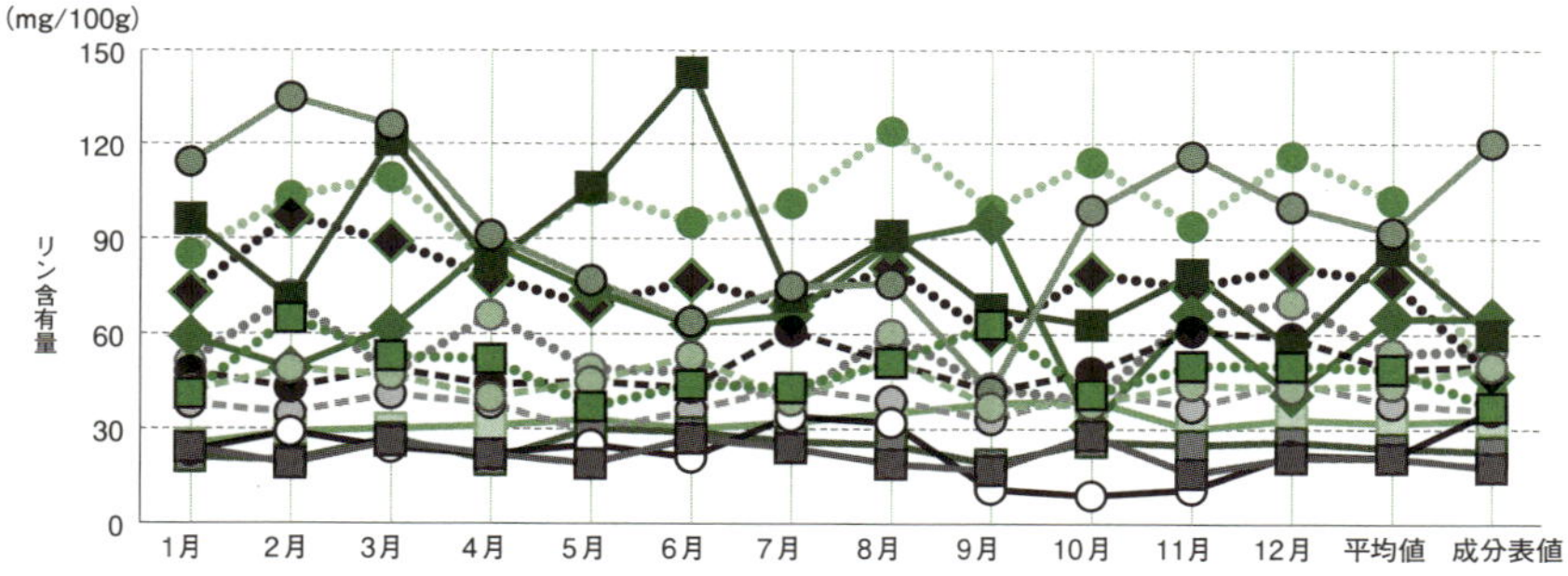

鉄

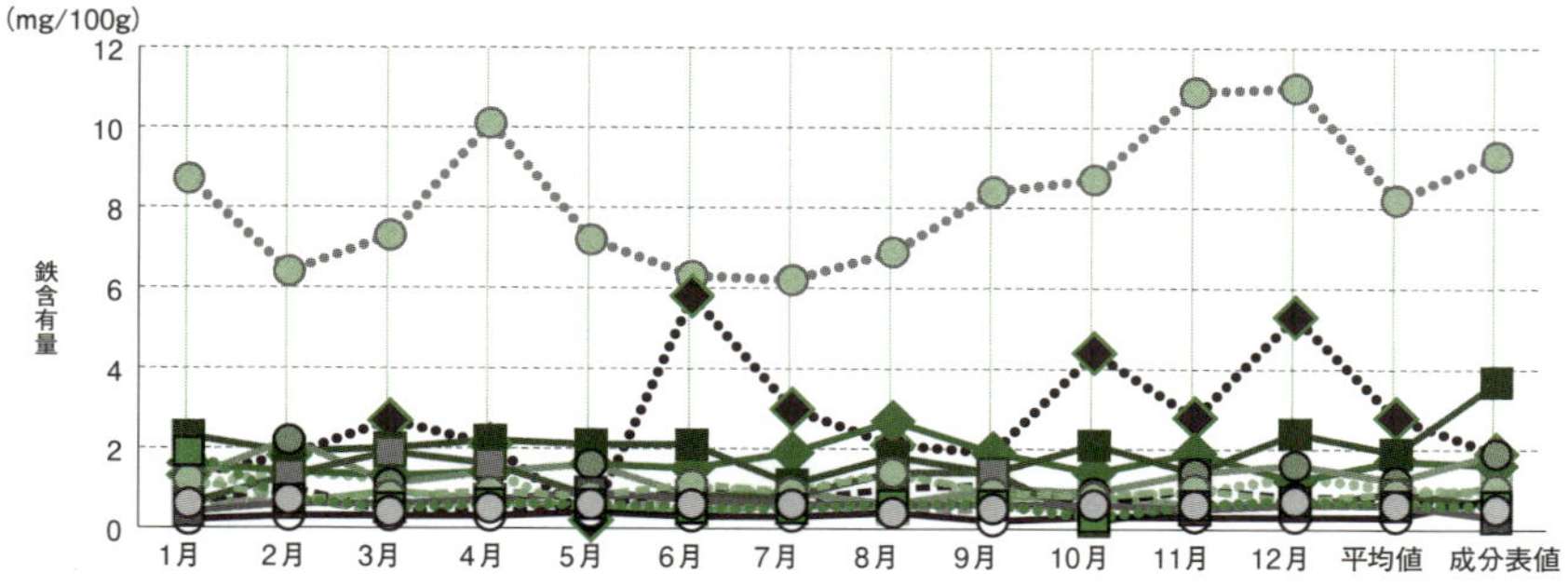

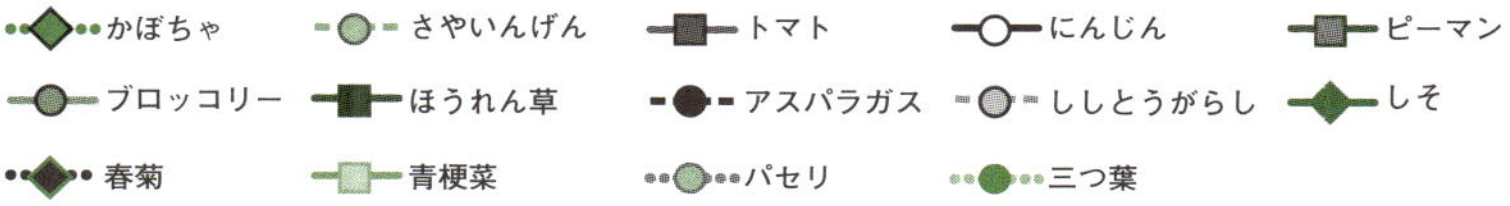

カリウム

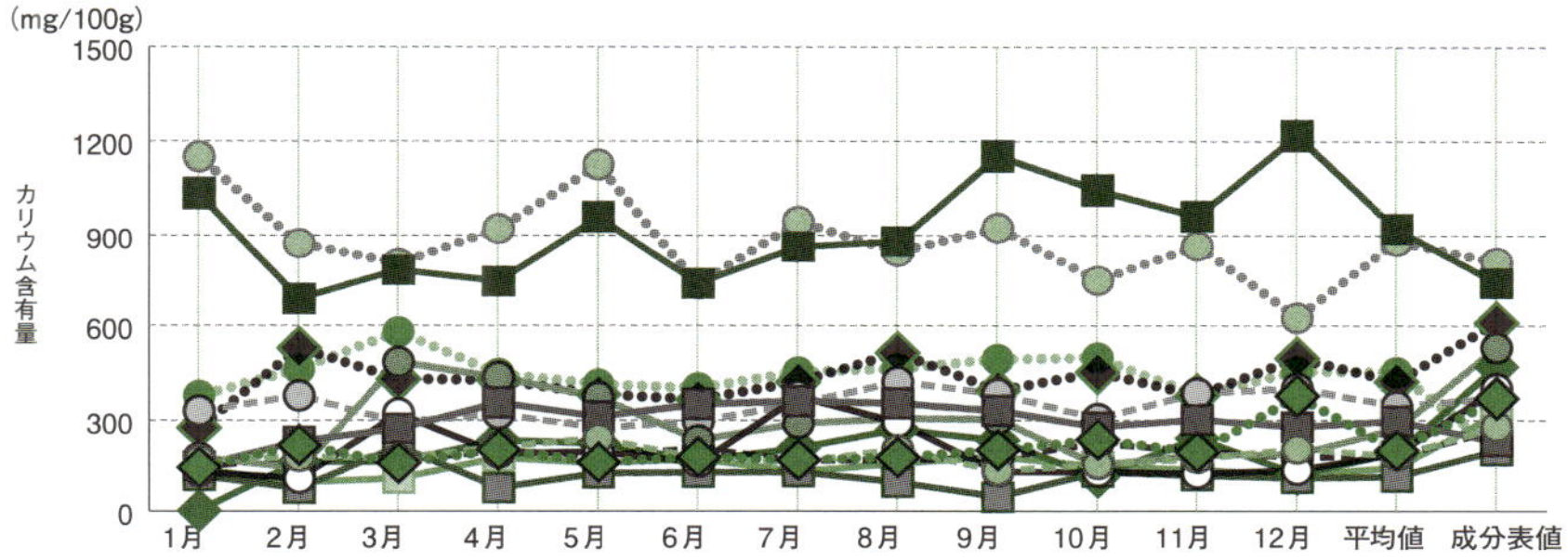

カロテン

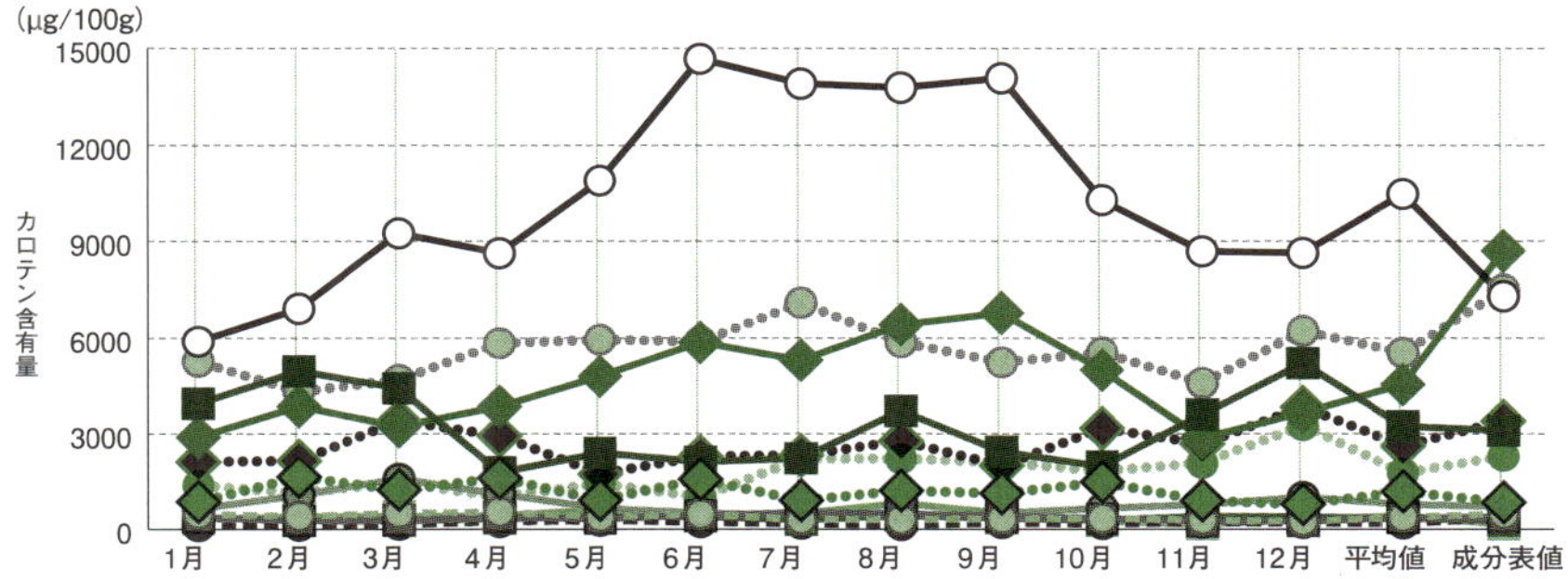

ビタミンC

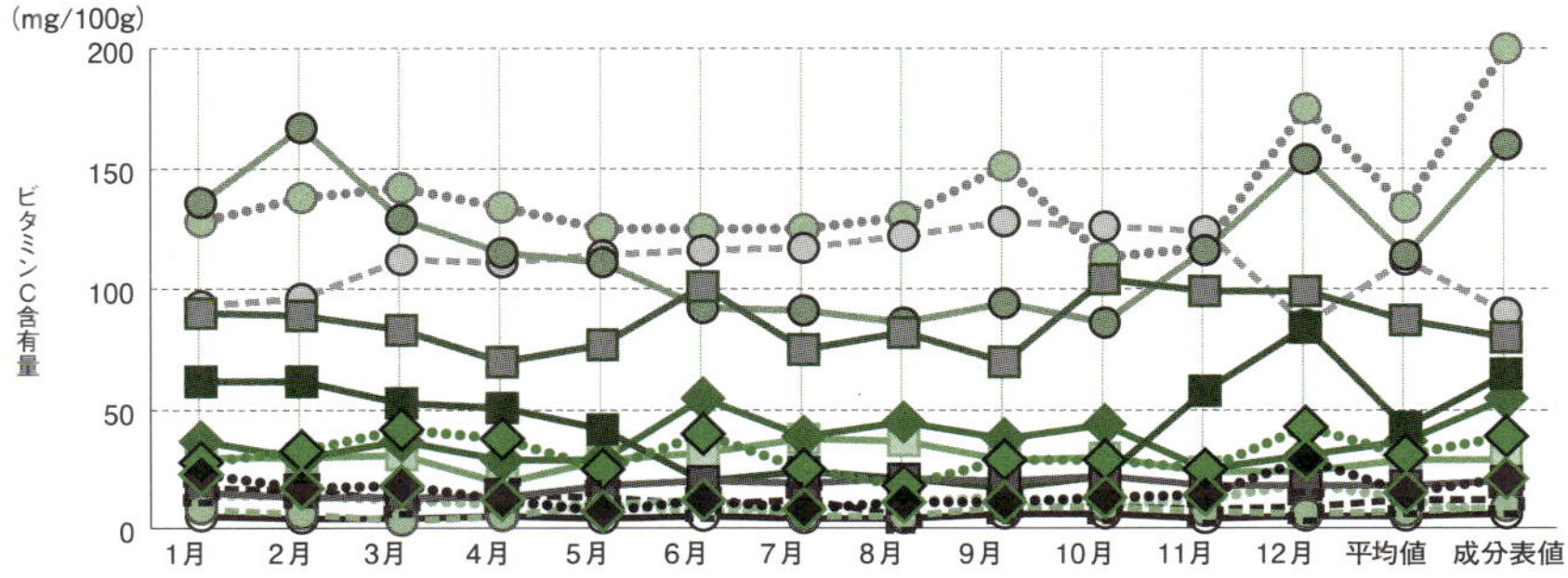

淡色野菜　くだもの

カルシウム

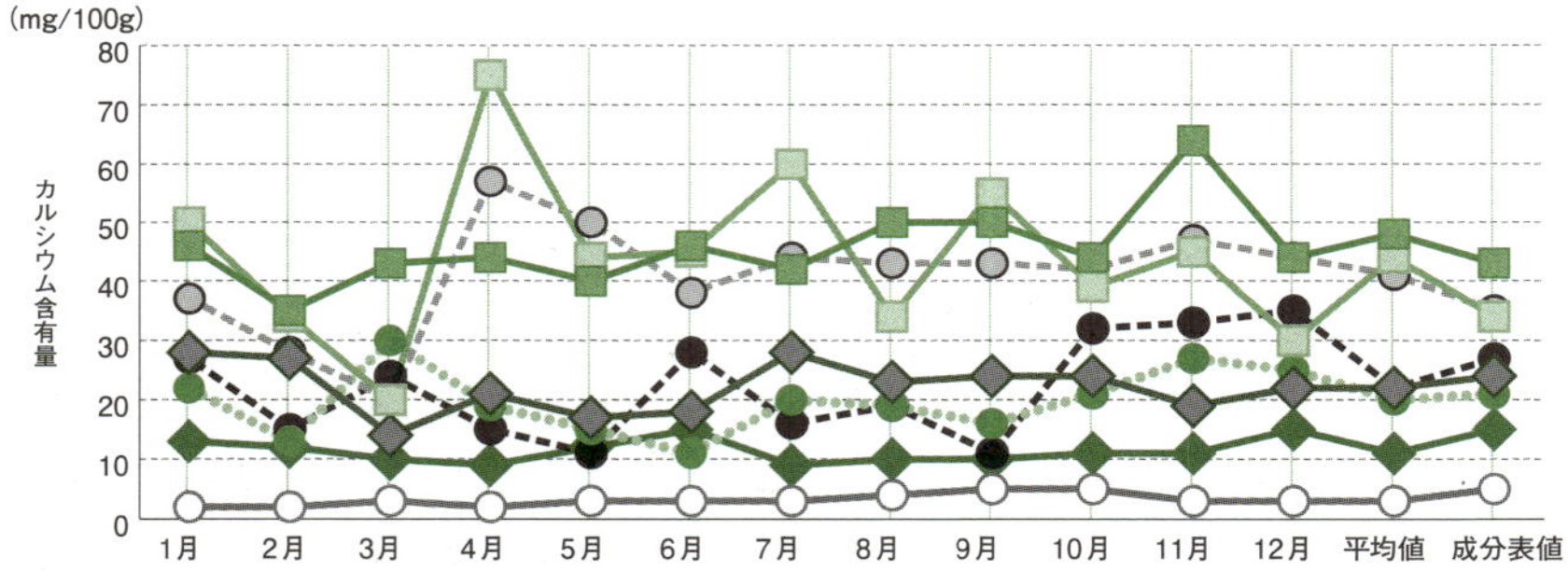

リン

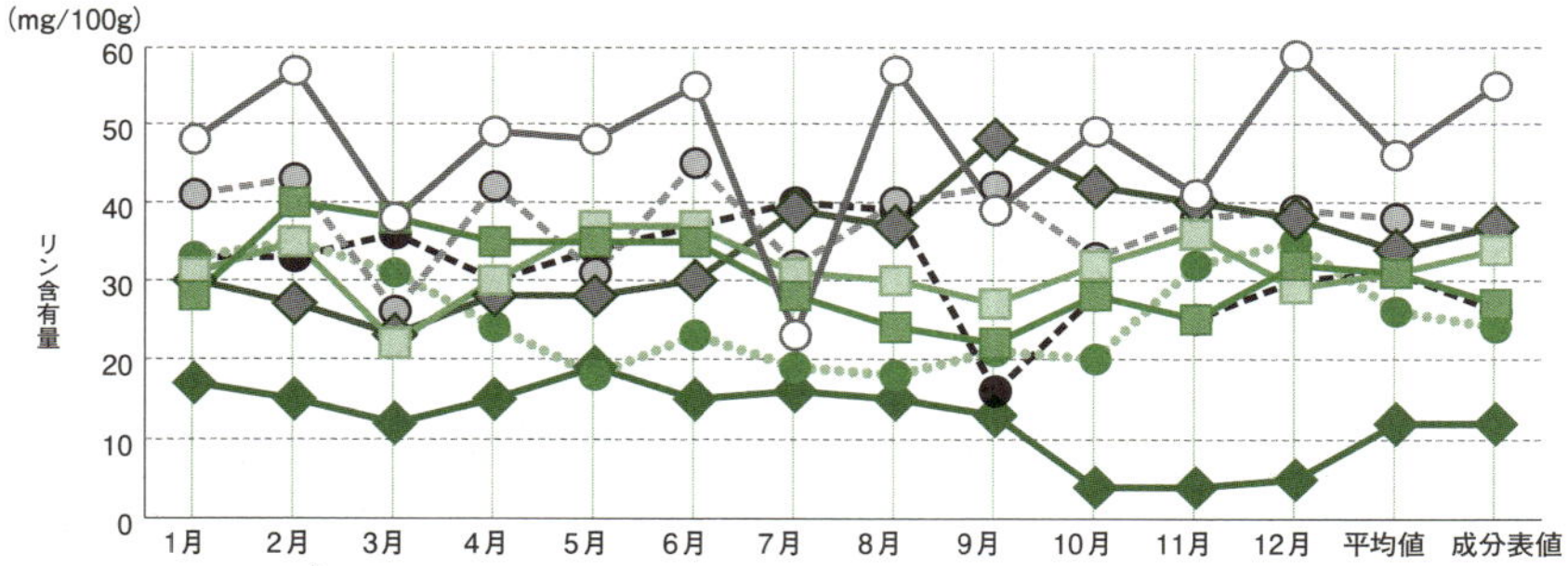

鉄

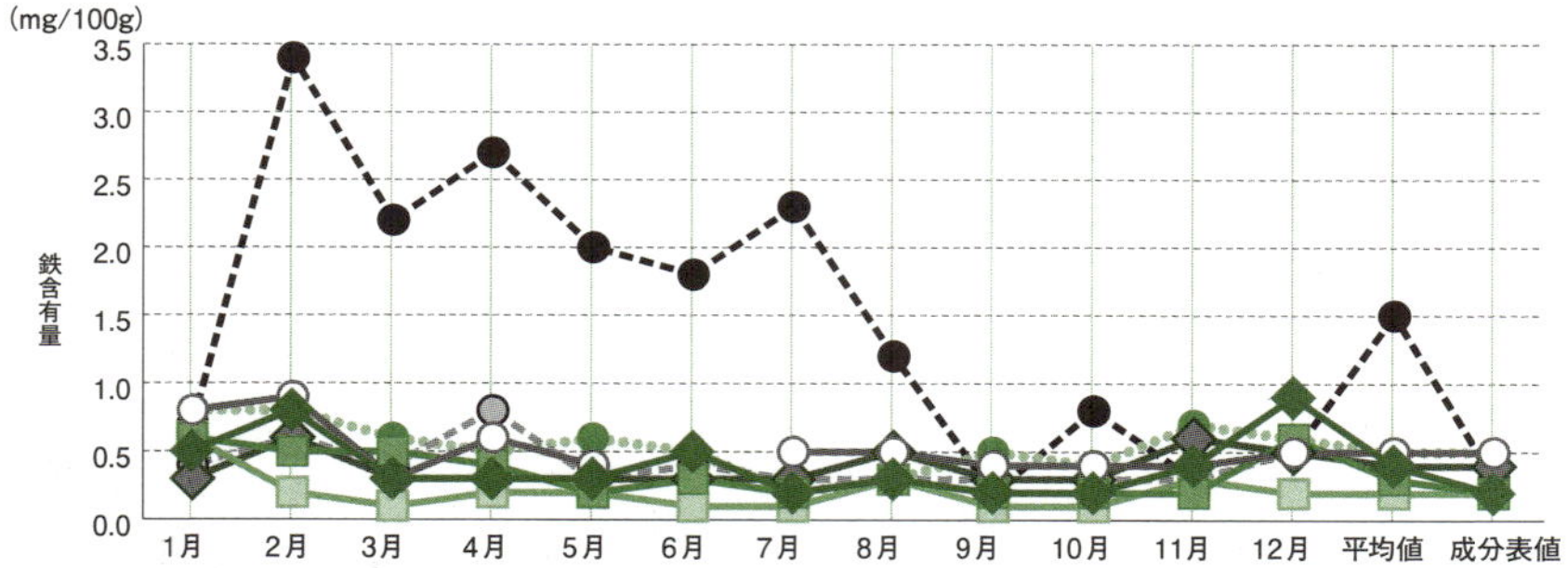

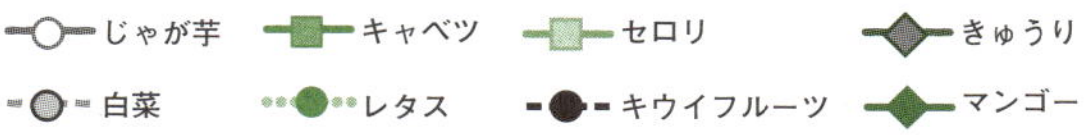

カリウム

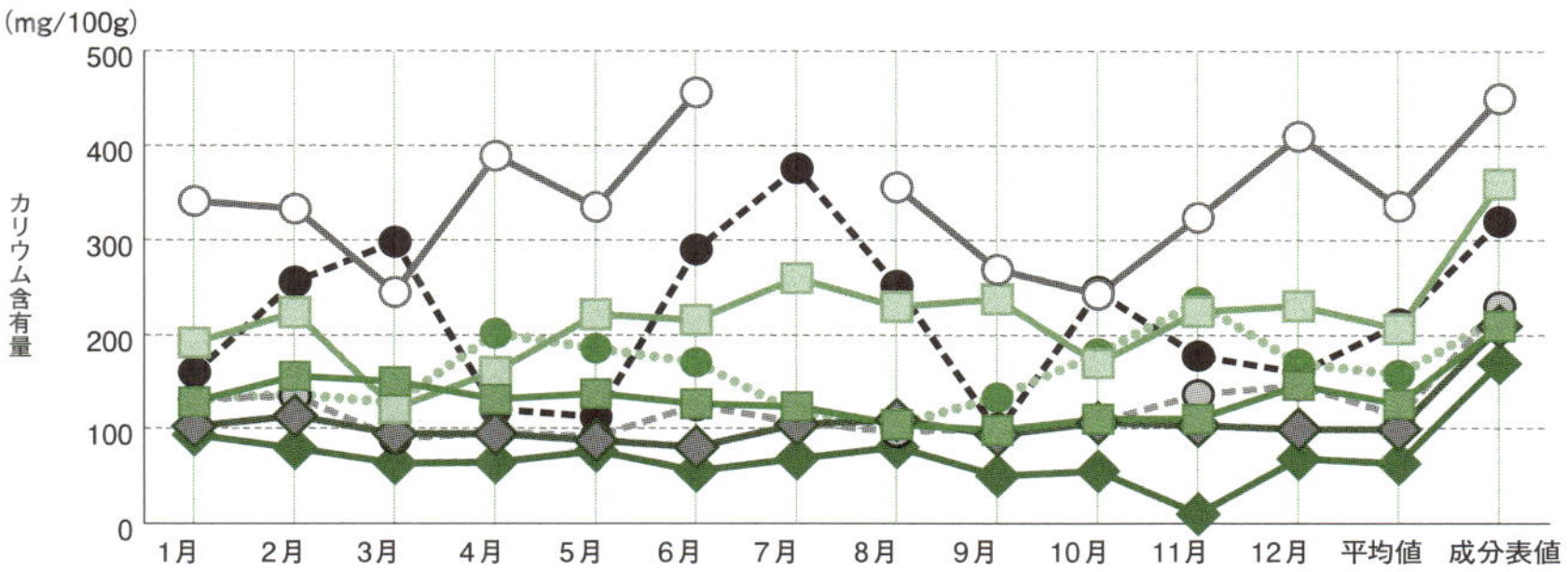

カロテン

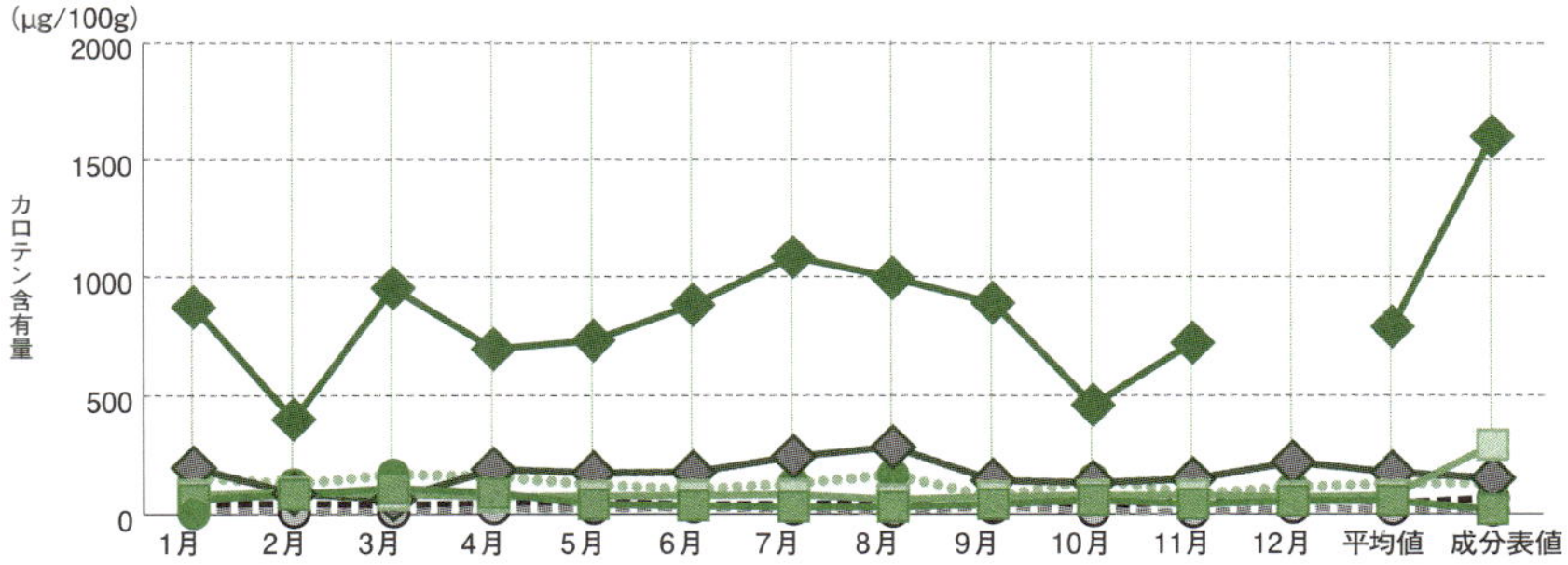

ビタミンC

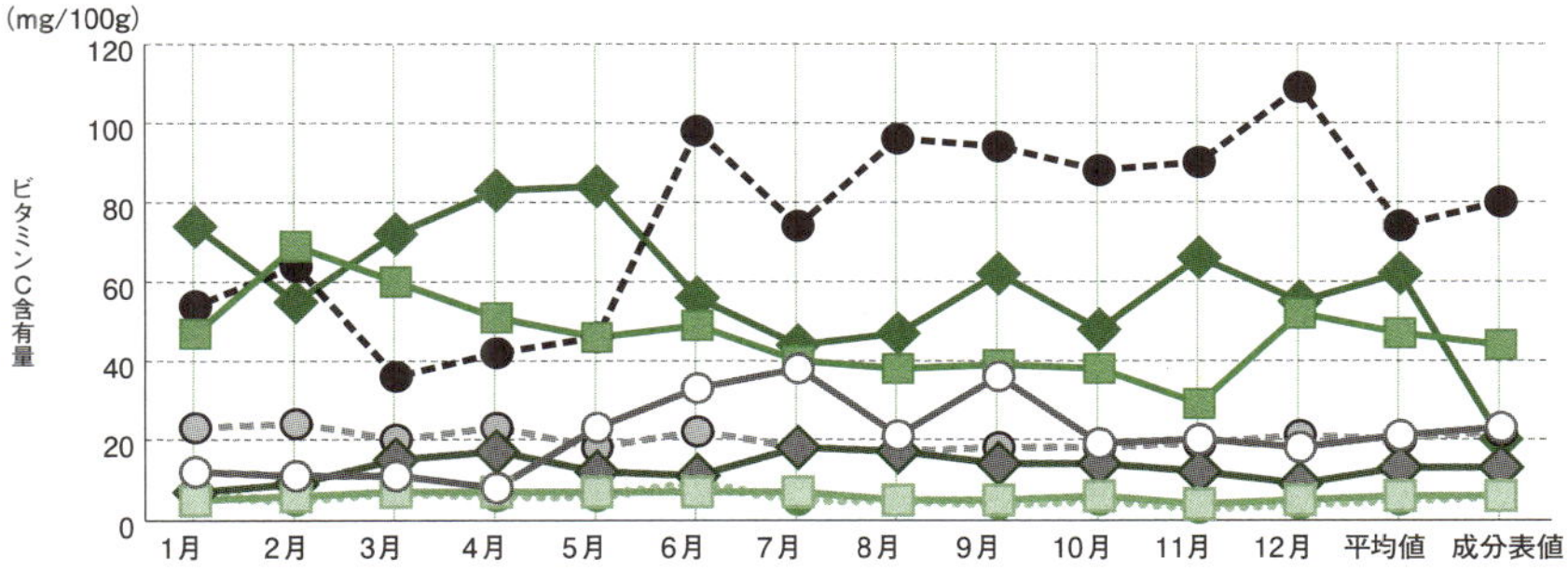

出典
ビタミン　71(2),67-74,1997　出回り期が長い食用植物のビタミンおよびミネラル含有量の通年成分変化[1]
ビタミン　72 (11),613-617,1998　出回り期が長い食用植物のビタミンおよびミネラル含有量の通年成分変化[2]

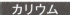

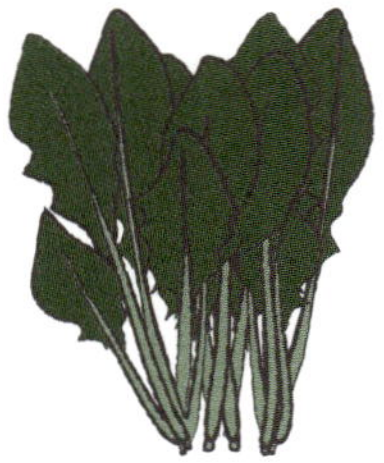

図1 流通過程におけるほうれん草のビタミンC含有量の変動（7月）

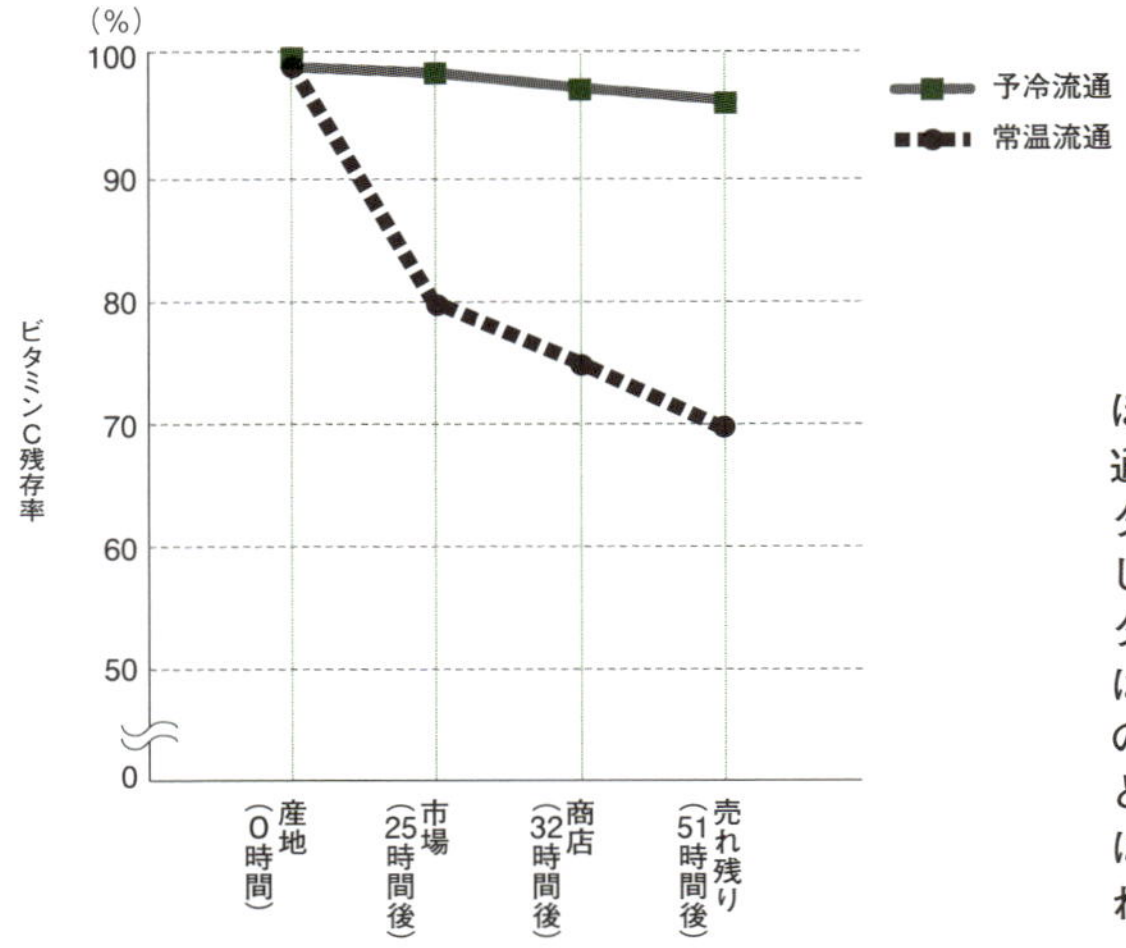

日本調理科学会誌　26（4）,359-364,1993

ほうれん草について、予冷流通と常温流通される場合のビタミンCの変化について実験した。予冷された場合にはビタミンC含有量に大きな変動は見られないが、7月の気温の高い時期では常温流通すると減少が大きい。だが、現在は夏期においては予冷流通されるのが一般的である。

図2 ほうれん草（葉身部）貯蔵中のビタミンC含有量の変化
－温度条件の異なる場合－（4月、市販品）

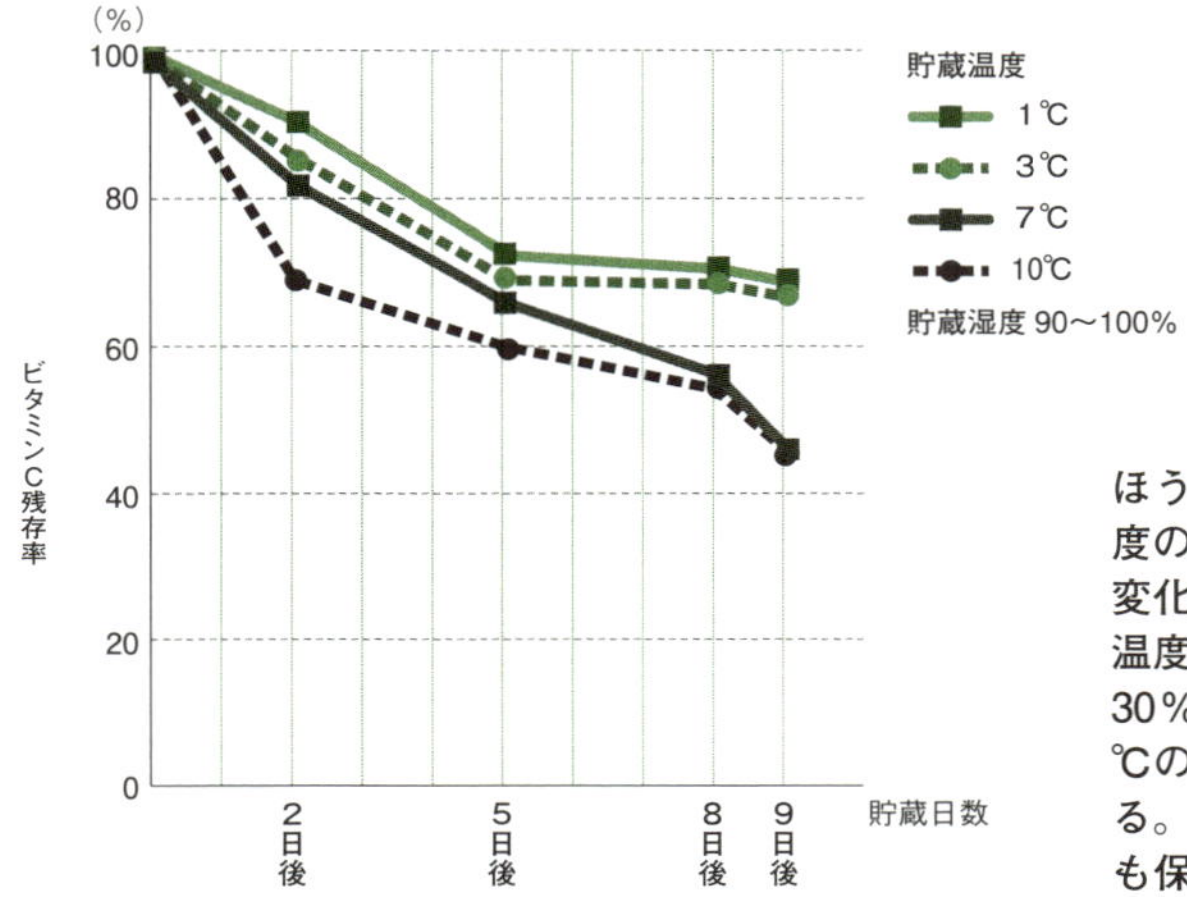

日本調理科学会誌　26（4）,359-364,1993

ほうれん草について、保存温度の違いによるビタミンCの変化について実験した。保存温度10℃では保存2日後で約30%の損失が見られるが、1℃の場合は損失はわずかである。しかし、いずれの温度でも保存日数が長くなるにつれて損失は大きくなる。

図3　保存中のほうれん草のビタミンCの含有量と残存率の変化

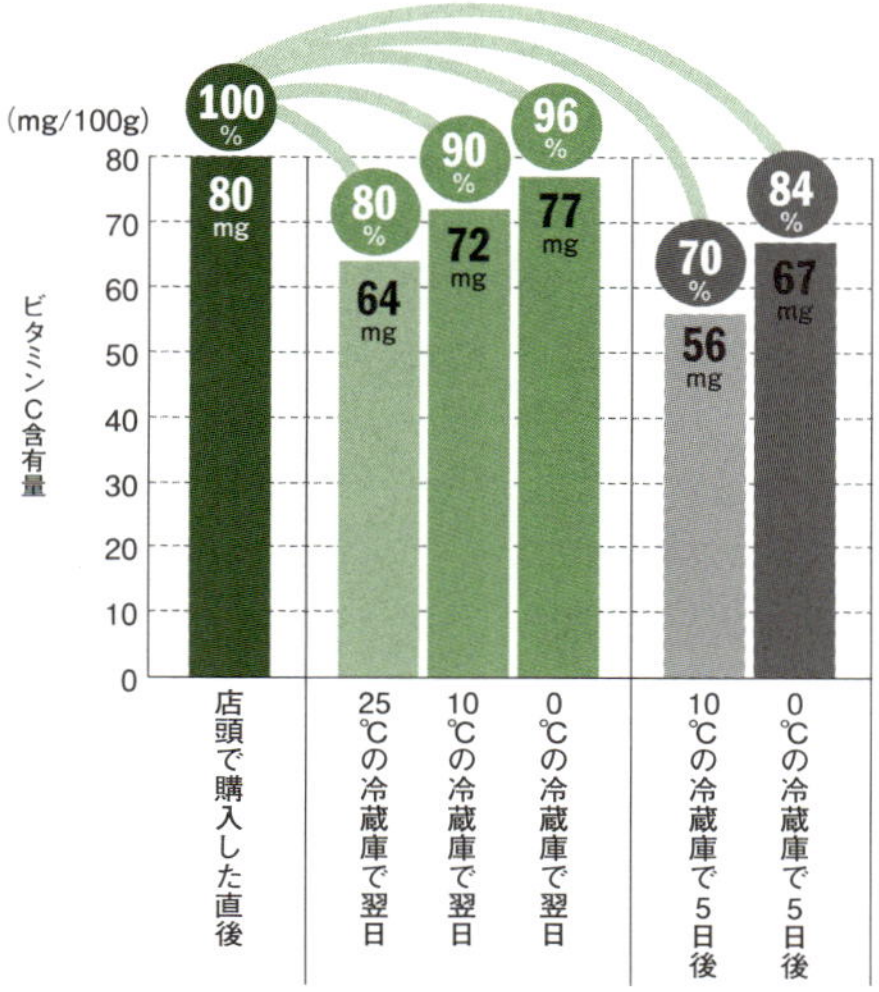

資料：吉田、野菜、1991

鮮度のよいほうれん草を店頭で購入し、温度と保存日数の違いによるほうれん草のビタミンCの変化について実験した。室温25℃で翌日までおくと葉はしおれて外観上非常に鮮度が落ちたようになる。その場合のビタミンCの残存率は80%である。しかし、10℃で保存しておくと10%、0℃で4%。5日後においても温度が低いほど損失が少ない。

図4　保存中のビタミンCの含有量の変動

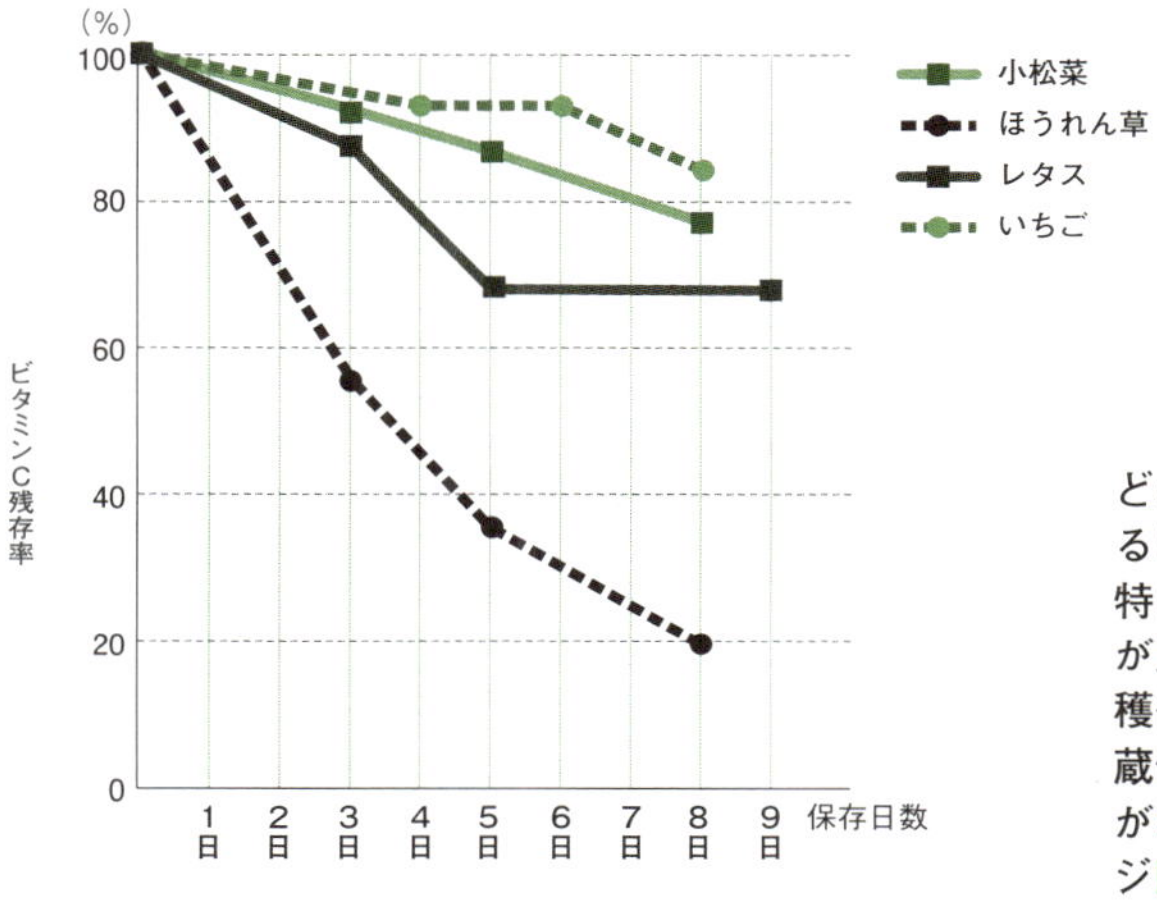

女子栄養大学栄養科学研究所年報　4,1996

どの野菜も保存日数が長くなるほどビタミンCは減少する。特にほうれん草は著しい減少が見られる。ほうれん草は収穫後の成分変化が著しく、冷蔵保存中の減少も大きいことが報告されている（224ページ図1参照）。その要因の一つとして組織が軟弱で傷を受けやすいことが推察される。

図5 ほうれん草（葉身部）貯蔵中の
ビタミンC含有量の変化（4月、市販品）

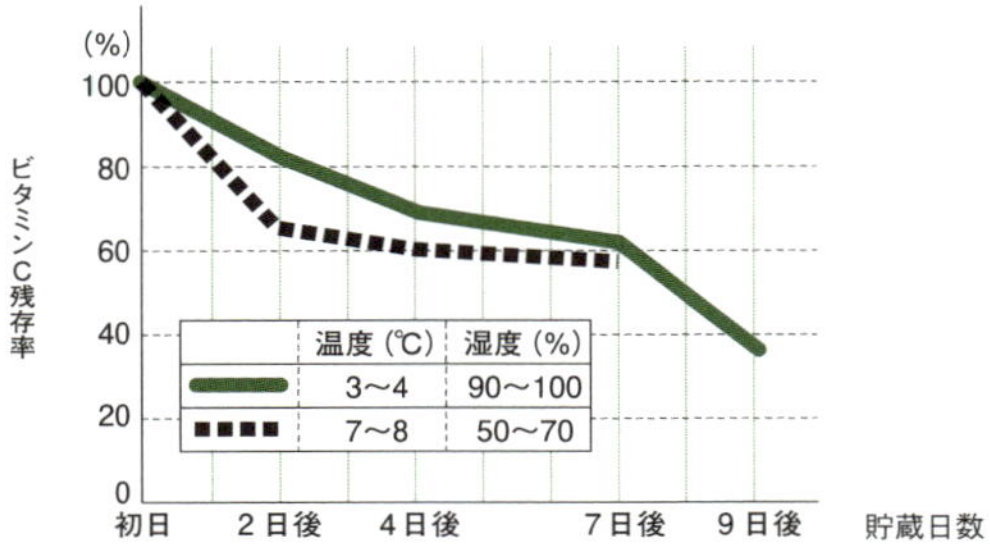

日本調理科学会誌　26(4),359-364,1993

ビタミンCの損失に、温度と湿度がどう影響するかを実験した。ビタミンCの損失が少ないのは、温度が低く、湿度が高いことがよりよいとわかる。

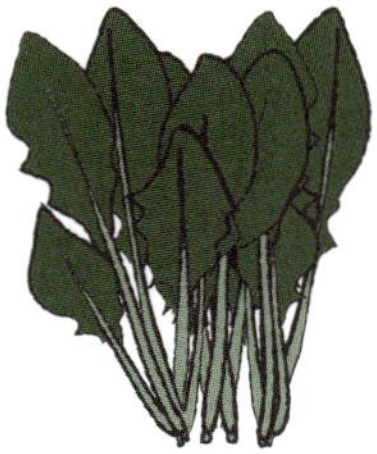

図6 ほうれん草（葉身部）貯蔵中の
ビタミンC含有量の変化（12月、収穫1時間後）

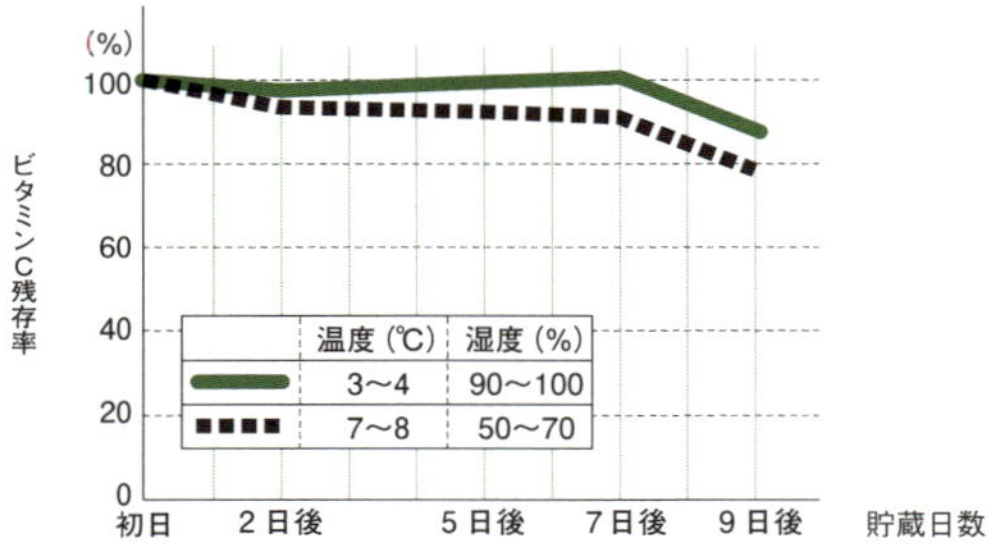

日本調理科学会誌　26(4),359-364,1993

冬期に収穫直後のほうれん草を保存した場合のビタミンCの変動について実験した。図5の実験と保存温度と湿度が同じであるにもかかわらず、保存中の減少は緩慢である。したがって保存中のビタミンCの変化は、保存するさいの野菜の鮮度によってかなり異なることが推察される。

図7 ほうれん草（葉身部）貯蔵中の
シュウ酸含有量の変化（4月、市販品）

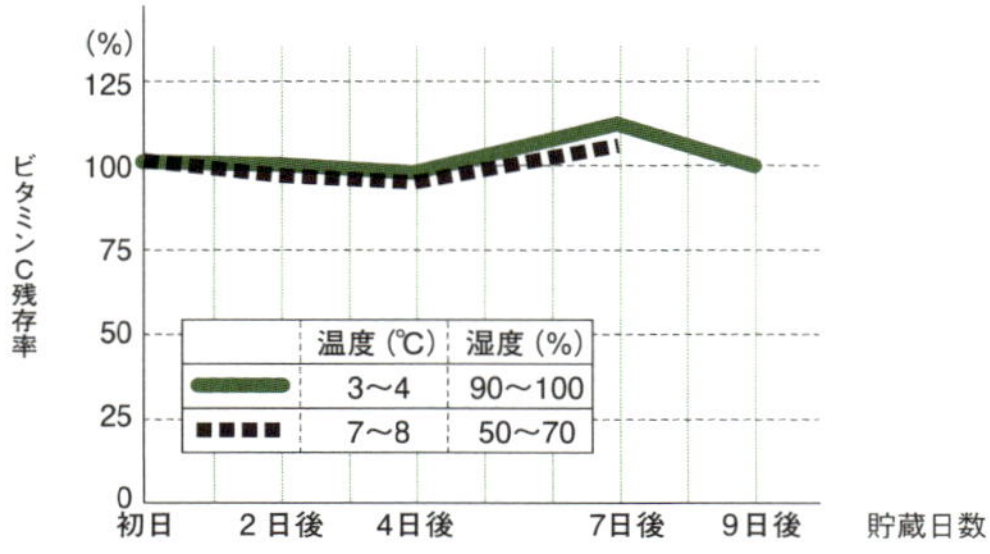

日本調理科学会誌　26(4),359-364,1993

ほうれん草のシュウ酸の保存期間による変化について実験した。試料は図5と同じものである。保存4日以後に増加する傾向が見られる。

ほうれん草を生の場合とゆでた場合で、ビタミンCの変化について実験した。平均5℃の冷蔵庫で保存した。ゆでたものは3日以内に利用しないと風味が落ちるため、その時点での損失状態を見ると、生鮮野菜として保存した場合と大差のないことがわかる。図9のブロッコリーもほぼ同様の傾向である。図10のキャベツは2日以内の利用が望ましく、その時点の損失は、生鮮野菜として保存した場合に比べて10%程度の損失である。

図8 ほうれん草を冷蔵した場合（5℃）のビタミンC残存率

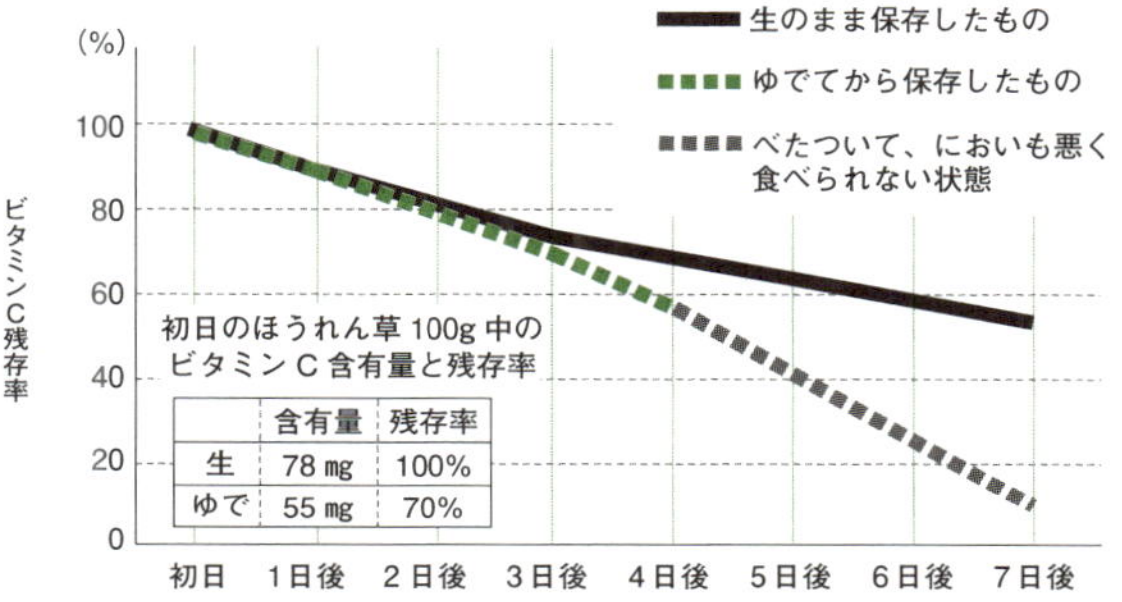

	含有量	残存率
生	78 mg	100%
ゆで	55 mg	70%

『調理のためのベーシックデータ　第5版』（女子栄養大学出版部）

図9 キャベツを冷蔵保存した場合（5℃）のビタミンC残存率

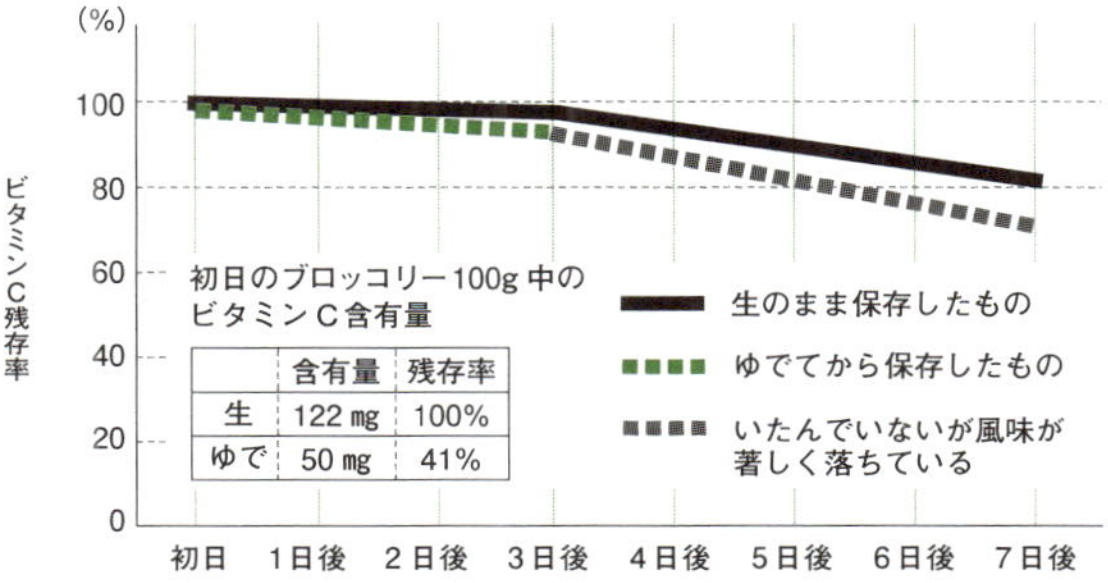

	含有量	残存率
生	122 mg	100%
ゆで	50 mg	41%

『調理のためのベーシックデータ　第5版』（女子栄養大学出版部）

図10 ブロッコリーを冷蔵保存した場合（5℃）のビタミンC残存率

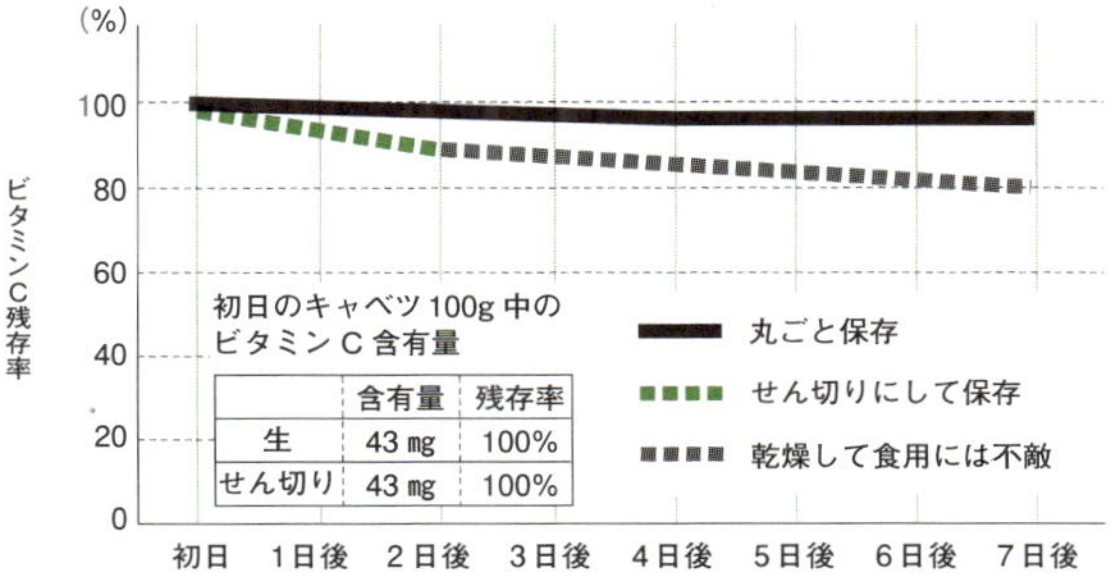

	含有量	残存率
生	43 mg	100%
せん切り	43 mg	100%

『調理のためのベーシックデータ　第5版』（女子栄養大学出版部）

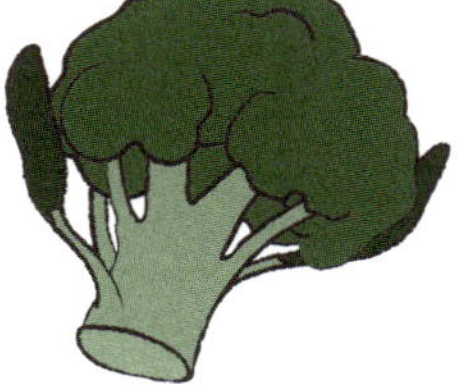

図 11　ほうれん草のゆで時間によるビタミン C 残存率

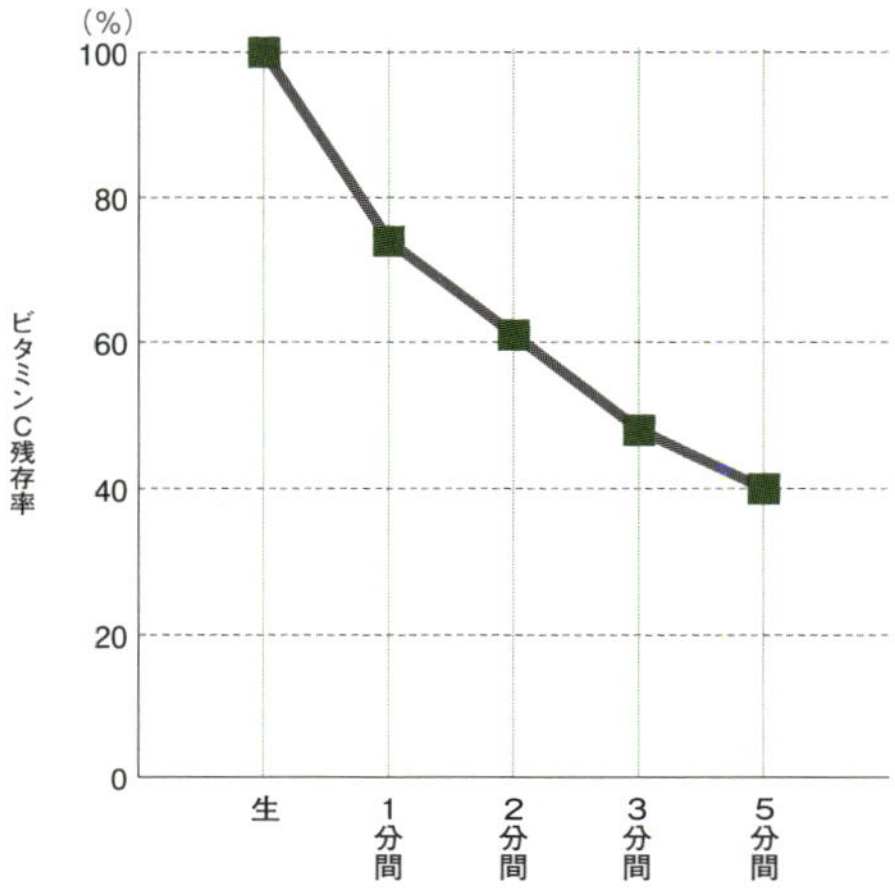

資料：吉田、野菜、1991

ほうれん草のゆで時間によるビタミン C について実験した。ゆで時間が長いほど、損失が大きいことがわかる。

図 12　ほうれん草（葉身部）を1分ゆでたあとの水さらし時間によるビタミン C の残存率

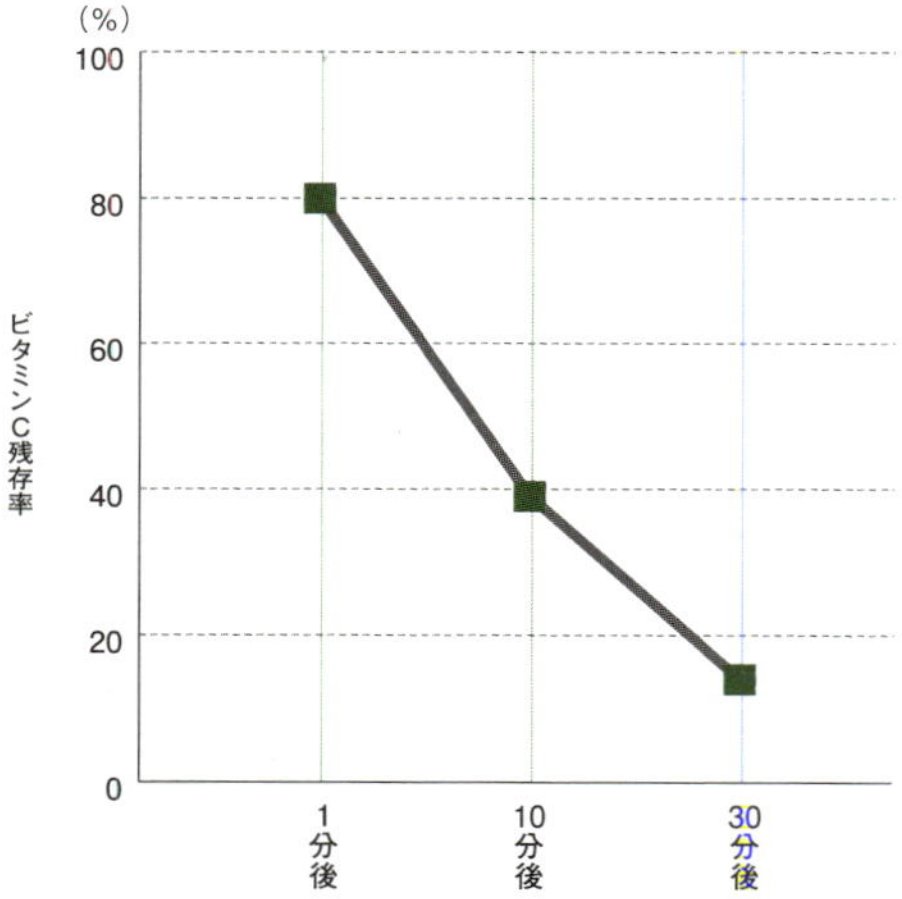

資料：吉田、野菜、1991

ほうれん草をゆでたあとのさらし時間によるビタミン C について実験した。さらし時間が長いほど、損失が大きいことがわかる。ゆでることで野菜の一部が破壊されるため、栄養素が水に流出すると考えられる。水に長くさらすと栄養素もおいしさも流出してしまう。おいしさを考えるとゆでたら水にさっと浸して 1 分以内に引き上げるとよい。

図13 ほうれん草のゆで時間及び水さらしによるシュウ酸の残存率の変化

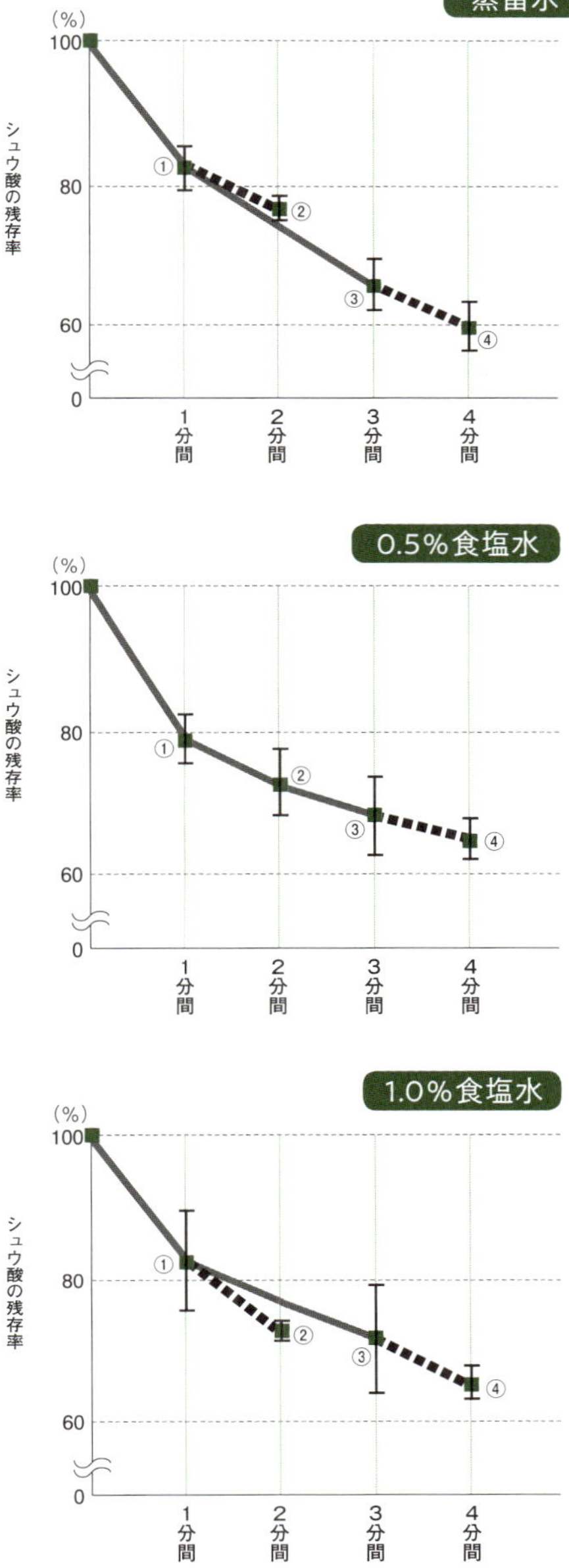

ほうれん草のアク成分であるシュウ酸について、ゆで湯の食塩の量、ゆで時間及び水さらし時間による減少について実験した。食塩を加えても加えなくてもシュウ酸の除去のされ方はほとんど差は見られない。②1分ゆでて1分水さらしした場合で、約24%の減少である（213ページ図1参照）。硝酸についてもだいたい同じ傾向である。

①1分ゆで
②1分ゆで＋1分水さらし
③3分ゆで
④3分ゆで＋1分水さらし

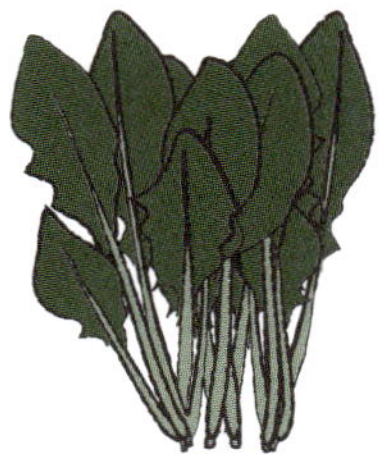

栄養学雑誌　56(1),1-9,1998

図14 生で5分間水にさらしたときの野菜のビタミンC 残存率

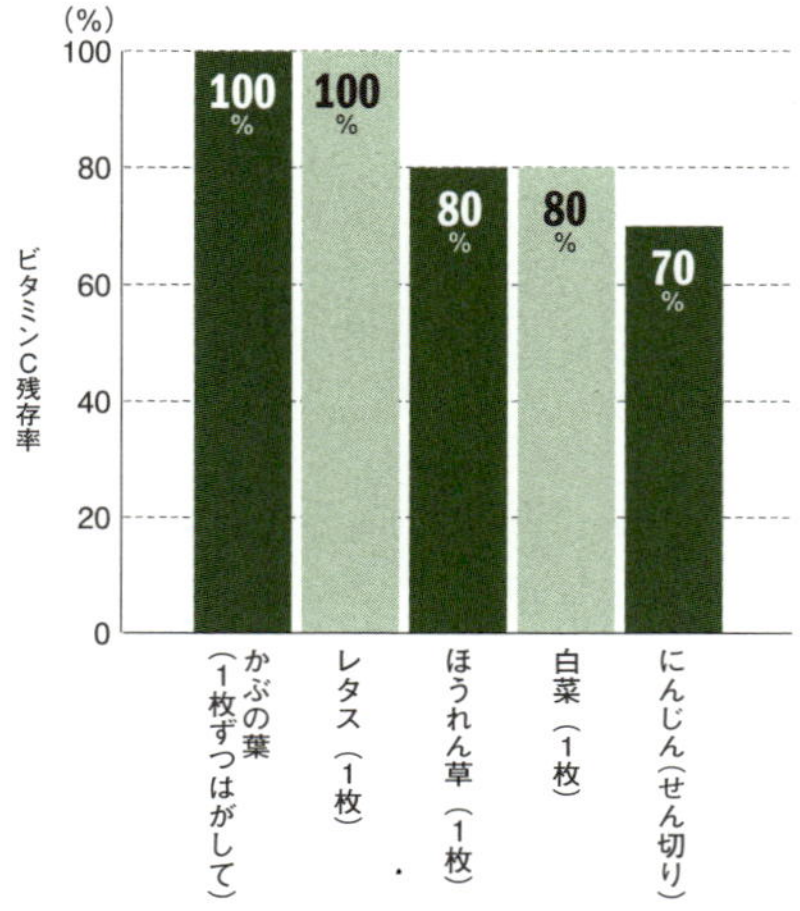

資料：吉田、野菜、1991

それぞれの野菜を水に5分さらした場合のビタミンCについて実験した。せん切りにするなど、野菜の組織が破壊されるほど栄養素が水に流出し、損失が大きくなる。

図15 じゃが芋を丸ごと40分蒸したときのビタミン残存率

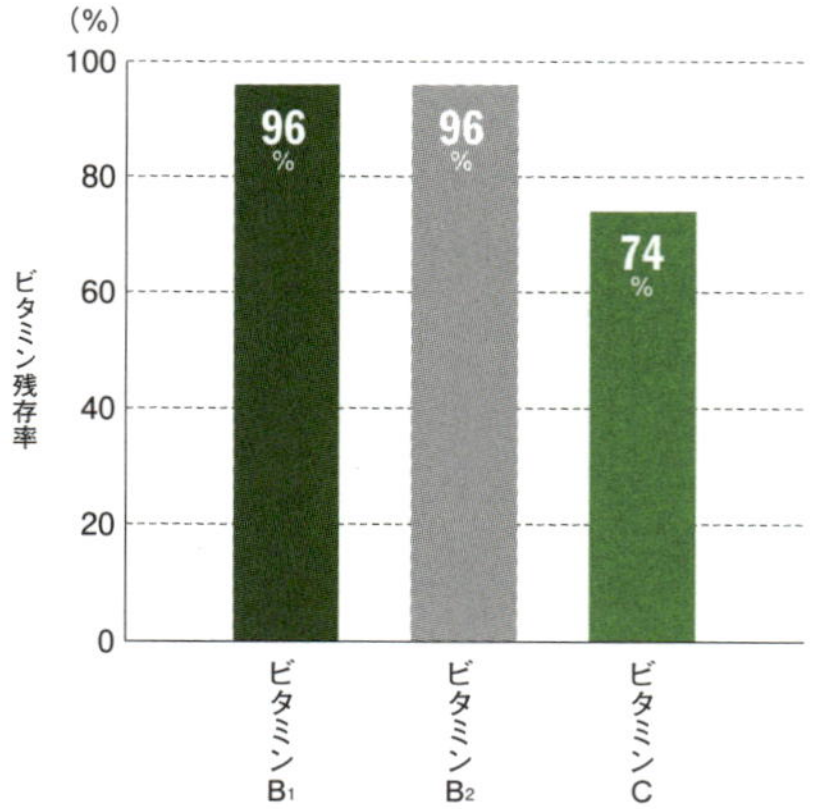

資料：吉田、野菜、1991

じゃが芋を蒸したときのビタミン類について実験した。まるごと蒸すと、ビタミンB_1、B_2は、ほどんと損失がない。ビタミンCについては、26%減少した。芋の組織を破壊していないため、栄養素の損失は少ない。

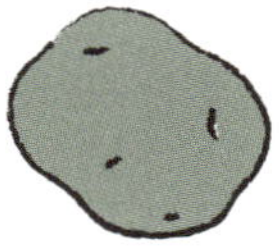

図16　おろし大根の時間経過によるビタミンC残存率の変化

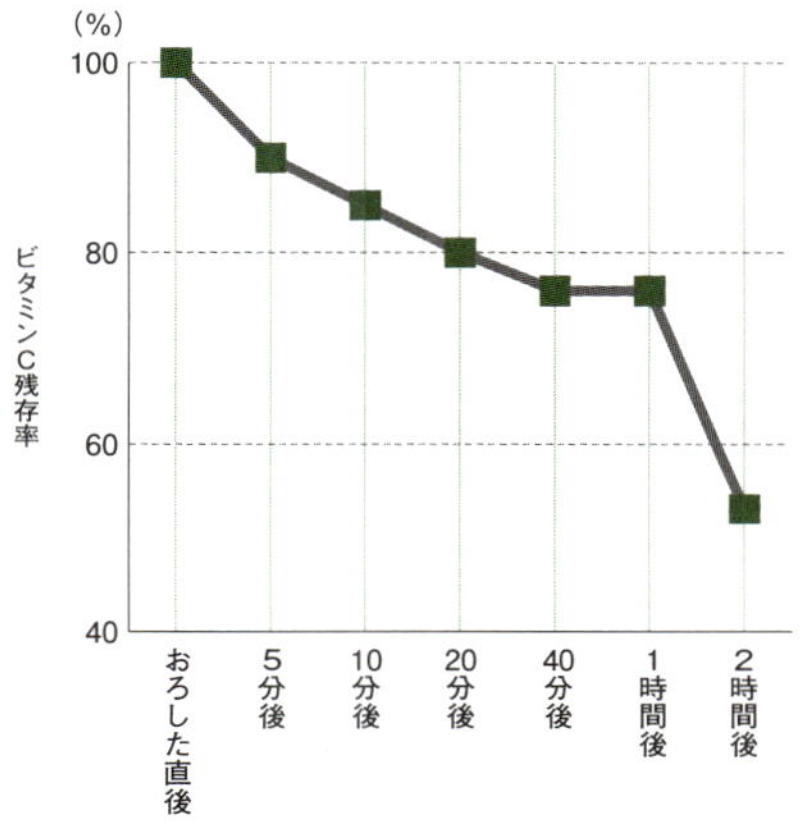

資料：吉田、野菜、1991

大根をおろしてからの時間経過によるビタミンCについて実験した。時間が経過するほどビタミンCは減少する。おろすことで組織が破壊され、ビタミンCの酸化が進んだためと考えられる。

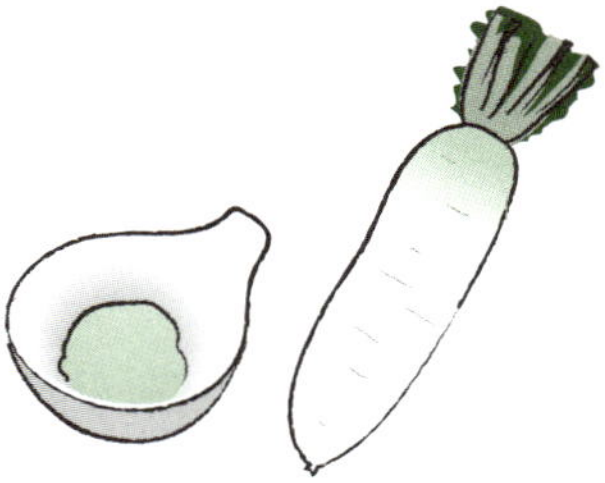

図17　ぬか漬けの時間経過によるビタミンB_1・Cの含有量の変化<きゅうり>

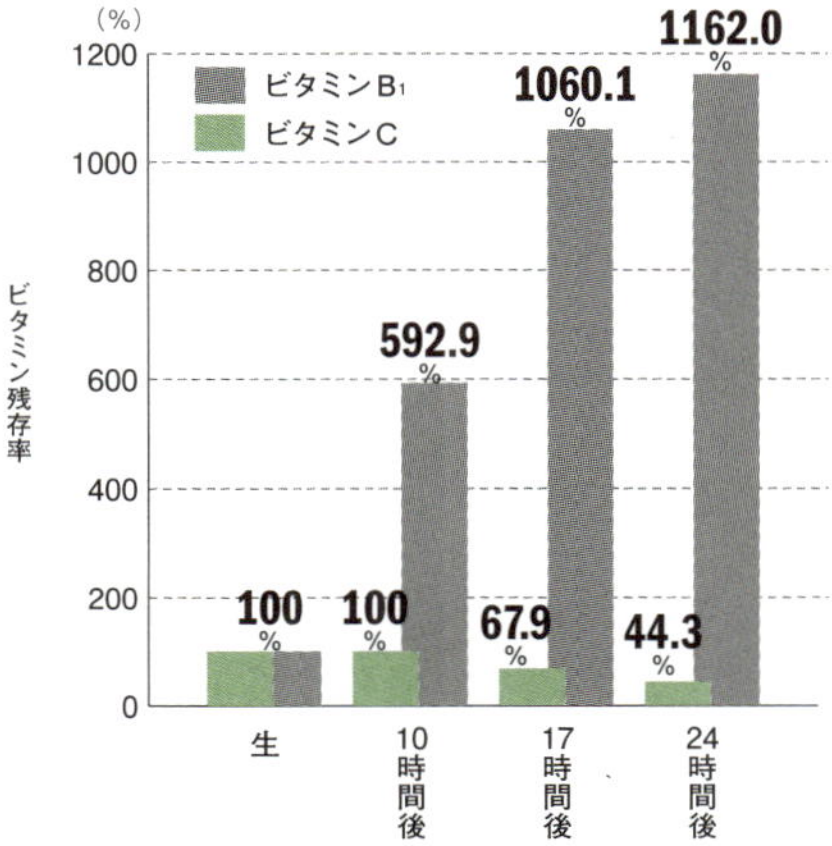

きゅうりをぬか漬けにした場合のビタミン類について実験した。ビタミンCについては時間経過とも減少しているが、ビタミンB_1については、大幅に増加している。ビタミンCについては脱水とともにビタミンCが流出したためと考えられる。ビタミンB_1については、ぬか床中のビタミンB_1がきゅうりに移行したためである。

『調理のためのベーシックデータ　第5版』（女子栄養大学出版部）

図 18 ほうれん草のカロテンとクロロフィル含有量の関係

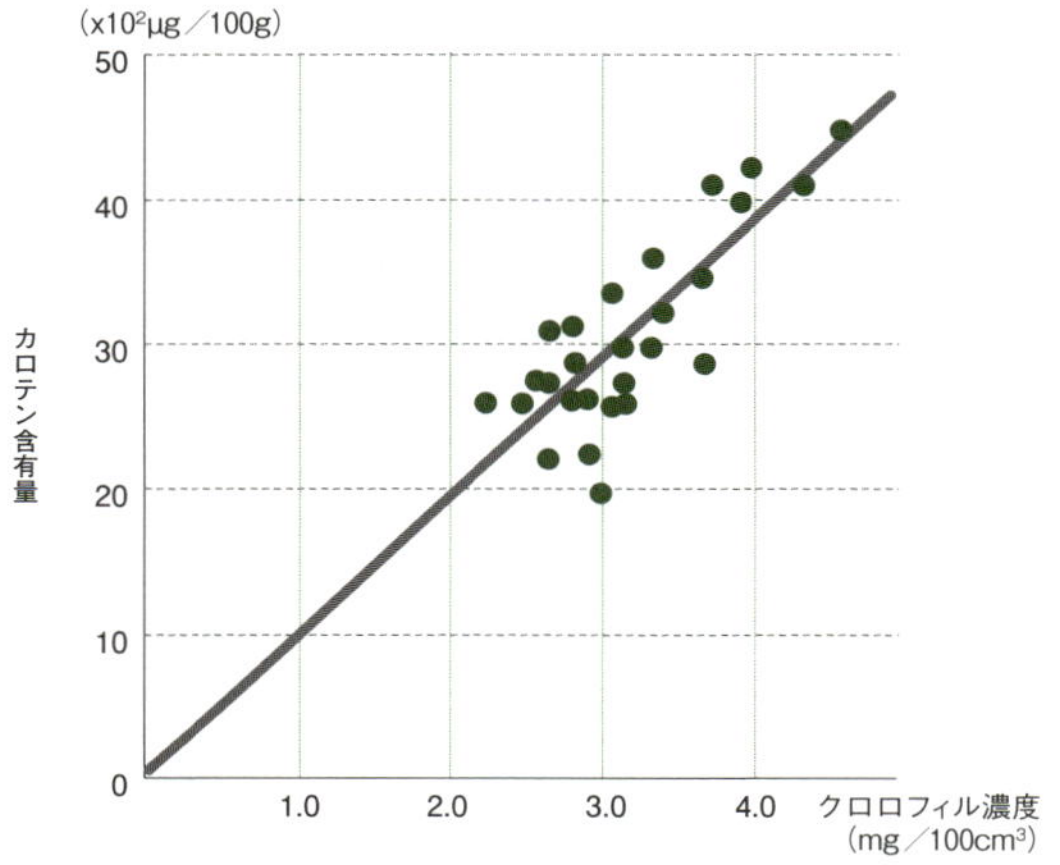

日本調理科学会誌　26(4),359-364,1993

ほうれん草の色素であるクロロフィルとカロテンの含有量の関係について実験した。クロロフィルとカロテンの含有量には正の相関関係が見られる。つまりクロロフィルが多い＝緑色が濃いとカロテンを多く含む。

図 19 ほうれん草のカロテンとビタミンＣ含有量の関係

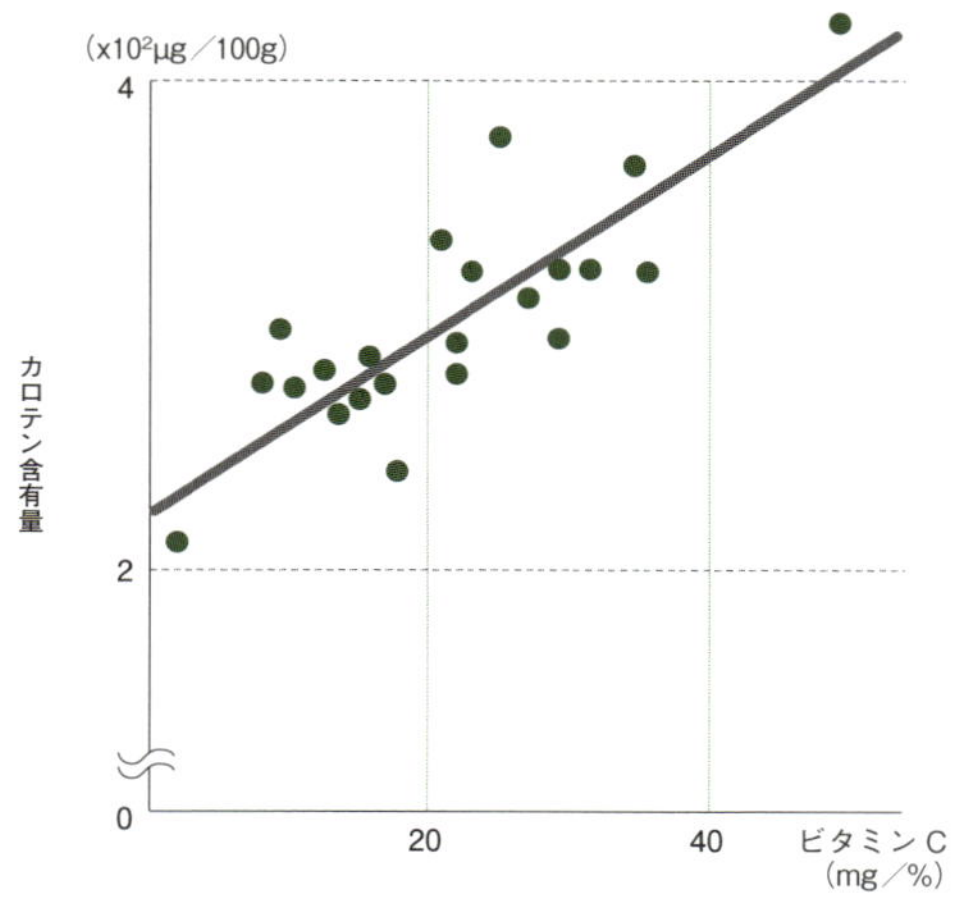

日本調理科学会誌　26(4),359-364,1993

ほうれん草のカロテンとビタミンＣの含有量の関係について実験した。カロテンとビタミンＣの含有量に正の相関関係が見られる。つまり、図18の実験と合わせて考えると、外観上、緑色が濃いと栄養素量も多いことになる。

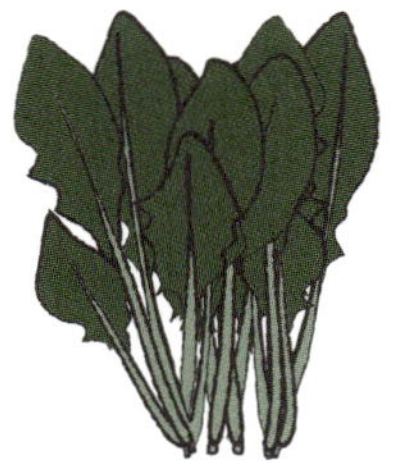

図 20　水耕栽培トマトの果房別ビタミン C 含有量

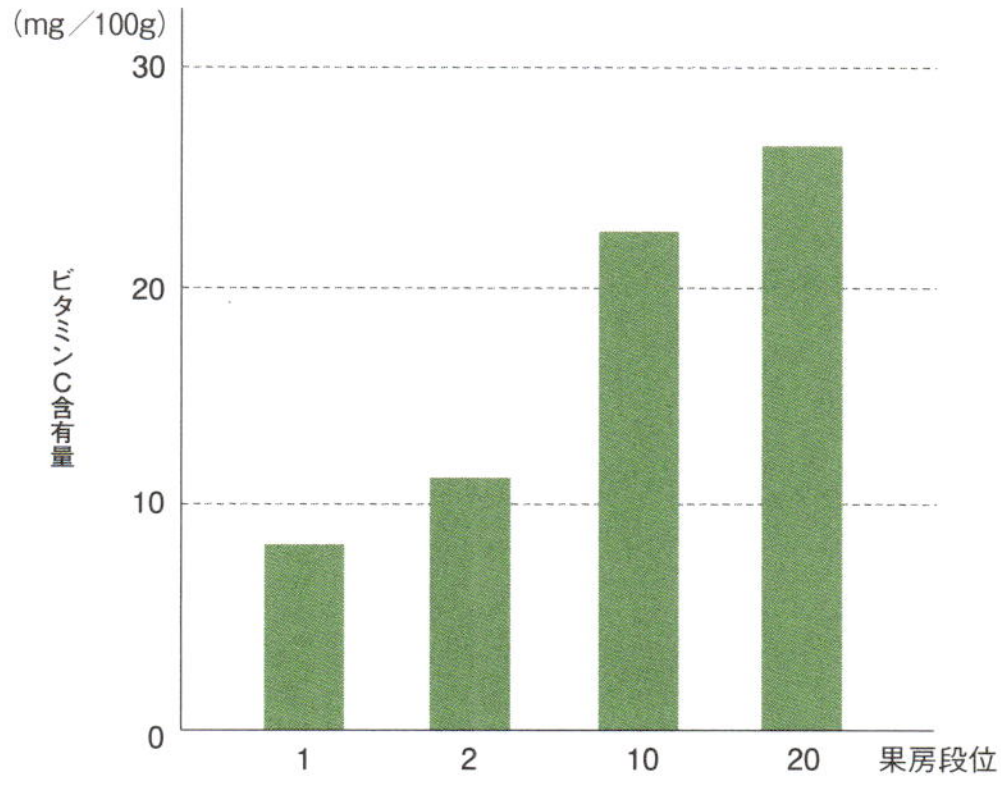

日本食生活学会誌　7(2),15-22,1996

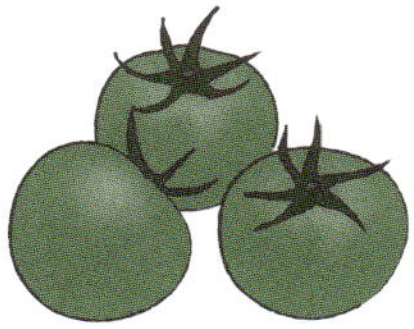

循環方式の水耕栽培されたトマトのビタミン C の含有量について実験した。果房（花や実をつける房のこと。土耕栽培なら 7 ～ 8 果房、水耕栽培なら 20 果房以上実をつける）によってかなり違う。最初に実をつける 1 ～ 2 果房より、あとから実をつける 10 ～ 20 果房ほどビタミン C が多くなる。ビタミン C が多いものは甘味成分である還元糖も多い（図 21）。

図 21　完熟トマトの還元糖とビタミン C の関係

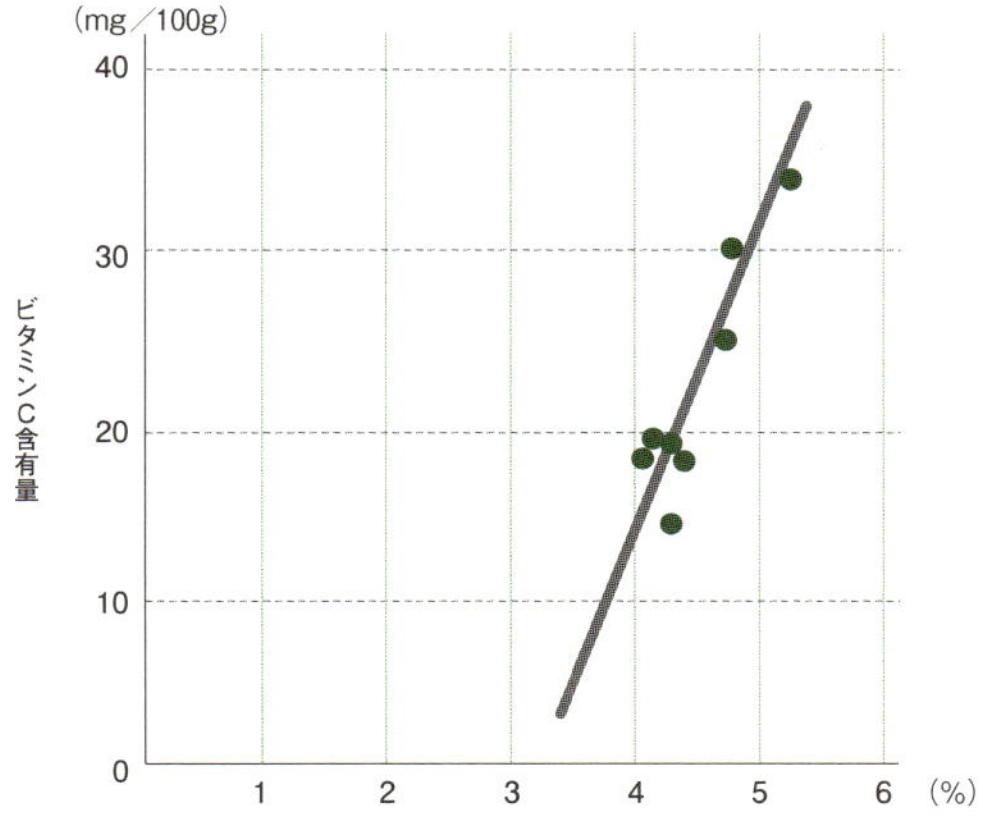

日本食生活学会誌　7(2),15-22,1996

完熟したトマトのビタミン C と還元糖の含有量の関係について実験した。ビタミン C と還元糖の含有量に正の相関関係が見られる。つまり、ビタミン C が多いほど還元糖が多く、より甘い。

部位によって違うビタミンCの含有率（実測値より算出）

各野菜の部位別のビタミンCについて測定した。部位によってビタミンCの含有量は違うことがわかる。

（各食品のビタミンC量はすべて100gあたりの数値）

●ほうれん草 全体平均ビタミンC 65mg

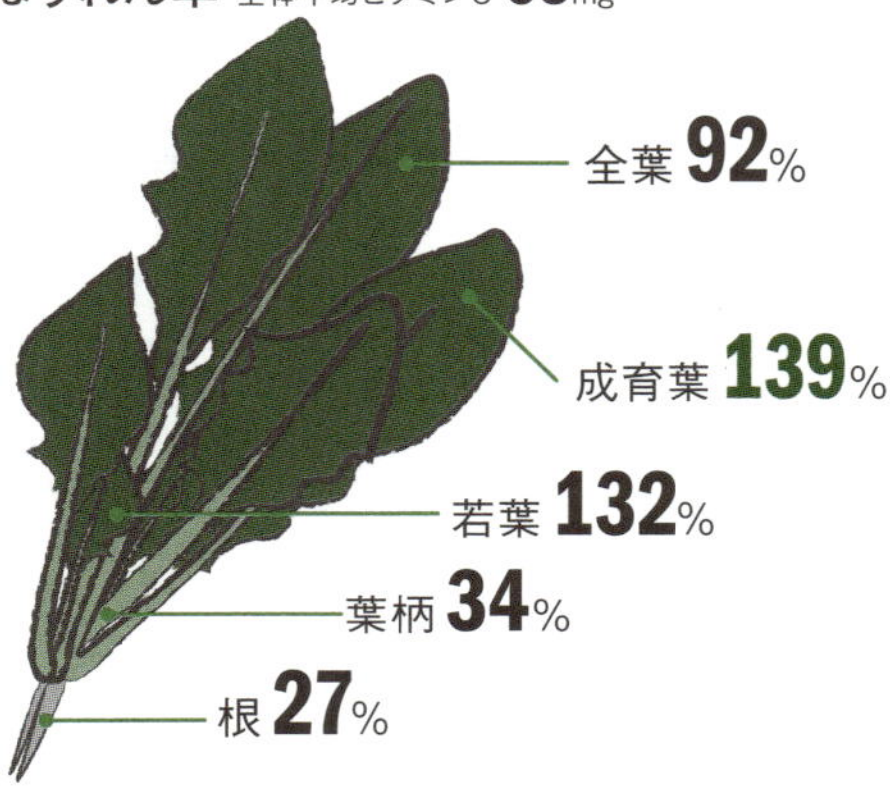

●小松菜 全体平均ビタミンC 75mg

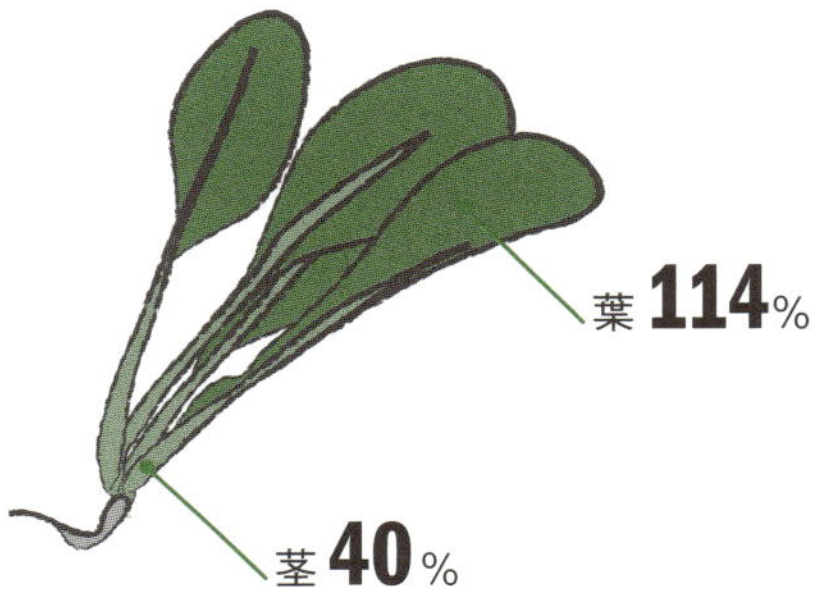

●青梗菜 全体平均ビタミンC 29mg

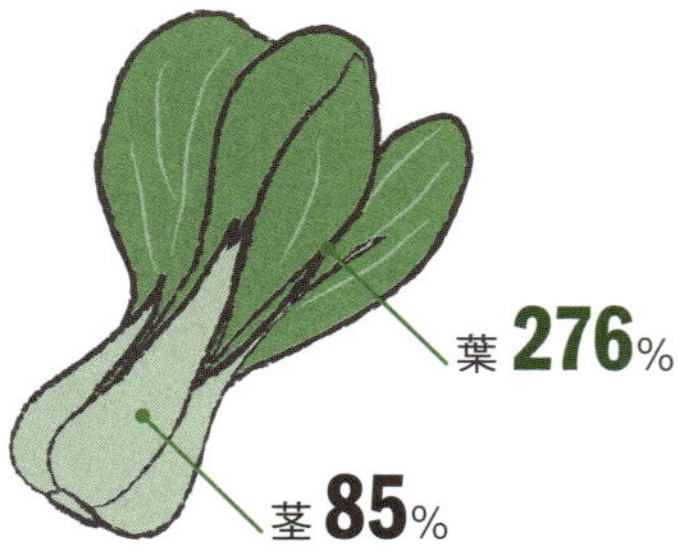

●キャベツ 全体平均ビタミンC 44mg

（葉のみ）

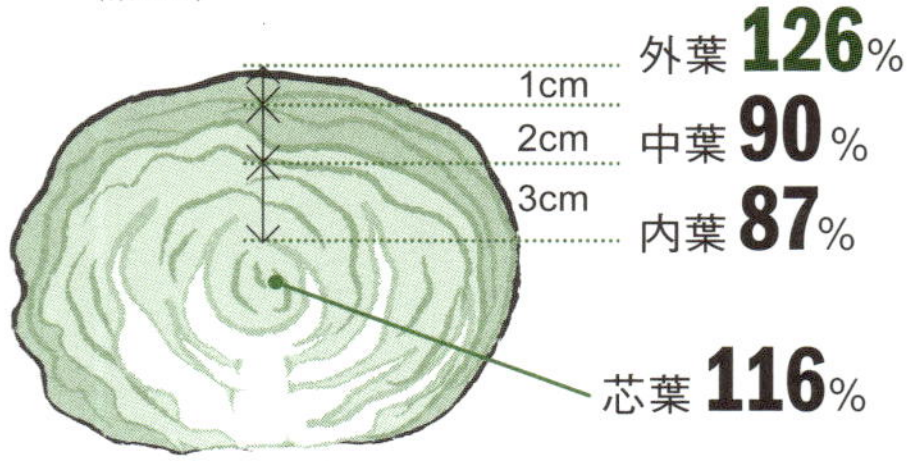

●春菊 全体平均ビタミンC 32mg（25mg）

種をまいて35日目。（　）内は55日目

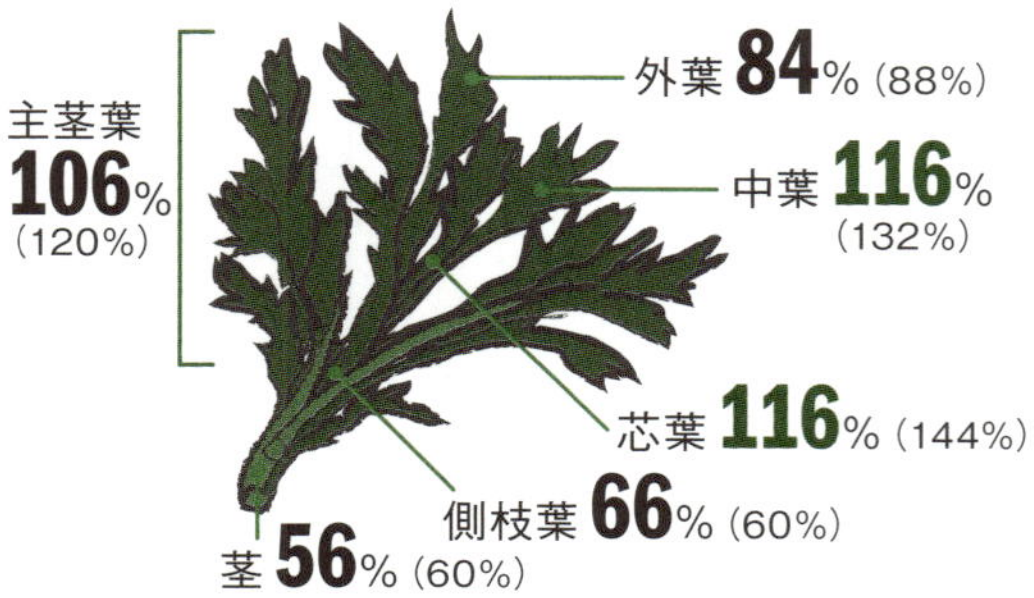

●白菜 全体平均ビタミンC 22mg

種をまいて100日目（葉のみ）

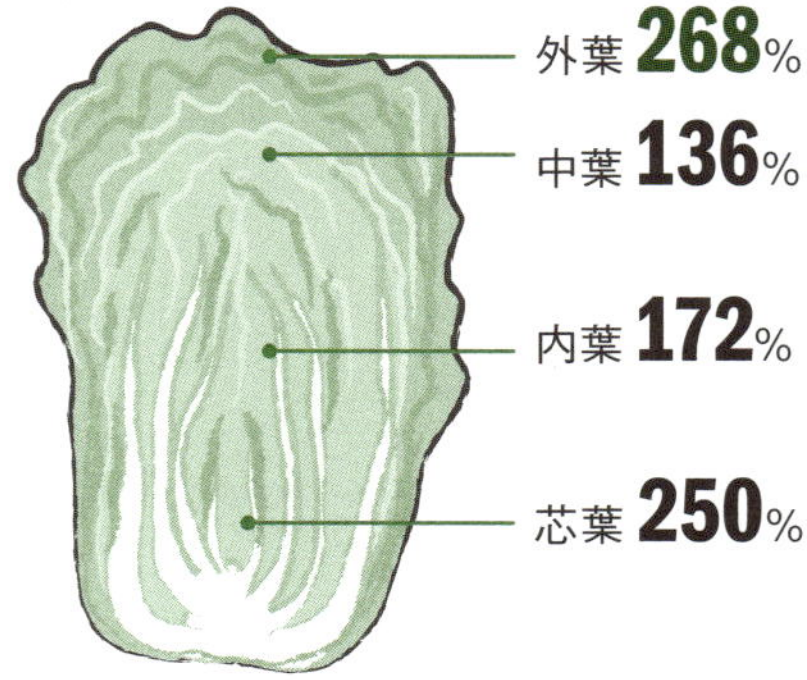

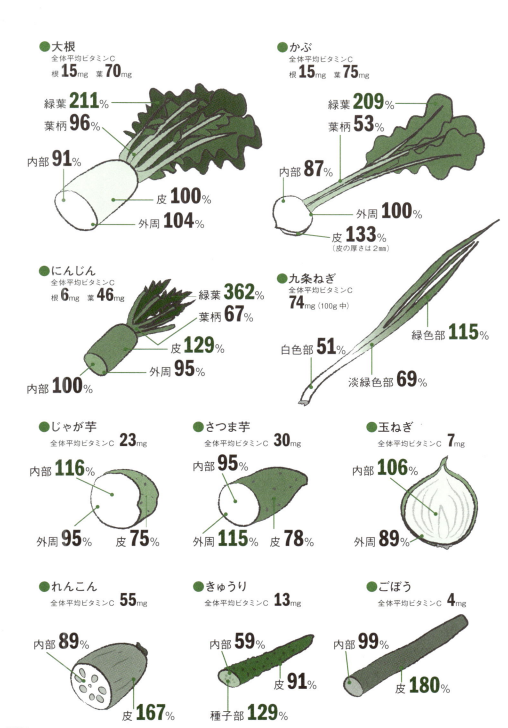

●大根
全体平均ビタミンC
根 15mg　葉 70mg

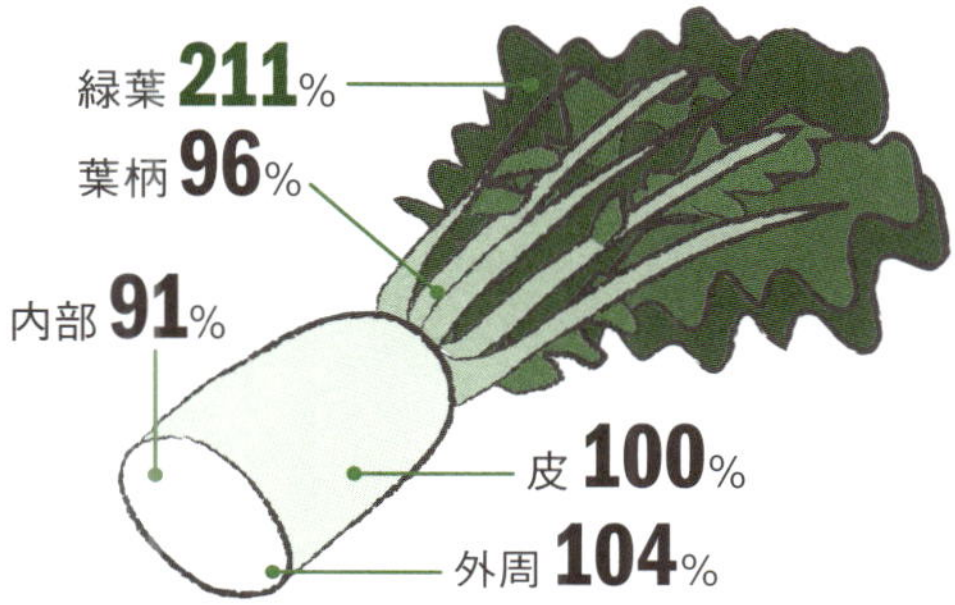

●かぶ
全体平均ビタミンC
根 15mg　葉 75mg

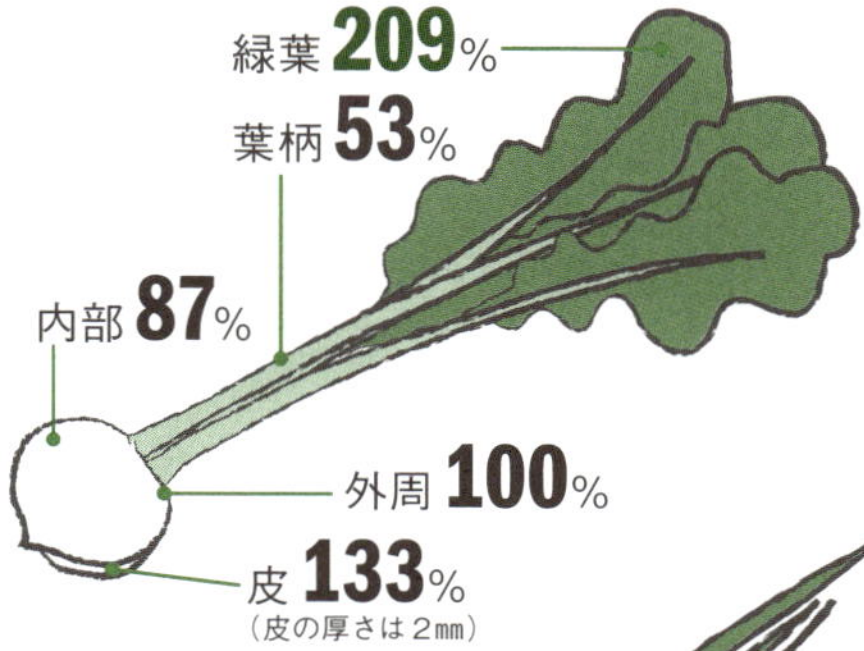

●にんじん
全体平均ビタミンC
根 6mg　葉 46mg

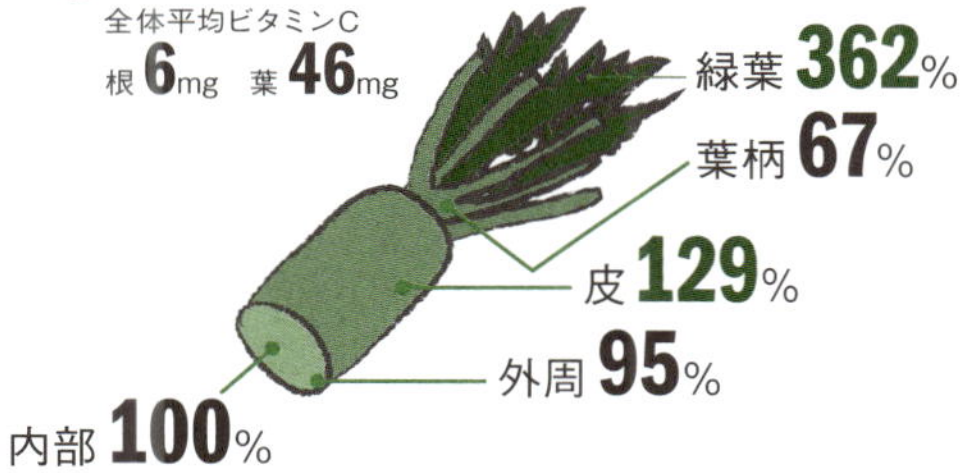

●九条ねぎ
全体平均ビタミンC
74mg（100g 中）

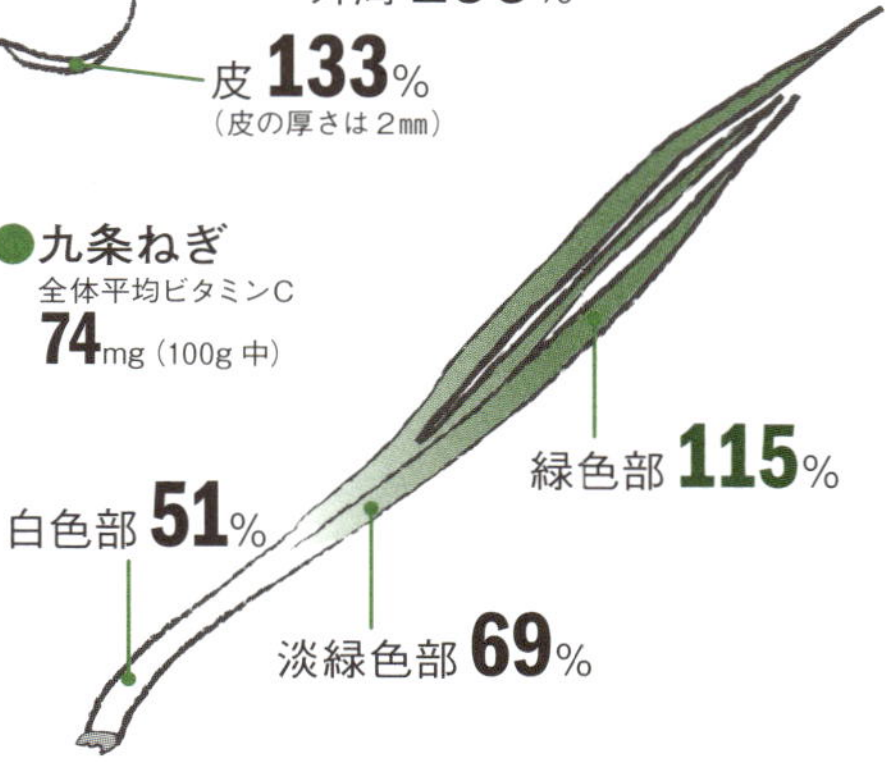

●じゃが芋
全体平均ビタミンC 23mg

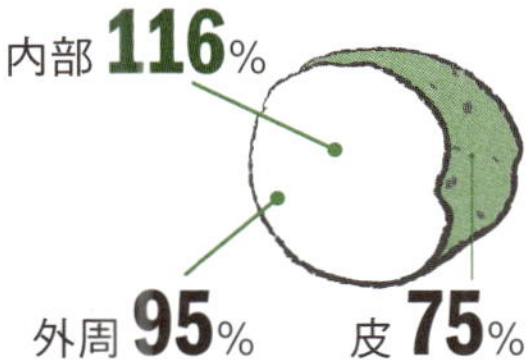

●さつま芋
全体平均ビタミンC 30mg

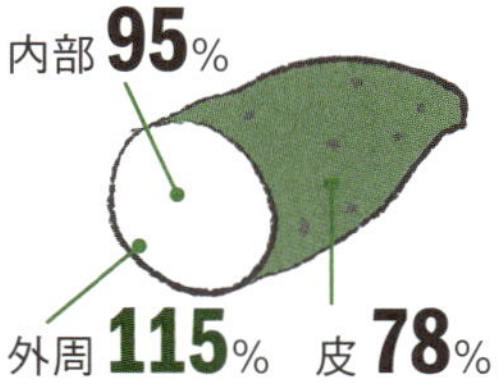

●玉ねぎ
全体平均ビタミンC 7mg

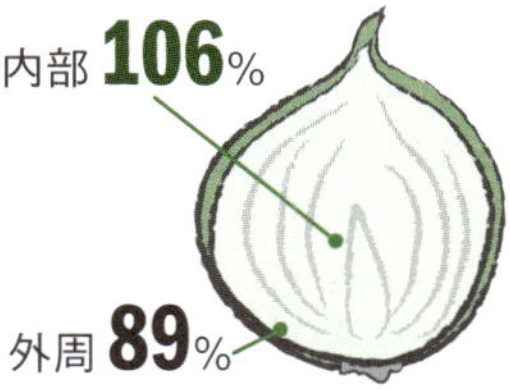

●れんこん
全体平均ビタミンC 55mg

●きゅうり
全体平均ビタミンC 13mg

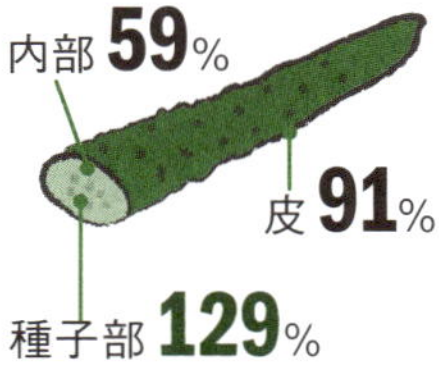

●ごぼう
全体平均ビタミンC 4mg

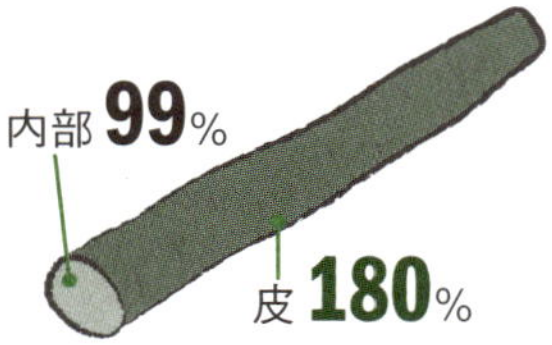

食品の調理前後の栄養素量と残存率

『日本食品標準成分表 2015 年版（七訂）』表 15 の重量変化率から、食品の生 100 g の調理後の重量を算出。調理前の生 100 g と調理後の重量のそれぞれを栄養素量とさらに残存率を紹介。

参考：『日本食品標準成分表 2015 年版（七訂）』、『同　追補 2016 年』、『同　追補 2017 年』、『同　追補 2018 年』から算出。

食品名	正味重量	エネルギー	たんぱく質	脂質	炭水化物	カリウム	鉄	ビタミンB_1	ビタミンB_2	葉酸	ビタミンC
	g	kcal	g	g	g	mg	mg	mg	mg	μg	mg
芋											
さつま芋　生	100	134	1.2	0.2	31.9	480	0.6	0.11	0.04	49	29
さつま芋　蒸し	98	131	1.2	0.2	31.3	470	0.6	0.11	0.04	49	28
残存率（%）		98	100	100	98	98	100	100	100	100	97
里芋　生	100	58	1.5	0.1	13.1	640	0.5	0.07	0.02	30	6
里芋　水煮	95	56	1.4	0.1	12.7	532	0.4	0.06	0.02	27	5
残存率（%）		97	93	100	97	83	80	86	100	90	83
じゃが芋　生	100	76	1.8	0.1	17.3	410	0.4	0.09	0.03	20	28
じゃが芋　蒸し	93	75	1.8	0.3	16.8	391	0.6	0.07	0.03	20	10
残存率（%）		99	100	300	97	95	150	78	100	100	36
じゃが芋　水煮	97	72	1.6	0.1	16.4	330	0.6	0.07	0.03	17	17
残存率（%）		95	89	100	95	80	150	78	100	85	61
じゃが芋　電子レンジ調理	93	77	1.8	0.1	17.7	400	0.4	0.08	0.03	16	21
残存率（%）		101	100	100	102	98	100	89	100	80	75
長芋　生	100	65	2.2	0.3	13.9	430	0.4	0.10	0.02	8	6
長芋　水煮	81	48	1.6	0.2	10.2	348	0.3	0.06	0.02	5	3
残存率（%）		74	73	67	73	81	75	60	100	63	50
豆											
あずき　乾	100	343	20.8	2.0	59.6	1300	5.5	0.46	0.16	130	2
あずき　ゆで	230	336	19.8	1.8	58.9	989	3.7	0.35	0.09	53	0
残存率（%）		98	95	90	99	76	67	76	56	41	0
大豆　乾	100	422	33.8	19.7	29.5	1900	6.8	0.71	0.26	260	3
大豆　ゆで	220	387	32.6	21.6	18.5	1166	4.8	0.37	0.18	90	0
残存率（%）		92	96	110	63	61	71	52	69	35	0
野菜											
グリーンアスパラガス　生	100	22	2.6	0.2	3.9	270	0.7	0.14	0.15	190	15
グリーンアスパラガス　ゆで	96	23	2.5	0.1	4.4	250	0.6	0.13	0.13	173	15
残存率（%）		105	96	50	113	93	86	93	87	91	100

食品名	正味重量	エネルギー	たんぱく質	脂質	炭水化物	カリウム	鉄	ビタミンB_1	ビタミンB_2	葉酸	ビタミンC
	g	kcal	g	g	g	mg	mg	mg	mg	μg	mg
さやいんげん　生	100	23	1.8	0.1	5.1	260	0.7	0.06	0.11	50	8
さやいんげん　ゆで	94	24	1.7	0.2	5.2	254	0.7	0.06	0.09	50	6
残存率（%）		104	94	200	102	98	100	100	82	100	75
うど　生	100	18	0.8	0.1	4.3	220	0.2	0.02	0.01	19	4
うど　水さらし	100	14	0.6	0	3.4	200	0.1	0.01	0.02	19	3
残存率（%）		78	75	0	79	91	50	50	200	100	75
枝豆　生	100	135	11.7	6.2	8.8	590	2.7	0.31	0.15	320	27
枝豆　ゆで	96	129	11.0	5.9	8.5	470	2.4	0.23	0.12	250	14
残存率（%）		96	94	95	97	80	89	74	80	78	52
トウミョウ　生	100	24	3.8	0.4	3.2	130	0.8	0.17	0.21	120	43
トウミョウ　ゆで	65	18	2.3	0.4	2.5	47	0.6	0.07	0.05	33	9
残存率（%）		75	61	100	78	36	75	41	24	28	21
さやえんどう　生	100	36	3.1	0.2	7.5	200	0.9	0.15	0.11	73	60
さやえんどう　ゆで	98	33	3.1	0.2	6.9	157	0.8	0.14	0.10	55	43
残存率（%）		92	100	100	92	79	89	93	91	75	72
グリーンピース　生	100	93	6.9	0.4	15.3	340	1.7	0.39	0.16	76	19
グリンピース　ゆで	88	97	7.3	0.2	16.3	299	1.9	0.26	0.12	62	14
残存率（%）		104	106	50	107	88	112	67	75	82	74
オクラ　生	100	30	2.1	0.2	6.6	260	0.5	0.09	0.09	110	11
オクラ　ゆで	97	32	2.0	0.1	7.4	272	0.5	0.09	0.09	107	7
残存率（%）		107	95	50	112	105	100	100	100	97	64
かぶ　生	100	21	0.6	0.1	4.8	250	0.2	0.03	0.03	49	18
かぶ　ゆで	89	20	0.5	0.1	4.5	223	0.2	0.03	0.03	50	14
残存率（%）		95	83	100	94	89	100	100	100	102	78
かぶ・葉　生	100	20	2.3	0.1	3.9	330	2.1	0.08	0.16	110	82
かぶ・葉　ゆで	93	20	2.1	0.1	4.1	167	1.4	0.02	0.05	61	44
残存率（%）		100	91	100	105	51	67	25	31	55	54
かぼちゃ　生	100	91	1.9	0.3	20.6	450	0.5	0.07	0.09	42	43
かぼちゃ　ゆで	98	91	1.6	0.3	20.9	421	0.5	0.07	0.08	37	31
残存率（%）		100	84	100	101	94	100	100	89	88	72
カリフラワー　生	100	27	3.0	0.1	5.2	410	0.6	0.06	0.11	94	81
カリフラワー　ゆで	99	26	2.7	0.1	5.0	218	0.7	0.05	0.05	87	52
残存率（%）		96	90	100	96	53	117	83	45	93	64
かんぴょう　乾	100	260	6.3	0.2	68.1	1800	2.9	0	0.04	99	0
かんぴょう　ゆで	530	148	3.7	0	38.2	530	1.6	0	0	37	0
残存率（%）		57	59	0	56	29	55	-	0	37	-

食品名	正味重量	エネルギー	たんぱく質	脂質	炭水化物	カリウム	鉄	ビタミンB1	ビタミンB2	葉酸	ビタミンC
	g	kcal	g	g	g	mg	mg	mg	mg	µg	mg
キャベツ　生	100	23	1.3	0.2	5.2	200	0.3	0.04	0.03	78	41
キャベツ　ゆで	89	18	0.8	0.2	4.1	82	0.2	0.02	0.01	43	15
残存率（%）		78	62	100	79	41	67	50	33	55	37
ごぼう　生	100	65	1.8	0.1	15.4	320	0.7	0.05	0.04	68	3
ごぼう　ゆで	91	53	1.4	0.2	12.5	191	0.6	0.03	0.02	56	1
残存率（%）		82	78	200	81	60	86	60	50	82	33
小松菜　生	100	14	1.5	0.2	2.4	500	2.8	0.09	0.13	110	39
小松菜　ゆで	88	13	1.4	0.1	2.6	123	1.8	0.04	0.05	76	18
残存率（%）		93	93	50	108	25	64	44	38	69	46
春菊　生	100	22	2.3	0.3	3.9	460	1.7	0.10	0.16	190	19
春菊　ゆで	79	21	2.1	0.4	3.6	213	0.9	0.04	0.06	79	4
残存率（%）		95	91	133	92	46	53	40	38	42	21
せり　生	100	17	2.0	0.1	3.3	410	1.6	0.04	0.13	110	20
せり　ゆで	92	17	1.9	0.1	3.1	175	1.2	0.02	0.06	56	9
残存率（%）		100	95	100	94	43	75	50	46	51	45
そら豆　生	100	108	10.9	0.2	15.5	440	2.3	0.30	0.20	120	23
そら豆　ゆで	100	112	10.5	0.2	16.9	390	2.1	0.22	0.18	120	18
残存率（%）		104	96	100	109	89	91	73	90	100	78
タアサイ　生	100	13	1.3	0.2	2.2	430	0.7	0.05	0.09	65	31
タアサイ　ゆで	90	12	1.0	0.2	2.1	288	0.5	0.02	0.03	38	13
残存率（%）		92	77	100	95	67	71	40	33	58	42
大根　生	100	18	0.4	0.1	4.1	230	0.2	0.02	0.01	33	11
大根　ゆで	86	15	0.4	0.1	3.4	181	0.2	0.02	0.01	28	8
残存率（%）		83	100	100	83	79	100	100	100	85	73
大根・葉　生	100	25	2.2	0.1	5.3	400	3.1	0.09	0.16	140	53
大根・葉　ゆで	79	20	1.7	0.1	4.3	142	1.7	0.01	0.05	43	17
残存率（%）		80	77	100	81	36	55	11	31	31	32
切り干し大根　乾	100	301	9.7	0.8	69.7	3500	3.1	0.35	0.20	210	28
切り干し大根　ゆで	560	106	5.0	0.6	23.0	347	2.2	0.06	0	39	0
残存率（%）		35	52	75	33	10	71	17	0	19	0
竹の子　生	100	26	3.6	0.2	4.3	520	0.4	0.05	0.11	63	10
竹の子　ゆで	90	27	3.2	0.2	5.0	423	0.4	0.04	0.08	57	7
残存率（%）		104	89	100	116	81	100	80	73	90	70
玉ねぎ　生	100	37	1.0	0.1	8.8	150	0.2	0.03	0.01	16	8
玉ねぎ　水さらし	100	26	0.6	0.1	6.1	88	0.2	0.03	0.01	11	5
残存率（%）		70	60	100	69	59	100	100	100	69	63

食品名	正味重量	エネルギー	たんぱく質	脂質	炭水化物	カリウム	鉄	ビタミンB1	ビタミンB2	葉酸	ビタミンC
	g	kcal	g	g	g	mg	mg	mg	mg	μg	mg
玉ねぎ　ゆで	89	28	0.7	0.1	6.5	98	0.2	0.03	0.01	10	4
残存率（%）		76	70	100	74	65	100	100	100	63	50
青梗菜　生	100	9	0.6	0.1	2.0	260	1.1	0.03	0.07	66	24
青梗菜　ゆで	71	9	0.6	0.1	1.7	178	0.5	0.02	0.04	38	11
残存率（%）		100	100	100	85	68	45	67	57	58	46
とうもろこし　生	100	92	3.6	1.7	16.8	290	0.8	0.15	0.10	95	8
とうもろこし　ゆで	110	109	3.9	1.9	20.5	319	0.9	0.13	0.11	95	7
残存率（%）		118	108	112	122	110	113	87	110	100	88
なす　生	100	22	1.1	0.1	5.1	220	0.3	0.05	0.05	32	4
なす　ゆで	100	19	1.0	0.1	4.5	180	0.3	0.04	0.04	22	1
残存率（%）		86	91	100	88	82	100	80	80	69	25
菜の花　生	100	35	4.1	0.4	6.0	410	0.9	0.11	0.24	240	110
菜の花　ゆで	96	30	3.5	0.4	5.1	202	0.7	0.06	0.12	230	53
残存率（%）		86	85	100	85	49	78	55	50	96	48
にら　生	100	21	1.7	0.3	4.0	510	0.7	0.06	0.13	100	19
にら　ゆで	63	20	1.6	0.3	3.6	252	0.4	0.03	0.08	49	7
残存率（%）		95	94	100	90	49	57	50	62	49	37
にんじん　生	100	36	0.8	0.1	8.7	270	0.2	0.07	0.06	23	6
にんじん　ゆで	87	31	0.6	0.1	7.4	209	0.2	0.05	0.04	17	3
残存率（%）		86	75	100	85	77	100	71	67	74	50
ねぎ　生	100	34	1.4	0.1	8.3	200	0.3	0.05	0.04	72	14
ねぎ　ゆで	100	28	1.3	0.1	6.8	150	0.3	0.04	0.03	53	10
残存率（%）		82	93	100	82	75	100	80	75	74	71
白菜　生	100	14	0.8	0.1	3.2	220	0.3	0.03	0.03	61	19
白菜　ゆで	72	9	0.6	0.1	2.1	115	0.2	0.01	0.01	30	7
残存率（%）		64	75	100	66	52	67	33	33	49	37
ふき　生	100	11	0.3	0	3.0	330	0.1	0	0.02	12	2
ふき　ゆで	98	8	0.3	0	1.9	225	0.1	0	0.01	9	0
残存率（%）		73	100	-	63	68	100	-	50	75	0
ブロッコリー　生	100	33	4.3	0.5	5.2	360	1.0	0.14	0.20	210	120
ブロッコリー　ゆで	110	30	3.9	0.4	4.7	198	0.8	0.07	0.10	132	59
残存率（%）		91	91	80	90	55	80	50	50	63	49
ほうれん草　生	100	20	2.2	0.4	3.1	690	2.0	0.11	0.20	210	35
ほうれん草　ゆで	70	18	1.8	0.4	2.8	343	0.6	0.04	0.08	77	13
残存率（%）		90	82	100	90	50	30	36	40	37	37

食品名	正味重量 g	エネルギー kcal	たんぱく質 g	脂質 g	炭水化物 g	カリウム mg	鉄 mg	ビタミンB1 mg	ビタミンB2 mg	葉酸 μg	ビタミンC mg
水菜　生	100	23	2.2	0.1	4.8	480	2.1	0.08	0.15	140	55
水菜　ゆで	83	18	1.7	0.1	3.9	307	1.7	0.03	0.07	75	16
残存率（%）		78	77	100	81	64	81	38	47	54	29
根三つ葉　生	100	20	1.9	0.1	4.1	500	1.8	0.05	0.13	66	22
根三つ葉　ゆで	82	16	1.9	0.1	3.2	221	1.0	0.02	0.04	35	10
残存率（%）		80	100	100	78	44	56	40	31	53	45
大豆もやし　生	100	37	3.7	1.5	2.3	160	0.5	0.09	0.07	85	5
大豆もやし　ゆで	85	29	2.5	1.4	1.9	43	0.3	0.03	0.03	33	1
残存率（%）		78	68	93	83	27	60	33	43	39	20
ブラックマッペもやし　生	100	15	2.0	0	2.7	71	0.4	0.04	0.06	42	11
ブラックマッペもやし　ゆで	83	11	1.1	0	2.2	10	0.3	0.02	0.02	30	2
残存率（%）		73	55	-	81	14	75	50	33	71	18
緑豆もやし　生	100	14	1.7	0.1	2.6	69	0.2	0.04	0.05	41	8
緑豆もやし　ゆで	84	10	1.3	0	1.9	20	0.3	0.03	0.03	28	2
残存率（%）		71	76	0	73	29	150	75	60	68	25
モロヘイヤ　生	100	38	4.8	0.5	6.3	530	1.0	0.18	0.42	250	65
モロヘイヤ　ゆで	150	38	4.5	0.6	6.0	240	0.9	0.09	0.20	101	17
残存率（%）		100	94	120	95	45	90	50	48	40	26
れんこん　生	100	66	1.9	0.1	15.5	440	0.5	0.10	0.01	14	48
れんこん　ゆで	91	60	1.2	0.1	14.7	218	0.4	0.05	0	7	16
残存率（%）		91	63	100	95	50	80	50	-	50	33
わけぎ　生	100	30	1.6	0	7.4	230	0.4	0.06	0.10	120	37
わけぎ　ゆで	91	26	1.7	0	6.3	173	0.4	0.05	0.07	100	19
残存率（%）		87	106	-	85	75	100	83	70	83	51

食品名	正味重量	エネルギー	たんぱく質	脂質	コレステロール	炭水化物	カリウム	カルシウム	鉄	亜鉛	ビタミンB_1	ビタミンB_2
	g	kcal	g	g	mg	g	mg	mg	mg	mg	mg	mg
魚												
アジ　生	100	126	19.7	4.5	68	0.1	360	66	0.6	1.1	0.13	0.13
アジ　水煮	87	131	19.5	5.1	70	0.1	305	70	0.6	1.1	0.11	0.10
残存率（%）		104	99	113	103	100	85	106	100	100	85	77
アジ　焼き	72	122	18.6	4.6	68	0.1	338	72	0.6	1.1	0.11	0.11
残存率（%）		97	94	102	100	100	94	109	100	100	85	85
アナゴ　生	100	161	17.3	9.3	140	0	370	75	0.8	0.7	0.05	0.14
アナゴ　蒸し	87	169	15.3	11.0	157	0	244	56	0.8	0.7	0.03	0.10
残存率（%）		105	88	118	112	-	66	75	100	100	60	71
アマダイ　生	100	113	18.8	3.6	52	0	360	58	0.3	0.3	0.04	0.06
アマダイ　水煮	80	100	16.6	3.2	57	0	280	27	0.3	0.3	0.03	0.05
残存率（%）		88	88	89	110	-	78	47	100	100	75	83
アマダイ　焼き	74	88	16.7	1.9	66	0	303	40	0.4	0.4	0.03	0.04
残存率（%）		78	89	53	127	-	84	69	133	133	75	67
アユ　天然　生	100	100	18.3	2.4	83	0.1	370	270	0.9	0.8	0.13	0.15
アユ　天然　焼き	67	119	17.8	4.6	94	0.1	342	322	3.7	0.8	0.15	0.16
残存率（%）		119	97	192	113	100	92	119	411	100	115	107
アユ　養殖　生	100	152	17.8	7.9	110	0.6	360	250	0.8	0.9	0.15	0.14
アユ　養殖　焼き	71	171	16.0	10.7	121	0.6	305	320	1.4	0.9	0.14	0.13
残存率（%）		113	90	135	110	100	85	128	175	100	93	93
イワシ　生	100	169	19.2	9.2	67	0.2	270	74	2.1	1.6	0.03	0.39
イワシ　水煮	81	144	18.1	7.0	55	0.2	227	66	1.9	1.4	0.04	0.23
残存率（%）		85	94	76	82	100	84	89	90	88	133	59
イワシ　焼き	75	147	19.0	7.1	60	0.2	263	74	1.9	1.7	0.09	0.32
残存率（%）		87	99	77	90	100	97	100	90	106	300	82
メカジキ　生	100	153	19.2	7.6	72	0.1	440	3	0.5	0.7	0.06	0.09
メカジキ　焼き	65	143	17.9	7.2	64	0	410	3	0.4	0.6	0.05	0.07
残存率（%）		93	93	95	89	0	93	100	80	86	83	78
カマス　生	100	148	18.9	7.2	58	0.1	320	41	0.3	0.5	0.03	0.14
カマス　焼き	78	113	18.2	3.8	65	0.1	281	46	0.4	0.5	0.02	0.11
残存率（%）		76	96	53	112	100	88	112	133	100	67	79
カレイ　生	100	95	19.6	1.3	71	0.1	330	43	0.2	0.8	0.03	0.35
カレイ　水煮	91	101	21.4	1.1	87	0.1	320	56	0.3	0.9	0.03	0.27
残存率（%）		106	109	85	123	100	100	130	150	113	100	77
カレイ　焼き	81	112	23.4	1.3	100	0.1	370	70	0.3	1.0	0.03	0.41
残存率（%）		118	119	100	141	100	112	163	150	125	100	117

食品名	正味重量	エネルギー	たんぱく質	脂質	コレステロール	炭水化物	カリウム	カルシウム	鉄	亜鉛	ビタミンB_1	ビタミンB_2
	g	kcal	g	g	mg	g	mg	mg	mg	mg	mg	mg
子持ちガレイ　生	100	143	19.9	6.2	120	0.1	290	20	0.2	0.8	0.19	0.20
子持ちガレイ　水煮	83	134	18.5	6.0	116	0.1	224	33	0.2	0.8	0.21	0.18
残存率（%）		94	93	97	97	100	77	165	100	100	111	90
ギンダラ　生	100	232	13.6	18.6	50	0	340	15	0.3	0.3	0.05	0.10
ギンダラ　水煮	81	232	12.1	19.3	48	0	227	12	0.2	0.2	0.03	0.06
残存率（%）		100	89	104	96	-	67	80	67	67	60	60
コイ　生	100	171	17.7	10.2	86	0.2	340	9	0.5	1.2	0.46	0.18
コイ　水煮	90	187	17.3	12.1	90	0.2	297	12	0.5	1.6	0.33	0.15
残存率（%）		109	98	119	105	100	87	133	100	133	72	83
サケ　生	100	133	22.3	4.1	59	0.1	350	14	0.5	0.5	0.15	0.21
サケ　水煮	83	126	21.1	3.9	65	0.1	282	16	0.5	0.5	0.12	0.19
残存率（%）		95	95	95	110	100	81	114	100	100	80	90
サケ　焼き	75	128	21.8	3.8	64	0.1	330	14	0.5	0.5	0.13	0.20
残存率（%）		96	98	93	108	100	94	100	100	100	87	95
サーモン　生	100	241	20.1	16.5	72	0.1	370	9	0.3	0.5	0.23	0.10
サーモン　水煮	86	230	19.4	15.8	71	0.1	284	10	0.3	0.3	0.22	0.09
残存率（%）		95	97	96	99	100	77	111	100	60	96	90
サーモン　蒸し	84	210	20.0	13.3	66	0.1	302	8	0.3	0.3	0.21	0.09
残存率（%）		87	100	81	92	100	82	89	100	60	91	90
サーモン　電子レンジ調理	91	220	20.8	14.0	66	0.1	346	7	0.3	0.3	0.26	0.10
残存率（%）		91	103	85	92	100	94	78	100	60	113	100
サーモン　焼き	78	230	19.6	15.6	74	0.1	374	10	0.3	0.4	0.16	0.09
残存率（%）		95	98	95	103	100	101	111	100	80	70	90
サーモン　ソテー	79	225	19.9	16.1	62	0.1	356	8	0.2	0.2	0.24	0.10
残存率（%）		93	99	98	86	100	96	89	67	40	104	100
サバ　生	100	247	20.6	16.8	61	0.3	330	6	1.2	1.1	0.21	0.31
サバ　水煮	84	260	19.0	19.0	67	0.3	235	6	1.1	0.9	0.21	0.25
残存率（%）		105	92	113	110	100	71	100	92	82	100	81
サバ　焼き	77	245	19.4	17.2	61	0.3	285	8	1.2	1.1	0.23	0.28
残存率（%）		99	94	102	100	100	86	133	100	100	110	90
サワラ　生	100	177	20.1	9.7	60	0.1	490	13	0.8	1.0	0.09	0.35
サワラ　焼き	79	160	18.6	8.5	69	0.1	482	17	0.7	0.9	0.07	0.27
残存率（%）		90	93	88	115	100	98	131	88	90	78	77
サンマ　生	100	318	18.1	25.6	68	0.1	200	28	1.4	0.8	0.01	0.28
サンマ　焼き	78	244	18.2	17.8	56	0.2	203	29	1.3	0.7	0	0.23
残存率（%）		77	101	70	82	200	102	104	93	88	0	82

食品名	正味重量	エネルギー	たんぱく質	脂質	コレステロール	炭水化物	カリウム	カルシウム	鉄	亜鉛	ビタミンB1	ビタミンB2
	g	kcal	g	g	mg	g	mg	mg	mg	mg	mg	mg
シシャモ　生	100	166	21.0	8.1	230	0.2	380	330	1.6	1.8	0.02	0.25
シシャモ　焼き	81	143	19.7	6.3	243	0.2	324	292	1.4	1.7	0.03	0.23
残存率（%）		86	94	78	106	100	85	88	88	94	150	92
カラフトシシャモ　生	100	177	15.6	11.6	290	0.5	200	350	1.4	2.0	0	0.31
カラフトシシャモ　焼き	81	151	14.7	9.2	300	0.5	170	308	1.3	1.9	0.01	0.30
残存率（%）		85	94	79	103	100	85	88	93	95	-	97
タイ　生	100	177	20.9	9.4	69	0.1	450	12	0.2	0.5	0.32	0.08
タイ　水煮	85	175	18.9	10.1	77	0.1	374	17	0.2	0.4	0.14	0.06
残存率（%）		99	90	107	112	100	83	142	100	80	44	75
タイ　焼き	82	172	18.6	9.8	75	0.1	410	20	0.2	0.4	0.11	0.07
残存率（%）		97	89	104	109	100	91	167	100	80	34	88
タラコ　生	100	140	24.0	4.7	350	0.4	300	24	0.6	3.1	0.71	0.43
タラコ　焼き	86	146	24.3	5.2	353	0.4	292	23	0.6	3.3	0.66	0.46
残存率（%）		104	101	111	101	100	97	96	100	106	93	107
マダラ　生	100	77	17.6	0.2	58	0.1	350	32	0.2	0.5	0.10	0.10
マダラ　焼き	65	71	16.4	0.1	65	0.1	312	31	0.3	0.6	0.06	0.08
残存率（%）		92	93	50	112	100	89	97	150	120	60	80
ブリ　生	100	257	21.4	17.6	72	0.3	380	5	1.3	0.7	0.23	0.36
ブリ　焼き	82	249	21.5	16.7	73	0.2	361	5	1.9	0.7	0.20	0.32
残存率（%）		97	100	95	101	67	95	100	146	100	87	89
ホッケ　生	100	115	17.3	4.4	73	0.1	360	22	0.4	1.1	0.09	0.17
ホッケ　開き干し　焼き	89	178	20.6	9.7	89	0.2	365	160	0.5	0.9	0.12	0.23
残存率（%）		155	119	220	122	200	101	727	125	82	133	135
ムツ　生	100	189	16.7	12.6	59	0	390	25	0.5	0.4	0.03	0.16
ムツ　水煮	77	133	17.1	6.5	54	0	316	38	0.5	0.3	0.03	0.12
残存率（%）		70	102	52	92	-	81	152	100	75	100	75
魚介類												
カキ　生	100	70	6.9	2.2	38	4.9	190	84	2.1	14.5	0.07	0.14
カキ　水煮	64	67	6.3	2.3	38	4.5	115	38	1.9	11.7	0.04	0.10
残存率（%）		96	91	105	100	92	61	45	90	81	57	71
サザエ　生	100	89	19.4	0.4	140	0.8	250	22	0.8	2.2	0.04	0.09
サザエ　焼き	88	85	18.7	0.4	150	0.8	194	26	0.8	2.2	0.04	0.09
残存率（%）		96	96	100	107	100	78	118	100	100	100	100
シジミ　生	100	64	7.5	1.4	62	4.5	83	240	8.3	2.3	0.02	0.44
シジミ　水煮	78	88	12.0	2.1	101	4.3	51	195	11.5	3.1	0.02	0.44
残存率（%）		138	160	150	163	96	61	81	139	135	100	100

食品名	正味重量	エネルギー	たんぱく質	脂質	コレステロール	炭水化物	カリウム	カルシウム	鉄	亜鉛	ビタミンB1	ビタミンB2
	g	kcal	g	g	mg	g	mg	mg	mg	mg	mg	mg
ハマグリ　生	100	39	6.1	0.6	25	1.8	160	130	2.1	1.7	0.08	0.16
ハマグリ　水煮	64	57	9.5	1.0	51	1.9	115	83	2.5	1.6	0.10	0.17
残存率（%）		146	156	167	204	106	72	64	119	94	125	106
ハマグリ　焼き	65	50	8.6	0.7	42	1.8	150	91	2.1	1.6	0.08	0.19
残存率（%）		128	141	117	168	100	94	70	100	94	100	119
ホタテガイ　生	100	72	13.5	0.9	33	1.5	310	22	2.2	2.7	0.05	0.29
ホタテガイ　水煮	82	82	14.4	1.6	43	1.6	271	20	2.3	2.5	0.03	0.24
残存率（%）		114	107	178	130	107	87	91	105	93	60	83
ホタテガイ　貝柱　生	100	88	16.9	0.3	35	3.5	380	7	0.2	1.5	0.01	0.06
ホタテガイ　貝柱　焼き	66	81	15.7	0.2	34	3.0	317	9	0.2	1.5	0.01	0.05
残存率（%）		92	93	67	97	86	83	129	100	100	100	83
クルマエビ　養殖　生	100	97	21.6	0.6	170	0	430	41	0.7	1.4	0.11	0.06
クルマエビ　養殖　ゆで	95	118	26.8	0.5	228	0	475	58	1.0	1.7	0.09	0.05
残存率（%）		122	124	83	134	-	110	141	143	121	82	83
クルマエビ　養殖　焼き	73	75	17.2	0.3	146	0	292	40	1.0	1.2	0.08	0.04
残存率（%）		77	80	50	86	-	68	98	143	86	73	67
毛ガニ　生	100	72	15.8	0.5	47	0.2	340	61	0.5	3.3	0.07	0.23
毛ガニ　ゆで	82	68	15.1	0.4	43	0.2	230	54	0.5	3.1	0.06	0.19
残存率（%）		94	96	80	91	100	68	89	100	94	86	83
ズワイガニ　生	100	63	13.9	0.4	44	0.1	310	90	0.5	2.6	0.24	0.60
ズワイガニ　ゆで	74	51	11.1	0.4	45	0.1	178	89	0.5	2.3	0.16	0.42
残存率（%）		81	80	100	102	100	57	99	100	88	67	70
スルメイカ　生	100	83	17.9	0.8	250	0.1	300	11	0.1	1.5	0.07	0.05
スルメイカ　水煮	76	77	16.6	0.7	236	0.1	236	11	0.1	1.4	0.04	0.05
残存率（%）		93	93	88	94	100	79	100	100	93	57	100
スルメイカ　焼き	70	76	16.5	0.7	245	0.1	252	10	0.1	1.3	0.06	0.05
残存率（%）		92	92	88	98	100	84	91	100	87	86	100
ホタルイカ　生	100	84	11.8	3.5	240	0.2	290	14	0.8	1.3	0.19	0.27
ホタルイカ　ゆで	46	48	8.1	1.3	175	0.2	110	10	0.5	0.9	0.09	0.14
残存率（%）		57	69	37	73	100	38	71	63	69	47	52
タコ　生	100	76	16.4	0.7	150	0.1	290	16	0.6	1.6	0.03	0.09
タコ　ゆで	81	80	17.6	0.6	122	0.1	194	15	0.2	1.5	0.02	0.04
残存率（%）		105	107	86	81	100	67	94	33	94	67	44
牛肉												
和牛肉　リブロース　生	100	573	9.7	56.5	86	0.1	150	2	1.2	2.6	0.04	0.09
和牛肉　リブロース　焼き	78	466	11.4	44.3	74	0.2	156	2	1.2	2.8	0.04	0.09
残存率（%）		81	118	78	86	200	104	100	100	108	100	100

食品名	正味重量	エネルギー	たんぱく質	脂質	コレステロール	炭水化物	カリウム	カルシウム	鉄	亜鉛	ビタミンB_1	ビタミンB_2
	g	kcal	g	g	mg	g	mg	mg	mg	mg	mg	mg
和牛肉　リブロース　ゆで	79	475	10.0	46.0	73	0.1	59	2	1.1	2.5	0.02	0.06
残存率（%）		83	103	81	85	100	39	100	92	96	50	67
和牛肉　もも　生	100	233	20.2	15.5	73	0.6	330	4	2.7	4.3	0.09	0.21
和牛肉　もも　焼き	66	220	18.3	15.0	66	0.3	231	3	2.5	4.2	0.06	0.16
残存率（%）		94	91	97	90	50	70	75	93	98	67	76
和牛肉　もも　ゆで	65	213	16.7	15.1	72	0.1	78	3	2.2	4.2	0.03	0.12
残存率（%）		91	83	97	99	17	24	75	81	98	33	57
国産牛肉　リブロース　生	100	409	14.1	37.1	81	0.2	230	4	1.0	3.7	0.05	0.12
国産牛肉　リブロース　焼き	70	358	14.3	31.5	77	0.2	203	3	1.0	3.7	0.05	0.12
残存率（%）		88	101	85	95	100	88	75	100	100	100	100
国産牛肉　リブロース　ゆで	78	373	13.4	33.5	78	0.2	101	4	0.9	3.8	0.03	0.09
残存率（%）		91	95	90	96	100	44	100	90	103	60	75
国産牛肉　バラ　生	100	426	12.8	39.4	79	0.3	190	3	1.4	2.8	0.05	0.12
国産牛肉　バラ　焼き	81	392	12.9	35.8	71	0.2	178	2	1.5	2.9	0.05	0.11
残存率（%）		92	101	91	90	67	94	67	107	104	100	92
国産牛肉　もも　生	100	181	20.5	9.9	67	0.4	340	4	1.3	4.7	0.08	0.21
国産牛肉　もも　焼き	71	174	19.9	9.4	62	0.4	305	4	1.2	4.5	0.07	0.19
残存率（%）		96	97	95	93	100	90	100	92	96	88	90
国産牛肉　もも　ゆで	66	166	18.7	9.1	62	0.4	145	3	1.1	4.4	0.05	0.15
残存率（%）		92	91	92	93	100	43	75	85	94	63	71
国産牛肉　ヒレ　生	100	195	20.8	11.2	60	0.5	380	4	2.4	3.4	0.12	0.26
国産牛肉　ヒレ　焼き	71	184	19.3	10.8	53	0.3	312	4	2.5	4.3	0.11	0.25
残存率（%）		94	93	96	88	60	82	100	104	126	92	96
輸入牛肉　リブロース　生	100	231	20.1	15.4	66	0.4	330	4	2.2	4.7	0.08	0.16
輸入牛肉　リブロース　焼き	72	239	18.0	17.2	64	0.2	230	2	2.1	4.5	0.06	0.13
残存率（%）		103	90	112	97	50	70	50	95	96	75	81
輸入牛肉　リブロース　ゆで	66	221	17.0	15.8	62	0.1	86	1	1.8	4.3	0.03	0.09
残存率（%）		96	85	103	94	25	26	25	82	91	38	56
輸入牛肉　もも　生	100	149	20.0	6.7	61	0.4	320	3	2.5	3.9	0.09	0.20
輸入牛肉　もも　焼き	67	170	18.8	9.4	60	0.3	214	3	2.2	4.4	0.05	0.15
残存率（%）		114	94	140	98	75	67	100	88	113	56	75
輸入牛肉　もも　ゆで	58	134	17.4	6.4	56	0.1	75	2	2.0	4.4	0.03	0.10
残存率（%）		90	87	96	92	25	23	67	80	113	33	50
牛ひき肉　生	100	272	17.1	21.1	64	0.3	260	6	2.4	5.2	0.08	0.19
牛ひき肉　焼き	65	202	16.8	13.8	54	0.3	254	5	2.2	4.9	0.07	0.17
残存率（%）		74	98	65	84	100	98	83	92	94	88	89

食品名	正味重量	エネルギー	たんぱく質	脂質	コレステロール	炭水化物	カリウム	カルシウム	鉄	亜鉛	ビタミンB_1	ビタミンB_2
	g	kcal	g	g	mg	g	mg	mg	mg	mg	mg	mg
牛肉　舌　生	100	356	13.3	31.8	97	0.2	230	3	2.0	2.8	0.10	0.23
牛肉　舌　焼き	71	309	14.3	26.3	85	0.1	227	3	2.1	3.3	0.08	0.26
残存率（%）		87	108	83	88	50	99	100	105	118	80	113
牛肉　ハラミ　生	100	321	14.8	27.3	70	0.3	250	2	3.2	3.7	0.14	0.35
牛肉　ハラミ　ゆで	65	283	13.9	23.9	65	0.1	78	2	2.7	3.6	0.05	0.23
残存率（%）		88	94	88	93	33	31	100	84	97	36	66
牛肉　ハラミ　焼き	69	304	14.6	25.7	69	0.2	186	2	2.8	3.7	0.10	0.32
残存率（%）		95	99	94	99	67	74	100	88	100	71	91
豚肉												
豚肉　ロース　生	100	263	19.3	19.2	61	0.2	310	4	0.3	1.6	0.69	0.15
豚肉　ロース　焼き	72	236	19.2	16.3	55	0.2	288	4	0.3	1.6	0.65	0.15
残存率（%）		90	99	85	90	100	93	100	100	100	94	100
豚肉　ロース　ゆで	77	253	18.4	18.6	59	0.2	139	4	0.3	1.7	0.42	0.12
残存率（%）		96	95	97	97	100	45	100	100	106	61	80
豚肉　ばら　生	100	395	14.4	35.4	70	0.1	240	3	0.6	1.8	0.51	0.13
豚肉　ばら　焼き	74	367	14.5	32.5	60	0.1	200	3	0.5	1.6	0.42	0.10
残存率（%）		93	101	92	86	100	83	100	83	89	82	77
豚肉　ヒレ　生	100	130	22.2	3.7	59	0.3	430	3	0.9	2.2	1.32	0.25
豚肉　ヒレ　焼き	58	129	22.8	3.4	58	0.2	400	3	0.9	2.1	1.21	0.26
残存率（%）		99	103	92	98	67	93	100	100	95	92	104
豚肉　もも　生	100	148	21.5	6.0	66	0.2	360	4	0.7	2.1	0.94	0.22
豚肉　もも　焼き	71	142	21.4	5.4	62	0.2	320	4	0.7	2.2	0.84	0.20
残存率（%）		96	100	90	94	100	89	100	100	105	89	91
豚肉　もも　ゆで	71	141	20.5	5.8	65	0.2	142	4	0.6	2.1	0.58	0.16
残存率（%）		95	95	97	98	100	39	100	86	100	62	73
豚ひき肉　生	100	236	17.7	17.2	74	0.1	290	6	1.0	2.8	0.69	0.22
豚ひき肉　焼き	69	215	17.7	14.8	65	0.1	304	5	1.1	2.6	0.65	0.21
残存率（%）		91	100	86	88	100	105	83	110	93	94	95
羊肉												
ラム　ロース　生	100	310	15.6	25.9	66	0.2	250	10	1.2	2.6	0.12	0.16
ラム　ロース　焼き	73	283	15.9	22.9	64	0.1	212	8	1.2	2.4	0.09	0.15
残存率（%）		91	102	88	97	50	85	80	100	92	75	94
ラム　もも　生	100	198	20.0	12.0	64	0.3	340	3	2.0	3.1	0.18	0.27
ラム　もも　焼き	66	206	18.9	13.4	65	0.2	244	3	1.7	3.0	0.13	0.21
残存率（%）		104	95	112	102	67	72	100	85	97	72	78

食品名	正味重量	エネルギー	たんぱく質	脂質	コレステロール	炭水化物	カリウム	カルシウム	鉄	亜鉛	ビタミンB1	ビタミンB2
	g	kcal	g	g	mg	g	mg	mg	mg	mg	mg	mg
鶏肉												
鶏肉　胸肉　皮つき　生	100	145	21.3	5.9	73	0.1	340	4	0.3	0.6	0.09	0.10
鶏肉　胸肉　皮つき　焼き	62	144	21.5	5.6	74	0.1	316	4	0.2	0.6	0.07	0.11
残存率（%）		99	101	95	101	100	93	100	67	100	78	110
鶏肉　胸肉　皮なし　生	100	116	23.3	1.9	72	0.1	370	4	0.3	0.7	0.10	0.11
鶏肉　胸肉　皮なし　焼き	61	119	23.7	2.0	73	0.1	348	4	0.3	0.7	0.09	0.11
残存率（%）		103	102	105	101	100	94	100	100	100	90	100
鶏肉　もも肉　皮つき　生	100	204	16.6	14.2	89	0	290	5	0.6	1.6	0.10	0.15
鶏肉　もも肉　皮つき　焼き	61	147	16.0	8.5	79	0	238	4	0.5	1.5	0.09	0.15
残存率（%）		72	96	60	89	-	82	80	83	94	90	100
鶏肉　もも肉　皮つき　ゆで	70	166	15.6	10.6	91	0	147	6	0.7	1.4	0.05	0.15
残存率（%）		81	94	75	102	-	51	120	117	88	50	100
鶏肉　もも肉　皮なし　生	100	127	19.0	5.0	87	0	320	5	0.6	1.8	0.12	0.19
鶏肉　もも肉　皮なし　焼き	72	116	18.4	4.1	86	0	274	5	0.6	1.9	0.10	0.17
残存率（%）		91	97	82	99	-	86	100	100	106	83	89
鶏肉　もも肉　皮なし　ゆで	70	109	17.6	3.6	84	0	182	7	0.6	1.5	0.08	0.13
残存率（%）		86	93	72	97	-	57	140	100	83	67	68
鶏肉　ささ身　生	100	109	23.9	0.8	66	0.1	410	4	0.3	0.6	0.09	0.11
鶏肉　ささ身　ゆで	76	102	22.5	0.8	59	0	274	4	0.2	0.6	0.07	0.10
残存率（%）		94	94	100	89	0	67	100	67	100	78	91
鶏肉　ささ身　焼き	73	107	23.1	1.0	61	0	380	4	0.3	0.6	0.08	0.12
残存率（%）		98	97	125	92	0	93	100	100	100	89	109
鶏肉　ささ身　ソテー	64	124	23.1	3.5	64	0.1	403	3	0.3	0.6	0.06	0.12
残存率（%）		114	97	438	97	100	98	75	100	100	67	109
鶏ひき肉　生	100	186	17.5	12.0	80	0	250	8	0.8	1.1	0.09	0.17
鶏ひき肉　焼き	62	158	17.1	9.2	74	0	248	12	0.9	1.1	0.09	0.16
残存率（%）		85	98	77	93	-	99	150	113	100	100	94
鶏卵												
卵　生	100	151	12.3	10.3	420	0.3	130	51	1.8	1.3	0.06	0.43
卵　ゆで	100	151	12.9	10.0	420	0.3	130	51	1.8	1.3	0.06	0.40
残存率（%）		100	105	97	100	100	100	100	100	100	100	93

女子栄養大学 栄養のなるほど実《じっ》験《けん》室《しつ》

研究室で検証しました!

調理によって栄養はどう変わるか

監修● 吉田企世子　女子栄養大学名誉教授

著者● 児玉ひろみ　女子栄養大学短期大学部調理学研究室専任講師
髙橋敦子　女子栄養大学名誉教授
辻村　卓　女子栄養大学名誉教授
日笠志津　女子栄養大学食物科学研究室准教授
平岡真実　淑徳大学看護栄養学部栄養学科准教授
　　　　　元女子栄養大学臨床生化学研究室助教
安原安代　女子栄養大学名誉教授
吉田企世子　女子栄養大学名誉教授

協力● 奥嶋佐知子　女子栄養大学調理学研究室准教授
松田康子　女子栄養大学調理学研究室教授
五十音順

栄養価計算● 大野　望（女子栄養大学調理学研究室）
● 吉田紘子（女子栄養大学調理学研究室）
デザイン・イラスト・図・表● 横田洋子
校正● くすのき舎

※本書は、月刊誌『栄養と料理』（女子栄養大学出版部）に 1993 ～ 2015 年の間に掲載した記事を再編集し、まとめたものです。

発　行／2019 年 9 月 20 日　初版第1刷発行

発行者／香川明夫
発行所／女子栄養大学出版部
〒170-8481　東京都豊島区駒込 3-24-3
電話　03-3918-5411（営業）
03-3918-5301（編集）
ホームページ　http://www.eiyo21.com

振替　00160-3-84647

印刷・製本　広研印刷株式会社

ISBN978-4-7895-4832-8